国家哲学社会科学成果文库

NATIONAL ACHIEVEMENTS LIBRARY
OF PHILOSOPHY AND SOCIAL SCIENCES

药物致瘾的人类学研究

兰林友　著

中国社会科学出版社

图书在版编目(CIP)数据

药物致瘾的人类学研究/兰林友著.—北京：中国社会科学出版社，2023.8
(国家哲学社会科学成果文库)
ISBN 978-7-5227-1890-3

Ⅰ.①药…　Ⅱ.①兰…　Ⅲ.①药瘾—医学人类学—研究　Ⅳ.①R31

中国国家版本馆 CIP 数据核字(2023)第 079944 号

出 版 人	赵剑英
责任编辑	田　文
责任校对	杨沙沙
封面设计	宋微微
责任印制	戴　宽

出　　版	中国社会科学出版社
社　　址	北京鼓楼西大街甲 158 号
邮　　编	100720
网　　址	http://www.csspw.cn
发 行 部	010-84083685
门 市 部	010-84029450
经　　销	新华书店及其他书店

印刷装订	北京君升印刷有限公司
版　　次	2023 年 8 月第 1 版
印　　次	2023 年 8 月第 1 次印刷

开　　本	710×1000　1/16
印　　张	41.5
字　　数	573 千字
定　　价	299.00 元

《国家哲学社会科学成果文库》
出版说明

为充分发挥哲学社会科学优秀成果和优秀人才的示范引领作用，促进我国哲学社会科学繁荣发展，自 2010 年始设立《国家哲学社会科学成果文库》。入选成果经同行专家严格评审，反映新时代中国特色社会主义理论和实践创新，代表当前相关学科领域前沿水平。按照"统一标识、统一风格、统一版式、统一标准"的总体要求组织出版。

全国哲学社会科学工作办公室

2023 年 3 月

目　录

CONTENTS

导　言

一　全球视野下的毒品及毒品问题

毒品问题不仅是一个社会问题，还是一个全球治理和药物管制的难题。《2018 年世界毒品报告》显示，2016 年全球可卡因产量达到有史以来最高水平，估计为 1410 吨，2016 年至 2017 年全球鸦片产量激增 65%，达到 1.5 万吨，大麻是 2016 年消费最广泛的毒品。[1] 根据《2020 年世界毒品报告》，2009 年估计吸毒者有 2.1 亿人，占全球 15—64 岁人口的 4.8%，近 3500 万人成瘾，而 2018 年估计吸毒者有 2.69 亿人，占这类人口的 5.3%，比 2009 年增长了 30%，新冠疫情使得毒品形势更加复杂多变。2018 年估计使用大麻的有 1.92 亿人，使之成为全球使用最多的毒品。[2] 英国、德国、澳大利亚、新西兰、爱尔兰等国以及美国 30 个州宣布批准大麻医用合法化，而加拿大已在 2018 年 10 月 17 日正式宣布大麻娱乐使用合法化，成为巴拉圭之后第二个大麻医药使用和娱乐使用全面合法化的国家。此外，2020 年 10 月新西兰举行的大选附带两项公投议题之一就是大麻合法化，而马来西亚、新加坡、泰国等国家正在就大麻医用合法化进行辩论。

作为世界上禁毒最为严厉的国家之一，中国消耗的禁毒资源是非常庞

---

[1]　数据来自联合国毒品和犯罪问题办公室发布的《2018 年世界毒品报告》（*World Drug Report* 2018）。

[2]　数据来自联合国毒品和犯罪问题办公室发布的《2020 年世界毒品报告》（*World Drug Report* 2020）。

大的，禁毒工作也取得了一定的成效，遏制了毒品滥用的迅猛势头，但毒品形势依然非常严峻，毒品蔓延迅速，毒品所造成的社会危害日益严重。据《2014 年中国毒品形势报告》统计，截至 2015 年 6 月我国登记在册的吸毒人数已超过 300 万，估计实际吸毒人数超过 1400 万。[1] 国家和政府投入大量资源进行禁毒战争，建立缉毒警察队伍、强制隔离戒毒所（包括公安与司法系统）、美沙酮维持治疗门诊等。2015 年司法行政戒毒系统有 334 家强制隔离戒毒所，戒毒人员近 25 万人；2015 年底，全国设立了 767 个美沙酮药物维持治疗门诊，在治吸毒人员 18.7 万余名。根据《2015 年中国毒品形势报告》，截至 2015 年底，全国有吸毒人员 234.5 万名（不含戒断三年未发现复吸人数、死亡人数和离境人数），其中，男性 200.7 万名，女性 33.8 万名，分别占 85.6% 和 14.4%。[2]《2017 年中国毒品形势报告》表明，截至 2017 年底，全国现有吸毒人员 255.3 万名，其中滥用合成毒品人员 153.8 万名，占 60.2%。[3]《2018 年中国毒品形势报告》指出，2018 年，中国现有吸毒人数占全国人口总数的 0.18%，首次出现下降。目前冰毒成为滥用"头号毒品"，毒品总体呈现"冰升海降"的流行趋势，"互联网＋物流"则成了贩毒活动的主要方式。截至 2018 年底，全国现有吸毒人员 240.4 万名（不含戒断三年未发现复吸人数、死亡人数和离境人数），同比下降 5.8%。在 240.4 万名现有吸毒人员中，滥用冰毒人员 135 万名，占 56.1%，冰毒已取代海洛因成为我国滥用人数最多的毒品。同时，大麻滥用继续呈现上升趋势，截至 2018 年底，

1　另据《2015 年中国毒品形势报告》统计，截至 2015 年底，全国现有吸毒人员 234.5 万名。尽管统计有差异，但一般认为全国实际吸毒人数超过 1400 万。

2　数据来自国家禁毒委员会办公室于 2016 年 2 月发布的《2015 年中国毒品形势报告》。男女吸毒比例，以我们一直做田野调查的金沙江市强戒所为例，便可管中窥豹。2017 年 10 月 5 日访谈时，在戒人员共 650 人，男性 555 人，女性 95 人；2019 年 1 月 7 日访谈时，在戒人员共 478 人，男性 408 人，女性 70 人。

3　数据来自国家禁毒委员会办公室于 2018 年 6 月发布的《2017 年中国毒品形势报告》。

全国滥用大麻人员 2.4 万名，同比上升 25.1%。[1]

　　据最新发布的《2019 年中国毒品形势报告》，截至 2019 年底，中国现有吸毒人员 214.8 万名，占全国人口总数的 0.16%，连续第二年减少，同比下降 10.6%。其中，35 岁以上 109.5 万名，占 51%；18 岁到 35 岁 104.5 万名，占 48.7%；18 岁以下 7151 名，占 0.3%。戒断三年未发现复吸人员 253.3 万名，同比上升 22.2%，首次超过现有吸毒人数。全年共查获吸毒人员 61.7 万人次，同比下降 13.9%；其中新发现吸毒人员 22.3 万名，较上年减少 3 万名。全年新发现吸毒人员中青少年占比下降，但 60 岁以上吸毒人员同比增加 3.5%。在 214.8 万名现有吸毒人员中，滥用冰毒人员 118.6 万名，占 55.2%，同比减少 12.1%，冰毒仍然是我国滥用人数最多的毒品；滥用海洛因人员 80.7 万名，占 37.5%，同比下降 9.2%；滥用氯胺酮人员 4.9 万名，占 2.3%，同比下降 20%。海洛因、冰毒和氯胺酮三类主要滥用品种的滥用人数均出现下降，滥用大麻人员 2.4 万名，与上年持平，以外籍人员、有境外学习或工作经历人员及演艺人员为主。云南是"金三角"毒品主要的渗透入境地和中转集散地，贩毒人员云集。"金三角"毒品经云南入境后内流全国的主要贩运路线有：沿沪昆高速贩往湖南、湖北的华中线和江西及"长三角"地区的华东线，经四川、重庆贩往陕西、河北等地的华北线，经四川、甘肃等地贩往新疆、宁夏等地的西北线。[2]

　　作为当下全球所面临的最复杂的问题之一，毒品问题对健康和福祉、家庭和社区、安全和可持续发展具有广泛的影响，因此需要采取多种策略直面毒品及毒品问题。显然，如何应对日趋严峻的毒品形势，为社会科学研究提出了极大挑战。应该说，国内对于毒品及毒品问题，不同学科如犯罪学、法

---

[1]　数据来自国家禁毒委员会办公室于 2019 年 6 月发布的《2018 年中国毒品形势报告》。

[2]　数据来自国家禁毒委员会办公室于 2020 年 6 月发布的《2019 年中国毒品形势报告》。不过，因疫情影响，国家禁毒委未发布 2021 年的新数据。

学、医学、社会学、教育学等已经做了大量研究，探究的研究主题也相当广泛，如毒品犯罪（尤其是女性毒品犯罪）[1]；吸毒原因[2]；毒品问题、戒毒与禁毒模式、禁毒立法、美沙酮维持治疗、针具交换[3]；复吸机理（特别是女性复吸的心理因素）；青少年吸毒问题、禁毒教育模式[4]；新型毒品、使用行为与艾滋病的相关性[5]；吸毒者的社会救助、社会支持网络、监控救治[6]以及女性戒毒困境的社会学分析[7]。毒品社会学的研究成果比较突出的，主要有夏国美《社会学视野下的新型毒品》（2009）[8]，韩丹《吸毒人群调查》（2007）[9]、《城市毒瘾——吸毒行为的社会学研究》（2009）[10]、《吸毒与艾滋病问题的社会学研究》（2011）[11]。此外，沈海梅等主编有人类学研究艾滋病问题的论文集《医学人类学视野下的毒品、艾滋病与边疆社会》（2010）[12]，以及周如南《折翅的山鹰：西南凉山彝区艾滋病研究》（2015）[13]。

　　其他学科还就新型毒品的许多主题展开了探讨：讨论毒品的分类、新型

1　刘婷：《社会学选择理论视角下的毒品犯罪研究》，《中国人民公安大学学报》（社会科学版）2010年第1期，第145—149页；刘婷、黄静华：《西部民族地区涉毒犯罪——用文化人类学的视野分析》，《云南警官学院学报》2013年第2期，第25—28页。

2　韩丹：《吸毒人群调查》，江苏人民出版社，2007；刘能、宋庆宇：《吸毒人群增量的社会结构因素研究》，《华中科技大学学报》（社会科学版）2015年第4期，第96—102页。

3　庄孔韶等：《小凉山彝族"虎日"民间戒毒行动和人类学的应用实践》，《广西民族学院学报》（哲学社会科学版）2005年第2期，第38—47页；张宁：《美沙酮维持治疗行动在中国的分析与评估——以甘肃省为例》，《江西警察学院学报》2018年第1期，第59—64页。

4　夏国美：《青少年滥用毒品的成因与禁毒教育模式的转换》，《青少年犯罪问题》2006年第2期，第58—63页；刘晓梅：《青少年滥用新型毒品和吸食海洛因的比较研究——基于T市的实证调查》，《法治研究》2011年第12期，第70—76页。

5　夏国美：《社会学视野下的新型毒品》，上海社会科学院出版社，2009；常靖等：《3种哌嗪类药物滥用研究进展》，《中国法医学杂志》2016年第4期，第360—363页。

6　蒋涛：《吸毒人群社会支持网研究——对重庆市南岸区戒毒所的调查》，《社会》2006年第4期，第160—172、209页。

7　赵雪莲：《失范与回归：青年女性吸毒生涯退出的犯罪社会学分析》，《中国青年研究》2020年第10期，第73—79页。

8　夏国美：《社会学视野下的新型毒品》，上海社会科学院出版社，2009。

9　韩丹：《吸毒人群调查》，江苏人民出版社，2007。

10　韩丹：《城市毒瘾——吸毒行为的社会学研究》，东南大学出版社，2008。

11　韩丹：《吸毒与艾滋病问题的社会学研究》，中国社会科学出版社，2011。

12　沈海梅主编：《医学人类学视野下的毒品、艾滋病与边疆社会》，云南大学出版社，2010。

13　周如南：《折翅的山鹰：西南凉山彝区艾滋病研究》，中国社会科学出版社，2015。

毒品的流行趋势、新精神活性物质的分类现状和管制以及检验鉴定面临的挑战和对策[1]；聚焦新型毒品犯罪、毒品防控、毒品监控和检测、禁毒工作、毒品治理等话题[2]；探测新型毒品滥用的原因[3]，分析认知偏差[4]，探究成瘾机制与戒断症状[5]，讨论危害性[6]、公共安全风险隐患与公共卫生问题[7]，反思戒毒模式，强调中草药治疗的必要性[8]。此外，分析新型毒品流行态势，提炼应对策略[9]。

　　大陆和台湾地区还翻译出版了一些开阔视野的国外有关著作，其中有些作品呈现了毒品与恐怖式宣传不完全相同的另一面。如人类学方面有菲利普·布儒瓦（Philippe Bourgois）《生命的尊严：透析哈莱姆东区的快克买卖》（第二版，2009）[10]，周永明《20 世纪中国禁毒史》（2016）[11]，刘绍华《我的

1　张涵卿、陈帅锋：《中美新精神活性物质管制模式比较研究》，《中国药物滥用防治杂志》2021 年第 3 期，第 365—370 页；蔡衡衡、刘鑫：《新精神活性物质发展与管制综述》，《中国法医学杂志》2021 年第 1 期，第 14—19 页。

2　吴鹏：《良法善治与合作共治的毒品治理探索——我国 2020 年禁毒研究观察》，《云南警官学院学报》2021 年第 3 期，第 46—53 页；黄锐、孟文文：《关于对特殊行业人群进行吸毒检测的思考与建议》，《中国药物依赖性杂志》2022 年第 2 期，第 146—149 页。

3　刘艳：《我国毒情监测现状及发展方向研究》，《云南警官学院学报》2020 年第 4 期，第 19—24 页；吴世友等：《我国青少年药物滥用危害、原因和对策研究进展：基于 1996—2020 中文文献的系统综述》，《中国药物依赖性杂志》2021 年第 2 期，第 97—105 页。

4　刘柳、段慧娟：《毒友圈与圈子亚文化：青年女性之吸毒生涯扩张期探析》，《中国青年研究》2018 年第 1 期，第 11—17 页；吴建茹等：《深圳市青少年初次滥用毒品的流行特征及合成毒品滥用影响因素调查研究》，《中国药物警戒》2020 年第 11 期，第 823—827、832 页。

5　李颜行等：《新型毒品的成瘾机制及其危害》，《中国医刊》2021 年第 11 期，第 1169—1172 页。

6　张曦月等：《2015—2019 年北京市房山区吸毒人群艾滋病哨点监测结果分析》，《中国艾滋病性病》2021 年第 4 期，第 406—409 页；马文等：《2015—2019 年重庆市北碚区吸毒人群艾滋病哨点监测结果分析》，《医学动物防制》2021 年第 4 期，第 329—332 页。

7　刘婷：《社会生态系统理论视角下毒品的危害》，《中国药物滥用防治杂志》2020 年第 3 期，第 163—166 页。

8　李艳峰等：《海南吸食新型合成毒品戒毒人员调查研究》，《中国药物滥用防治杂志》2020 年第 6 期，第 347—352 页。

9　谢仁谦等：《兰州市吸毒成瘾者毒品滥用模式及传统毒品与合成毒品流行态势分析》，《中国药物依赖性杂志》2020 年第 1 期，第 64—68 页。

10　〔美〕菲利普·布儒瓦：《生命的尊严：透析哈莱姆东区的快克买卖》（第二版），焦小婷译，北京大学出版社，2009。

11　〔美〕周永明：《20 世纪中国禁毒史》，石琳译，商务印书馆，2016。

凉山兄弟：毒品、爱滋与流动青年》（2013）[1]；社会学家苏西耶·凡卡德希（Sudhir Vankatesh）《地下纽约——一个社会学家的性、毒品、底层生活观察记》（2018）[2]；其他医学、历史学等方面有迈克·米勒（Mike Miller）《迷药：4000 年的诱惑历程》（2012）[3]，辛西娅·库恩（Cynthia Kuhn）等《致命药瘾：让人沉迷的食品和药物》（2016）[4]，阿尔伯特·霍夫曼（Albert Hofmann）《LSD——我那惹是生非的孩子》（2006）[5]，迈克尔·格索普（Michael Gosssop）《"毒品"离你有多远?》（2013）[6]，理查德·达文波特-海因斯（Richard Davenport-Hines）《搜寻忘却的记忆：全球毒品 500 年》（2008）[7]，以及大卫·柯特莱特（David T. Courtwright）《烟草、咖啡、酒，上瘾五百年》（2012）[8]，等等。

然而，就人类学学科而言，我国从事毒品（包括原植物）及其毒品问题研究的人数极其有限，且研究主题局限于戒毒模式、青少年毒品问题与教育模式、公共卫生与艾滋病防治以及美沙酮维持治疗等，具有深度而聚焦于吸毒行为，尤其是在自然吸毒环境里的毒品民族志，却是凤毛麟角。毫无疑问，运用人类学的质性研究获得应对毒品问题所需的数据与洞见，如新型毒品的流行趋势及其成瘾机制所隐含的社会文化因素，并就禁毒政策与公共卫生提出建言，就是人类学可以有所作为的一个努力方向。

1　刘绍华：《我的凉山兄弟：毒品、爱滋与流动青年》，群学出版有限公司，2013。

2　〔美〕苏西耶·凡卡德希：《地下纽约：一个社会学家的性、毒品、底层生活观察记》，黄意雯译，八旗文化，2018。

3　〔美〕迈克·米勒：《迷药：4000 年的诱惑历程》，离尘翻译社译，江苏人民出版社，2012。

4　〔美〕辛西娅·库恩等：《致命药瘾：让人沉迷的食品和药物》，林慧珍、关莹译，生活·读书·新知三联书店，2016。

5　〔瑞士〕阿尔伯特·霍夫曼：《LSD——我那惹是生非的孩子：对致幻药物和神秘主义的科学反思》，沈渝、常青译，北京师范大学出版社，2006。

6　〔英〕迈克尔·格索普：《"毒品"离你有多远?》，冯君雪译，天津人民出版社，2013。

7　〔英〕理查德·达文波特-海因斯：《搜寻忘却的记忆：全球毒品 500 年》，蒋平、马广惠译，译林出版社，2008。

8　〔美〕大卫·柯特莱特：《烟草、咖啡、酒，上瘾五百年》，薛绚译，立绪文化事业有限公司，2012。

二　作为方法与工具的毒品民族志

就国外的相关研究现状而言，20 世纪 60 年代，在介入毒品滥用研究之初，人类学就因其独特的主位视角研究而改变了人们对于毒品滥用者的认识。那些在毒品研究领域具有开创性的论文中，大多数毒品民族志研究开始从拷问人们为什么吸毒转向追问他们如何应对毒品使用和他们如何维持毒品使用，不问林德史密斯（Lindesmith）所提出的经典之问：成瘾是罪，还是病（addiction as crime or disease），即从精神分析理论和成瘾医学模式转向社会学视角，毒品使用作为职业的概念非常有效，发展出著名的标签理论（labeling theory），民族志学家从试图理解毒品使用作为毒品的身体和/或心理后果转向探究毒品使用活动本身在其所发生的社区环境里是如何被看待的，一致的结论是毒品使用并不一定是一种病理学，在一些街头行动和高危行为被甚为看重的社区反而被视为提高地位和声誉的活动。这些论文被许多人视为毒品民族志的里程碑著作，促进了认知人类学的发展，拓展了都市人类学的研究范围。[1]

进入 20 世纪 80 年代，即艾滋病爆发之初，在艾滋病流行病学的调查显得束手无策之际，民族志和质性调查研究则大显身手。毒品民族志的知识生产涉及众多方面与话题，如静脉注射吸毒人群、针头使用行为、不安全的性行为、非法毒品使用、青少年追逐新型毒品的动机和动力、艾滋病高发的原因等。这些民族志研究提供了许多一般流行病学调查难得一见的细节。尤其

1　Preble, E. , & Casey, J. J. , "Taking Care of Business: The Heroin User's Life on The Street", *The International Journal of Addictions*, 1969（4）: 1-27. Feldman, H. W. , & Aldrich, M. R. , "The Role of Ethnography in Substance Abuse Research and Public Policy: Historical Precedent and Future Prospects", in Lambert, E. Y. （ed. ）, *The Collection and Interpretation of Data from Hidden Populations*, NIDA（National Institute on Drug Abuse）Research Monograph, 98, 1990: 19-20; 24-25.

是，在研究毒品滥用及其相关话题时，从隐秘人群中获得敏感的数据，如新型精神活性物质的趋势、新型毒品混合使用模式，民族志方法被证明极其有效，具有很强的应用潜力，能够提出行之有效的公共卫生干预策略。因此，民族志在确定主体和有效干预以遏制毒品成瘾者艾滋病病毒传播方面具有重要性，并成为毒品使用类型之关键监控工具。[1] 因此，民族志方法论得到广泛认可，尤其在辨识新型毒品趋势方面卓有成效。

其中，最受推崇的是民族志田野工作站（ethnographic field station），在收集用作计划与决策所需的数据方面被认为是最独特的方法，在社区建立民族志田野工作站、雇佣当地职员、租用门脸房、给访谈对象付费是进入隐秘人群的关键因素。不过，过于亲密接触，也有诸多风险，如职业伦理挑战、共享毒品风险和参与贩毒的法律风险。

有的研究呈现了冰毒使用的多点民族志—流行病学研究样本。首先，从方法论背景铺陈，民族志研究的目的是，描述冰毒使用者的社会特征（类别，如年龄、性别、性偏好、职业），记录冰毒使用模式并辨识与其关联的卫生危险，在使用人群及其高危行为方式的社会背景中考察高危行为，以便改善公共卫生服务与干预的内容与提供。安非他命类物质因其效果与构成不同，通常被称为速度球、晶体、快克或冰（speed, crystal, crack or ice），吸毒路径（摄取方式）为吞、鼻吸、抽或注射。使用冰毒影响神经传输和接受，产生性快感，增加能量与心理活动。然而，长期使用则产生精神错乱、压抑与毒品依赖，导致死亡。除了神经损伤，慢性冰毒使用会导致严重的健康与社会问题，诸如失业、人际问题、感染性疾病及艾滋病。从使用者与物质滥用专

1 Rosenbaum, M., & Murphy, S., "Women and Addiction: Process, Treatment, and Outcome", in Lambert, E. Y. (ed.), *The Collection and Interpretation of Data from Hidden Populations*, NIDA (National Institute on Drug Abuse) Research Monograph, 98, 1990: 120-127. Schensul, J. J. et al., "The High, the Money, and the Fame: The Emergent Social Context of 'New Marijuana' Use among Urban Youth", *Medical Anthropology*, 2000 (18): 389-414.

业视角，运用质性方法分析冰毒使用的意义、动机与后果，将冰毒使用置于社会文化与公共卫生背景之下。其研究路径有快速评估、标靶取样与社区辨识。考虑到冰毒使用的形式、功能与效果，冰毒使用的多功能概念尤为有效。如，使用冰毒增强休闲跳舞、工作表现、性邂逅、社会互动以及日常工作。这些冰毒使用的不同目的与感觉又与最初使用、持续使用以及使用模式的变化有关，并具有特定的卫生与社会后果。其次，研究发现，民族志、多点研究路径说明冰毒使用被视为增强性、社会与职业表现的方法，通常整合到社会构成与使用者的身份之中，使用群体及其关联的使用模式因年龄、性别、性偏好、族性、职业及居所而变化。因此，冰毒使用的公共卫生与社会后果在于：艾滋病、乙肝和丙肝的传播；妇女的再生产问题；精神共病（psychiatric comorbidity）；暴力。具体而言，卫生危险表现在：注射冰毒共用针具；冰毒与不安全的性行为相连——非保护的性、多伴侣与陌生人的性、商业的性以及实验和长期的性邂逅。注射冰毒后，最明显的表现是多性伴，且性私通中通常伴随酒精使用，又加深与增进高危行为传播和接触血液感染的潜在危害。冰毒使用者用其来减缓压抑、焦虑和人格障碍，也用来减缓艾滋病症状。冰毒使用被认为有恶化情感与认知问题的倾向。最终得出的结论是，多点研究（Multi-site study）用作连接深入、质性研究的一种策略（strategy），而允许接近不同使用者群体与在特定背景中收集有意义的社会与公共卫生信息。如同研究所表明的，民族志—流行病学路径（ethno-epidemiological approach）很适合用来辨识和监控毒品新趋势（emerging drug trends）。研究发现也说明这一路径能够为在地方和更广泛的社会与地理背景中的亚群体设计公共卫生干预措施提供关键的信息。[1]

1　Pach, A., & Gorman, E. M., "An Ethno-epidemiological Approach for the Multi-site Study of Emerging Drug Abuse Trends: The Spread of Methamphetamine in the United States of America", *Bulletin on Narcotics*, 2002: 87–102.

　　还有的研究对毒品滥用研究中的标靶取样（targeted sampling）文献进行了评述，就阿片类毒品依赖者的实际使用过程进行了详尽描述，说明在毒品泛滥的都市环境中，标靶取样法是非常有用的。研究表明，在寻找、接近那些难以接近或隐秘人群时，民族志方法论（ethnographic methodology）一直甚为有效。[1] 事实上，在毒品研究中，人类学天生的质性和民族志性质意味着其特别适合对"难以接近的"（hard-to-reach）人群进行研究，这些人群证明那些更标准的社会调查技巧不那么好使。这样，民族志学家与决策者的观念交流产出的一些预防与教育策略，如有关毒品危害的认知、因毒品使用产生的暴力或精神行为，其实并不像媒体宣传的那样，公众对此过度恐慌反应（panic reaction），缺失对毒品使用者有关毒品消费的主观感受的理解，即毒品效果的文化建构。同样，有关静脉注射吸毒者难以接近和拒绝改变的论调，也被证明是严重错误的，街头毒品研究表明，通过民族志路径研究策略而采取干预措施，在相对短时间内成功改变针头共用行为。总之，民族志在毒品滥用领域作出了重要贡献，这些分析性描述比卫生专业人员所描述的更接近毒品使用者的方式，能回应其社会文化背景。民族志挑战了病因学理论（theory of etiology），提供了现实和实用的新概念，并证明了民族志在应用研究方面的有效性[2]，是监控变化迅速的毒品使用模式与艾滋病高危行为所需要的，具有公共卫生的工具价值，美国国家毒品滥用研究所为此还专门汇编过两部论文集。1990年的论文集表明，质性研究方法作为系统数据收集和分析的手段，已经成为毒品滥用和艾滋病研究的关键要素。1995年的论文集总体探讨何为质性研究方法（qualitative re-

---

1　Peterson, J. A. et al., "Targeted Sampling in Drug Abuse Research: A Review and Case Study", *Field Methods*, Volume 20, Issue 2, 2008: 155-170.

2　Peterson, J. A. et al., "Targeted Sampling in Drug Abuse Research: A Review and Case Study", *Field Methods*, Volume 20, Issue 2, 2008: 155 - 170. Singer, M., "Drug-use Patterns: An Ever-whirling Wheel of Change", *Medical Anthropology*, 2000 (18): 299-303.

search method），如何使用及其成功运用所要求的关键特征。其中，关键特征有五：归纳过程，参与观察与通过访谈收集文本，进展性和阶段性研究设计，民族志研究是监控变化迅速的毒品使用模式与艾滋病高危行为所需要的，以及不能事先提出一些研究的特定内容。[1]

　　随着人类学对公共卫生话题的深度关注，出现了更多细分的民族志研究，如关注特定人群的风险认知、戒断症状、毒品及毒品使用模式、毒品治疗服务、大学生处方药滥用问题。[2] 此外，还有一篇哥伦比亚大学的博士学位论文探讨俱乐部毒品[3]，加州大学旧金山分校和伯克利分校的一篇医学人类学博士学位论文则是对云南个旧的海洛因一代与毒品问题进行了民族志研究[4]，德里克·奎格利（Derek R. Quigley）[5] 更以自身戒毒经历写就一篇人类学硕士学位论文。

　　近年来，新型毒品蔓延迅速，国外相关研究出现了许多新进展，探究的主要研究主题有：追溯新精神活性物质的简史与分类[6]；强调药物滥用的

1　Feldman, H. W., & Aldrich, M. R., "The Role of Ethnography in Substance Abuse Research and Public Policy: Historical Precedent and Future Prospects", in Lambert, E. Y. (ed.), *The Collection and Interpretation of Data from Hidden Populations*, NIDA (National Institute on Drug Abuse) Research Monograph, 98, 1990: 19-20; 24-25. Lambert, E. Y. et al., *Qualitative Methods in Drug Abuse and HIV Research*, NIDA (National Institute on Drug Abuse) Research Monograph, 157, 1995.

2　Sibthorpe, B., "The Social Construction of Sexual Relationships as a Determinant of HIV Risk Perception and Condom Use among Injection Drug Users", *Medical Anthropology Quarterly*, 1992 (6): 255-270. Barnes, K., *Do no Harm: Prescription Drug Abuse and the Paraprofessionalism of Pharmacists*, The University of Wisconsin-Milwaukee, Theses and Dissertations, 2013, 276.

3　Kelly, B. C., "Bridge and Tunnel": *Club Drugs, Risk, and Modernity in the Lives of Suburban Youth*, Columbia University, Dissertation, 2007.

4　Bartlett, N. A., *Down from the Mountain, Out of Time: Addiction, Reform and China's Heroin Generation*, Dissertation of University of California, San Francisco and Berkeley, 2012.

5　Quigley, D. R., *Relieve Me of the Bondage of Self: Addiction Practitioners from Three Treatment Centres in New Zealand Discuss the Use of Community as a Method of Healing the Self*, Massey University, Thesis for the Degree of Master, 2013.

6　Shafi, A. et al., "New Psychoactive Substances: A Review and Updates", *The Rapeutic Advances in Psychopharmacology*, 2020 (10): 1-21. Bade, R. et al., "International Snapshot of New Psychoactive Substance Use: Case Study of Eight Countries over the 2019/2020 New Year Period", *Water Research*, 2021 (193): 153-168.

社会结构因素[1]；综述成瘾机制的三种解释理论[2]；新精神活性物质泛滥造成多重危害[3]，但其作用机制仍然不为人所知[4]；酒精与精神活性处方药的误用所导致的死亡风险和危害[5]，构成多重政策挑战[6]；系统评述和分析病例报告、药物治疗[7]，对口液样本、尿液样本、室内外空气或废水进行新精神活性物质滥用检测[8]，探测全球流行趋势[9]；运用各种网络环境的数据分析药物使用的各层面，在隐秘人群中进行调查的方法论创新，药物政策研究[10]，在线监控流行趋势[11]；利用网络爬行器、社交网络辨识新出现的新精

1　Carlson, R. G., "The Political Economy of AIDS among Drug Users in the United States: Beyond Blaming the Victim or Powerful Others", *American Anthropologist*, 1996 (98): 266-278. Mangan, F., *Illicit Drug Trafficking and Use in Libya: Highs and Lows*, United States Institute of Peace, NO. 161, May 2020.

2　Mayet, A. et al., "The Gateway Hypothesis, Common Liability to Addictions or the Route of Administration Model? A Modelling Process Linking the Three Theories", *European Addiction Research*, Vol. 22, No. 2, 2016: 107-117.

3　Lukic, V. et al., "Overview of the Major Classes of New Psychoactive Substances, Psychoactive Effects, Analytical Determination and Conformational Analysis of Selected Illegal Drugs", *Open Chemistry*, Vol. 19, 2021 (1): 60-106.

4　Giorgetti, A. et al., "Molecular Mechanisms of Action of Novel Psychoactive Substances (NPS). A New Threat for Young Drug Users with Forensic-toxicological Implications", *Life*, 11, 440, 2021: 1-17.

5　Buja, A. et al., "Stimulant Substance Use and Gambling Behaviour in Adolescents. Gambling and Stimulant Use", *Adicciones*, 2020, Nov 17, 32 (4): 273-280. Gallois, S. et al., "Alcohol, Drugs and Sexual Abuse in Cameroon's Rainforest", *Social Science & Medicine*, 2021, 277: 113929.

6　Pardo, B. et al., "New Synthetic Drugs Require New Policies", *Addiction*, 2021, 116 (6): 1317-1318.

7　Ordak, M. et al., "Pharmacotherapy of Patients Taking New Psychoactive Substances: A Systematic Review and Analysis of Case Reports", *Frontiers in Psychiatry*, 2021, 12: 1-29.

8　Richeval, C. et al., "Prevalence of New Psychoactive Substances in Oral Fluid Samples from French Drivers: A Longitudinal Survey (2016-2020)", *Journal of Analytical Toxicology*, 2021, Jul 10, 45 (6): e20-e21. Coyne, J., & Westendorf, T., "*High Rollers*": *A Study of Criminal Profits along Australia's Heroin and Methamphetamine Supply Chains*, Australian Strategic Policy Institute, 2021.

9　Catalani, V. et al., "Identifying New/Emerging Psychoactive Substances at the Time of COVID-19: A Web-based Approach", *Front Psychiatry*, 2021 (11): 1-12.

10　Cunliffe, J. et al., "Nonmedical Prescription Psychiatric Drug Use and the Darknet: A Cryptomarket Analysis", *The International Journal on Drug Policy*, 2019 (73): 263-272. Enghoff, O., & Aldridge, J., "The Value of Unsolicited Online Data in Drug Policy Research", *The International Journal on Drug policy*, 2019: 210-218.

11　Guarita, B. et al., "Monitoring Drug Trends in the Digital Environment-New Methods, Challenges and the Opportunities Provided by Automated Approaches", *International Journal of Drug Policy*, 2021, 10321. Rio, D. A. et al., "Increasing Diversion of Prescribed Benzodiazepines and Z-drugs to New Psychoactive Substances", *La Clinica Terapeutica*, 2021, 172 (2): 116-118.

神活性物质，了解其药理学和毒性学[1]；新型毒品需要新政策和项目，创新风险减少策略[2]。

三　毒品民族志的理论取向

不过，一个现实的问题是，人类学的毒品研究需要加强理论提炼与宏观分析，原因在于人类学有太多使用其他非社会科学框架所提出的概念与议程，并没有针对话题在社会进程中获取洞察，而是依据社会决定的毒品使用类别（合法对非法）进行研究。因此，若不以人类学独特的整合论模式（holistic model）来描述和分析社会生活中的摄取物质（ingested substances），而是继续采用药物学、心理学或生理学的简约论模式（reductive model）对待精神活性物质（psychoactive substances），那么人类学毒品研究终究仍将沦为其他强势学科的副产品。[3]

在努力改变学科话语局面的过程中，尤其是在毒品滥用的民族志与公共卫生研究中，涌现出两位领军人物，其中一位是菲利普·布儒瓦，他在毒品民族志方面取得了杰出的成就，如毒品民族志研究（1996）[4]；与流行病学研究对话（2002）[5]；毒品滥用的趋势分析（2003）[6]；毒品摄影民族志（2009）[7]。运用

1　Cunliffe, J. et al., "Nonmedical Prescription Psychiatric Drug Use and the Darknet: A Cryptomarket Analysis", *The International Journal on Drug Policy*, 2019 (73): 263-272.

2　Foreman-Mackey, D. et al., "A Python Ensemble Sampling Toolkit for Affine-invariant MCMC", *Journal of Open Source Software*, 4 (43), 1864. Collins, S. E. et al., "Randomized Controlled Trial of Harm Reduction Treatment for Alcohol (HaRT-A) for People Experiencing Homelessness and Alcohol Use Disorder", *International Journal of Drug Policy*, 2019 (5), 67: 24-33.

3　Hunt, G., & Barker, J. C., "Socio-cultural Anthropology and Alcohol and Drug Research: Towards a Unified Theory", *Social Science & Medicine*, 2001, 53 (2): 165-188.

4　Bourgois, P., *In Search of Respect: Selling Crack in El Barrio*, Cambridge University Press, 1996.

5　Bourgois, P., "Anthropology and Epidemiology on Drugs: The Challenges of Cross-methodological and Theoretical Dialogue", *International Journal of Drug Policy*, 2002 (13): 259-269.

6　Bourgois, P., "Crack and the Political Economy of Social Suffering", *Addiction Research and Theory*, 2003 (11): 31-37.

7　Bourgois, P., & Schonberg, J., *Righteous Dopefiend*, University of California Press, 2009.

12 年对街头毒品注射者的观察获得的数据，他试图与四个流行病学研究项目进行现实对话，这四个项目记录了需要澄清的未曾料到的动力：（1）年轻女注射者中不成比例的丙肝血清转换（HCV seroconversion）激增；（2）加拿大经常进行针头交换的可卡因注射者中高艾滋病血清转阳率；（3）在洛杉矶经常进行高危注射的无家可归的海洛因成瘾者中的低艾滋病血清转阳；（4）瑞士长期街头成瘾者中不怎么接受海洛因处方。其中，具有说服力的个案有：美国神经生物学模式将美沙酮界定为一种"阿片激动剂"（opioid agonist），被理解为与海洛因不兼容。然而，瑞士多元化阿片类处方项目（the Swiss diversified opiate pre-scription program）（合法化的海洛因处方，一项控制性的临床实验）经常将美沙酮作为海洛因的自愿补充处方，一些长期成瘾者愿意接受与海洛因等量的美沙酮处方组合使用。令人惊奇之处在于，除了已经进入海洛因处方项目的长期成瘾者之外，并没有成瘾者要求进入海洛因处方的项目，大多数成瘾者仍然选择美沙酮维持治疗项目而不是海洛因。到 2002 年为止，至少有包括荷兰、德国和英国在内的三个工业化国家以不同实验组合运作海洛因维持治疗项目（heroin maintenance programs）。他批评现有的一些研究与毒品滥用者（现实问题）的血液、汗水及眼泪无关。在公共卫生研究中，这些采取个体理性选择决策的心理学—简化论模式的研究，通常都追随美国的意识形态价值体系，并不关注社会不平等关系，不问社会背景，如政治、社会结构与文化限制，沦为流行病学、生物医学的边缘，极大忽略那些具有重要社会意义的权力类别的批评性理论分析，而迷恋于辨识分离变量的数学模型，仅仅强调数字的重要性。然而，在公共卫生领域，流行病学家把持了机构，并设置了研究议程。[1] 因此，目前的公共卫生政策与毒品研究议程被生物医学、流行病学与心理学组合所激发的个体理论所主导，而生物医药则主导了有关毒品的观点与成瘾的论调。这些主导往

1　Bourgois, P. , "Anthropology and Epidemiology on Drugs: The Challenges of Cross-methodological and Theo-retical Dialogue", *International Journal of Drug Policy*, 2002（13）: 259-269.

往使得其他学科的相关研究聚焦于毒品成瘾的生物学，不再质疑这些观点和论调很可能是一种社会与文化建构。所以，生物医学和公共卫生领域容易忽视疾病与不平等之间的关联。[1]

　　布儒瓦还与摄影师杰夫·斯滕伯格（Jeff Schonberg）合作，十二年磨一剑，贡献了至今最为卓越的毒品摄影民族志《义气毒友》（*Righteous Dopefiend*），在社会苦难的理论路径方面，借用社会学家皮埃尔·布迪厄（Pierre Bourdieu）的象征暴力概念将直接的实践与情感和社会统治连接，对形塑成瘾者生活的强大结构力量进行了具有穿透力的描述与分析，从而揭示其公共卫生意涵。象征暴力特指这样的机制，认为不平等是事物的一种自然秩序，自责其在社会阶序中的位置，经由象征暴力，不平等以共识性出现并在任何特定社会的阶级与社会群体所共享的本体论类别中前意识地（preconsciously）再生产其不平等。这是一个特别有用的批评概念，就在于大多数人认为毒品使用与贫困是由个人性格缺陷或有罪行为所导致的，而他们希望解构由象征暴力所生成（并正当化的）日常、亲密以及结构暴力的各种概化的误识（misrecognize）。在他们看来，布迪厄认为社会阶级与权力的经济领域是最为重要的，但他最关注通过日常"实践"维持和合法化阶序与压迫的象征权力的隐秘方式。最具有解释力的就是他所提出的习性这个概念，习性说明社会结构权力如何转换成为合法化不平等的生活与日常实践的亲密方式。习性是指我们最深沉的喜欢、厌恶以及个人性情（dispositions），包括那些我们前意识的（preconscious）身体，它历史地根植于文化与社会的集体框架之中，误认为是"天性""常识"或"性格"，成为我们感知事物和行动的基础。最重要的是，尽管每个个体的习性是独一无二的，受或然性和个人魅力所调节，随着生命进程而不断变化，但它也包含经由过去世代过滤后的生命传记和历史沉淀。

1　Hunt, G., & Barker, J. C., "Socio-cultural Anthropology and Alcohol and Drug Research: Towards a Unified Theory", *Social Science & Medicine*, 2001, 53（2）: 165-188. Carlson, R. G., "The Political Economy of AIDS among Drug Users in the United States: Beyond Blaming the Victim or Powerful Other", *American Anthropologist*, 1996（98）: 266-278.

另一位领军人物是梅里尔·辛格（Merrill C. Singer），他在毒品使用者与其他高危人群中进行过广泛的艾滋病研究和预防工作，如毒品使用模式（1994）[1]；针具交换（1997a）[2]；艾滋病风险及预防（1997b）[3]；静脉注射吸毒者（Intravenous drug user，简写为 IDU）获取消毒针具的邻里差异（2000a）[4]；毒品对国际发展的健康与社会影响（2008）[5]。尤其在批判医学人类学的理论建构方面作出了极大贡献，他以获得性疾病综合征（syndemic）分析性概念和运用此理论研究城市贫困人口的艾滋病传染的高感染率问题（2006）[6]，认为社会条件对特定人群的疾病苦难有着特别的影响，如药物滥用、暴力和艾滋病综合征（substance abuse，violence and AIDS syndemic，简写为 SAVA syndemic），在不平等与健康不佳之间施加了生态社会与心理社会因素，必须深入考察风险行为背后的一系列社会、心理、经济因素，即在社会不公和苦难的社会背景之下，考虑 syndemic 所映衬的社会状况，并进而宣告批判医学人类学时代之到来，对医学人类学的微型层次限制、忽略社会关系、医学化以及生态简化论提出批判，倡导健康政治经济学转向。[7] 他所进行的 IDU 获取消毒针具的邻里差异研究对民族志毒品研究具有方法论意义，为了超越个体层面特征去获得社会背景对风险影响的更彻底

1　Singer, M., "AIDS and the Health Crisis of the U. S. Urban Poor: The Perspective of Critical Medical Anthropology", *Social Science & Medicine*, 1994（39）: 931–948.

2　Singer, M., "Needle Exchange and AIDS Prevention: Controversies, Policies and Research", *Medical Anthropology*, 1997（18）: 1–12.

3　Singer, M. et al., "Changing the Environment of AIDS Risk: Findings on Syringe Exchange and Pharmacy Sales of Syringes in Hartford, CT", *Medical Anthropology*, 1997（18）: 107–130.

4　Singer, M. et al., "The Social Geography of AIDS and Hepatitis Risk: Qualitative Approaches for Assessing Local Differences in Sterile-syringe Access among Injection Drug Users", *American Journal of Public Health*, 2000（90）: 1049–1056.

5　Singer, M., "Drugs and Development: The Global Impact of Drug Use and Trafficking on Social and Economic Development", *International Journal of Drug Policy*, 2008（19）: 467–478.

6　Singer, M., "Syndemics, Sex and the City: Understanding Sexually Transmitted Diseases in Social and Cultural Context", *Social Science & Medicine*, 2006（63）: 2010–2021.

7　Singer, M., "The Coming of Age of Critical Medical Anthropology", *Social Science & Medicine*, 1989（28）: 1193–1203.

理解，除了传统流行病学路径与实验室生物检定（bioassay）程序之外，又采用六种质性方法考察静脉注射吸毒人群以获取消毒针具的邻里差异。这些方法乃是：以邻里为基础的 IDU 聚焦群体来建构地方设备获取和吸毒位置的社会图（social maps）；目前的邻里民族志描述；IDU 日记毒品使用与注射设备获得；在自然环境下民族志日访（ethnographic day visit）；就针具获得访谈 IDUs，并收集供实验室分析之用的针具；在毒品注射时，聚焦田野观察与过程访谈。研究提出地方和微观环境的风险与感染模式的三个重要决定因素是：清洁针具及辅助毒品注射设备的可获得性；毒品注射位置的环境与条件以及毒品注射亚文化实践。[1] 此外，他就毒品对国际发展的健康与社会影响，特别指出毒品的吸引力在于：在近年来社会结构调整所强加的社会贫苦背景下，穷人寻求从社会苦难中暂时解救和逃避出来。最终出现商品调节因果的恶性循环：寻求毒品带来的痛苦解脱再生产痛苦和毒品带来的解脱吸引力。就非法毒品的使用趋势而言，亚洲可卡因仍然维持较低水平，但中东部分地区一直在上升。近年来发展中国家毒品使用激增的是安非他命类精神毒品（Amphetamine-type psychotropic drugs，简写为 ATS），如苯丙胺（amphetamine，即安非他命）、甲基苯丙胺（methamphetamine，即冰毒）及摇头丸（ecstasy）。而另一个不容忽视的问题是，全球药物企业的合法药品，如精神镇痛剂与镇定安眠剂（sychotropic pain killer and tranquillizers），成为发展中国家非法毒品的来源，成为没钱或难以获得某种毒品的替代品，如氧可酮（oxycodone，一种麻醉性镇痛药）、丁丙诺啡（buprenorphine，即 tidigesic，一种合成精神药物）、盐酸右丙氧芬（spasmo proxyvon, propoxyphene，即止疼药）、地西泮（商标名：valium，亦即 diazepam，安定，别名有：二氮平、

1　Singer, M. et al.，"The Social Geography of AIDS and Hepatitis Risk: Qualitative Approaches for Assessing Local Differences in Sterile-syringe Access among Injection Drug Users"，*American Journal of Public Health*，2000（90）：1049-1056.

苯甲二氮卓，即镇静安眠药）。[1]

当然，还存在多种版本的毒品政策研究社会学理论，在埃米尔·迪尔凯姆（Emile Durkheim）的社会事实意义上，大多认为不应脱离毒品使用与禁止的背景来探讨。如布迪厄强调需要考察精英和统治集团在创制形塑和限制我们所有人的社会世界的行动。我们同样需要紧盯研究团体生造毒品使用统计、赋予特征于当前毒品政策的成瘾概念，或紧盯各个国家和国际在当前毒品控制领域的禁毒"高官"（"tsars"）的随从（the entourages）。事实上，用尤尔根·哈贝马斯（Jurgen Habermas）的话说，毒品立法本身就可看作一种解决当人们的消费偏好与立法者的意愿和利益相左时所发生的政治合法性危机的意图。哈贝马斯区分了行政权力（administrative power）与沟通或交往权力（communicative power），前者通过威胁惩罚（the threat of sanctions）表达权力，后者通过审议性同意或称协议一致（deliberative consensus）表达权力。策略性地运用行政性权力（如创制选择性的禁毒法）导致转向三难困境（steering trilemma）：行政指令不被遵守，导致进一步的组织缺乏，并且这些指令使司法体系不堪负荷，侵蚀了政治体系的规范基础。正是这三难困境——随之而来的对国家权力合法性构成的危险——在人们蓄意地不遵守禁止其拥有和交易非法物质的法律，在激进实施这些法律的国家造成司法体系人满为患。如美国现在比任何欧盟国家有更高的关押率，大多是因禁毒而造成的。因此，美国毒品政策的监狱模式（carceral model）是医源性（iatrogenic）的，向来由道德恐慌（moral panics）所驱使。这一状态就是意外结果（unintended consequences）概念所表达的，在当代毒品政策中，大量后果明显并非毒品政策制定者所愿，但连续和持续回馈到存在政策争议的人的行为之中。如毒品执法中少数族群不成比例的人数（如美国黑人），就是拥

1　Singer, M., "Drugs and Development: The Global Impact of Drug Use and Trafficking on Social and Economic Development", *International Journal of Drug Policy*, 2008 (19): 467-478.

有权力影响立法和公共预算的人所选择的法律与社会政策的组合结果。实际上，过度监禁损害的是黑人的社会地位及其参与政策争议的能力，反馈到政策则将加剧不平等以及激起社会抵制运动。

皮埃尔·布迪厄、尤尔根·哈贝马斯、安东尼·吉登斯（Anthony Giddens）以及许多其他社会学家的著述引起对当代社会制度具体化（reification）的质疑，如禁毒法和政策。实化或具体化倾向的表现是尽管指出当下毒品政策没能获得消除非法毒品使用的预定目标与这些政策所产生的危害，但他们不敢直接采取合乎逻辑的步骤建议、采取实验新条例，他们把接受当下的国际禁毒框架视为当然的事实，比其他可能的替代框架不怎么要求解释和合理化。起初创制禁毒框架时，忽视了部分专业和国家利益的整体形貌。事实上，毒品使用与毒品控制的危害在不同国家之间分布不匀，在富裕的北半球国家，正是穷人和少数族群承受了大多数与毒品相关的发病、死亡、拘捕及入监。但饱受贫困之苦的南半球国家的人们在生产和运输毒品时承受的远远不止这些苦难。然而，这些深刻和持续的不平等，不仅仅是由毒品政策再生产的，而且被一些强大的毒品政策制定者用作正当理由强力执行更加不成比例的措施用以进一步加深与毒品危害关联的不平等。这些政策不只是对毒品使用的规范和分布、生产和危害有影响，也强化了有关毒品使用者与生产者的既定看法。这些人被看成是对健康社会的一种威胁，值得正当性地采取政策排除和控制他们。显然，这些政策从未考察人们为何与如何如此举止，即在考察毒品政策时，没有从人们的自身视角理解其行为。因此，采用民族志方法可以提供丰富的数据，而新技巧涉及影视和参与方法。这些技巧适应于毒品政策制定者，就如同用于毒品使用者和毒贩一样。现在缺乏毒品政策制定过程的研究，若对毒品政策制定者的行为进行直接研究，如采取访谈、文献分析和参与观察方法，那将获得有关这些政策制定者及其行为之自我理解的宝贵洞见。因为根据米歇尔·福柯（Michel Foucault）的启发性著述，权力弥漫在我们周围，不断在我们的身体实践和言说中生产与再生产，所以有必要在毒品政策产生和实践的所有背景、毒品交易和使用之场所中进行研究。研究表明，毒品政策是特定政治、社会经济与文化因素交汇的结果，具有时空特性，并随社会行动而变迁。[1]

四　人类学的毒品政策研究

毒品民族志获得的知识与洞见，构成对公共卫生政策的批评动力，认为毒品依赖及其后果管理需要新政策和项目指导，急需考虑替代性和补充性治疗路径，如针灸（acupuncture）、超凡冥想实践（transcendental meditation）、民族医疗路径（ethnomedical approaches）以及萨满治疗实践（shamanistic healing practices）。其中，萨满治疗实践涉及那些增强社会整合、加强群体认同以及在生理和心理层面促进个人与社会纽带连接的仪式。有学者就主张，意识改变状态与文化和人类心理生物学的关系分析为讨论毒品滥用及其依赖提供了新路径，跨文化研究说明人类普遍驱使改变意识，基于意识改变状态的制度化治疗实践近乎普遍。这些可能反映了当代社会不像人类过去那样运作的适应机制。意识改变状态程序在治疗毒品依赖方面的有效性见之于成瘾的民族医学治疗、成瘾文献、嗜酒者互诫协会以及萨满治疗实践的生理效果。精神与替代医学实践越发成为解决毒品依赖的核心有效手段，特别建议采取萨满治疗为基础的毒品成瘾意识改变状态治疗法，因为萨满教反映了人类原生的精神实践。[2] 如凉山彝族就经常利用毕摩进行仪式性治疗，"木嘎经常仰

---

1   Stevens, A., "Sociological Approaches to the Study of Drug Use and Drug Policy", *International Journal Drug Policy*, 2011, Nov. 22（6）: 399-403.

2   Winkelman, M., "Psychointegrators: Multidisciplinary Perspectives on the Therapeutic Effects of Hallucinogens", *Complementary Health Practice Review*, 2001, 6（3）: 219-237.

仗毕摩仪式度过困境、病痛和心理不安"[1]。

罗伯特·卡尔松（Robert G. Carlson）指出，在艾滋病或毒品使用的政治经济学路径或视角的研究中，通常聚焦艾滋病病毒危险行为的宏观与微观进程之间的关系。通过同样关切更广泛的日常生活场景对艾滋病高危行为实践的影响，艾滋病政治经济学寻求修正具有西方社会典型特征的单方面的、责备受害者的意识形态，提供充足的理由去改变那些维持艾滋病传播或促进艾滋病歧视的公共政策，从而为减少艾滋病传播作出最重要的贡献。这一视角所做的有关静脉注射者的全观民族志（holistic ethnographic research）描述与分析，就表明共用针具并非是一种共享文化，毒品注射者相互使用吸毒针具是建立社会纽带的手段之论点，很大程度上是与责备伤害者意识形态相符的一种神话，静脉注射者也并非是同质的"高危群体"，并没有什么"静脉注射者文化"，生物医学和公共卫生领域容易忽视疾病如艾滋病与不平等之间的关联[2]，表明艾滋病及其预防研究的政治经济学路径强调流行病学与全观民族志研究互补的重要性。

然而，相对而言，很少有人类学家从事毒品的研究，现有文献表明美国基本上主导了这方面的研究，原因无非是少有国家像美国那样投入那么多资源，有那么多社会科学家从事毒品研究，且少有国家像美国那样存在严重的毒品问题。然而，因为毒品人类学研究相对较少，所以在医学人类学发展迅猛的势头下，人类学的毒品研究很快接受了公共卫生模式，将毒品依赖视为疾病或疾病行为，且与其他相关话题如民族药学（通常研究药物及其治疗行为）较少置评，却很少有人提出质疑，谁来界定植物提取物是毒品或药物（如医药）以及什么行为和什么背景下治疗的或成问题的。之所以缺乏批判意识，其原因有二：一是若有的话，至少就所谓的"硬毒品"而言，也很少有人类学家倡导正常的毒品使用。不过，有

1　刘绍华：《我的凉山兄弟：毒品、爱滋与流动青年》，群学出版有限公司，2013，第186页。

2　Carlson, R. G., "The Political Economy of AIDS among Drug Users in the United States: Beyond Blaming the Victim or Powerful Other", *American Anthropologist*, 1996（98）：266-278.

几个人类学家指出某些被西方当局认为天生有损身体和危害社会的毒品，在文化适当和特定背景下使用就并非如此，如咀嚼可卡、阿拉伯茶（Khat，qat or quat，产于非洲和阿拉伯）或大麻（ganja）。二是与欧洲和北美长久以来持有的关于毒品的共识有关，认为非法毒品天生就是邪恶的物质，强烈排斥和不信任意识改变状态。因此，人类学的毒品研究并未参与有关恰当或妥当使用毒品或毒品消费的社会整合利益的争论。"无毒社会"论包括非法药物和酒精，但排除处方药和柜台可得的药品、草药等，如此界限标志具有非常重要的社会与文化意涵，这是从事毒品使用和滥用研究的人类学家必须考虑的，如创建大麻的医用和休闲使用之类别，或重新将烟草界定为一种非法药物，足以说明不断变化的可接受与不可接受药物之文化建构。因此，人类学若想充当一种当代社会的文化批评角色，就必须考察这一社会操控，也要考察宏观与微观话题。显然，如果接受社会流行的有关毒品问题的意识形态解释，将吸毒人群"问题化"，容易导致仅以吸毒行为归类和利用简单的社会政策来解决复杂的问题。因此，具有担当的社会科学家应该进入吸毒者文化，理解其生活、思维、现实与社会关系的建构，这些关系是与其他吸毒者、贩毒者、家庭成员、社会福利官员或警察。[1]

　　同样，毒品政策研究深受美国影响，如苏珊娜·麦克格里高（Susanne MacGregor）所论，这种"毒品战争"式的毒品政策收效有限，因不平等与疾病而导致的社会问题激增，戒毒模式与路径深受美国毒品分类体系、毒品政策、维持治疗之影响。如当代毒品政策的核心要素是，非法用药与合法用药分离——将酒精和烟草与海洛因、可卡因、大麻、摇头丸、安非他命以及其他毒品区分，有些被当作社会控制与转移社会关注点手段的替罪羊。目前仍然缺乏有助于深度理解毒品使用原因与后果的质性发现，显然，人文和社会科学的积累大有用武之地，因为过去40多年的"毒品战争"虽说有所抑制，

1　Hunt, G., & Barker, J. C., "Socio-cultural Anthropology and Alcohol and Drug Research: Towards a Unified Theory", *Social Science & Medicine*, 2001, 53 (2): 165-188.

但精神活性物质的使用不断增长，毒品更加多样，复杂的现状并非简单的分类体系与禁止所能控制，而社会科学特别有助于理解背景与人类和社会层面，挑战现存的政策、构思替代方案、解密错误假设与刻板印象、教育普通公众、通过历史与当代研究表明其他回应毒品使用的方式以及解释导致毒品依赖和休闲（可能无害）毒品使用的机遇之社会秩序和制度特征。精神类药物的使用或许是愉悦的，有助于人们应对特别压抑的情形，乃是自我用药的一种形式。如同人们为什么喝酒抽烟的所有解释，都有助于解释人们为什么使用非法毒品，而解密毒品使用是关注非法毒品妖魔化的第一步，这是理性讨论这一话题的基础。[1] 她进而详尽评估了英国1980—2010年间的毒品研究，她的研究表明，在研究、政策与政治之间存在一种复杂关系。尽管社会研究作出了重要贡献，如在艾滋病与毒品问题上发现新问题，如萨姆·弗莱德曼（Sam Friedman）在纽约的研究揭示了艾滋病与静脉注射之间的关联，认为对个体与公共卫生而言，艾滋病传播比毒品滥用更危险，建构"减少危害路径"，在难以接近的隐秘人群之中倡导清洁针具交换，最终将毒品滥用者从犯罪司法体系导向治疗，如推广美沙酮维持治疗，但与生物医学、心理学与流行病学视角所主导的局面相比，人文社会科学研究仍然相对处于边缘位置。这些主导的学科聚焦于个体的"高危"与"问题"，容易忽视更广泛的社会与文化背景的影响。

之所以造成这样的局面，如前所述，核心原因在于毒品研究议程被生物医学、流行病学与心理学以及生物医药所主导，将很可能是建构的观点视为当然的现实，如健康和可接受的行为论点之于不健康的或不可接受的行为就充满了权力关系。就精神活性物质而言，便存在一种实质化的倾向，事实上，我们对诸如阿拉伯茶、太平洋小岛的卡瓦植物（kava）、槟榔叶（betel）、阿根廷耶巴马黛茶

1　MacGregor, S., "The Impact of Research on Policy in the Drugs Field", *Methodological Innovations Online*, 2011, 6（1）: 41-57.

(yerba mate) 或烟草这类药物所知甚少，需要在社会文化与生物学之间架起理解的桥梁。问题视角 (problem perspective) 的研究既源自又强化了公共卫生路径 (public health approach)，通过考察环境因素、个人选择与生活风格话题之间的相互关系来分析健康与疾病。即以减少危害路径 (risk-reduction approach) 而言，不再认为毒品是个人问题，而是更整合的三要素，即个体、环境与毒品，隐藏假设将毒品视为天生的危险物质，若非社会严控，将产生问题和导致对个体和社会来说的社会和物质成本。为减少这些物质的危害后果，需要理解个体成瘾的生理和心理机制；考察鼓励个体使用成瘾性物质的环境条件；改善治疗模式与服务；引进预防使用和滥用的新方法；建议采用新的社会控制政策来阻止个体开始或持续使用毒品。应该说，这一路径研究作出了重要贡献，但需要考察和理解这一模式假设立场的意涵。因为这一公共卫生视角并非直接或纯真如上述所认为的特征，而是包含不同"科学"观念、政治哲学与社会和道德假设的复杂构想，更是蕴含以下因素：现代性、政府和政治思维的新自由主义形式、专家知识论、关切个体和环境层面的危险要素以及自我调节和身体管理的概念，如"风险"概念成为生物医学和流行病学导向的研究之界定性特征。[1] 最为关键的，还是方法论本身之短处，描述性的社会文化路径之所以不被其他学科认可，一是小规模、深入、质性或民族志研究未被赋予合法性；二是其本身缺少在主流社会科学的脉络里进行描述和理论层次的分析与研究。尤其缺少像饮食人类学吸引罗兰·巴特 (Roland Barthes)、杰克·古迪 (Jack Goody)、马文·哈里斯 (Marvin Harris)、克洛德·列维-斯特劳斯 (Claude Levi-Strauss)、玛格丽特·米德 (Margaret Mead) 和西敏司 (Sidney Mintz) 那样的主要社会文化理论家来关注毒品问题，毕竟毒品被框定在"社会问题"视角之中，少有人类学家触碰这个话题。尽管社

1　MacGregor, S., "The Impact of Research on Policy in the Drugs Field", *Methodological Innovations Online*, 2011, 6（1）: 41-57. Stevens, A., "Sociological Approaches to the Study of Drug Use and Drug Policy", *International Journal Drug Policy*, 2011, Nov. 22（6）: 399-403.

会学对毒品使用与依赖研究作出许多贡献，但毒品政策研究（the study of drug policy）则在运作研究、公共政策专家、律师及心理学家的协作下通常落入经济学家之手。经济学知情分析通常实化（reify）当前禁毒的法律框架，社会学家必须追问这一框架是如何形成的。总之，讨论对毒品政策研究具有贡献潜力的社会学概念与方法，需要促进讨论和推进社会学理论与方法在毒品使用以及毒品政策的形成与效果方面所作出的贡献。

　　药物本身无好坏，但它们都可能被滥用。然而，学者基本上将成瘾现象简约为个体化归因，试图借由心理病理的医疗化途径规避社会的公共责任，过度简化成瘾问题的症结所在。这一将成瘾行为归因个体化的策略，其基本预设理路是设定成瘾往往包含三项主要成分：渴求感或强迫性行为的冲动；失去控制；即使连结不利的后果，仍然持续该行为。可见，以自我控制力探讨物质滥用/过度依赖的成瘾机制论述，往往是一种国家行政试图卸责的社会建构产品。反药物滥用不过是一种控制手段的延伸罢了。故而，有些学者直接针对毒品政策本身进行反思，并提出具有人类学质感与力度的建言。早在20世纪90年代初，《美国公共卫生学刊》的述评就已警告，若不与吸毒人群合作，而采取强硬（如提供额外的执法人员、监狱房间以及卷入军事力量）公共卫生政策，并不能解决毒品泛滥与艾滋病公共卫生问题。[1] 实证研究表明，单一策略不能有效阻止毒品非法使用与成功遏制艾滋病在毒品使用者中传播。仅仅责备毒品使用者的行为并非是一种有效的公共卫生策略，所以，必须采纳综合性的策略以应对毒品及艾滋病感染风险。[2]

1　Jarlais, D. C., & Friedman, S. R., "Shooting Galleries and AIDS: Infection Probabilities and 'Tough' Policies", *American Journal of Public Health*, 1990（80）: 142-144.

2　Sterk, C. E. et al., "Women and Drug Treatment Experiences: A Generational Comparison of Mothers and Daughters", *Journal of Drug Issues*, 2000, 30（4）: 839-861. Bourgois, P., & Schonberg, J., *Righteous Dopefiend*, University of California Press, 2009.

五　欧美毒品政策的变迁与实践

　　一些秉持批评医学人类学理论取向的医学人类学家对毒品政策提出比较激进的批评，因强调宏观的社会结构所导致的社会苦难而对弱势人群较为同情，多少对其吸毒行为有所辩护，如认为加拿大的毒品政策，颇类似粗暴的家长对孩子既打鞭子又放纵的行为。这一两极毒品政策说明对公共政策在形塑毒品流行所产生的意外结果进行分析的重要性。研究表明，美国毒品政策的监狱模式向来由通常与机会主义者的政客所煽风点火的种族主义刻板印象相契合的道德恐慌所驱使。美国监狱人满为患，按照公共卫生定义，大多数入监之人是成瘾者，但大多数成瘾者只不过从事非暴力的毒品相关的犯罪而已，这样，美国犯人的增加是因为更严酷的毒品法。最让人震惊的是美国对待大麻的政策，个体因慢性大麻滥用而自我毁灭，但与其他毁灭城市中心的诸如酒精这样的合法物质相比，从社会药物学来看，大麻是最不邪恶的。从技术专家官员的成本—收益公共卫生来说，联邦和州执法机构将毒品预防资源用来关押无关紧要的大麻使用者和贩售者是非理性的（irrational）。最令人吃惊的是80%以上的大麻拘捕者只是简单拥有——既非贩卖又非制造。根据医学人类学的观点，美国监狱模式的毒品政策无疑是医源性的，将相对无害的青少年推向异化的、心肠强硬的犯人，并迫使美国纳税人负担又一代充满暴力的、愤怒的、不就业的成年人。如有的青少年因一时贩卖微不足道的大麻而入监数年，而这样的青少年往往是海洛因或冰毒的成瘾者，更是那些家暴虐童的幸存者。[1]

　　还有学者从贫困、偏见和惩罚三因素入手，质疑毒品恐吓宣传并不能减

　　1　Bourgois, P., "Crack and the Political Economy of Social Suffering", *Addiction Research and Theory*, 2003 (11)：31-37.

少毒品问题（drug problems），也无法促进所想预防的行为。虽说公共卫生教育是重要的，但显然选择性地反毒品宣传和恐吓策略（scare tactics）并没有显著减少毒品问题。至少，快克恐吓并非有益公共卫生，反而因操控和误导公众有关毒品使用及其效果，会颠覆社会政策和政治民主。[1] 在他们看来，1969 年由尼克松政府发起的禁毒战争，演变为一场旷日持久的反毒战争，但它注定是一场不可能取胜的战争。目前需要反思的是在规则和禁止之间作出合理的选择，要么面临轻微的长期性危害，要么面临无法抗衡的毁灭性对手。[2] 因为他们认为，当前由美国指导并由其他许多国家采纳的毒品战争无非是长期和自助良好地控制一些毒品的最新动议之一。毒品仍然构成健康和发展的全球危胁表明，过去包括禁毒战争在内的控制努力总体失败。由于在发展中世界不断增加的毒品危害，无论合法还是非法，这一危害是由现存毒品政策所广泛形塑的，看来正是考虑采取可能更有效遏制全球毒品交易的负面效果的那些新替代和路径的时候了。一些替代性措施包括：一是给种植毒品植物的农民提供替代性生计；二是减轻危害努力，降低那些选择使用毒品的人的健康风险，避免妖魔化毒品使用者，确保将其作为完全社会成员而包容在内；三是根据促销努力与产品转向，有效控制合法毒品行业。通过首先讨论导致补偿性毒品使用的不平等社会和经济条件，必须加上控制要求的关键需求，将从优先预防和治疗而不是阻断中获得健康益处。形成有关毒品使用，或等同现代性的去魅力（de-glamorizing）信息也是优先策略。最后，一个有价值的目标是对合法毒品行业的商业香烟和酒精消费进行"去正常化"（denormalization）。总之，推荐一种政治经济学依据的路径，从严酷的毒品战争惩罚性取向转向聚焦于穷人的经济需求、毒品使用者的健康和减低伤害需

1　Keefer, P. E., & Loayza, N. V., *Innocent Bystanders: Developing Countries and the War on Drugs*, World Bank Publications, 2010.

2　〔英〕理查德·达文波特-海因斯：《搜寻忘却的记忆：全球毒品 500 年》，蒋平、马广惠译，译林出版社，2008，第 468—471 页。

求以及控制酒精、烟草与药物行业强度促销动议的社会需求。[1]

实际上，在欧洲和美国都出现了某些毒品政策的社会变迁，以某种药物对海洛因成瘾进行替代性治疗。美国 20 世纪 60 年代开始使用美沙酮维持治疗，不过，具有反讽意味的是，从治疗视角看，美沙酮说是"药"，街头市场就成为商品麻醉药（dope），如街头滥用与可卡因混用，或与苯二氮卓类（benzodiazapines）混用，即氟硝安定（Rohypnol）。始料未及的是，美沙酮维持治疗成为多药物滥用的诱因，美沙酮维持治疗门诊的角落，在每天早上数小时变成那些促进美沙酮潜在的欣快效果（euphoric effects）的毒品露天市场——主要是快克和诸如安定（即地西泮，Valium）之类的苯二氮卓类。1978 年最初在英国作为注射镇痛剂（pain-killer）开发的商品泰米杰斯克（Temgesic），具有激动效应（agonist effect），1996 年改用商品名为 Subutex，作为美沙酮的替代，在法国被广泛采用。1996 年，美国试用与美沙酮相似的新药丁丙诺啡（buprenorphine，即 Temgesic），作为海洛因成瘾的替代治疗药物，提供了替代美沙酮的新选项，作为药用，美国将丁丙诺啡与吗啡拮抗剂纳洛酮（naloxone，即烯丙羟吗啡酮）合用，易名 Suboxone（丁丙诺啡和纳洛酮）。显然，若 Buprennorphine 单用，会形成街头市场；若混入重剂量拮抗剂（antagonist），则对海洛因成瘾者没那么大吸引力。因此，成为一种有吸引力的维持药物，尽管有一些街头价值，但可供补充美沙酮的新选择，维持时间更长，能够抑制戒断症状，几天就诊一次，不必每天去，更平和，不具有海洛因的欣快感（Pleasure sensations；euphoria）。[2] 2002 年，美国最终批准 Buprennorphine（别名 Temgesic；Buprenophine；Buprenorphinum；Buprenorfina；

1　Merrill, S., "Drugs and Development: The Global Impact of Drug Use and Trafficking on Social and Economic Development", *International Journal of Drug Policy*, 2008（19）：467-478.

2　Agar, M. et al., "Buprenorphine: 'Field Trials' of a New Drug", *Qualitative Health Research*, 2001, 11（1）：69-84.

Subutex）作为海洛因成瘾的替代物。[1]

　　1914 年出现的治疗药物摇头丸，其化学名称是 3，4-亚甲基二氧甲基苯丙胺（Methylenedioxymethamfetamine, also known as ecstasy or molly，简写为 MDMA），美国有关摇头丸的政策有过明显的摇摆过程。冷战期间，军方曾进行洗脑潜力的测试，20 世纪 70 年代，一些化学家、精神病学家和心理学家用于治疗实践，发现 MDMA 能减少恐惧和促进接受，从而有助于沟通，特别是能使强奸和乱伦受害者对创伤妥协或更医学地亲和（come to terms with their trauma），或帮助慢性病人面对痛苦和死亡。MDMA 的医学价值表明，它是沟通和精神生长的一种卓越工具，富有洞见的心理治疗师也隐约感到一旦流行必定导致犯罪。售卖者不是用 empathy（移情或神入）为名，而是以 ecstasy 名称推出，结果一炮打响。起初，毒品管制局也曾举行听证，决定 MDMA 在毒品分类中的位置。毒品管制局的行政鉴定人确信归于三类是合适的，使其可在治疗环境中使用。鉴定人认为 MDMA 具有滥用潜力低、可接受的医疗价值与可接受的医疗安全。不过，后来毒品管制局又推翻了其自身鉴定人的裁决，并将 MDMA 归于一类毒品，宣布其并无治疗用途，具有高度滥用潜力，自 1986 年 7 月 1 日起永久生效，MDMA 使用犯法。然而，禁止没能消除摇头丸的使用，反而更广泛地流行，价格更低廉、易得。只是阻遏了治疗师的使用，大多数停止了专业实践。调查表明，无论治疗还是休闲目的，摇头丸的益处都是一致的：减少恐惧，增加沟通能力。国家毒品滥用研究所主办的有关摇头丸生理和心理作用的国际研讨会表明，负面结果主要是中暑、脱水、混用毒品，需要倡导一种现实的减少危害的宣传运动。此后，美国食物药品管理局批准可用于治疗创伤后精神障碍。在参与研讨的专家看来，显然，现在仅仅说教式地完全禁止摇头丸没有什么效果，需要的是挽救生命和减少健

1　Bourgois, P., & Schonberg, J., *Righteous Dopefiend*, University of California Press, 2009：285-287.

康问题。不管怎样，任何药品都有天生的风险：酒精、药物、非处方药及"街头"毒品如摇头丸。据估计每年因吃阿司匹林而死的美国人，就有 7600人，但人们仍然在使用。事实上，MDMA 的直接不良后果主要是"假"摇头丸与使用背景。现今报道的压抑和其他神经问题可能只是由于过量、过于频繁。因此，就 MDMA 而言，背景（在哪儿使用）是关键，少即是多，频率合适与剂量非常重要，毕竟 MDMA 并不是安全药。故而专家建议，有价值的教益就是：用量小，偶尔用。[1]

最为明显的毒品政策发生在欧洲。20 世纪 90 年代中期，瑞士在长期海洛因成瘾者中进行先驱性阿片类处方门诊项目试验，参与者都是使用美沙酮维持治疗但没有成效的病人。参加处方项目后，这些有过犯罪、暴力、流浪与疾病生活史的非法成瘾者，经由简单而便宜的处方海洛因并允许体验海洛因的愉悦感（pleasurable effects）这样的一种医学干预，通常过着一种相对稳定、平静及更健康的生活。[2] 瑞士海洛因处方项目通常有着比那些参与其他治疗模式的更佳结果，较高连续性、较少多药物滥用、较少参与犯罪和暴力活动以及获得较高生活指数。最惊人的发现是，瑞士利用海洛因治疗的成瘾者逐渐比那些参与美沙酮维持治疗的人更能彻底戒毒。在福柯治理（governmentality）的意义上，瑞士海洛因处方项目无疑是生物权力（biopower）通过医疗化（medicalization）而非罪犯化（criminalization）控制和再界定病人的案例。这一洞见解释了先前违法成瘾者不断增加的顺从性，当为其提供合法海洛因而形成寻医问药之路的严肃性。尽管医疗化遭到批评，但这一项目减少了痛苦，社会因减少犯罪、暴力与家庭破裂而受益，且这远比关押花费更少。

1　Rosenbaum, M., "Ecstasy: America's New 'Reefer Madness'", *Journal of Psychoactive Drugs*, 2002（34）: 137-142.

2　Marset, M., "Programas de Prescripción de Heroína", *Adicciones*, Vol. 17, núm. 2, 2005: 235-256. Bourgois, P., & Schonberg, J., *Righteous Dopefiend*, University of California Press, 2009: 298.

这些包容性的、减少危害的海洛因处方门诊在澳大利亚和加拿大不断获得成功。[1] 随后，荷兰、德国和英国以不同实验组合运作海洛因维持治疗门诊，加拿大、澳大利亚的一些城市为成瘾者设立"安全注射室"（safe injection rooms）。其中，荷兰实行的无疑是最宽松的毒品政策，被认为是一个示范性的榜样，咖啡店允许出售大麻，大麻与海洛因分开供应。对出于休闲娱乐目的而有节制的、功能性的药物使用，无需实行强制戒毒。[2]

最新的毒品政策便是大麻的医用和娱乐用途在一些国家被许可，如前所述，在英国、德国、澳大利亚、新西兰、爱尔兰等国以及美国 30 个州大麻医用合法化；而加拿大已在 2018 年 10 月 17 日正式宣布大麻娱乐使用合法化，成为巴拉圭之后第二个大麻医药使用和娱乐使用全面合法化的国家。新西兰、马来西亚、新加坡、泰国等国家正在就大麻医用合法化进行辩论或举行公投。显然，这些新出现的局面与情形对于我们深度思考中国的毒品问题与毒品政策具有极为重要的参考价值，同时说明毒品问题不仅是社会问题，更是复杂的全球治理和药物管制的难题，而毒品政策自然是一个具有高度争议性与政治性的议题。

六　毒品社会性成瘾机制的民族志研究

本书描述和讨论的是地域性的日常生活中常见的那些毒品，话题涉及不同的毒品种类、吸毒原因、吸毒方式以及有关毒品的各种社会后果与危害，并从三个层面进行毒品滥用民族志研究：第一，通过毒品滥用民族志的深描与分析，试图对吸毒行为进行客观公正的剖析，对毒品展开全面审视，客观

1　Bourgois, P. , & Schonberg, J. , *Righteous Dopefiend*, University of California Press, 2009：299.

2　〔英〕理查德·达文波特-海因斯：《搜寻忘却的记忆：全球毒品 500 年》，蒋平、马广惠译，译林出版社，2008，第 468—471 页。

冷静地看待毒品，不仅从生物学意义上剖解其成瘾性，更在社会苦难的解药意义上理解毒品对吸毒者所具有的社会意义，深入探究其最初吸毒的社会根源与深层原因。第二，就毒品问题进行多视角的讨论，毒品问题造成的危害是多方面的，自然包括对吸毒者生理和心理所造成的潜在风险、滥用毒品造成的不良社会后果以及毒品的成瘾性风险，我们既清晰地说明毒品的效果与其本身的药理特性有直接关系，也明确地证实同摄入方式以及社会影响间接相关。当然，对风险的理解和判断取决于我们的认知、信仰和价值观。不管怎样，毒品存在于我们的日常生活当中，人们涉毒的因由无奇不有，吸毒的形式多种多样，任何社会都有毒品，而且毒品使用有着古老的社会文化根源。其中，极为关键的一点是，有些毒品之所以成为毒品问题，与毒品和药物的分类学有关。第三，我们理性与平和地对待吸毒现象和吸毒者，显然，若想最大限度地减少和避免各种毒品危害，那么就得尽可能尝试从主位视角理解毒品药理的主观感知与成瘾的文化建构，尽量白描和还原吸毒者的日常生活之原貌，去妖魔化地复原其人之所以为人的原色，在医学人类学的意义上追问，当初这些人为什么会走向吸毒这条不归路，一旦涉毒，真的就难以戒毒吗？毒品到底是如何成瘾的？毒品社会性成瘾机制又是如何运作的？

　　为应对日趋严峻的毒品问题，在隐秘人群中捕获吸毒的社会文化根源、毒品使用模式、吸毒的社会后果与危害、新型毒品流行趋势等关键信息，进行吸毒人群与公共卫生的关联研究，探究毒品社会性成瘾机制，毒品民族志无疑是比较理想的调查方法和工具。因此，作为毒品民族志的知识生产路径，本书采取多点、动态民族志研究策略与文化敏感性策略，提炼出非常有效的个案要素分析法，从详略不一的访谈素材中试图获取有关毒品、毒品问题及吸毒者的社会文化信息，抽丝剥茧地探索各种主位的、可靠的、关键的高危行为信息。其中，一项重要工作就是进行艾滋病感染途径的溯源研究，确证艾滋病感染风险最主要的人群、场所与行为，探究高危行为的社会根源、风险认知的人群差异以及亲密关系的分类表达和知识与行为分离的危害，从中探索所蕴含的公共卫生意义，获取接地气的、细节性的洞见。经由民族志文本的呈现，我们得以窥视究竟什么是毒品、毒品何以成为问题以及吸毒者又是一群什么样的人。于是，为了撰写这样一部具有人类学质感与隐含理论分析的毒品民族志，就民族志写作风格而言，我们在处理田野素材时，并没有采用保罗·威利斯（Paul Willis）的《学做工》（2013）[1]的处理技巧，即先呈现访谈素材，然后进行理论探讨与提炼。同样，我们也未借鉴玛乔里·肖斯塔克（Marjorie Shostak）的后现代先锋实验民族志《妮萨：一个昆人妇女生命史的叙述》（2017）[2]那种以对话为主体的、穿插评述的布局，更没有刻意效仿菲利普·布儒瓦和杰夫·斯滕伯格摄影毒品民族志《义气毒友》的那种撰写风格，以人物的故事与生命史为叙事主线，利用大量的田野调查笔记和照片作为主要的叙述素材与痕迹材料，构成相对完整的述说情节。本书大致以话题的逻辑推演进行叙事框架的编排，并以深度访谈个案材料直观地展示吸毒人群的真实情境，可解读、分析、思索这些白描素材所揭示的毒品问题、吸毒的社会文化根源、毒品问题导致的社会后果与危害以及这些深度访谈个案所具有的人生风险警醒意义与公共卫生警示意涵。

当然，仅有民族志文本的书写是远远不够的，我们在文本撰写过程中，将关键的、核心的批判医学人类学理论与人文关怀嵌入相关描述与叙事之中，尽最大努力以人类学的整合论与文化相对主义的观点探讨毒品人类学的民族志知识生产及其公共卫生意蕴，提供与妖魔化、恐吓式毒品预防宣传不一样的毒品样貌，理性而平实地考察毒品问题，带着人文关怀和人类学的温度去了解那些被污名和标签化了的吸毒者，深究那些造成毒品社会性成瘾的各种

1　〔英〕保罗·威利斯：《学做工：工人阶级子弟为何继承父业》，秘舒、凌旻华译，译林出版社，2013。

2　〔美〕玛乔丽·肖斯塔克：《妮萨：一名昆族女子的生活与心声》，杨志译，中国人民大学出版社，2017。

结构与环节，进而探索毒品社会性成瘾要素之间的结构关系与运行方式，提出毒品社会性成瘾机制的一种解说，从而为设计最具文化适切性的毒品问题之对策提供基础性决策依据。故而，与生物医学、民族医学研究路径不同，疾病与健康的毒品人类学研究通常采取批判医学人类学的社会与文化视角，强调疾病既是生物性的，也是社会性的，因此，需要深度理解社会与生物之间的联结，深刻剖析有关文化、行为、环境、社会结构与健康之间的复杂关系。

我们希望通过这样的一种民族志书写，以这一方式撰写的毒品民族志，让普通受众对毒品、作为社会问题的毒品问题以及禁毒、戒毒政策有更深入的了解与更理性的认知，并为卫生、疾控、公安、司法、禁毒宣传教育、学校、NGO 等部门或组织提供具有人类学品质的数据，同时推进中国毒品社会学的学术探讨及其应用研究，进一步探究学界的另一个重大争议话题——究竟是新型毒品的吸毒方式，还是吸食毒品后的性行为导致感染艾滋病病毒。

七　内容概要与叙述框架

除了前言与结论，本书共分 12 章。前三章主要介绍了研究什么？在哪儿研究？研究谁？怎么研究？有什么样的研究产出？具体而言，第一章为毒品民族志的引出。首先，从毒品原植物到新型毒品，概要介绍和讨论了什么是毒品？毒品，这一概念既可以非常简单地加以定义，也可以极其复杂地界定，难就难在毒品与药物的分类学自然涉及高度纠结的政治议题，甚至牵涉到鸦片战争以来所形成的强烈的民族主义悲情叙事。然而，不管采取什么禁毒政策，毒品仍然存在于我们日常生活的周围，我们必须追问的是人们为什么吸毒？吸食什么样的毒品？其中，最为核心的话题便是成瘾机制的探讨。本书着重探讨社会性成瘾机制，通过细致的自然主义白描，以民族志方式呈现社会性成瘾的原本样貌。接着我们从毒品原植物的古老社会文化根源切入，考察什么是传统毒品？什么是新型毒品？其次，研究背景和田野点的概况。作为多点动态民族志的一项学术实践，本研究跨度长达 16 年，除了在一般意义的社区进行田野调查之外，还在医学空间的美沙酮维持治疗门诊与强制空间的强戒所、拘留所、派出所、戒毒支队或大队等场所开展田野工作和问卷调查，更在比较意义上考察过桂林、杭州、兰州、三亚、太原、成都等地的毒品流行趋势，还多次调研原毒品重灾区的云南巍山县永建乡、甘肃广河县三甲集镇的社会经济转型，通过全方位、多地点的民族志研究，获得有关毒品及毒品问题的人类学洞察。此外，作为世界上最难调查的研究对象，本章详细介绍了我们是如何在吸毒人群中推进田野调查的，读来自然可以切实感知到与隐秘人群打交道的确是困难重重，往往陷入民族志困境之中。

第二章示范性展示了我们所采取的毒品民族志的研究路径，即介绍体现细节与深度的毒品民族志研究是如何进行的。毫无疑问，若想研究隐秘人群，那么民族志可以说是最为适合的方法了，经过长期的摸索，我们提炼出高危行为的个案要素分析法，追究吸毒的社会根源及其后果，洞察毒品使用模式与流行趋势，描述和分析毒品药理的主位感知与文化建构。

第三章演示了毒品社会学的研究产出。作为一项毒品社会性成瘾的民族志研究，首要产出就是高危行为的知识生产——毒品滥用的民族志文本。我们始终关注的焦点是毒品与公共卫生之间的内在逻辑关联，在探究了新型毒品的认知与分类之后，利用传统毒品海洛因吸食者的研究样本与新型毒品吸食者的分析标本，进行毒品社会性成瘾机制的一种解说。我们藉由深度访谈个案的叙述逻辑线索来探究是由哪些社会因素导致成瘾的，为什么是这些社会因素导致成瘾的，这些社会因素又是怎么导致成瘾的，为什么这些社会因素能够造成成瘾，从而洞察毒品社会性成瘾的具体运行方式，即毒品社会性成瘾要素之间的结构关系与运行方式。

在交代了研究过程、研究方法以及知识生成的背景之后，从第四章开始到第十章我们正式进入个案研究的实证环节，分别描述和探究了男女吸毒的社会文化根源，吸毒造成的社会后果与公共卫生危害，高危行为的风险认知与经验主义实践，艾滋病感染路径的溯源个案研究，美沙酮维持治疗的脱失率问题与复吸的原因以及多点动态民族志学术实践。这样的章节安排无非是回应为什么吸毒，吸毒者有什么样的风险认知，他们又如何应对风险，吸毒会造成哪些社会后果与社会危害，如何治疗毒瘾，又该如何面对新型毒品？

第四章以批判医学人类学的理论深度探究了女性吸毒的深层原因、根本原因以及那些女性化的、直接的、具体的、偶然的吸食原因，并透过以小见大的研究策略，以年龄、性别、年代要素为序考察毒品使用模式变迁与毒品流行趋势，并进而描摹和透析吸毒成瘾所造成的具体社会危害及其公共卫生问题，从而提炼出本书最为关键的毒品社会性成瘾这一分析性概念。故而，深刻设问和追究的是这样一些话题：为什么这些吸毒小姐[1]自幼得不到父母的疼爱与家的温暖？难道她们当初不是父母心头的肉、手心的宝吗？难道她们天生就有吸毒的遗传基因吗？她们又何以走向吸毒的深渊而难以回头？在人生曼妙的年龄不是该享受美好的爱情与浪漫的生活吗？她们还会有回归正道的机会吗？

接下来的第五章讨论成瘾的文化建构。与女性吸毒者进行比较，男性吸毒的原因有什么本质不同吗？从吸毒人群的男性视角，进一步探究吸毒的社会根源与毒品问题的症结之所在，细致考察毒品的种类和使用方式，重点探索男性吸毒人员的直观吸毒原因、有关毒品药理的主观感知、毒瘾的文化建

---

[1] 当地性工作者口头上都自称约定俗成的、自我职业认同的小姐一词。但更常用的他称为妹妹或小妹，特别是对年轻的性工作者而言，无论是娱乐场所的老板，还是前来消费的客人一般都叫她们妹妹或小妹。这里未作明确类别区分，更无任何道德评判和歧视的含义。

构及其社会后果与危害，深入洞察男女违法犯罪行为学之异同。在某种意义上说，男性吸毒的社会根源无非就是如同躯体化那样[1]，因社会苦难或苦境难以解决，于是借助毒品进行社会问题的自我疗愈而已。毒品环境与社会关系网络，即吸毒的外部性原因，更是直接而具体的、偶然性的吸毒诱因。毫不夸张地说，毒品及毒品问题是当前世界最复杂、最棘手的难题之一。这当然是提示或警醒我们必须加强从吸毒者的视角来探究毒品及毒品问题，如吸毒的原因究竟是什么？男女有什么不同？为什么难以戒毒？吸毒者自己是如何看待不同种类毒品的？不同种类毒品的生物成瘾性有什么本质不同吗？然而，吸毒人群对毒品药理学自有其独特的看法与感知，而当下有关毒品问题大多是一种妖魔化、恐吓式宣传，这对于遏制毒品扩散和毒品问题蔓延所起作用有限，并未深挖吸毒者内在的需求和渴望，未能设计出具有文化敏感性和针对性的应对策略。因此，急需从主位视角看待毒品及其毒品问题，因为即使生物学的毒瘾并不严重，也不等于就可轻易解决社会性脱瘾问题。在某种程度上说，戒毒之难就在于，不仅得不到社会支持，反而遭遇社会歧视与隔绝，难以融入社会，所以若不能回归正常的社会生活，那就容易构成重大的社会公共安全危害和公共卫生的潜在风险。

第六、七章主要从公共卫生的知识、态度与行为（knowledge, attitude, and practice，简写为 KAP）的逻辑关联调查切入，考察静脉注射吸毒小姐所具有的艾滋病防治知识、态度与行为。就吸毒成瘾的风险意识而言，有什么样的风险？谁有风险？其中，共用针具问题，始终是本研究关注的重点之一，

1　有关躯体化（somatization）这个概念，凯博文（Arthur Kleinman）将其定义为有关身体不适和求医问药的习惯用语中的那些关于个体以及生活苦痛的标准化表达。也就是说，个体经历了严重的个人和社会问题，却要通过身体这一媒介来解释、表达、体验和应对这些问题。因此，躯体化被定义为缺乏确定的有机病理情况下的生理不适表现（比如，转换症状和疑病症），以及由确定的生理病理导致的症状的扩大化（比如，慢性病）。尽管躯体化表达的是生理疾病的躯体症状，但是隐喻的则是个人和社会苦难。显然，与生物医学模式不同，躯体化解释框架被视为一种生物—心理—社会医学模式。可参看〔美〕凯博文《苦痛和疾病的社会根源：现代中国的抑郁、神经衰弱和病痛》，郭金华译，上海三联书店，2008，第49、56页。

尤其关切族群差异，而毒品问题通常涉及黄赌毒三位一体的纠缠与难题，如女性非自主的陪伴吸食毒品行为，就高危行为的认知而论，我们通常追问谁没有艾滋病防治知识，为什么没有？由于风险认知的强弱必与经验主义的性实践相关联，从身体的政治经济学来看，静脉注射吸毒小姐普遍采取洗一洗的经验主义卫生实践，通常实行看一看、摸一摸的经验主义性实践，存在知识与行为分离的社会事实，故而又有多种认知偏差，如带有某种恶意进行事实上的艾滋病病毒传播。

第八章三角梅下的血泪叙事，在描述和分析吸毒的社会根源及其社会后果、毒品的药理效果与文化建构、高危行为的风险认知及其人群差异以及认知偏差等层面之后，开始聚焦于高危行为所导致的公共卫生后果，其中一项重要工作就是艾滋病感染途径的追踪溯源，就我们调查的所有感染艾滋病的个案来看，基本上兼备共用针头与不安全的性行为两种感染途径，甚至长期具有这两种高危行为，通常又存在多药物滥用、多性伴的情况。事实上，有的访谈对象基本上男女双方同时感染艾滋病病毒，相当普遍地同时具有毒性共生的两种感染途径。我们的田野调查研究一再表明，这些调研人群大多存在着知识与行为分离的社会事实，无疑具有重要的反省意义与警示意义。

人类学民族志研究的魅力在于秉持文化相对论的原则，对所描述和探讨之事，暂不做道德和价值评判，通过白描式自述，尤其是透过地方性词汇或行话，无需做任何文字方面的修饰与润色，自可原原本本呈现社会之底色，事情之原委。这一接地气的处置方式较为真实地反映了复杂的社会场景，所记录的文字必定带有温度体验和血汗泪之戚戚人文情怀，即使是身处最为底层的艾滋病感染者的静脉注射吸毒小姐，我们依旧还原其人之为人的原色。

第九章探讨美沙酮维持治疗脱失率与复吸难题。在某种程度上说美沙酮是治疗阿片类药物成瘾问题的最后选择。文献表明，尽管美沙酮维持治疗的总体有效性是确信无疑的，但是从国际美沙酮维持治疗实践来看，脱失率很高，脱失原因又非常复杂。显然，最显著的自我辨识因素是因吸毒或犯罪行为被抓，海洛因成瘾的精神依赖/心瘾，空虚、寂寞和无聊的心理状态，公安部门在美沙酮维持治疗门诊点抓人的冲突性政策环境，门诊环境内毒品的易得性和便利性造成的诱吸因素以及因社会歧视和隔绝导致的社会交往的局限性，被迫限制在与吸毒人群的交往环境中，最容易复吸和导致脱失。

实际上，与复吸的原因基本上相同，或者说脱失原因是与复吸的原因高度重叠的。从参与观察和深度访谈来看，在美沙酮维持治疗过程中，偷嘴是最常见的一种现象，也是国际上美沙酮维持治疗门诊通常存在的一个现象，所有提供了偷嘴信息的访谈对象，几乎100%都偷嘴过。其中，有些吸毒人员往往是有钱吃药（海洛因），没钱喝药（美沙酮）。故而，如果没有心理学、医学、社会学的综合性应对策略，那么吸毒者无疑很难走出这一困境，彻底地回归社会。然而，传统毒品海洛因成瘾问题尚难解决，而新型毒品又层出不穷。毒品无疑始终是人类需要直面的一项严峻挑战与一个全球治理的痼疾。

第十章主要从年龄、性别、代际等视角切入，采取自然主义的白描叙事策略，聚焦于关键报道人及其身边人的日常生活，通过细致观察其吸毒模式、毒品分享行为，并通过对吸毒场合进行场景性直白叙述，强化对吸毒自然场景的在场感，携带震撼的现场冲击体验，从而呈现吸毒人群的社会情境、人生境遇、生活场景、生理和心理状态以及疏离于社会、家庭之外的无奈苦境，进而场景性呈现吸毒者、贩毒者及其社会关系网络、毒品交易行为以及与警方合作的线人。

获取真实可靠的田野素材的实践之一，无疑是见机跟随集吸毒者与贩毒者于一身的关键报道人，辗转在日常生活的吸毒环境和前往贩毒上家之途中的遭遇，从而得以亲身体悟一种在毒品使用、贩卖与日常生活之间互联的境况，观察毒品交易的全过程。除了发掘关键报道人的吸毒生活轨迹，深挖其社会性成瘾的症结之外，周旋于吸毒者与贩毒者之间，便可洞察关键报道人的社会关系网络、多重身份、生存策略与毒品网络。此外，这一多场景的深度互动，使我们得以便利地卷入真实而自然的吸毒、贩毒场所，近距离观察吸毒贩毒行为，或进行深度访谈，或进行贩毒现场观察。其中，考察贩毒这一高风险的交易行为，无疑是一种惊险刺激的学术挑战，在某种意义上说，这一挑战体现在体能、心理层面、应急技能、知识储备（如各种毒品的药理知识、交易行话等）等方面，自然是此生从事学术追求以来最具风险的学术探索之旅。

应该说，本书长时段学术研究体现出珍贵的学术品质和人性的洞察机遇，长期跟踪关键报道人的吸毒行为，动态掌握她的复吸根由，高频次与其身边的亲友深入互动，还每次向对她非常熟悉的强戒所管教人员深入了解她的戒毒情况。正是基于这份非凡的样本意义与卓越的数据品质，我才逐渐体悟出毒品社会性成瘾这一分析性关键概念。所谓毒品社会性成瘾，是指因身处不利的社会地位而借助毒品来逃避或解脱社会性困境，以达到对社会现实自我麻醉的效果，结果导致习惯性依赖毒品来回避社会困境。

第十一、十二章分别探讨新型毒品滥用的成瘾性与危害性。其中，第十一章从男女性别与传统毒品和新型毒品的比较视角切入，通过翔实的民族志实证研究，详尽描述与深入阐释新型毒品滥用的社会文化逻辑与成瘾性的表征。概括起来，吸毒原因主要有：将新型毒品作为社会苦难的解药，进行心理苦闷的自我疗愈，出于无知、好奇——这当然与禁毒宣传教育的缺位有关，加上社会关系网络、毒品亚文化与毒品易得性的影响。从大多数男性吸毒者的访谈情况和访谈后所进行的证伪与测谎结果来看，男性吸食新型毒品的目的大多是想获得一种壮阳和催情效果。因此，若将毒品视为春药而追求壮阳与催情效果，显然是很男性化的吸毒因由，若是为了减肥而尝试毒品，这往往是非常女性化的吸毒原因。然而，这两种吸毒原因，在某种程度上说，又仅仅是表层的原因，更可能的则是如同批判医学人类学所强调的，利用毒品对社会不公和不合理对待的情感创伤进行自我疗愈，即将毒品视为解决社会苦难或社会苦痛的良药。事实上，从我们多年的毒品滥用社会学探究来看，无论初次吸毒出于什么原因，即使看似巧合的、偶然性的，也必定有着复杂的、多因素的吸毒缘由，如女性非自主的陪伴吸食行为。

在某种意义上说，吸毒人群有关毒品药理学的主观感受与药理效果的文化建构自有其独特之处。事实上，我们的研究表明，吸毒者对不同毒品的药理效果和作用有着清晰的辨识，毒品药理的效果完全是一种社会建构。一般而言，"70后"普遍吸食海洛因，"80后"则在传统毒品与新型毒品之间摆荡，除了山区和农村的彝族吸毒者之外，"90后"汉族吸毒者通常不碰传统毒品，只接触新型毒品，且认为新型毒品并非是毒品，只有海洛因是毒品，而冰毒是没有瘾的，普遍流行新型毒品"无瘾""可控""无害"论，处于深受其害而不知的认知状态。从低龄化的毒品流行趋势来看，吸毒人群之间还存在一条吸毒鄙视链。比较视野下的新型毒品研究表明，新型毒品与黄赌毒有着密切的行为关联，虽说新型毒品的成瘾性没有海洛因那么明显，但心瘾是明确的，"心慌""心头想""软趴趴"的精神状态便是新型毒品最明显的戒断症状。

第十二章主要是访谈个案的要素分析。虽说新型毒品不具有很明显的身体、生物或生理成瘾性戒断症状，但并非如吸毒人群自以为的"无害"，其实，他们是深受其害而不知，反而自欺欺人地以为没有危害。事实上，长期吸毒对脑神经造成严重伤害，吸毒者成为社会学标签理论下的敏感身份，有的毁了人生，而日常生活化的新型毒品使用又使得他们处于慵懒的颓废状态。另外，因新型毒品药理的兴奋（或致幻）特性，吸毒者不仅长时间沉溺于打游戏或打牌、赌博，而且通常涉黄，呈现黄赌毒三位一体的社会危害性。一般来说，新型毒品与高危性行为紧密相关，安全套使用率低与高危性行为多，容易造成公共卫生问题。不过，我们的实证研究与从强戒所获得的数据表明，因吸食新型毒品而感染艾滋病的案例，的确不像因共用针头注射海洛因而导致感染艾滋病病毒的情形显著。人类学新型毒品研究的一个重要关切是考察新型毒品与艾滋病传播之间的行为关联，需要追究到底是由于吸食新型毒品的吸毒行为本身，还是因为新型毒品的催情作用造成乱性行为而导致感染艾滋病。

最后一章是综括性的结论，以 12 个主题全面地、概括性地综述了本书的主要内容与结论。

第一章
毒品民族志

第一节　从毒品原植物到新型毒品

一　什么是毒品？

在中文语境中，毒品一词具有极其丰富而特别的语义，而在英文当中，并无独特的单独赋予特殊含义的专有名词，与中文毒品相对应的只有普通的"Drug"一词，就是药物的意思，且涵盖很宽泛，有时包括烟草、酒精等成瘾性物质。显然，中文语境中的毒品一词，首先，被赋予了强烈的道德评判色彩，在恐吓式禁毒宣传中，所有列入被管制的毒品都被妖魔化为骷髅形象（图1-1）。其次，因经历过两次屈辱的鸦片战争，故涉及毒品话题通常充满浓厚的民族主义悲情叙事色彩，论及历史上的毒品问题，必定与凄切的列强欺辱、深重的民族苦难、绝望的国民堕落、悲切的国家沉沦等悲情缠绕牵连，而少有关切药物本身的毒品区分、不同的药理感受、使用模式、使用频度和强度、使用场合、误用与滥用的区分、依赖与成瘾的分野，实行毒品零容忍政策，进行绝不妥协的毒品战争（图1-2）。

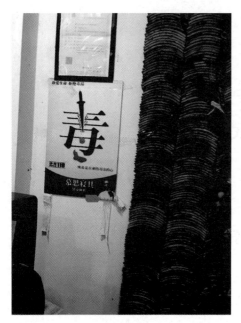 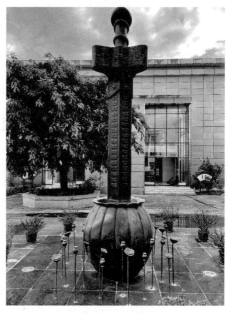

图 1-1　某县城宾馆的毒品预防　　　图 1-2　利剑铲毒（2022 年 8 月 7 日摄于
　　　　宣传标语　　　　　　　　　　　　云南巍山永建公安分局禁毒展览馆）

　　本书所使用的毒品一词，即等同于英文的"Drug"一词，即药物，指任何能改变精神状态或身体功能的化学物质。之所以沿用毒品一词，是聚焦在定义上与药物有别的毒物特性，无非强调这类药物具有伤身害人的性质。本书探究不同的毒品种类、吸毒者的吸毒原因、吸毒方式以及毒品问题，并以毒品滥用民族志的方式，利用翔实的民族志素材理性平和地呈现毒品、毒品问题以及吸毒人群，既对吸毒行为进行比较客观而直观的描述和分析，也就每种毒品对吸毒者所造成的生理和心理危害、毒品滥用导致的社会后果以及社会性成瘾原因展开深入的探讨，试图说明毒品的药理效果其实和药理特性直接关联之外，还与毒品的使用模式、主位感知、文化建构等相关，至于毒品的风险认知更是一个极其复杂的话题。

　　通过细致的自然主义的白描，无非告诉人们这样一个事实：毒品种类繁多，药理效果各异，毒品的吸食方式多种多样，吸食的原因各有不同，不同种类的毒品导致的生理后果与社会后果更是迥异，如果只是简单化地将所有的毒品都纳入空洞的禁毒宣传口号，那么显然无助于解决毒品及毒品问题，我们需要的是一种翔实的有关各种毒品及其药理效果的知识，采取一种客观冷静的态度看待毒品及毒品问题，尤其是面对毒品的诱惑时，哪怕了解到吸食海洛因带来的快感比性高潮还要强烈，仍然可以理智作出避免吸毒风险的正确决策，理性思考毒品问题的核心之所在。当然，关键问题是，毒品是否能够禁绝？吸毒成瘾后是否可以戒掉毒瘾？如若难以戒毒，那么该如何对待毒品问题？

人们为什么吸毒？

若是身处吸毒环境，毒品易得，又经济，那么常人最容易遭受毒品的诱惑；有着心理和精神层面的渴望，如减轻痛苦，降低焦虑或减轻羞怯感，治疗如忧郁症和精神分裂症；还有社会层面，原生家庭的影响（家庭破裂，或父母吸毒），社会经历，社会交往网络，或单纯就是为了刺激或镇静，减缓日常生活的痛苦，或经历文化创伤；更有全球化场景下的毒品亚文化影响，吸食新型毒品被标榜为时尚、新潮，炫耀社会地位，追求刺激和力量，如男性吸毒追求催情效果，女性吸毒以求减肥，或艺人追寻灵感，获得某种极致体验，以实现在社会现实环境所不能成就的愿望。以毒品原植物为例，如有学者所言，只要小心使用，时机恰当，场合合适，许多毒品原植物的确会赋予摄食者不少好处，可以减缓压力，帮助人们入睡或者是熬夜，让他们可以承受苦难或无聊。这些毒品原植物在一定意义上都是心理工具，知道如何适当使用这些工具的人，比起不知道的人更能对付日常生活。[1]

吸食什么样的毒品？

1　〔美〕迈克·米勒：《迷药：4000 年的诱惑历程》，离尘翻译社译，江苏人民出版社，2012，第274页。

本研究所涉及的地方性毒品主要有：鸦片、吗啡、海洛因、杜冷丁（Pethidine，哌替啶）、美沙酮（methadone）、冰毒、麻果、兵马俑（冰毒、麻果组合）、神仙水（液体冰）、氯胺酮（K粉）、摇头丸（ecstasy，MDMA）、大麻、麻草、卡苦、安定（地西泮）、三唑仑（海西恩）、异丙嗪、曲马多、地芬诺酯片。不过，地方性吸毒人群很少接触到以下毒品：镇静剂：GHB；迷幻药：LSD（麦角乙二胺）、苯环利定（PCP，天使尘）、麦司卡林（Mescaline）、一氧化二氮（Nitrous Oxide，即笑气）；兴奋剂：可卡因、快克（crack，一种高纯度的可卡因，可烫吸）、恰特（阿拉伯茶）、甲卡西酮、利他能（哌醋甲酯）、浴盐（bath salt）；阿片类药物：速度球（speedball，海洛因与可卡因组合）、芬太尼。其中，也许是因为过度宣传使用浴盐产生的严重危害的缘故，有些吸毒者反而宣称若有机会特别想尝试浴盐。

当然，这里所列的毒品，并非所有的药物都如妖魔化、恐吓式禁毒宣传那样危险、恐怖，在药物的分类学意义上说，除了合法与非法的区分之外，首先，毒品与药物的最主要区别在于剂量，如LSD，因为任何精神刺激或活性物质，都是能改变意识感受或产生感官快感的药物。因此，这样的药物使用均容易导致误用、滥用的问题。即以当下最著名的毒品之一摇头丸而言，如前所述，毒品政策专家极富洞察力地指出，事实上，MDMA的直接不良后果主要是"假"摇头丸与使用背景，就MDMA而言，背景（在哪儿使用）是关键，少即是多，频率合适与剂量非常重要，有价值的教益就是：用量小，偶尔用。[1] 其次，考察药物的用途。医用速效阿片类药物芬太尼，就是典型的例子，若是在医疗专业人员的严密监测下使用，这种化学物就是非常安全而有效的，还有鸦片、吗啡、杜冷丁等也都如此，非常有效，也可以说是最有效的麻醉剂和镇静剂，其中，吗啡可治疗偏头痛。最后，关切药物的使用

1　Rosenbaum, M., "Ecstasy: America's New 'Reefer Madness'", *Journal of Psychoactive Drugs*, 2002 (34): 137-142.

方式，如药片口服还是静脉注射，或如海洛因烫吸还是针头注射，或是药物单独用或混合使用，其药效便呈现天壤之别，并且容易导致滥用或依赖。如今新出现的药物添加到既有药物之中而加强其作用的例子，比比皆是，像德赛美（dexamyl）便是安非他命和巴比妥类的混合物；注射海洛因若是加上古柯碱，刺激力更强，瑞士人称之为"鸡尾酒"，美国人叫它"快速球"；烟草类与大麻烟很适合互相搭配；在中东药物恐怖主义所使用的芬乃他林（captagon or fenetheylline，苯丙胺乙茶碱），就是一种安非他命与茶碱组合物（a combination of amphetamine and theophylline）；在地方流行"兵马俑"，即将冰毒、麻果混合的吸食方式；静脉注射海洛因时，通常加兑安定、三唑仑或异丙嗪。

从毒品与药物的分类学来看，事实上，最初一些后来被界定为毒品的药物，原本就是为了治疗某些疾病而研发的，如吗啡、摇头丸。一些安眠药的有效成分与许多毒品的药理成分一样，无非加入一些其他成分或改变用药路径以便用药更加安全；又如，强力枇杷露就含有毒品原植物罂粟壳；止咳水含有可待因（Codeine）成分；中草药麻黄含麻黄素，新康泰克也有麻黄素成分；至于有关大麻的医用和娱乐用途，更是争议不断的话题。这些药物涉及的关键问题在于，是医学用途，还是娱乐用途，像鸦片用于必要时的治疗，而不是为了娱乐；大麻是为了发挥其独特的药理作用，而不是仅仅为了催情和愉悦。正如科学家们目前正在探索的，发现裸盖菇碱致幻性质的原理，发掘它的治疗学潜力，研究在一些临床条件下的效果，如临终关怀护理和对偏头痛的治疗方面。

成瘾机制是怎么形成的？

什么是成瘾？通常成瘾（或心瘾）是重复性、强迫性使用某种药物，尽管这种药物会对生活、健康产生不良影响，其成瘾机制在于成瘾药物最初会活化某些脑神经回路，而这些脑神经回路会对物质和性等令人愉悦的事物发生反应，物质和性等令人愉悦的事物构成天然增强剂，能够刺激多巴胺（Dopamine）分泌[1]，而且如果这种愉快经验的重复次数够多，戒断时便会产生不适感。这种脑神经回路便是将愉悦经验作为体验的路径，又称为奖赏记忆。成瘾药物就是这样一种增强剂，其愉悦效果正是由脑神经回路所中介的，并激活奖赏记忆。其中，神经传导物质多巴胺在药物的成瘾性中起了重要作用，就在于大脑中的一组多巴胺神经元会直接连通奖赏记忆。一旦成瘾，因大脑发生变化，需要借助药物寻求快感，如注射可卡因或海洛因寻求可与性高潮相媲美的欣快感，摆脱因药物戒断导致的不适感等，所以很难不觅药止瘾，极力寻找当初吸食毒品的感觉，那是一种再也无法达到的兴奋感和愉悦快感，甚至对熟悉的吸毒场景具有条件反射般的反应，正如地方吸毒人群所言，一见金沙江，心就开始慌。在某种意义上说，奖赏记忆导致的药物渴望几乎成为一种习惯，如同多巴胺规划好的学习程序一样。

当然，社会文化因素都会影响药物的成瘾性，如原生家庭（如父母婚姻破裂，或父母吸毒，或童年受虐，或遭受过性侵害这类创伤）、性格（人格特质，敢于冒险的人更愿意尝试毒品）、心理和精神健康（如忧郁症、某些精神疾病，本想追求自我疗愈，然而却陷入更严重的成瘾—戒毒恶性循环之中）、社会交往网络（交友不慎，如被闺蜜拉下水）以及个人生活经验等。如有学者就运用成瘾理论，解释个体症状与大规模社会政治力量之间的关系，主要包括社会、政治、文化等对个体生活的影响，并借用地理学中的景观概念，提出了两个概念："成瘾地景"（Addictogenic landscapes）与"创伤地景"（Landscapes of trauma）[2]，对成瘾现象进行分析，试图通过研究吸毒者的生活史来发现关于地点、创伤和成瘾之间的关系，以此来了解结构性暴力和成瘾者主观体验之间的

1　多巴胺，一种激发奖赏效应的神经传导物质，是大脑报偿中心释放信号的主要化学物质，能够引发愉悦经验。

2　"Addictogenic Landscapes" are environments that traumatize and encourage addiction，成瘾景观即指导致创伤和鼓励成瘾的环境；"Landscapes of Trauma" describe personal geographies of addiction，trauma，and place，创伤景观则是描述成瘾、创伤及地点的个人地理。

关系，并指出成瘾是一种自我治疗和无意识的症状，因而，相关的治疗措施应该侧重于成瘾的创伤和压迫力量。[1]

成瘾问题的重点在于，任何人都可能对药物成瘾，然而大部分人都没有成瘾，那么谁会成瘾？为什么成瘾？又是如何成瘾的？因为充分的信息是作出决策的关键[2]，所以本研究着重探讨社会性成瘾机制，将以民族志方式呈现社会性成瘾的原貌。

二　毒品原植物：药物使用的古老社会文化根源

很多进行过宗教研究的人类学家都相信，所有超自然的认识都来源于宗教先知对宗教前景梦幻般的描述和欣喜体验。因很多毒品都具有致幻效果，能让人狂喜（Ecstasy，这个单词源于希腊词汇 Ekstasis，意为灵魂出窍），精神解脱，飘飘欲仙，于是，毒品被广泛应用于宗教目的。[3] 起初的主要致幻毒品便是毒品原植物，因为世界各地许多文化的植物遗迹都清楚指出该文化曾使用迷幻药（hallucingen，衍生自拉丁文 alucinare，意即心神错乱、废话连篇），如西伯利亚的毒蝇伞（Amanita muscaria），或印度宗教典籍所记载的类似蕈类植物索玛（Soma），或美洲印第安人所使用的佩奥特仙人掌（peyote cactus），此外，还有草本药，如裸盖菇碱（Psilocybin）、颠茄生物碱，且大多出于宗教的目的而使用迷幻药。[4] 这些毒品原植物是能够改变思维、情绪与感知的药物。这类药物在高剂量下会使人逼真地感受到某件并未发生的事情，在低剂量下则会轻

1　Proudfoot, J., "Traumatic Landscapes: Two Geographies of Addiction", *Social Science & Medicine*, 228, 2019: 194-201.

2　〔美〕辛西娅·库恩等：《致命药瘾：让人沉迷的食品和药物》，林慧珍、关莹译，生活·读书·新知三联书店，2016，第176页。

3　〔英〕迈克尔·格索普：《"毒品"离你有多远?》，冯君雪译，天津人民出版社，2013，第49页。

4　〔美〕辛西娅·库恩等：《致命药瘾：让人沉迷的食品和药物》，林慧珍、关莹译，生活·读书·新知三联书店，2016，第94、218页。

微地扰乱感知、思想及情绪，但不会完整建构出不真实的事件。[1]

就迷幻药而言，除了神圣蘑菇、曼德拉草、佩奥特仙人掌、死藤水、鼠尾草等之外，尚有二甲基色胺（dimethyltryptamine，即 DMT，俗称商务快餐）。DMT 是北美常见的血清素类迷幻药。这种化合物最初来自大果柯拉豆树的种子，这种植物生长在南美洲的北部及中部，南部也有相近的品种。南美洲的原住民部落很早就把这种植物制成从鼻腔吸入的迷幻药，称为优波（yopo）或科荷吧（cohoba）。[2]

许多天然兴奋剂也都属于草本药，如咖啡因、麻黄素与可卡因。大约 4000 种植物含有能致心理兴奋的化学物质，但人类大概只用了 40 种左右纯天然物质。[3] 不过，起初这些药物具有浓厚的地方性分布特征：南美的可乐果、北美的烟草或印第安人的佩奥特仙人掌、安第斯的古柯叶、小亚细亚的咖啡（原产地为埃塞俄比亚）、恰特、东南亚的槟榔或卡瓦（kava）。[4] 历史上，咖啡、茶、巧克力等，都是人们常用的含咖啡因产品。其中，茶的起源可追溯到 4 世纪的中国，当时人们认为茶有显著的药性。因茶的医药用途和兴奋作用，被欧洲人所推崇。同样，阿拉伯茶是一种多年生灌木植物，它的叶子经研磨能提取出一种叫作卡西酮（Cathinone）的中枢兴奋药，其中，茶中所含的生物碱卡西酮与安非他命很相似，具有温和的提神效果，包括索马里在内的几个北非国家都生产这种药品。[5] 非洲和中东的原住民在社交场合使用阿拉伯茶已有数百年，用意是促进对话和社交互动。

---

1 〔美〕辛西娅·库恩等：《致命药瘾：让人沉迷的食品和药物》，林慧珍、关莹译，生活·读书·新知三联书店，2016，第 95 页。

2 Yopo，优波是从一种叫 Piptadenia 的植物中提取的能够引起幻觉的嗅剂（hallucinogenic snuff from piptadenia）。

3 〔英〕迈克尔·格索普：《"毒品"离你有多远？》，冯亨雪译，天津人民出版社，2013，第 7 页。

4 〔美〕大卫·柯特莱特：《烟草、咖啡、酒，上瘾五百年》，薛绚译，立绪文化事业有限公司，2012，第 23—24 页。

5 〔美〕大卫·柯特莱特：《烟草、咖啡、酒，上瘾五百年》，薛绚译，立绪文化事业有限公司，2012，第 48 页。

当下毒品中常见的麻醉剂大多来自植物制品，如尼古丁来自烟草，各种酒精饮品也都是谷类的发酵产物；有些草本镇静剂的作用类似酒精，如用卡瓦椒做成的安眠药。[1]

不过，比较特殊的是世界范围内广泛使用的精神类药物大麻，目前没有明确归类，不像多数精神药物那样恰好归在某个大类别，俗称繁多，如印度大麻（Ganja，hashish）、大麻烟（marjuana）、大麻脂（charas）以及哈希油（hash oil）等。作为一种独特的精神类药物，尽管大麻是难以归类的药物，但与许多精神类药物有共同特点。大麻因药效繁多，可被制成兴奋剂、镇定片、止痛剂或温和的致幻剂，可嚼食，可饮用，还可吸食。西汉晚期的《泛胜之书》已有关于大麻种植的记载。在印度，大麻是廉价而普遍使用的春药。

大麻植株含有四百种以上的化合物，其中有些具有精神活性。到目前为止，主要化学成分是大麻类物质的混合物，俗称四氢大麻酚（THC），精神活性最强的就是大麻树脂中的 THC，大麻的花是树脂浓度最高的部位，但植株花朵的 THC 含量差异极大。除了植物本身的基因组成之外，生长环境、收成时间、干燥处理环境以及储存环境等，都会显著影响最终产品的药效。大麻植株刚成熟时，大麻二酚酸（CBDA）的成分居多，然后转化成大麻二酚（CBD），随着大麻进入花期高峰转化为 THC。

大麻可以说是世界范围内服用最广、人数最多的毒品，服用大麻后使人放松、平静，意识高度敏感，尤其是在药效作用下欣赏音乐，感觉极为强劲，超级愉悦，许多人极度兴奋，表示性快感更强烈，所以大麻可用作性幻想药物，辅助治疗性冷淡。从致命剂量方面来看，大麻是极其安全的毒品，也是已知的毒性最弱的毒品。就医疗用途而言，一般来说，大麻制品确实具有医

[1]　〔美〕辛西娅·库恩等：《致命药瘾：让人沉迷的食品和药物》，林慧珍、关莹译，生活·读书·新知三联书店，2016，第128页。

疗应用价值。可有效辅助治疗多种硬化症、哮喘病、青光眼、癌症、癫痫、痉挛、慢性疼痛和偏头痛等。正因为其所具有的医疗价值，所以目前大麻的法律地位也是纷争不已。

有关大麻的法律地位涉及药理学、社会学和经济学的讨论。美国每年花费相当可观的经费来逮捕、起诉及监禁与大麻相关的犯罪者。昂贵的法律成本显然未能阻遏大麻人口（尤其是年轻人）显著的增加趋势。目前大麻的法律争论依然复杂，一方面，如今大麻的医疗用途已相当明确，大麻对于社会及医疗的危害，显然不如拥有合法地位的酒精。另一方面，大麻并非如部分支持者所声称的完全无害。虽然大麻的危害程度不如某些合法药物，但这不代表大麻不必受到管制。[1]

三 传统毒品

传统毒品主要有鸦片、吗啡、海洛因、大麻、杜冷丁、古柯、可卡因、可待因等。阿片类药物的使用始于史前时代，最初可能是罂粟花制成的茶，最早用于医疗的历史记载则来自苏美尔和亚述/巴比伦文化（约 5000 年前）。在亚洲、埃及，还有欧洲的考古遗址发现的鸦片烟管，证明人类吸食鸦片的历史大约始于公元前 1000—前 300 年。阿拉伯商人在公元 600—900 年将鸦片引进中国。鸦片，希腊文的字源 opion，即指鸦片汁。同一时期，鸦片在欧洲也逐渐从医疗用途变成娱乐用途，染上鸦片的人也日渐增加。[2]

鸦片的衍生药物是吗啡，名称来自希腊的睡梦之神墨菲斯（Morpheus），

<hr />

[1] 〔英〕迈克尔·格索普：《"毒品"离你有多远?》，冯君雪译，天津人民出版社，2013，第 131—152 页；〔美〕辛西娅·库恩等：《致命药瘾：让人沉迷的食品和药物》，林慧珍、关莹译，生活·读书·新知三联书店，2016，第 160—195 页。

[2] 〔美〕辛西娅·库恩等：《致命药瘾：让人沉迷的食品和药物》，林慧珍、关莹译，生活·读书·新知三联书店，2016，第 216—217 页。

墨菲斯常被描绘成带着一把罂粟花的形象。吗啡是罂粟花中的主要活性成分，在 1805 年首次纯化制成。1853 年，亚历山大·伍德（Alexander Wood）发明了皮下注射器。1898 年，拜耳公司的科学家发现有一种方法可以让吗啡更快进入大脑，那就是将吗啡的分子结构加上化学基，使吗啡更容易溶于脂肪。（还有一种说法：1898 年，在伦敦圣玛丽医院，合成了一种新型精神类药品，并被引入临床医疗。[1]）改良后的吗啡成品就是海洛因，目前为止最主要的麻醉剂。[2] 海洛因的医学名称为二乙酰吗啡（Diacetylmorphine），它是从吗啡中提取出来的。其实，海洛因当年是止咳药。据称这种药品安全可靠，不会让人上瘾，人们对它寄予很高的期望，并赋予它一个美丽动听的名字——Heroin，即海洛因，源自单词 Hero，英雄之意，指力大无穷的超人，乃是神所喜悦的人。但是，和其他那些所谓神奇的药品一样，海洛因也让人大失所望：吗啡依赖者靠它成功戒瘾，却又很快对海洛因上瘾。[3] 不过，有一些常用药以及被滥用的处方药麻醉剂都是吗啡的改良品，如氢吗啡酮（hydromorphone），地劳迪德（Dilaudid）是一种药效非常强的阿片类药，作为镇痛药被广泛滥用；羟考酮（oxycodone）是由非镇痛的阿片类药物蒂巴因合成的，在镇痛效果上介于吗啡和可待因之间，使用非常广泛；氢可酮（hydrocodone），如维可丁（Vicodin）是一种中性强度的阿片类药物，也被很多人滥用。[4]

1860 年德国科学家阿尔贝特·尼曼（Albert Niemann）将古柯叶提纯，制成可卡因，新时代开始了。1869 年科西嘉化学家安杰洛·马里亚尼（Angelo Mariani）发明了马里亚尼酒，一种将古柯叶泡入酒中的药酒，在欧洲风靡一时，可卡因因此变得更为知名。美国药剂师阿萨·坎德勒（Asa Candler）意

1　〔英〕迈克尔·格索普：《"毒品"离你有多远?》，冯君雪译，天津人民出版社，2013，第 173 页。

2　〔美〕辛西娅·库恩等：《致命药瘾：让人沉迷的食品和药物》，林慧珍、关莹译，生活·读书·新知三联书店，2016，第 216—217 页。

3　〔英〕迈克尔·格索普：《"毒品"离你有多远?》，冯君雪译，天津人民出版社，2013，第 174—175 页。

4　〔英〕迈克尔·格索普：《"毒品"离你有多远?》，冯君雪译，天津人民出版社，2013，第 220 页。

识到含有可卡因的可口可乐秘密配方的商业潜力，买下配方专有权，接下来就是大家耳熟能详的历史了：坎德勒的可口可乐公司在美国崛起，现在已经遍布全球。后因哈里森麻醉药品法严格限制阿片和可卡因产品的销售，现在可口可乐只含有咖啡因。精神分析学之父弗洛伊德也是使可卡因在欧洲声名大噪的主要力量之一。他曾自我实验，服用可卡因，并将经验记录下来。[1]

　　可卡因是一种中枢神经兴奋剂，它首先作用于大脑皮层，让人感觉欣快或极度兴奋，出现不由自主的大笑或健谈等，也和其他毒品一样被认为有提高性欲的功效。[2] 如果通过咀嚼摄入可卡因，那么这种摄入方式几乎不会出现严重的身心健康问题。但更常见的情形是，有时人们会一起使用可卡因与海洛因或其他阿片类药物，如快速球，此时药物对大脑和行为的作用有点儿像两种药物的综合。阿片类药物造成的梦幻状态削减了可卡因造成的急躁与兴奋，这种组合可能特别危险，存在过量的风险。当然，可卡因与安非他命类兴奋剂会通过作用于大脑来降低食欲。[3]

四　新型毒品

　　新型毒品主要有：冰毒、摇头丸、K粉、咖啡因、三唑仑、羟基丁酸、安钠咖、氟硝安定、LSD（麦角乙二胺）、安眠酮、丁丙诺啡、地西泮等。

　　中国古代最为接近现代毒品特性，如含有意识改变最强烈的精神活性物质（psychoactive substance）的药物，则是五石散药方。五石散，据说是由张仲景发明的，主治伤寒，其主要成分为石钟乳、紫石英、白石英、石硫磺、

1　〔美〕辛西娅·库恩等：《致命药瘾：让人沉迷的食品和药物》，林慧珍、关莹译，生活·读书·新知三联书店，2016，第266—268页。

2　〔美〕辛西娅·库恩等：《致命药瘾：让人沉迷的食品和药物》，林慧珍、关莹译，生活·读书·新知三联书店，2016，第193—194页。

3　〔美〕辛西娅·库恩等：《致命药瘾：让人沉迷的食品和药物》，林慧珍、关莹译，生活·读书·新知三联书店，2016，第265—273页。

赤石脂。此外，还有一些辅料，或为雄黄、黄精、术、合欢、曼陀罗。此散剂性子燥热，对伤寒病人有一些补益。魏晋南北朝时期，因常人服食后通体舒畅，会有飘飘欲仙之感，五石散便成为了士大夫名士之间流行的仙药或神药。吃散之后，必定要行散，寒食，饮热酒，穿薄而宽松的衣服，洗凉水澡，故五石散又名寒食散。[1] 虽说有治病的功效，但的确也是一味可上瘾、毒性较大的药物。由此可见，魏晋名士之所以放浪形骸，潇洒不羁，或有飘逸风姿，部分是因为五石散的药性起作用。除了五石散之外，中国很早就利用麻黄来治疗气喘，适当剂量的麻黄素（麻黄碱）有治疗气喘的功效，用在医疗上已有数千年历史。

20 世纪 20 年代发现麻黄的活性成分为麻黄素，麻黄素迅速成为重要的气喘用药。因此，在最早发现麻黄素的时代，麻黄素是非常有用的药物。麻黄素存在于许多植物中，还被当作运动补充剂出售，以增强人体运动机能，导致体重下降，它最好的功效就是溶脂。它也被当成摇头丸（MDMA）的草本替代品来出售，如以草药茶、中药配方等形式出售。麻黄素有些效果类似摇头丸，具有迷醉或增强运动表现的作用。当然，麻黄素也能帮助减肥，有促进脂肪分解、产生能量的作用。因为最初的减肥药是用安非他命（ampheta-mine）制成的，原理是利用安非他命类药物抑制食欲的功能。麻黄素同时具有抑制食欲和燃烧热量的作用，是减肥人士的另一个最爱。时装模特很早就发现安非他命可以帮人变瘦，如苯齐巨林（amphetamine，即苯丙胺、安非他命）、右旋安非他命（Dexamfetamine）。其实，所有兴奋剂都有这样的功效，长期服用后，吸食者的体重就会减轻。

许多麻黄素代用品已进入市场，其中有些是麻黄素的衍生品，如 p-辛弗林（p-synephrine），有些是植物产品，但其活性成分并不广为人知，如蝴蝶

1　寒食散，有的从英文回译为"酣适粉"，让人不知所云。见〔美〕迈克·米勒《迷药：4000 年的诱惑历程》，离尘翻译社译，江苏人民出版社，2012，第 153 页。

亚仙人掌（Hoodia Gordonii，非洲植物）或茶德布格雷植物（cha de bugre，南美植物）。三种常见的成分是苯乙胺（PEA）、p-辛弗林（苦橘中的活性成分）和二甲基丙烯酰胺。PEA作用的原理、效果都与麻黄素非常相似。但与麻黄素不同，PEA进入大脑，并且在高剂量使用时会导致多巴胺和去甲肾上腺素的释放，从而引起与使用兴奋剂一样的行为。p-辛弗林最初主要用作体重减轻剂和运动补充剂，在传统的中医领域被用于解决消化问题。[1]

　　其中，蝴蝶亚仙人掌是南非沙漠里成长的一种植物。传统上，卡拉哈里沙漠的游牧布须曼人在长途跋涉的狩猎之旅中，利用蝴蝶亚仙人掌抑制饥饿和增加能量。茶德布格雷则是在巴西、阿根廷发现的一种小株植物，并且是巴拉圭人常用的胃口抑制剂、利尿剂，他们将茶德布格雷树的红色果子烤过后添入茶里，作为咖啡豆的替代品。在里约海地区的药房、商店和小餐店，茶德布格雷随处可见，是这个地区普遍使用的一种减肥草药。茶德布格雷可作为胃口抑制剂、利尿剂、脂肪团还原剂、心脏补剂和强抗病毒剂。

　　这两种植物都是许多能量饮料必含的主要成分之一。其他成分尚有山竹（Mangosteen，东南亚的一种鲜美水果，传统上当作胃口抑制剂和用于增加能量）、左旋肉碱（L Carnitine）、绿茶提取物（green tea extract）及瓜拿纳（guarana，含有机物质瓜拿纳因即咖啡因和单宁酸）。

　　然而，要合成麻黄素并不容易，必须从原生植物萃取，故而产量往往供不应求。此后，在研发麻黄素的人工合成方式时，合成了安非他命（苯丙胺），其能产生麻黄素所不能产生的刺激和兴奋感。20世纪30年代，安非他命普遍被当成兴奋剂，同一时间，在日本合成了甲基安非他命（即冰毒），以非洛芃（ヒロポン，Philopon）为商品名在日本销售，同样很热门。二战期

1　〔美〕辛西娅·库恩等：《致命药瘾：让人沉迷的食品和药物》，林慧珍、关莹译，生活·读书·新知三联书店，2016，第130—132页。

间，德国、日本、美国等许多国家都让士兵在长期战斗中使用安非他命以保持警觉。二战之后，使用安非他命及甲基安非他命的风气蔓延到一般民众，而日本则经历了史上第一波兴奋剂成瘾风潮。在海湾战争和阿富汗的行动中，美军士兵也使用安非他命。20 世纪 90 年代中期迅速蔓延一波新型毒品甲基安非他命（脱氧麻黄碱）。脱氧麻黄碱，又称冰（Ice），或冰毒（Meth）。在冰毒之后，如今最新一波兴奋剂浪潮便是"浴盐"[1]。

此外，值得一提的是恰特，即阿拉伯茶，它是非洲一种多叶植物中含有的兴奋剂。恰特原本是以喝茶或咀嚼含有其植物的叶子等方式摄取，现在的使用者则通常从鼻腔吸入纯化的卡西酮或采取静脉注射。恰特的药物成分卡西酮是温和的安非他命类兴奋剂，合成的衍生物甲基卡西酮正在迅速流行，近些年，卡西酮的各种衍生物爆炸性产生。最常见的就是 3，4-亚甲基二氧吡咯戊酮、3，4-亚甲基二氧甲基卡西酮和甲基甲卡西酮。MDPV（3，4-亚甲基二氧吡咯戊酮）是美国最常见的兴奋剂，3，4-亚甲基二氧甲基卡西酮现在更多地以药丸形式即茉莉或 MDMA（摇头丸）出售。目前这些药品相似的种类繁多。[2]

至于致幻剂类药物，耳熟能详的便是 LSD、K 粉、麦司卡林、苯环利定（PCP）、裸盖菇碱、皮奥特仙人球、DMT（二甲基色胺）等。不过，目前迷幻药 DMT 最常见的是纯化的化合物，冲泡成茶汤或与大麻一起使用，方式是先将大麻叶泡在 DMT 的溶液中，干燥后当成烟来吸。这种药物的药效相当迅速，用药体验从发作到结束不到一个小时。或许也是因为药效非常快速，

1　〔美〕辛西娅・库恩等：《致命药瘾：让人沉迷的食品和药物》，林慧珍、关莹译，生活・读书・新知三联书店，2016，第 265—273 页；〔英〕迈克尔・格索普：《"毒品"离你有多远?》，冯君雪译，天津人民出版社，2013，第 203 页。

2　〔美〕辛西娅・库恩等：《致命药瘾：让人沉迷的食品和药物》，林慧珍、关莹译，生活・读书・新知三联书店，2016，第 272 页。

DMT 比 LSD 更常引发焦虑症，但两者带来的用药体验非常相似。[1] 迷幻药体验的特性之一，就是从身体抽离的感觉，有些使用者会强烈感受到某种与神秘主义或宗教相关的体验。

第二节　田野点概况

我们选择的主要田野调查点大多位于金沙江市的城乡接合部。当然，金沙江市是按照人类学的匿名原则与学术惯例所取的学名。不过，考虑到访谈对象具有高度流动性的特点，所有社会人口学特征的描述并没有具体的指向性，并不具备显著的可识别性，更主要是为了让读者深刻地感受到真切的地方场景，在地方性的场景深度体验那种吸毒人群、毒品及毒品问题的临场感，切身体察自然环境下惨不忍睹的注射场合以及直面震撼的现实人生苦境，所以具体田野调查点的空间方位表达全部采用真实的地名。

金沙江市，一座阳光之城，位于中国西南川滇交界处、金沙江与雅砻江汇合处，为"南方丝绸之路"上重要的交通枢纽和商贸物资集散地。作为一座拥有百万人口的新兴工业城市，金沙江市一半为城市人口，且城市人口中98%以上来自全国各地，是一座名副其实的以汉族为主、多民族杂居的移民城市。当然，它也是外地游客到昆明、丽江、大理、泸沽湖的重要中转站和旅游通道。然而，这样一座美丽多姿而阳光明媚的城市，却是一个毒品问题相当严重的地方，这里距世界最大毒源地"金三角"仅 800 公里，特殊的地理位置和便利的交通条件，使金沙江市成为境外毒品由云南进入四川，并向内陆及沿海扩散的"黄金通道"，故具有毒品的易得性和经济性等特点。因

1　〔美〕辛西娅·库恩等：《致命药瘾：让人沉迷的食品和药物》，林慧珍、关莹译，生活·读书·新知三联书店，2016，第108—109页。

此，尽管在气候意义上金沙江市是一座阳光之城，但在社会学意义上却隐藏着一群不阳光的人群，该市深受毒品问题的困扰。

近几年，随着新型毒品不断出现，金沙江市吸毒人数增多，呈现年轻化趋势，毒品犯罪日益猖獗，尤其是少数民族聚居的落后偏远山区，更是吸毒、贩毒的重灾区，甚至将吸毒当作一种习惯或时尚来看待。这些地方包括盐边、米易等经济欠发达地区，贫困始终与毒品问题交织，其中彝族是吸毒贩毒中最大的一个群体。据金沙江市法院"6.26 国际禁毒日"新闻发布会报道，2015 年 6 月至 2016 年 5 月金沙江市涉毒人员达到 2189 人。[1] 又据金沙江市禁毒委 2019 年"6.26 国际禁毒日"新闻通气会所发布的 2018 年以来禁毒工作情况及典型案例，2018 年 6 月以来，全市共破获毒品刑事案件 253 件，抓获 406 人，起诉 326 人，缴获各类毒品 95 公斤，其中破获部、省级毒品目标案件 4 件，共查获吸毒人员 2237 人次。全市法院共受理各类一审毒品犯罪案件 152 件 236 人，审结 144 件 227 人。生效判决中，对涉及毒品犯罪的 202 名罪犯判处刑罚，其中 5 年以下有期徒刑的人数为 98 人，5 年以上有期徒刑刑罚的人数为 79 人，重刑率达 39.11%。[2]

毫无疑问，金沙江市吸毒人数众多是由诸多原因造成的。第一，金沙江市北邻凉山彝族自治州，而该地区素有种植鸦片和吸毒的历史传统，"彝族地区历史上曾深受毒品侵害，除种植毒品外，还普遍吸食毒品，甚至传统上有将吸食毒品视为炫富和贵族特有待遇"[3]。因此，许多彝族人在金沙江市吸毒、贩毒，甚至将贩毒作为一种正常的谋生手段。据一位报道人讲，他以前在缉毒大队实习的时候，经常全体出动去抓彝族毒贩，这些毒贩在平地容易逮捕，但在山里却身手敏捷，行动极为迅速，警察很难抓住他们。第二，金

1　内容见 http://www.weixinla.com/document/22938565.html，2017 年 7 月 20 日访问。
2　数据出自金沙江市禁毒委员会于 2019 年 6 月 25 日召开的 2019 年新闻通气会。
3　蔡宏图、李仕强：《金沙江市民族地区遏制毒品犯罪的刑罚对策研究》，《金沙江学院学报》2014 年第 3 期，第 1—5 页。

沙江市属于资源型移民城市，每年人口流动量大，务工人员较多，大部分从事低技术性职业，学历不高，对毒品知识了解不够，很容易上当受骗，走上吸毒的道路。第三，金沙江市临近云南，是东南亚毒品北上的交通要道，并且成昆线、国道108线、京昆高速等纵贯全境，交通便捷，来自缅甸的毒品经瑞丽到达昆明，途经金沙江市、凉山州到达成都，然后再销往全国各地。在破获的重大贩毒案件中，很多毒贩交易场所都选择在金沙江市金江火车站，所以这里便成为毒品过境与集散之地。

2016年11月25日至12月4日、2017年9月29日至10月9日、2019年1月4—16日的三次田野调查表明，金沙江市目前主要流行三种毒品，即海洛因、冰毒和麻果。其中，海洛因和冰毒流通最为广泛，吸食者最多，麻果次之。海洛因主要来自云南方向，大部分从东南亚经瑞丽进入金沙江市，而冰毒主要自成都方向，因为成都地区有许多制毒工厂。不过，麻果销售量近期持续降低，据关键报道人分析，主要有两个原因：一是麻果香气太浓，运输过程中容易被查到，贩卖风险太大；二是国家对制作麻果的货源控制严密，导致产量下降，价格上升。目前金沙江市的毒品价格行情为海洛因400元/1克，冰毒300元/1克，麻果50元/1颗。总体来看，金沙江市毒品犯罪呈现多元化、复杂化、科技化发展趋势。据金沙江市中级人民法院毒品案件审理情况显示，新型毒品违法犯罪案件快速增长；重大贩毒案件中共同犯罪趋势明显，呈现犯罪家族化、团伙化；毒品案件涉案的毒品数量越来越大，呈井喷趋势；犯罪手段呈现多样性、隐蔽性趋势；少数民族地区禁毒形势严峻。[1]

一　天外天社区

民族志田野工作点之一的天外天社区位于典型的、脏乱差的城乡接合部，

[1]　内容见 http://www.pzh.gov.cn/news/2015/06/237150.html，2017年7月20日访问。

地处繁华地带的渡口桥，交通线路纵横交错，附近又有长途汽车客运中心，原先还设有劳务市场，流动人口南来北往。田野工作期间，在天外天半山腰方圆不足 300 米的范围内，就有私人修建的小楼房出租屋 1200 余间，商铺 200 余间，集聚了相当数量的低档休闲娱乐场所，如小餐馆、小茶馆、小商店、小麻将馆、录像厅、小旅馆、小诊所、小发廊等，甚至有自发形成的菜市场，交通十分便利，人来人往，鱼龙混杂，常年暂住的流动人口约有 3000 多人，日均人流量有 600 人左右，娱乐消费极其便宜，成为外来闲散人员和退休人员习惯聚集逗留的地方，自然而然形成了一个方便的性交易场所和吸毒贩毒人员集聚之地，仅最底层的暗娼，每天就有近百名小姐活跃在此。这些小姐的共同特点是年龄大（我熟知的至少有 4 个年龄为 48 岁）、姿色差、文化低、见识少，在性交易行为中，安全套的使用率极低。一般以小楼为据点，楼下是低档消费茶铺（1 元/人），楼上出租屋是交易场所，没"生意"，就在楼下茶铺里喝茶、打麻将、打牌，等待"生意"。有"生意"，小姐就上楼做"生意"。也有的楼顶是茶园，楼下几层为交易场所。有些则是以路边的出租屋为据点，小姐在门口、路边招揽"生意"，碰电线杆[1]，回出租屋进行性交易，在租住屋提供性服务的越来越多。客人每天有 250 人左右（主要是外来农民工、下岗、轮歇岗位、退休人员），性交易的价格在 20 元（快餐）至 30 元（口活）之间。[2] 这部分出租屋小姐基本上不吸毒，以性谋生或养家。当然，还有一些以小旅馆为据点的小姐，性交易的价位在 50 元左右，相对而言，这些小姐年轻漂亮，但大多静脉注射吸毒。田野调查表明，这些以性养吸的小姐，为了获取毒资，与客人从事性交易时，基本上不使用安全套，与同居的男友或包养她的男人性交，更是从来不戴安全套。

1　地方词汇，又叫打青山，意指站街女在户外街边招揽顾客的性交易行为。
2　地方词汇形象而生动地表达了这类场所性交易价格的低档性：10 元为一毛，20 元为两毛，30 元为三毛，40 元为四毛，50 元为五毛。

田野调查还发现，在吸毒人群聚集的天外天社区，仅凉山彝族自治州冕宁县的彝族就有1000多人在此租住，分为几个家支。有的在金沙江市园林局从事绿化工作10多年了，但大部分在建筑工地、酒店等打零工，或者从事商业性行为、贩毒、偷窃、行骗等违法犯罪活动。其中，彝族小姐共有20人左右，因为流动性太大，难以精确统计。但对一些彝族小姐的深度访谈和观察表明，由于属于特殊族群，缺少性知识，加上吸毒，彝族小姐更容易发生高危行为。当然，彝族之外，在天外天社区还有10位左右苗族妇女从事性工作，但太过敏感，不易接近[1]，人数难以确定。

此外，渡口桥和立交桥下面还有一些小姐（吸毒/艾滋病病毒感染者），无家可归，露宿在大桥涵洞下，为了获得毒资吸毒，就在路边进行性交易，在地方称为碰电线杆，或打青山，这样的小姐又号称"野战部队"，这些人几乎没人会要求客人戴安全套。可以说，她们放任社会监管之外，不能参加美沙酮维持治疗，难以获得免费治疗艾滋病的机会，极易向普通人群扩散艾滋病，对社会危害极大。

显然，这些从事低交易价格的暗娼、嫖客以及吸毒人群，都是难以接触的人群，同时也是极其脆弱的人群之一，对他（她）们进行有效干预是目前艾滋病防治工作中的难点和重点之一。为了提出有针对性的、文化适切的艾滋病干预策略，如体现文化敏感性，在2006年至2010年期间，每年的寒暑假、五一节和国庆节笔者都带领学生前来田野调查，并与一家地方非政府组织合作在天外天的核心地点设立向日葵咨询点，作为民族志田野工作站。正因为在研究对象的身边建立民族志田野工作站，所以进行问卷调查、参与观察、深度访谈等就相对比较方便，并做一些有关艾滋病防治、毒品、美沙酮维持治疗等方面的咨询，给访谈对象分发安全套、注射针具、消炎药品，还

1　当初，在金沙江市的九附六市场聚集了大量的性工作者，后因中央电视台报道曝光，被公安部门扫黄打非，有些性工作者怀疑是民间组织泄密，所以，对民间组织的干预工作一概拒不接受，或谎称自己不是小姐。

与同伴工作者一起入户考察和访谈，利用同伴工作者大姐大式人物的社会关系网络，不断滚雪球式扩展访谈对象，这位同伴工作者最终成为我们所实施一系列项目的关键报道人，即使我们不在咨询点现场，哪怕我们已经返京，她也会动态地及时告知最新进展，如毒品流行趋势、吸毒模式、艾滋病感染情况等关键信息。设立作为民族志田野工作站的向日葵咨询点，其意义是不同寻常的，获得了某种程度的医学权威主义的效果，对开展人类学的田野工作有着非凡的意义。当然，还有一点非常重要，那就是每次都是就近入住附近的旅馆，便于近距离的参与观察，与访谈对象建立更紧密的联系，浸入式体验生活场景，进行具有社区家庭氛围的访谈，利于展开连续性、追踪性的访谈和考察。

同时，除了设置固定的咨询点，我们还考虑点、线、面兼顾，实行多点动态民族志实践，在金沙江市繁华地段的华山村、五十四广场、五十一广场，同样遍布各种中低档娱乐场所，聚集着许多吸毒人员。

从 2016 年 11 月 25 日至 12 月 4 日、2017 年 9 月 29 日至 10 月 9 日、2019 年 1 月 4—16 日期间的追踪性实地考察来看，从天外天到五十四广场，许多原先的低档场所都已关闭，大街小巷明显冷清很多，经济萧条，人口外流，渡口桥劳务市场也被取消了。最显著的观感是，渡口桥桥上桥下基本上未见小姐和吸毒人员。

因拓宽金沙江大道，起初出了名的脏乱差的天外天社区被拆掉了不少房屋，空间收缩很多，没有了纵深感，大大缩减了地下交易的隐蔽效果，加上天外天几条主要道路都安装了监控系统，这样那些从不吸毒的出租屋小姐从业者减少很多，少数不得已在半山腰地段坚持从业，但大多门可罗雀，业绩很是惨淡。原来很密集的那些在小旅馆从业的小姐，除了后台较硬的老板所经营的小旅馆仍可见到 4 个小姐外，其他的小旅馆大多没有小姐了。就是原来那些贩卖毒品的彝族妇女，她们或怀抱小孩，或挺着大肚子，也已难觅踪影，据当地居民讲，因为有监控及时查看情况，经常有警察前来巡逻，所以她们都已被赶到格里坪、清香坪去了。原先抓捕零售毒贩时，缉毒警察比较顾及她们的少数民族特殊身份、人权、妇女权益等，但现在只要涉及贩毒，不管什么情况，均严格按照禁毒条例处置处罚，打击力度颇大。至于那些在小旅馆从事性交易的小姐，要么在天外天未装监控的地段租房单干，要么搬到金沙江大道北侧下面简陋的民房里，在路边招揽顾客，回住处进行性交易。显然，政府的执行力很强，只要真抓实干，必定可以做到。然而，这种状况也说明很难根治性交易和毒品问题，就在于复杂的人性、经济社会环境诸多要素，并不可能仅凭几场简单的扫荡治理活动便可解决。随着互联网的升级、智能手机的普遍使用以及新生代小姐的出现，许多开始转战网上和一些更高档的娱乐场所，或入住宾馆，或隐藏在僻静的农家乐，流动性更强，打击难度显然更大了。

二　美沙酮维持治疗门诊

另一个最为重要的田野调查点，便是金沙江市疾控中心的美沙酮维持治疗门诊。实际上，门诊又分三处：华山村美沙酮维持治疗门诊、东区社区药物维持治疗门诊荷花池延伸点与市三院的仁和区药物维持治疗延伸服药点（图1-3）。2006年至2009年间，主要在天外天与五十四广场之间，沿着金沙江大道两侧进行艾滋病防治的调研与干预，随着田野工作的推进和深入，发现许多小姐毒性共生，或以性养吸，或既从事性交易又贩毒，在国家推行社区药物维持治疗策略之后，许多小姐都参与了药物维持治疗，只是脱失率非常高，于是我们从2008年开始转向关注更具挑战性的话题，为什么国家实行这么好的减轻危害的药物维持治疗政策而这些吸毒人群却不好好依从治疗？脱失与复吸的根本原因是什么？真的无法戒毒吗？在生物生理成瘾之外，还有哪些关键因素导致难以戒毒？转瞬之间，这一毒品滥用社会学研究，悄然已经16年。

2004年，金沙江市疾控中心成为国家海洛因成瘾者社区药物维持治疗第二批试点门诊单位，开始推行社区药物维持治疗策略，全市先后在东区和仁和区设立了两个门诊点。其中，东区的门诊点为华山村美沙酮维持治疗门诊，坐落于一个高坡小院子里，仅有3间简陋的平房，院子里有几处隐蔽的花丛和亭子，参与美沙酮维持治疗的病人公开聚集在这些地方吸毒，甚至形成一条龙服务，对周边居民造成极大

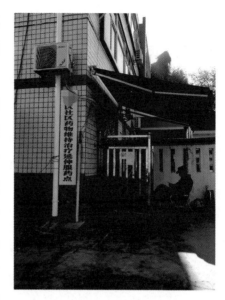

图1-3　美沙酮维持治疗门诊
三院延伸服药点

的影响。这种在自然环境下的吸毒场景初次考察，极其震撼：口痰吐得满地都是，乱扔的烟头、针管哪儿都有，斜靠在亭子上的艾滋病感染者喝美沙酮和注射毒品后随时昏睡过去，脏兮兮的，惨不忍睹，黯淡的人生与黯然的身影与阳光下一簇簇艳丽的三角梅形成强烈的反差。正是在这一极为恶劣的田野环境里，我曾经做了大量的深度访谈个案，进行了深入的互动。

至于金沙江市独特的区位和自然地理环境，造就了毒品的易得性和经济性，这一毒品环境和外在客观诱吸环境构成吸毒行为的复吸率和美沙酮维持治疗的脱失率高等问题的极大挑战。因此，注射吸毒人群药物维持治疗策略推广刻不容缓，这也正是开展人类学的行为研究和治疗行为评估的意义之所在。

2016年11月30日的考察发现，坐落于东区华山村的该门诊已经不复存在。2014年被改造为金沙江市全科医生临床培养基地。2014年9月15日在

荷花池由东区向阳社区卫生服务中心另外筹办了一个规模较小的、十分偏远的社区药物维持治疗门诊延伸点。2016 年 12 月 3 日，前去调研，该延伸点位于一幢几近废弃的 4 层楼房的一层楼里，空间狭小局促，外面即是大卡车呼啸而过的马路，不时扬起让人不堪忍受的煤渣灰尘，马路对过北边便是厂区的高大烟囱，南边下去几百米便是金沙江。途经的公交车很少，发车频率较低，交通极为不便，作为门诊延伸点自然没有任何可及性可言。当然，简陋的条件和恶劣的环境，也有好处，那就是不便维持治疗的病人服药后在此长时间逗留，造成场景性诱导复吸。然而，前来参与维持治疗的病人并不多，30 人左右。2019 年 1 月的现场考察表明，相对来说，市三院的仁和区药物维持治疗延伸服药点，前来服药的吸毒人员多一些，原先在市疾控中心药物维持治疗门诊的那些人基本上转移到这里了。当然，随着毒品流行趋势的改变，吸食传统毒品海洛因的人越来越少，许多吸食海洛因的吸毒人员因感染艾滋病或吸食过量而死亡，"90 后"汉族吸毒者大多吸食新型毒品，故而随着时间的推移，参与美沙酮维持治疗的人自然也就越来越少。当然，最根本的改变是在服药窗口边就有一个保安值守监督服药，物理硬隔离具有极大的强制力，病人服药后需要当场从饮水机接上一杯水，当面喝完，这样便彻底解决了包嘴现象的存在。[1]

三　金沙江市第一强戒所

2004 年，金沙江市争取到国债基金 1200 万元，地方自筹配套资金 800 万元，修建了新的强制戒毒所，2005 年底投入使用。这就是金沙江市公安局第

---

[1] 包嘴，或称包药，是指在参与美沙酮维持治疗过程中，有的病人为了私自倒卖美沙酮，在门诊点喝美沙酮的时候，将美沙酮含在嘴里，出门诊后，再倒入随身携带的杯子或瓶子里，用以倒卖挣钱，积攒到一定的量，如 500mg，然后倒卖给吸毒者，一般 500mg 卖 500 元。

一强制隔离戒毒所，以与市司法局强制隔离戒毒所（即原劳教所）相区分。新所位于仁和区棉纱湾，占地 37 余亩，建筑面积 9000 平方米，拥有戒毒床位 600 张，属于大型农场式强制戒毒所，2008 年首次在强戒所做田野调查时，其是该省硬件设施最好的戒毒所。当时，戒毒人员 300 多人，最多 500 多人。一般 10 人一间，每个房间配备电视机，还有劳动车间。据 2015 年 4 月 4 日的报道，市公安局第一强制隔离戒毒所有 31 名在编民警、25 名辅助人员，还有一支 8 人组成的医疗大队，共收治 460 余名戒毒人员。[1]

2008 年 8 月 12—14 日，我曾短暂入住强戒所，进行田野调查，若按田野调查的常规来说，入住强戒所三天时间不足以言及，然而，虽说时间的确非常仓促，在所期间充分利用时间，忙于尽可能多地记录访谈个案，从研究样本的意义上说，在特定强制空间所获得的研究数据也存在一些局限性和特殊性，但是考虑到进入强制空间做田野调查极其困难，调研机会非常难得，这样的田野经历和观察机遇自然是极为珍贵的，并以严格的职业伦理和精深的专业素养取得机构负责人的信任，得到极大的、多方面的帮助和协助，为后续的田野调查创造了条件，如当时的一位负责人后出任拘留所的所长，于是我们得以在拘留所做了相关调研（图 1-4），获取多种特殊场所的田野体验，得到不同类型的研究样本。

根据 2008 年对强戒所所长的访谈，2006 年金沙江市登记在册的海洛因吸毒人员有 4485 人次，说有 6000 多人次，那是虚的。[2] 其中，本地人有 3216 人次。吸食新型毒品的登记在册人员有 84 人次，2007 年强戒人员有 8 人，2008 年没有强戒人员。传统毒品海洛因的吸食者在减少，但新型毒品，如冰毒、K 粉、麻果的吸食者在增加。累计戒毒的人数不到 1000 人，还有 3000

---

[1]　徐莉：《一路守望风雨兼程——记市第一强制隔离戒毒所》，《金沙江日报》2015 年 4 月 4 日。

[2]　显然，戒毒所提供的吸毒人员数据与美沙酮维持治疗门诊点提供的数据相差很大，上报的吸毒人数是 4000 多人，实际的人数是 2000 多人。根据金沙江市的现实情况与我们多年的田野调查判断，4000 多人似乎更可信一些，特别是排除外地流入到金沙江市的吸毒人员的话。

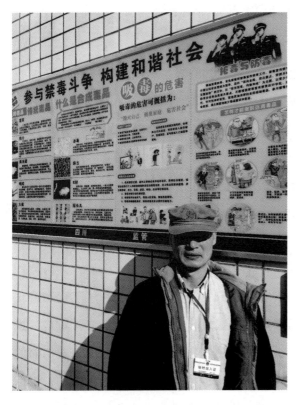

图 1-4　作者在金沙江市拘留所考察和访谈

人在外面，劳教 270 人，正在强戒的有 310 人，自愿戒毒的累计不到 30 人。总之，四分之三在社会，95% 在复吸。此后，又多次进行接续性追踪调查（2009 年 1 月 15—16 日；2010 年 1 月 15 日；2017 年 9 月 29 日至 10 月 9 日；2019 年 1 月 4—16 日），其间，因司法系统的戒毒所暂时合并到强戒所，戒毒人员多时，差不多有 1500 人或者 1600 人。2017 年 10 月 7 日，根据对强戒所主管医生的访谈，从 2017 年 1 月 1 日至 2017 年 10 月 7 日，总共 866

人，算是比较少的，其中，男性 727 人，女性 139 人；彝族男性 206 人，彝族女性 36 人。而同日依据所长不太确切的说法，"在编民警 26 人，男 23 人，女 3 人；协警 33 人，男 2 人，女 21 人；医疗团队，医生民警 3 人，外聘医生和护士各 2 人。戒毒人员 650 人，男的 555 人，女的 95 人；彝族占一半，艾滋病感染者 10% 左右"（2017 年 10 月 5 日 12：27—15：00）。2019 年 1 月 6 日，全所 480 人，女性 70 人，其他均为男性；次日，总共 478 人，男性 408 人，女性 70 人。

这一系列连续性、多点民族志研究大多以深度访谈为主，其中，在社区自然环境中的深度访谈，访谈过程自然而轻松，深入而透彻，主要从年龄、性别、代际等视角切入，重点访谈和考察毒品使用的根本原因，如娱乐用途、应对人生困境及身心健康问题，深入探究吸毒人群对新型毒品的主位认知、药理的文化建构与认知、毒品危害的主观感知、毒品选择的实质考量，并分析毒品使用趋势，探索预防毒品滥用的可能路径与策略。为了强化对吸毒自然场景的在场感，带来震撼的现场冲击体验，所有深度访谈个案均采取自然主义的白描叙事策略。当然，在强戒所、拘留所这类强制性监管场所的访谈，因场所的极端特殊性，出入手续极其严格，调研程序非常受限，又处于360度无死角的全景监控之下，所以身处监管场所的戒毒人员难以做到在日常生活场景的社区氛围之中那样放松应答，多少有所顾虑，但我们尽量争取在办公室、诊疗室、心理咨询室等空间做一对一的访谈，倒也得以顺利进行，获取基本的信息。因此，在强戒所的访谈通常聚焦于吸毒人群的社会人口学特征、吸毒史、戒毒史、戒毒效果、新型毒品流行趋势与毒品认知、毒品使用模式与性行为；在拘留所的访谈因时间非常仓促，侧重于吸毒原因、被拘留的经过等；在禁毒支队或大队，主要调研与警方合作的线人现实状况和警察实行钓鱼式执法的具体实践，有时与从事禁毒的警察进行座谈或访谈，并同有关线人做深度访谈，交互核实相关信息。在强制性场所做访谈，虽说样本有一定的局限性，但最大的优势无疑在于可获得较理想的样本量，并且有的数据是十分珍贵而难以获取的，高度敏感而私密，如一份强戒所的在戒人员中艾滋病病毒感染者名单。

但为了加大调查覆盖面，弥补深度访谈可能会遗漏的问题，深入探究毒品的社会性成瘾机制，我们于2019年1月4—16日在金沙江市强戒所还进行了问卷调查，调查问卷由42个问题组成，包括戒毒人员的基本情况、吸毒史、戒毒史、毒品使用模式与流行趋势以及毒品危害的认知与分类5个部分。问卷时，在强戒所接受戒毒教育的女性戒毒人员有70人，男性戒毒人员400多人，向戒毒人员共发放287份问卷，回收287份，有效率为100%。其中女性戒毒人员问卷 70 份，男性戒毒人员问卷 217 份，百分比分别为 24.4% 及 75.6%。问卷调查采取后编码的方法，即在调查完成之后对问卷的问题和答案进行编码，这种编码方式能够更好地根据所收集数据的实际情况进行编码设计，使得编码后的数据更符合问卷的实际情况，亦更有利于后续的统计分析。根据问卷的内容，将问卷重新编码为 153 个变量。经过编码录入的数据，主要利用 SPSS2.0 统计分析软件，通过描述统计、相关分析等统计分析方式来进行统计分析。

问卷调查的统计分析表明，强戒所戒毒人员的社会人口学特征具有一些鲜明特征：第一，在填写问卷的 287 个戒毒人员中，221 人为汉族，66 人为少数民族，其中彝族最多，共有 61 人，其他 5 个分别为蒙古族、白族、傈僳族、土家族、壮族。第二，287 个戒毒人员中处于单身状态的有 106 人，占调查总数的 36.9%；90 人处于已婚状态，占调查总数的 31.4%；处于离异状态的有 76 人，占调查总数的 26.5%；处于恋爱和再婚状态的分别有 9 人和 6 人，占调查总数的 3.1% 和 2.1%。相较于男性，女性处于单身状态的更多，这与女性戒毒人员年龄趋于年轻化有着一定的联系。与女性比较，男性处于已婚状态的更多，共有 74 人，占调查男性戒毒人员总数的 34.1%。第三，大多数戒毒人员的教育程度集中在初中及初中以下，其中 27 人为文盲，64 人为小学，初中人数最多，总共有 133 人，占调查总数的 46.3%，高中或中专有 53 人，而大专以上仅有 9 人。由此可见，戒毒人员的文化程度普遍偏低，这一特征与戒毒人员的职业特征相吻合。调查发现大多数戒毒人员的职业为很不稳定的打零工，处于无业状态的有 105 人（36.6%），农民和工人分别有 53 人（18.5%）和 52 人（18.1%），从事服务业的有 41 人（14.3%）。显然，低文化程度、无业或个体户人群是吸毒的高危人群。这是因为接受教育少的人所接受的社会规范教育较少，较难充分认识到吸毒的危害。当然，由于吸毒而辍学也是导致吸毒者文化程度偏低的另一原因。而无业人员相对精神比较空虚，面对激烈的社会竞争，承受压力能力差，意志消沉，更易选择通过吸毒来逃避现实。不可否认，在吸毒人群中也不乏高学历的吸毒者。

此外，除了 2006—2010 年间在金沙江市实施的多个公共卫生项目之外，我们项目团队又利用学校"985""双一流"建设经费和国家社科基金重点项目经费，分别于 2016 年 11 月 25 日至 12 月 4 日、2017 年 9 月 29 日至 10 月 9 日、2019 年 1 月 4—16 日在金沙江市，2019 年 4 月 29 日至 5 月 8 日在桂林，2019 年 6—8 月在杭州，2019 年 9 月 29 日至 10 月 6 日在兰州，2019 年 12 月 29 日至 2020 年 1 月 8 日在三亚的有关田野点（如美沙酮维持治疗门诊、禁毒支队或大队、强戒所、拘留所、派出所、社区、低档或高档娱乐场所等）连续多年进行了持续追踪调查或扩展调研，以便获取地方毒品流行趋势、人群差异、社会后果方面的可靠素材，进而呈现新型毒品流行趋势与公共卫生的关联及其社会危害。一言以蔽之，通过全方位、多地点的民族志考察，获得有关毒品及毒品问题的人类学洞察。

第三节　世上最难调查的人群

一　隐秘人群

2006 年的秋天，机缘巧合，金沙江市一家非政府组织的负责人找我合作进行艾滋病防治的干预实践。出于好奇，我也觉得很有学术挑战性，当时未加周全考虑，便答应了她的请求。然而，随着田野调查的深入，才发现这与平常的人类学田野工作截然不同，有时，即使娱乐场所老板做思想工作后小姐答应接受访谈，然而，一旦涉及与公共卫生关联的性行为话题，许多小姐仍然显得非常难为情，大多不愿意做深度访谈。[1]　其中，最难做访谈的便是

1　与普通人的刻板印象完全不同，小姐通常不愿意谈论性行为方面的话题，有些真的感到非常难为情。当然，也十分符合说的不做、做的不说的行为逻辑。

那些以性养吸或以性养吸兼以贩养吸的吸毒小姐。自然，这种情况在美国同行的研究中，也是如此，"在许多方面，女性静脉注射吸毒人群对外展员工和治疗职员来说是最具挑战性的，因为涉及性角色与成瘾的污名话题让这些女性成瘾者成为更难接近的高危人群之一。她们若是共用针头或从事卖淫的话，便是最难以干预的高危人群"[1]。诚如毒品滥用民族志的权威布儒瓦所言，"许多吸毒、贩毒的人都对从主流社会派来的代表抱有怀疑态度，不管调查者多么善解人意多么友好，他们都不愿向这些陌生人袒露自己滥用和非法生产毒品的内幕"[2]。所以，在隐秘人群中进行田野作业，最大困难之一是很难寻找到目标人群，而隐秘人群是世界公认最难调查的人群。可以说，他们来无影，去无踪。

自 2006 年开始在阳光之城金沙江市进行公共卫生与吸毒人群的考察和田野调查以来[3]，转瞬之间已 16 年，每次田野调查行走天外天、渡口桥、华山村、五十四村、五十一村、格里坪、枣子坪、清香坪、荷花池等，通过多点动态民族志的学术实践，对所在社区的各种低档娱乐场所的种种情形可以说是了若指掌，在某种意义上甚至比当地人还了解诸如吸毒行为、毒品使用模式、艾滋病感染者之类的隐秘之事。为了深入调查小姐群体和吸毒人群，与地方一家 NGO 合作在天外天社区租房设立向日葵咨询点，还访谈过市卫生局、疾控中心、美沙酮维持治疗门诊、公安局、治安大队、派出所、药监局、民政局、强制戒毒所、拘留所、禁毒支队、NGO 等机构的负责人，许多低档娱乐场所的老板以及一些吸毒人员的亲

1　Rosenbaum, M., & Murphy, S., "Women and Addiction: Process, Treatment, and Outcome", in Lambert, E. Y. (ed.), *The Collection and Interpretation of Data from Hidden Populations*, NIDA（National Institute on Drug Abuse）Research Monograph, 98, National Institutes of Health Publication, 1990: 120-127.

2　〔美〕菲利普·布儒瓦:《生命的尊严：透析哈莱姆东区的快克买卖（第二版）》，焦小婷译，北京大学出版社，2009，第 9 页。

3　实施的主要项目有：国家艾滋病防治社会动员经费项目（2006；2008）、第六轮中国全球基金艾滋病项目国家级配套经费项目（2008）、中国—默沙东艾滋病合作项目（2009）、第六轮中国全球基金艾滋病项目（2009）、中央民族大学"双一流"建设经费项目等。

属。与吸毒人群的访谈场所除了我所入住的宾馆和咨询点之外，主要是在美沙酮维持治疗门诊、小区、戒毒所、茶楼、小饭馆、出租屋吸毒和贩毒现场，抑或江边的烧烤摊，甚至短暂入住强制戒毒所，得以近距离观察和深度访谈规训与准军事化管理状态下的吸毒人群、强制戒毒所所长和驻所医疗团队人员。也曾在一位感染艾滋病的吸毒人员的陪同下，驱车两个多小时，从公路边往上爬，又花费两个小时，翻山越岭考察金沙江市最著名的彝族贩毒市场之一二坪子，这是坐落在一个险要山腰上的彝族毒贩的一处据点，见识了真正的毒枭，而不是那些平常所见的怀抱小孩或怀孕从事小零售的彝族妇女。

从 2006 年到 2016 年的 10 年间，我至少接触和访谈过 200 多个吸毒人员，但由于 2008 年底之前，主要关注公共卫生与艾滋病防治话题，又坚持最严谨的职业伦理要求，所有访谈严格坚持文化相对论的不作道德价值判断和非伤害原则，无论是在心理层面，还是在行为数据方面，都秉持对访谈对象不构成潜在危害的原则，故而不采用任何录音、照相、摄影等可能造成访谈对象不确定风险的技术手段获取信息，加上吸毒人群作为隐秘人群，具有各种常人所没有的行为特征，甚至是反社会人格特征，是世界上公认最难接触和调查的人群。[1]所以实际情况往往是，有些访谈对象口服美沙酮或注射海洛因后，在访谈过程中会随时昏睡过去，像有的访谈对象注射了多种药物，如安定、异丙嗪、三唑仑、海洛因，还喝了美沙酮。这样，在访谈过程中，访谈对象多次昏睡过去，时而出现幻觉，也就不足为奇。甚至在田野工作过程中，多次在路边、门诊点与访谈对象相遇，目睹她们经常昏倒在地。如果访谈对象昏睡过去，有时一等就是两个多小时，根本无法继续访谈，她们或彻底忘了事先约好的访谈安排，或顾虑访谈场所的不安全性，或访谈对象忙于生计或寻找毒资，或同时在贩

1　如金沙江市究竟有多少吸毒人口，就始终难以获得比较权威的数据，且差异极大。

毒，因得知警察采取行动而不得不终止访谈[1]，所以做一个连贯的、完整的访谈都极其艰难，更别说进行专业意义的证伪与测谎。因此，留下的完整深度访谈个案只有 80 个左右，不过，这些记录大多具备社会人口学特征、吸毒史、吸毒方式、吸毒量、多药物滥用、毒资来源、违法犯罪行为与性行为学特征、戒毒史、复吸原因、美沙酮维持治疗、艾滋病防治的 KAP 调查等核心数据，有些还涉及敏感的乱伦、性侵或违法犯罪信息。当然，有些访谈对象因注射毒品过量或感染艾滋病，在尚未做完访谈，或访谈过后不久，便去世了。自然，有的关键报道人，如当年的同伴工作者始终保持着联系，可以动态追踪调查吸毒人群和毒品流行趋势，弥足珍贵。

由于长期接触隐秘人群，了解太多他们所经受的社会苦难，在频繁密切的交往过程中，在访谈和追溯吸毒人群的最初吸毒原因、走向不归路的过程、凄惨的情感经历、痛苦的吸毒戒断症状时，其实，无论对访谈对象自身，还是对访谈者而言，都是一种极其痛苦的心理感受和体验，甚至许多悲惨的经历是访谈对象不堪回首的，也是从内心深处不愿意触及的。如果提及这些痛苦历史，无疑是在伤口上撒盐，造成心灵的再次伤害，有时真的不忍心涉及这些话题。然而，对访谈者又何尝不是这样？即便是在视觉上，每天目睹这些吸毒人群的凄凉状况——在某种程度上是非人的惨不忍睹的悲苦状况，就感到极度不舒服。自然，心理上会感到极其沉重。诚如深有体会的毒品滥用民族志学者所言，"从个人的层面来说，像哈莱姆东区街道这一充满人间悲剧的极端环境，从心理上来说是令人迷惘而不知所措的；从身体上来说，则是更危险的"[2]。

---

1 如 2016 年 12 月 1 日，即 121 世界艾滋病日，我们正在某一贩毒窝点做访谈，刚开始与一位 46 岁削瘦的毒贩访谈他的吸毒史，他得到电话通报，说警察去了他的上线家，他这个住处不安全，让他马上撤离。我们只好仓皇而略带狼狈地逃离了这个贩毒窝点，自然无法完成访谈记录了。

2 〔美〕菲利普·布儒瓦：《生命的尊严：透析哈莱姆东区的快克买卖（第二版）》，焦小婷译，北京大学出版社，2009，第 11 页。

　　此外，注射吸毒人群大多患有各种传染疾病，如 HIV、乙肝、丙肝等，与其近距离接触，如一起用餐，或在狭小简陋的吸毒居室做访谈，注射海洛因或"溜冰"现场烟雾缭绕，可以说每次都是一种极度的心理煎熬。显然，对复杂的、特殊的、多疑的吸毒人群进行田野工作，获取个人的、隐私的、敏感的行为数据，并深入探寻行为数据所隐含的深层的社会意蕴与公共卫生的内在关联性，显得非常具有挑战性。这样的调研最终导致身心疲惫不堪，几近崩溃，加上一人在外，饮食不规律，有一天两眼一黑直接晕倒在渡口商场附近的一条斜坡马路上，大约半个小时后苏醒过来，发现自己竟然摔倒在马路边，内侧便是奔驰而过的车流，外侧即是人来人往的人行道，但没有任何人施以援手，此刻感受到人情之冷漠，社会之冷酷，跟跄着挣扎着走到人行道的台阶上，坐在那里，虚汗如雨，这才意识到自己是多么虚弱和弱小！一个人在宾馆静养了几天，身体总算渐渐恢复了。经此一病，对人生了悟颇多，一切淡然。所以，即使撰写了一系列的田野调查笔记、项目研究报告，其中包括 30 多万字的项目报告《心瘾之战，还是心理—社会之战？美沙酮维持治疗脱失问题的人类学研究》（2009），也没有考虑时效性而及时出版，至于发表的论文亦不过寥寥 6 篇[1]。

　　2014—2015 年在哈佛医学院从事富布赖特访问研究学者的中美医学伦理的比较研究，利用哈佛大学丰富的图书信息资源，搜集了大量毒品滥用社会学的文献，于是重新燃起对毒品社会学的研究兴趣，终于可以回过头来完成这一一度中断的任务，继续探究相关问题。2016 年 11 月 25 日至 12 月 4 日、

---

[1] 可参阅兰林友《性行为数据品质与艾滋病行为干预——P 市 T 社区小姐群体性实践的个案研究》，《中国农业大学学报》（社会科学版）2009 年第 4 期，第 83—93 页；《常在金沙江边走》，《读书》2010 年第 1 期，第 129—136 页；《中国艾滋病防治的人类学研究》，《中国社会科学》（内部文稿）2010 年第 4 期；《中国艾滋病防治的人类学研究：性工作者艾滋病防治知识的 KAP 调查》，《中央民族大学学报》2010 年第 6 期，第 57—66 页；《小姐群体特征与艾滋病防治：趋势、挑战与对策》，《中国农业大学学报》（社会科学版）2010 年第 3 期，第 80—94 页；《中国艾滋病防治的人类学研究：社会文化行为的分析》，《广西民族大学学报》2010 年第 6 期，第 35—46、55 页。

2017 年 9 月 29 日至 10 月 9 日、2019 年 1 月 4—16 日，又带领项目团队进行了追踪性调查，重点围绕关键报道人考察最新毒品流行趋势与吸毒模式以及毒品交易行情，又做过深度访谈个案 80 个左右，并进行了问卷调查。

然而，从研究样本的意义上说，出于研究主题的考虑，除了一般的小姐之外，我们当然更聚焦于一些特殊的、问题导向的研究样本，如以性养吸的吸毒小姐、兼以性养吸贩毒养吸的小姐、感染艾滋病的吸毒小姐、陪伴男性吸毒者吸食新型毒品的冰妹，或具有明显族群特性的吸毒者。我们先考察一下暂时还没有吸毒的年轻小姐，她是如何看待毒品的，又会直面什么样的涉毒风险。

我老家双流的，初中毕业，喜欢看《知音》《读者》《家庭》《打工知音》《故事会》，都是自己花钱买的。现在月收入 6000—7000 元。闲暇时，上网看电影、QQ 聊天，喜欢看韩剧、港台的连续剧，偶尔逛街、做饭、打麻将。父母家庭正常，还有一个 13 岁的妹妹，正在读初中，她读书一般。

才来金沙江市半年多，网聊时认识了一个这里的网友，聊了一个多月后，那个网友要求见面，我就答应来金沙江市见面，这样就来了。这之前，我谈过恋爱，17 岁时发生性关系，维持了一年，吃避孕药，男朋友的母亲给买的。后来，男朋友找了一个更好的女生，就抛弃了我。我第一眼见到这个网友，又矮又瘦的，多少有点失望。住他家里，第 3 天发生性关系，跟他感觉一般。他骗我说，他欠人家钱，让我找钱还，带我来这家旅馆上班，我就来了这里。一个月后分手。目前，与老公同居[1]，租房每月 200 元，老公 32 岁，人挺好的，在金钢上班，他是来找

1　事实上，小姐普遍称同居的男友为老公。第一次访谈时，称老公，第二次访谈，基本上叫男朋友。这里采取主位的说法，不作道德的评判。后面的个案大都如此，在当地，出于身体资本最大化的考虑与情感需求，年轻小姐与前来消费的、中意的客人临时组合具有一定的普遍性。

小姐时认识的。过了年，我准备结婚，不准备做小姐了，要做个正常人，打算一起到深圳打工。如果结婚的话，将家安顿到我家，我家有两个女儿，男方家有兄弟，经济条件差。

为了完成任务，不管哪种情况，就限于半个小时，到点就不做了，但同样收费。只做快餐。98%都戴套，客人自己要求的，如果不要求戴的，那么就看，别的小姐教我如何看的，主要看是否溃烂、红肿、流脓之类的，能看出来。其他小姐很多不用套，40%不用，因为她们吸毒，打针，所以不管戴不戴，都做。为了吸毒，衣服几个月不换，不洗澡，不洗头。不吹箫，其他小姐都吹，反正觉得脏，要吃饭的！我连胸部都不让客人摸，觉得烦，不脱衣服，对嫖客都讨厌，觉得自己也不正常！但为了钱，又不得不做！与老公做爱从来不戴套，因为他从来不提要求戴。隔天做爱一次，有时，一天两次，但不会给他吹，他还问我为啥子？我说，要吃饭的！我觉得肛交很变态，没做过。为什么变态？就是变态！以前，有一个小姐会肛交，觉得很恶心！听说过冰火九重天，在洪山那边有，但不晓得如何做。有遇到白玩的，不给钱，老板娘来摆平，找几个人来收拾，最后，就给钱了。我不吸毒，是因为看到吸毒的人，连衣服都没得穿，所以，坚决不吸。（访谈时间：2008年8月2日；访谈地点：金沙江市天外天社区"向日葵小组"咨询点；访谈对象：19岁，1989年出生，女，汉族）

从访谈素材不难看出，即使是在低档娱乐场所，如小旅馆，但如果从业的小姐年轻，又不吸毒，若是性格又刚烈的话，那么在安全的性行为上，也还具有一定的讨价还价的能力。不过，她们通常在客人与男友之间进行亲密关系的分类，虽说在性交易场合可能会使用安全套，但与同居的男友从来不戴套，仍然存在高危行为。她们之所以坚决拒绝毒品，认识比较清醒，是因为看到身边的小姐吸毒所带来的种种危害，很有个性，比较有主见。从测谎与证伪的意义上说，以我们大量的深度访谈个案来看，尽管她自我正当化做小姐的行为，似乎也有退出的考虑，但是实际上大多有着自主入行的背景，而言之凿凿的退出安排，基本上没有任何可行性与现实性。当然，在低档场所吸毒环境浸淫一久，最终难免不被拉下水，甚至可能还会主动融入群体。就吸毒的直接诱因而言，只要身边有人吸毒，即在社会关系网络中，身处吸毒氛围之中，存在吸毒的从众压力，那么能够做到全身而退，无疑是比较困难的。下面这个访谈个案刚好演绎了身边或周围的吸毒环境，如何场景性地导致其吸毒：

> 父母健在，有一个姐姐。离异四五年，有一个男孩，10岁。初中毕业。喜欢看《女友》《家庭医生》《知音》。
>
> 抽烟10年了，一天一包。离异后四五年，比较苦闷，看四周的人都吸毒，就吸了。结婚之前结识的男友吸毒，19岁时开始吸，就吸海洛因，口吸，不注射，没有尝试过其他毒品。每次30元一包的125[1]，每天3包。在单行道酒吧做过小姐。
>
> 参加美沙酮维持治疗才两个月，偶尔去，隔三四天去喝一次，将美沙酮作为毒品的替代品，就是缺钱买药的时候，才去喝。40mg的剂量够了，但有心瘾，有钱买药（毒品），就不去喝了。门诊点的服务态度可以，觉得方便，因为住得不算远。因为有顾虑，所以悄悄去喝，还买过别人的美沙酮，用嘴包出来的，花了500元买了矿泉水瓶装的一瓶美沙酮。吸毒的最大原因是空虚、无聊、寂寞（因临近中午，访谈对象又有事情，所以没有做完访谈）。（访谈时间：2008年8月5日；访谈地点：金沙江市天外天社区"向日葵小组"咨询点；访谈对象：32岁，1976年出生，女，汉族）

1　毒品交易的剂量，125，即一克海洛因的八分之一。

我的关键报道人告知，该访谈对象年轻时皮肤很白嫩。吸毒后，可以说是惨不忍睹。当然，她在访谈过程中还自嘲说是"社会大学无理系"毕业的。前男友是吸毒的，她19岁开始跟着吸毒，离异后空虚寂寞无聊，比较苦闷，看周围的人吸毒，就更难以抗拒毒品的诱惑了。她属于典型的有钱吃药（海洛因），没钱喝药（美沙酮）的类型[1]，且从她的个案还观察到私卖美沙酮的现象，即包嘴行为。因她尚有一份工作，所以悄悄去喝药的，关键是她将美沙酮作为海洛因的替代品，只是没钱吃药（海洛因）的时候，才去喝药（美沙酮）。不过，有一点值得庆幸的是，尽管她有长达13年的吸毒史，但她依然只是口吸，既没有肌肉注射或静脉注射，也没有接触其他毒品。作为"社会大学无理系"毕业的一员，她也曾在当地当年非常有名的单行道酒吧做过小姐，作为隐秘人群的典型样本，要想对她做完一个深度访谈，显然是极为困难的。

二 毒品民族志研究的困境

在某种程度上说，之所以深度访谈记录困难，是因为本民族志研究坚持较高的职业伦理要求，完全不采用任何工具和技术手段进行录音、拍照或摄影，以便在访谈过程中不受任何干扰和影响，尽可能营造一种轻松、随意、平和的访谈氛围，或倾诉，或倾听，访谈效果极佳，只是访谈记录材料的收获方面往往较为贫瘠。不过，最为关键的仍然是访谈内容大多为高度敏感、隐私、个人的信息，如涉及违法犯罪的事实，小姐的作息规律又与常人不同，她们通常是白天睡觉，晚上夜班，或因教育程度、族群身份难以进行文字性表达，甚至有的访谈对象因海洛因注射过量或患有艾滋病在访谈不久便离开人世。

自然，针对吸毒行为与毒品问题进行访谈，在访谈过程中访谈对象疑虑

1　在地方参与美沙酮维持治疗的吸毒人群中，有钱吃药，没钱喝药，是广泛存在的一种现象，吃与喝的分类学，清楚表明了，吃药是指吸食毒品，喝药则指服用美沙酮。

重重，虽有"大姐大"式的关键报道人在场，事先已经做好沟通，解释清楚调查的目的和过往所为，有时仍然不愿意多说，就在于违法犯罪的详细信息一旦落入警方之手，无疑构成办案线索和证据，何况还有随时因吸毒被抓的风险。如下面这个 26 岁的访谈对象就前后约了 6 次[1]，她才答应做访谈，但每次访谈才不过说几句话，就不停有电话打来，她就只好匆匆辞别，的确太忙了，总有生意，而她的生意大多是违法犯罪活动，如发药（零卖贩毒）。而我们坚持以不影响访谈对象的生意为前提进行深度访谈。虽然我们做了许多解释，但有些涉及个人隐私的、敏感的话题，访谈对象并不愿意谈，如目前正在做什么，而我们通常也无法改变她们的命运，所以只能谈多少，就多少，故而文字记录部分极其有限，亦很零散，难以获得完整的访谈信息，更无法做到半结构式访谈：

> 初中毕业，家庭父母健在，独生女，有男友，有时同居。爷爷、奶奶来金沙江搞建设，父亲大学毕业后在重庆工作。
>
> 2000 年，来这里（金沙江）玩，一个月后，就开始吸海洛因。第一次和朋友在一起，因对海洛因好奇，就吸了。口吸的，就吸了几口。2003 年，转为肌肉注射，因为注射方便、安全、节约时间，感觉来得快，但肌肉注射不容易找到注射部位，都打烂了。半年后，又只好改为静脉注射，来得快些。
>
> 进过戒毒所 3 次，在里面最多待一年或半年，市三院也去过，喝过美沙酮，喝药没什么用。2006 年 10 月份，开始来这个（市疾控中心）美沙酮维持治疗门诊点喝药。喝药的过程，会偷嘴，因与吸毒的朋友在

---

1 另一位 27 岁的吸毒小姐，在天外天也曾经 6 次与她约谈，但始终都不愿意多谈。然而，人生无常，一年之后，2010 年 1 月 15 日最终在强戒所得以完成访谈，人生慨叹几多！我问她为什么又愿意接受访谈了？她说，在强戒所没意思，第一眼就看见你进来了，觉得熟人亲切。

一起，就偷吸了。偷嘴的主要原因是控制不住自己的行为，看到朋友打针，就会打；一个人待着烦恼，就会偷嘴；或者有钱了，高兴一下，也会偷嘴。近来，坚持一年没有偷嘴。

为了吸毒，2003 年开始做小姐找钱。起初，在炳草岗、五十一的夜总会，大多会用安全套，10 个客人有七八个会用，但后来在渡口桥（低档场所）做小姐，客人用的少。目前，没有做小姐。与男友同居，做爱没有用（安全）套。（访谈时间：2009 年 1 月 11 日下午 13：00—13：50；19 日下午 13：20—13：50；访谈地点：金沙江市纳川坊冷热饮品店、巷子深宾馆；访谈对象：26 岁，1982 年出生，女，汉族，原籍重庆）

尽管记录的访谈信息有限，但从中还是可以解读出非常关键的要素，如最初吸毒的原因，非常简单，就是对海洛因好奇，吸毒方式从口吸—肌肉注射—静脉注射的改变过程，性实践的行为学特征，特别是安全套的使用与场所的档次和本身的讨价还价能力存在较大的关联；偷嘴的原因最主要的还是心理、精神层面的空虚、寂寞与无聊：一个人待着烦恼，就会偷嘴。假如她不是因吸毒和抽烟，导致门牙缺损，变黑，脸上有些雀斑，那么冬日穿着短裙、皮靴及膝的这位访谈对象，无疑是一个身材苗条、娇小玲珑、青春靓丽、时髦前卫的可爱姑娘。然而，望着她仓促远去的背影，我们无法确信，这位沉静、曼妙的女子，能否战胜生物成瘾性，再现灿烂的笑容，是否还会拥有阳光的明天？

如果说上述访谈对象因生活奔波，忙于贩毒获取毒资而无法完成完整的访谈，那么有的则是顾虑太多，因为我们与艾滋病防治相关的访谈话题通常都要涉及吸毒史、戒毒史、性行为学特征、艾滋病防治的知识、态度与实践调查，所以他（她）们根本不愿意敞开有太多隐痛的心扉：

　　中专会计专业毕业。家有父母、哥哥，离异，有一个15岁的儿子。业余时间爱上网，有时到同事家打麻将或逛街。

　　第一次吸毒，那时老公吸毒，与一帮吸毒朋友一起吃（白）粉，议论吸毒的好处，那时，什么都不懂，特好奇，就吸了，连着吸了七八天，昏睡了两天。1996年开始上瘾，最高药量一天一克，分四五次，一直到2000年，回东北辽宁老家，待了半年，因没有毒品环境，就彻底戒了。当时，曾经打车到处找药，结果人地两不熟，找不到，连出租车司机一听说我找毒品，都不愿意载人，所以只好回到姨妈家硬挺着，半年熬住了，也就没事了。

　　当初，获得毒品容易，也没做小姐，主要是老公就贩毒，他有时带小姐去广州等地找钱；有时向家人骗钱。

　　与老公做爱，不戴套，但不正常过，没有感情。我怀孕期间，老公开始有外遇。与第二个男朋友同居两年，很少戴套，男友说戴，就戴。他曾经要求肛交，我没有同意，在那儿做爱，觉得太脏了。听别的女人、结婚的女人说过口交，但我自己没有做过。

　　（访谈时间：2009年1月12日12：30—13：50；访谈地点：金沙江市电力局家属区游乐场；访谈对象：33岁，1975年出生，女，汉族）

　　这位访谈对象身高1.60米左右，身材苗条，尽管眼睛浑浊，黯然无光，因吸毒脸上黑斑色素较深，但穿着整洁利落，在大部分脏兮兮的吸毒人群之中算是比较少见的。作为隐秘的吸毒人员，因为她为了防止复吸，坚决不与其他吸毒人员来往，她还有一份正式的工作，自然不想别人知晓她吸毒的情况，不愿遭受社会排斥和道德污名，以至与她的访谈非常费劲，需要花费大量时间就所问的问题给她做各种解释，以消除误解或帮助她理解所访谈的问题，几乎无法记录相对完整且有采用价值的信息。不过，与她的沟通交流是非常成功的，最终她忧郁的脸上还露出了微笑，访谈过程变得轻松起来。

这是暂时戒毒成功的个案，从她身上我们可以观察到一些理解毒品及毒品问题的洞见，首先，在某种意义上说，吸毒的原因，也是戒毒困难的因由，该访谈对象早婚早育，离异，多次提到自己年少无知，追悔莫及，说明处在金沙江市的毒品环境中，毒品的易得性和经济性是导致她当初吸毒的重要外部原因，何况她前夫还从事毒品交易，控制小姐南下广州进行性交易，很轻易便可获得毒品。显而易见的是，与毒品环境隔绝是戒毒成功的一个关键因素。她因返回父母的老家，没有熟悉的社会关系网络，难以及时找到毒品，所以容易硬扳脱毒，从而成功戒掉。问题是，有些在外地成功戒毒的吸毒人员一旦返回金沙江，就极易复吸。这就是吸毒人员常说的一句话——复吸因由的经验主义概括：一见金沙江，心就开始慌。针对这种激活奖赏记忆的情形，国外同行的相关研究同样说明，当海洛因成瘾者戒毒成功，但只要回到过去使用药物的场所，就会唤醒过去用药的感受，因而重新唤起对药物的渴求。这会形成一股非常强烈的冲动，因此许多戒毒计划都会鼓励成瘾者大幅改变生活方式，并避免接触与用药经验相关的人物与场所。[1] 其次，脱毒后，能否坚持下去，主要看戒毒的主观意愿、意志、毅力、动力。访谈对象多次强调，为了孩子，要做一个正常人，不想让别人说孩子有一个吸毒的妈妈。当然，她还提到因新男友不吸毒，能跟她生活在一起，故也要下决心彻底戒毒，重新做人，多少有些爱情的力量使然。此外，戒毒成功的很重要的因素之一，是她的吸毒方式与成瘾程度，一直口吸，而坚持口吸的原因，是考虑穿裙子，因爱美，坚决不注射，怕打针打烂了，露出胳膊、腿，太难看。这的确表明，吸毒方式与成瘾程度是影响戒毒成功与否的关键因素之一。

---

1 〔美〕辛西娅·库恩等：《致命药瘾：让人沉迷的食品和药物》，林慧珍、关莹译，生活·读书·新知三联书店，2016，第327—328页。

然而，该访谈对象依然存在较大的潜在复吸风险，婚姻处在高不成、低不就的尴尬局面，毕竟只有 33 岁，如果婚姻处理不好，极有可能导致复吸。因为她说，她不想与吸毒人员来往，但和正常人交往，又很不自然，因为正常人并不理解她的一些想法，而她同正常人来往时，许多态度都是装的，其实，很痛苦。这就表明，因长期吸毒造成的心理、精神层面的问题，显然很难修复如常，如果内心长期处在无聊、空虚、寂寞状态，那么还是有复吸的风险。毕竟，她所交往的有些朋友，还是先前吸毒、喝药（美沙酮）的多年朋友。这就是说，从社会融入或社会隔绝的意义上说，她的社会关系网络根本无法摆脱原先的吸毒圈子。

不管怎么说，整个社会对吸毒人员抱有戒心和排斥态度，使他们更加封闭，成为严格意义上的隐秘人群，与之进行深度访谈出于自我保护的考虑，不愿透露私密或违法犯罪的事实，本也属于情理之中的事情。当然，毒品民族志访谈陷入困境，有些是族群、教育程度、知识等方面的原因，像几乎没有接受过教育的彝族或偏远山区的汉族，常人无法想象至今尚有完全意义上的文盲，而她们往往难以用汉语普通话进行对话沟通。下面这位访谈对象因为操有很浓重的地方口音，我实在听不懂她说的话，自然便无法深入对话和交流，所以访谈个案记录的信息非常有限，更难以进行连贯记述：

老家西昌的，家中有父母，一个哥哥。读过初中一个学期，作业太多，不想读，就辍学了。初中不念后，在家待了两年，第一次跑金沙江市来，因为离家近，我胆子大，就自己一个人来的，坐台，坐了两个月，然后才来这里的小旅馆做小姐。目前，住在男朋友家，休闲时，打麻将，或看别人打麻将，睡觉，看电视，有时，就一个人待着。几个月回家一趟，有时一个月，或两个月，经常回。

吸过冰毒。抽烟一天一包，抽不完，因为肺不好。

性知识，看过毛片，去年才知道。全套服务就是口交加性交。肛交，没有碰到，不会做。艾滋病的知识，看电视，搞宣传时了解的。怕怀孕，怕得病，跟男友性交，觉得有必要用安全套，但他不用。

人活着太累了，就是为了钱，不想做，但没办法，要找钱。

不与彝族来往，彝族人身上有异味。（访谈时间：2008 年 8 月 5 日；访谈地点：金沙江市天外天社区"向日葵小组"咨询点；访谈对象：19 岁，1989 年出生，女，汉族）

虽说访谈记录因为语言交流障碍而只有零碎的、不成句子的片言只语，但通过简要的访谈，现场的观察与互动，哪怕是寥寥数语，亦可发现一些对理解该行业至关重要的信息。该访谈对象穿着暴露，颇显性感，烫着大爆炸的发型，自主入行，自称善于调情，在风月场中很是老到，为了找钱，在极端拜金主义思想的影响下，在她如花的十三四岁年龄，或大多数正常女孩理当接受良好教育的阶段，她甚至采取危害社会的偷窃、暴力手段谋取钱财，号称精于偷窃，经常利用与客人进行性交易的机会偷窃，或行"杀猪盘"，性格暴烈，虽说是女孩，但自称很好打架，其后背、腰部有一道长长的伤口缝针留下的疤痕，那是因为打架被人用刀砍的，疤痕之长，在女儿身，不可谓不触目惊心。

就人生态度而言，她是多年访谈过程中，最为悲观消极的一位以性养吸的小姐之一，认为吸食冰毒、K 粉等是有钱和时髦的象征，对毒品的危害存在错误认知，自然也就不足为怪，虽来自凉山西昌，但就族群界线而言，因为对彝族存有偏见和歧视性态度，所以她直言与彝族隔绝来往。与其他年轻小姐一样，从生存策略考虑，在做小姐的同时，她也充分利用青春的身体资本，以换取食宿和金钱，通常都有同居的男友，而与同居的男友做爱，基于客人与男友的分类，属于亲密关系的文化表达，从来不戴安全套，这样，不断更换男友而又吸毒的她们，除了造成社会危害，也很容易成为社会层面艾滋病传播的桥梁人群，表明她们亦是艾滋病防治的重点干预对象。

三 证伪与测谎

在田野调查过程中，即便反复做动员工作，就是进行比较随意的半结构式访谈，也因各种原因，很难完成一个连续的、完整的深度访谈。这样，经常仅有一点简略的文字记录而已。田野调查难做，访谈场所的特殊性无疑也是很重要的原因，不是在小姐所从业的逼仄的堂子隔间或脏乱差的小旅馆，就是强制性的监管场所强戒所，不是在居民楼里拥挤而简陋的出租屋，就是在我所住的宾馆，那也是来去匆匆，按照标准所给的那点微不足道的误工补贴自然是不足以让她们静心做深度访谈的。

出于可以理解的原因，吸毒人群通常不愿意就涉及个人隐私的、敏感的信息进行访谈，因为除了吸毒、贩毒是违法犯罪行为之外，他们为了获取毒资而从事的活动大多是违法犯罪行为，其逻辑是说的不做，做的不说。即使有时愿意做点访谈，他们自己毕竟号称或自嘲"社会大学无理系"毕业的，吸毒后的人格特征大为改变，所言经常是可信度较低，至少需要反复进行证伪与测谎。如下面这个访谈对象，虽说小学未毕业，但社会江湖经验倒也比较老到，自主入行做小姐，其言其行真真假假，虚虚实实，不可尽信：

> 父母健在，独生女，小学未毕业，没有什么爱好。
>
> 来这里（天外天）3个月，自己来的，之前，来金沙江市找工作，不好找，干脆做小姐。
>
> 16岁要朋友，17岁破处，自愿的，要了3年多，同居半年，每次危

险期用套子，怕怀孕。因自己吸毒，他提出分手。分手之后，来这里。

我做的客人要求戴，会推托说我的套子多么好，多乐士超薄、润滑，戴与不戴效果都挺好，100%的客人都戴，我嘴巴特别能说，打工的那些人不做，只做穿着、素质看起来顺眼的人。全套，也戴套，客人喜欢做全套。客人基本上都提出要做全套，但有些客人怕艾滋病，就打背枪，也戴。肛交，怕病，有客人提出给1万元，我都没做。与男友发生性关系，戴套，因为他是彝族[1]，我不喜欢他，不过是临时的替代品，彝族人不讲卫生。

（访谈至此，因访谈对象出现点瘾[2]，没有做完访谈，她就急匆匆买药打针去了。）（访谈时间：2009年7月2日14：40—18：08；访谈地点：金沙江市天外天社区小旅馆；访谈对象：21岁，1988年出生，女，汉族，原籍凉山）

从艾滋病防治的KAP来看，尽管该访谈对象自称知晓艾滋病防治的三种途径，但是她对于三种传播路径显然理解得并不透彻和全面，她自然具有共用针头和不安全的性行为两种感染途径的风险，基于她"爱吹牛"的言语及性格特点（据同旅馆其他小姐的说法，该小姐爱吹牛，所以访谈内容并不可全信），根据我们长期对天外天小旅馆从业的小姐群体的深入了解，她所说的100%安全套使用率，当然是完全不可信的，对吸毒小姐而言，以她的姿色、身体条件和讨价还价能力，假如能够做到10%—20%的安全套使用率，那么才是比较接近真实的现实情形。至于她吹嘘说的不与打工的人做性交易，即使客人给1万元钱，也不愿意做肛交，那更是极为不可信之言。这也不难理解，既然我们无法些许改变她们的命运，也不能

---

[1]　该男子为白彝，在访谈过程中，他就在门外等候，小姐似乎一点都不在意他是否会听到我们的谈话。
[2]　点瘾，指海洛因吸食者的戒断症状发作，因为海洛因的半衰期一般为3—4小时，所以必须到点止瘾。

提供与其职业收入相匹配的误工补助，那么对于具有强烈风尘女子特征的吸毒小姐来说，真假虚实之切换，都是瞬间之事，在某种程度上说，也是自我保护的机制，既然不能给她们带来利益与好处，那么又有什么可聊的呢？更具职业伦理挑战性的还有，若想证伪与测谎，那么的确像吸毒人员所论，若你亲身体验，不就什么都知道了？！同样，有关吸毒小姐的所言所行，每每有吸毒小姐反向劝说，你要一次不就什么都搞懂了？有一位静脉注射吸毒小姐 16 岁便入了风月场，27 岁就已经有了 10 多年的吸毒史，我曾经 6 次试图与她约谈，但她都断然拒绝。然而，没想到最终会在强戒所得以顺利完成访谈，人生几多慨叹：

> 1999 年底，跟朋友来金沙江市的，朋友是男的，24 岁，说是带我来打工，之前打工都在家附近。男的带我到炳草岗的一些卡拉 OK 厅、夜总会坐台，10 个客人有七八个会戴，那会儿，2000 年，艾滋病也多，反正和现在比，不如现在懂得多，但三种传播途径还是知道的，听说口交也会传播，那种爱干净的人都戴，不爱干净的不戴。感觉干净点的人，不戴也就做了。看一看，能看出来。10 个里头有两三个会做全套，口交有些，双飞不多，一个先做，一个后做，一般两个女孩关系好的才做，一个人四五百元钱。待了几年，后来，没那么好找钱了，老在那几个地方，生意就不好了，就换了地方，到五十一广场，在加油站的游乐城几个月，10 个客人几乎都戴，人们懂得多一点了。10 个客人做全套的有两三个，口交不用戴套，反正我不做，但其他有做的，反正肛交价格翻倍，听说国外喜欢肛交，容易得艾滋病，进强戒所知道的。做过艾滋病检测，去年半年做一次，没有感染艾滋病病毒，但有丙肝。
>
> 1999 年底，到金沙江市两个月后，开始吸毒，好奇，口吸，10 元钱的海洛因，反正就几口，想吐，难受，想睡觉，很快就上瘾了，几天就

上瘾，天天吸，开始50元钱，接近100元钱，口吸两三个月，被抓，进戒毒所7个月，两个多月以后复吸。

2003年开始注射，先是肌肉注射，每天打4针，20—30元一次。后来改为静脉注射，听别人说来得快，每次兑安定，安定一支的五分之一，又改为肌肉注射，后来，进强戒所4次，包括这次，第二次5个多月，第三次一年，这次签了两年。男的也吸毒。这次为什么愿意接受访谈？在强戒所没意思，第一眼就看见你了，觉得熟人亲切。（访谈时间：2010年1月15日16：31—17：35；访谈地点：金沙江市强戒所；访谈对象：27岁，1983年出生，女，汉族）

该访谈对象原先在天外天社区做小姐，租住在社区主道东边的第一间房子，向下朝北与渡口桥连接处，这个地段人来人往，乃鱼龙混杂之地。该吸毒小姐经常坐在门口拉客，除了揽客，大多沉默寡言。我每次路过她门口，她也会向我招揽生意，但一提与她做访谈，马上不再言语。2008年8月，曾经多次接触，但她本人不愿意做访谈。2009年1月12日下午，在天外天社区出租屋时，曾遇见她在洗衣服。20日晚上22：00，再次路过她的出租屋门口时，见她神情呆滞地坐在灯光昏暗的门口等客，门外一片漆黑。分析其不情愿做访谈，其实也很好理解，小学没有毕业，没有文化，性格又内向，根本没有什么兴趣爱好，在她眼里，的确没有什么可谈的话题，而在她的生活世界里唯有挣钱才是最主要的人生正事，毕竟她有一双还算明亮的大眼睛，丰满的胸部，凭借她日积月累的经验主义性实践，以性养吸，过一天是一天，其他谈论什么公共卫生，对她来说，毫无兴趣，就是谈那么恐怖的艾滋病，对于已有11年吸毒史的她来说，处在反复吸毒戒毒的恶性循环之中，沉溺于吸毒引起的虚幻世界里，那又能怎么样？

世事沧桑，2016年再度田野调查，早已不见流萤飞舞，金沙江市经济不太景气、人口外流，公安部门加强了扫黄的力度，天外天社区不似当年繁华，五十四、五十一等处也不复当年景象。既然生意如此不景气，那么想做深度访谈就更加困难，即便通过熟人约好的访谈，要么没有守信准时出现，要么不得要领，无所获，往往空手而归。

第二章
毒品民族志的研究路径

第一节　民族志与公共卫生

一　毒品民族志

为了探究隐秘人群的高危性行为学特征、毒品使用模式、毒品成瘾的生理和社会后果、毒品与公共卫生的关联，探索可靠的、关键的高危行为信息，通过分析行为数据，设计最具文化适切性的艾滋病防治应对策略，提炼毒品社会性成瘾机制的民族志解释，提出具有针对性的禁毒宣传策略，民族志半结构式的深度访谈自然是比较理想的调查方法和工具。这一方法比仅仅依赖某一特定场所，如对强戒所的吸毒人员进行问卷调查，更能获取接地气的、细微的洞见，而艾滋病流行病学的调查一再表明与人类学家进行合作研究的有效性与必要性。

在艾滋病防治之初，民族志研究这一研究路径（research approach）发挥了特殊的作用。正如有学者所指出的，民族志研究对理解如何以及为何注射毒品导致感染 HIV 方面作出了重要贡献，具体而言，在流行病学、公共卫生以及 HIV 预防领域，贡献尤其明显，说明民族志研究这一路径在提升研究深度方面特别有用，尤其是当聚焦于民族志研究在详细记录人们赋予其行为的意义与辨识及描述行为所嵌入的背景之贡献方面。[1] 因此，有学者认为，民族志已成为社会科学努力理解艾滋病的一种重要研究方法，被视为一种生产更为基础的一系列社会科学相关话题数据的实用方法。[2]

因此，除了连续性的长期观察和追踪性的回访考察，深度访谈可以发掘许多具有文化敏感性的洞察，从个案的、个体性行为连接到普遍的、群体性的行为与实践，从吸毒的根源探究到新型毒品与公共卫生的关联，体现主位的、以小见大的数据品质。即使在严密的监管场所进行访谈（图 2-1），受限于强制空间的紧张氛围（图 2-2），尤其是刚进强制空间被严格监视的情况下，如若管教警察也同时在场的话，访谈对象难免会感到紧张，话题通常又涉及违法犯罪的事实，时间还十分仓促，这样报道人的叙述自然非常简略，甚至语焉不详或语句不通，尽可能回避，但这些不利因素并不妨碍我们依然从中解读到重要的社会文化信息与公共卫生意蕴：

1977 年生，42 岁，汉族，金沙江市人，小学毕业，家里兄弟姐妹 4 个，自己结婚了，有孩子，一儿一女，没离婚。

2018 年 12 月 25 日进来，因为吸食冰毒，隔了两天被抓的。在工地守夜，在工地被抓的，之前，因为大家斗殴，造成伤害，被抓。

第一次溜冰，好奇，朋友让我吸的，第一次就在上班的地方，就在工地，之后就是正常上班，吸食后感觉很麻，也没什么其他的感觉。刚吸了一个月左右，就进来了，要待 15 天，下次再吸就要强戒了。

在这里面真的是不想了，不想冰毒，但周围的人要是吃，还是会吃，

1　Koestor, S. K., "The Context of Risk: Ethnographic Contributions to the Study of Drug Use and HIV", in Battjes, R. J. et al. (eds.), *The Context of HIV Risk among Drug Users and Their Sexual Partners*, NIDA (National Institute on Drug Abuse) Research Monograph, 143, 1994: 202.

2　Kotarba, J. A., "Ethnography and AIDS: Returning to the Streets", *Journal of Contemporary Ethnography*, 1990 (19): 259-270.

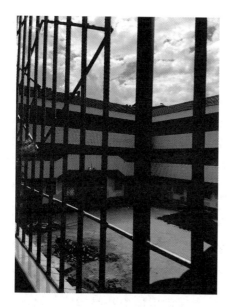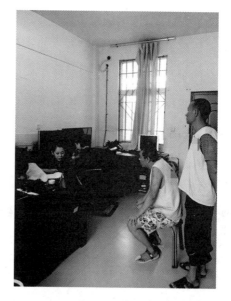

图 2-1　金沙江市强戒所女戒区　　图 2-2　在金沙江市强戒所男戒区做深度访谈

就是受周围人的影响。（访谈时间：2019 年 1 月 7 日 10：26—10：36；访谈地点：金沙江市拘留所；访谈对象：42 岁，1977 年出生，男，汉族）

　　家就是米易的，44 岁，1974 年生，小学没毕业。结婚了，两个孩子，没离婚。

　　就吸了一口，一次就进来了，吃的是海洛因。兄弟有个车，我跑车一起去西昌，路上兄弟点瘾了，买了 100 多块钱的，当时兄弟吃，就让我尝了一下，第一口是苦的。

　　昨天我们从西昌回来，路上就碰到临检的，因为那个兄弟有案底，所以就一起被抓，去了派出所，我没有案底，但是尿检之后，我也就进来拘留了。我朋友是烫吸。儿子要马上考大学，我也不想违法，这次是意外。（访谈时间：2019 年 1 月 7 日 10：37—10：41；访谈地点：金沙江市拘留所；访谈对象：44 岁，1974 年出生，男，彝族）

　　首先，从两个访谈对象的身份来看，可以说是来自社会的底层，两人年龄差不多，都是外出打工者，原生家庭和本身的婚姻家庭都没出现问题，且都有两个孩子，应当说本是处于比较正常的生活状态，那他们为什么吸毒呢？最值得追问和探究的是，他们涉毒仅仅是出于社会、心理和生理（药理）需求吗？毒品问题的根本症结是什么？其次，就毒品使用模式与毒品流行趋势而论，汉族溜冰，彝族仍然吸食海洛因，"汉冰彝海"的毒品使用族群差异，除了经济分化的原因之外，当然还与凉山彝族的鸦片使用、种植、药用等文化传统有关，更与彝族具有某种群体性的贩毒吸毒行为及其环境相关，海洛因易得，初次体验即是海洛因，故而在反映"冰升海降"的毒品流行趋势上，而即使已经 2019 年，彝族吸毒者首次吸食依然还是海洛因，非常值得特别关注。不过，有一点略感欣慰的是，吸食海洛因的方法是烫吸，而不是注射，即使注射，经过多年的艾滋病防治宣传，他们大多已经不会共用针头了。此外，我们还注意到，在拘留所，他们要么自我辩护强调这次是意外被抓，觉得与有案底的兄弟一起倒霉了，其实质就是以后吸毒将更加隐蔽；要么人尚未离开拘留所就公然宣称，出拘留所，仍然要吸毒，认为是从众的环境使然，这一信息极具警醒意义。

　　就毒品滥用的民族志研究而言，当然，我们的研究对象除了比较特殊之外，不问性别，不究年龄，还包括一般意义上的吸毒人员，其实，虽说社会人口学特征是每一个个案都要触及的基本信息，但即使当初我们的访谈目的主要是探究美沙酮维持治疗脱失的根本原因，也要涉及社会人口学特征、吸毒史、药物滥用量与多药物滥用、药物滥用方式、毒资来源与戒毒过程，然后，才逐步进入正式话题，关注美沙酮维持治疗知识的传播、美沙酮的剂量问题、脱失的个体原因、门诊点的服务态度与质量以及社会支持系统与心理干预。如下面个案所例证的：

原籍资阳，一直未婚，有一个妹妹，妹夫是缉毒警察。目前，与母亲居住在一起。初中毕业，不爱看书、杂志和报纸，即使开着电视机，也没有兴趣看节目，没有其他任何爱好。当过工人，因吸毒被开除，还开过出租车。目前，跟母亲一起做盆景生意。

1993年底，第一次吸毒，当时，喜欢玩赌码机，几个朋友一起赌钱玩，因输钱，就很无聊，游乐场的老板夜里又要关门，没有地方可去，三四个人好奇，就尝试海洛因，口吸，一克的三分之一。3个多月后，上瘾，开始静脉注射，但从来不共用针头，但近几年到广安做生意，与女友共用，她感染了丙型肝炎，因共用针具，我也感染了丙型肝炎。注射时，经常将海洛因、异丙嗪、安定勾兑在一起注射。曾经吃过两次冰毒。

2006年初，听说有美沙酮维持治疗门诊，从吸毒的朋友那里听说的，当时并没有在意。今年才办卡。工作之外，喜欢赌的东西，打麻将。门诊点的服务态度还可以，第一次剂量是35mg，最多加到120mg，本想自己加到150mg，但因进戒毒所，没有加，关了12天，强戒。半年没有去喝美沙酮了，因为喝美沙酮的同时，还每天吸海洛因，半年前，天天吸海洛因，我还要出去做生意，到外地，只能自己带上海洛因，因在当地不能喝美沙酮。这几天才又去喝美沙酮，目前，70mg，才5天，会偷嘴，但不怎么想海洛因。苦恼或不开心的时候，因为受社会排斥，还得找吸毒的朋友，还给毒品。门诊点门口公安抓人，主要是因为偷嘴，要去喝药的话，就害怕被抓，有时，警察为了完成缉毒指标，就到门诊点门口抓人。

可以坚持天天去，但就是会偷嘴，因为有想瘾，自己无聊，自己不喜欢和朋友一起吃喝玩乐，只喜欢赌，但没钱，玩得不痛快，所以无聊。

有时，整天在码机房里。劳教过三回，每次都是两年，都是因为吸毒（叙述到这里，因他需要去打消炎针，访谈就中断了）。（访谈时间：2008 年 8 月 9 日；访谈地点：金沙江市天外天社区"向日葵小组"咨询点；访谈对象：36 岁，1972 年出生，男，汉族）

这位 36 岁的访谈对象，低学历，未婚，涉毒好赌，人生无聊至极，即使妹夫是缉毒警察，但社会关系网络决定了他涉毒的必然与沉溺，长达 15 年的吸毒史就足以说明，不仅仅是毒品生理性的心瘾造成他难以摆脱毒品的依赖，而且社会性的环境导致他根本无法走出吸毒—戒毒—劳教的恶性循环，作为多药物滥用者，在地方刚刚流行新型毒品的时候，便已两次尝试过冰毒了，可以想见，即使尝试新型毒品没有找到感觉，通常情况下，像他这样具有很长吸毒史的毒品滥用者一般都会不停尝试各种毒品，自然就不会严格依从医嘱喝美沙酮进行药物维持治疗，静脉注射海洛因时，还经常将海洛因、异丙嗪、安定勾兑在一起注射，容易过量致死或导致其他风险，且与女友共用针头，感染丙型肝炎，若是经常换女友，又共用针具，那么当然处于高危风险之中，虽说这并非完整的访谈，但当我们分析其美沙酮维持治疗脱失的个体原因时，不难发现：

1. 在参与美沙酮维持治疗的过程中，仍然同时吸毒，这种偷偷吸食毒品的行为在地方上叫偷嘴。这也是世界其他地方同样存在的一个难题。

2. 外出经商或探亲，难以解决美沙酮维持治疗问题，除非异地服药。

3. 其实，他对美沙酮维持治疗并无深刻认识，仿佛就是去吃感冒药，想起来就去喝药。

4. 除了要女友，他从来不嫖，但社会交往被迫局限在吸毒的朋友圈子里。这一情况说明，美沙酮维持治疗过程中，不能脱离毒友圈子，很难戒毒，同时说明心理支持也是非常关键的。

5. 显然，疾控中心与公安部门之间在具体操作方面缺乏必要的协调。这样，也导致更难在隐秘人群之中做田野调查。

6. 从生物成瘾的角度看，心瘾很重。从毒品的成瘾性而论，世界公认海洛因和可卡因的生物成瘾性是最强的，造成的心理性成瘾也最严重，所谓终生难戒，即在于此。

7. 心理干预严重缺乏，时常感到无聊、空虚。可见，心理层面的脱失原因主要是生活单调，人生没有什么寄托，又好赌，非赌即毒，被社会抛弃，无法回归和融入社会，只得在毒友圈子里混。

二 研究路径：深度与细节

一般而言，之所以民族志研究能够成为探测毒品问题与公共卫生的最佳研究路径，是因为任何深度访谈个案都是基于长期的参与观察和深入的主客互动，聚焦的话题通常有着半结构访谈构架的设计，若是详细的访谈记录，那么必然内含丰富的细节与地道的行话，精准表达出特定人群的人生轨迹与社会文化的行走逻辑，娓娓道来，读来似有一种尽在不言中的感觉：

初二没读完，独生女，父母离异，判决给父亲，后来父亲自杀，就没有人管我了。先后交过6个男友，但目前没有。原来爱上网，现在没有什么爱好。因打了含有激素的消炎药，现在很是虚胖，但原先身材很苗条，目前与一对夫妻好友合住。

1998年，第一次吸海洛因。男友先吃药（海洛因），每天花100元吃药，他吃白粉，但他辩解说，那是治病的药。后来，我自己牙疼，他叫我吃，说吃一两口就好了，牙就不疼了，因吃了别的药不管用，听他这么一说，我就很想试一试，但只吸了两口（白粉），牙就真的不疼了。第一次口吸了 4 口，就开始吐，天昏地转的，浑身无力。我吃了 4 个月到半年后，就上瘾了，不吃不行了，口吸了几年。2004 年，开始静脉注射，药太贵了，最贵的时候，800 元一克，便宜时也要两三百元一克，静脉注射的药量为 125 的一半/天，最多时，打针二分五一针，一天 3—5 次，根据钱多钱少，钱多多打，至少 3 次。使用一次性针头的多，使用两三次的少，但一直没有与别人共用过，用过两次旧针头，有时来不及，没有买到针头，就用了几次旧的。男友贩毒，我溜冰无数次，连续两个月玩兵马俑[1]，就是将冰毒放在锡箔纸上，然后麻果放在冰毒上一起飘。大麻吃过四五回。

15 岁开始交男友，16 岁破处，自愿的，那时候什么都不懂，与男友一起同居两年多，吸上瘾后，没有性欲，两口子吸毒变成两姐妹，后面交的男友除了两个不吸，其他的又吸又贩（毒），但做爱，都不戴安全套。1999 年，开始做小姐找钱，在渡口桥一家卡拉 OK 厅坐台。客人中，10 个有 9 个要戴套，我自己要求的，怕怀孕，怕得性病。回头客就要看，没病，就没戴。做过全套、口交，直接吹，没用套，全套 300 元，直接打 200 元。做过波推，300 元，但波推做得少，许多人不知道什么是波推。还做过推油，40—50 元；听说过冰火九重天，但都不会做。客人有要求加价做肛交的，虽然答应给 800—1000 元，但实际上就只给 400—500 元，所以不愿意做，要是钱多，就只好做了。

目前，天天打安定、异丙嗪，一天共 8 支，白天两支，晚睡前 6 支[2]，不然，睡不着。与一对夫妻朋友住一起，他们也在喝药维持治疗，偶尔在家偷嘴，当着我的面，受不了，我就出去。

烦恼时，不与人说，不愿跟人说，吸毒的人没有真心朋友。（访谈时

1　兵马俑，指将冰毒、麻果一起吸食的吸毒方式，具体是先把冰毒放在锡箔纸上飘，再放麻果在上面飘，因麻果添加有留兰香，所以吸毒人员觉得这种吸食方式特别香。据关键报道人所说，光拿出麻果的一瞬间，就会使得房间充满一股特殊的芳香。

2　此时，她从包里拿出安定、异丙嗪各一支，演示给我看。

间：2009年1月13日17：05—18：14；访谈地点：金沙江市巷子深宾馆；访谈对象：28岁，1981年出生，女，汉族，祖籍山东)

这是访谈得最为轻松和配合的一个完整访谈个案，该访谈对象身高1.62米，相貌端正，在访谈过程中，多次谈起原先如何苗条，现在因吸毒身体打针打烂了，要打消炎药，结果打了私人小诊所配的一些消炎药，但这些消炎药含有激素，导致身体浮肿。其实，许多访谈对象都存在这样的情况。不过，在言谈举止之间，她不时地流露出对昔日的无限留恋，的确是一种吸毒成瘾的后悔心理表达，对窘迫的生活现状深深感到无奈。或许是吸毒后的幻觉反应，在对谈过程中，除了上洗手间，她恍惚之间还差点脱去上衣。

虽然因时间的限制和出于人身安全的考虑，只好严格限定于访谈提纲的话题范围，未做宽泛的闲聊，但是相对没有顾虑的平和访谈，呈现出浓厚的毒品地方特性与行话特征，若对毒品无所了解的人来说，并不容易完全理解所叙述的有关吸毒剂量和戒断症状的那些行话，如125、二分五、兵马俑、了心愿、偷嘴、零包、包嘴、包药。因此，本个案体现出来的访谈深度与记述细节，对于我们深刻理解吸毒人群、毒品问题与公共卫生问题，无疑是非常关键和重要的：

1. 就吸毒的深层原因与直接诱因而言，最初走向吸毒的根源还是原生家庭破碎，父亲自杀，过早被推向了社会，年少无知，交友不慎，置身于毒品环境之中，具体而直接的吸毒诱因则是牙疼[1]，将海洛因作为自我用药的替代药物。

2. 从吸毒史、吸毒方式、吸毒药量、多药物滥用的情况来判断，该报道

---

[1] 有位访谈对象16岁开始吸毒，她吸毒的偶然因素是卵巢肿疼，吸毒止疼。因牙痛、感冒、肚子痛、肾结石、拉肚子、哮喘、尿毒症，或当安眠药或性药使用等而吸食海洛因的类似例子不胜枚举。

人若想完全走出毒品的诱惑，可以说相当困难。她的吸毒史长达十多年，由口吸转为静脉注射，静脉注射的药量为 125 的一半/天，还将安定、异丙嗪兑在一起打，吸毒药量最多时，打针二分五一针，一天 3—5 次，即使喝药后，每天仍然打安定、异丙嗪 8 支，已经陷入非常有危害的"兴奋剂—安眠药"，即"兴奋—抑制"滥用循环之中。此外，还溜过冰，玩过兵马俑，吃过大麻，属于典型的多药物滥用的案例。

3. 从性实践的行为特征考察，不难看出，家庭破碎的孩子容易较早有性体验，缺乏安全感，自然容易寻求男人的庇护，15 岁交友，16 岁破处，就说明了这一点。前后交友 6 个，但无论吸毒与否，只要与男友做爱，都是不戴安全套的，亲密关系的文化表达通常导致采取不安全的性行为。至于做小姐找钱，尽管年轻漂亮时，具有讨价还价的能力，客人戴安全套的多，但随着年龄增大，以及迫切的毒资需求，难免要失去这一能力，再说虽然具有较多的特殊性技巧和性实践，然而并不懂得辨别哪些是安全的性行为，如全套、口交、波推、推油、肛交，特别是对口交、肛交行为的认知，显然是令人担忧的。尽管幸运的是，尚未检测出感染 HIV，但生活没有着落，在与不同的男人、客人周旋过程中，还是具有很大的风险。其最具风险之处在于看一看、摸一摸的性实践，尽管是很无奈的现实。事实上，人类学者的研究表明，美国的站街女同样会进行经验主义的性实践，当顾客不愿使用安全套时，作为保护性策略，从事口交而非阴道或肛交，细致检查客人的阳具有无感染之迹象（carefully examining the client's genitals for sign of infection）。[1]

4. 从戒毒的经历来看，在参加美沙酮维持治疗之前，分别在市三院、炳草岗门诊点，利用美沙酮治疗过 10 次左右，进过强戒所一个多月，但每次出来当天就都复吸，了了心愿。几乎所有的访谈个案都表明，差不多从戒毒所

1　Romero-Daza, N., Weeks, M. R., & Singer, M., "Nobody Gives a Damn If I Live or Die: Violence, Drugs, and Street-level Prostitution in Inner-city Hartford, Connecticut", *Medical Anthropology*, 2003 (22): 251.

出来的当天都要了心愿。更具有讽刺意味的是，因在强戒所的经历，交流学到更多的吸毒方法，更想感受不同的吸毒体验。个案访谈证明，从戒毒所出来，的确交了喝美沙酮的药费 300 元，说明戒毒所应该转介戒毒人员到市疾控中心美沙酮维持治疗门诊点去。至于是否做到了，不得而知。

5. 至于吸毒和反复戒毒的经济成本，常人没有感受，通常难以理解吸毒造成的沉重经济负担，即以 1998 年每天 100 元计算，又有多少人一个月能有 3000 多元的收入？2004 年，海洛因最贵的时候，一克即高达 800 元，那一个月又得花费多少钱？自费参与美沙酮维持治疗，15 天需要花费 3000 多元，故而传统毒品上瘾导致家破人亡、妻离子散并非虚言。因此，吸毒者不择手段地找钱，必然造成诸多社会公共安全问题。

在访谈过程中，该访谈对象有关海洛因戒断症状的描述和形容，生动而形象，极具在场的画面感，如她所叙述，"压不住，流眼泪，打哈欠，怕冷，打冷颤，像猫抓，骨头疼，全身像蚂蚁爬，浑身无力，心慌，心想把心挖出来，扔了算了"。这一戒断症状的类似叙述其实挺多的，如有的报道人说"觉得全身不舒服，全身像蚂蚁爬，像在骨头上爬来爬去，怪不舒服的"。尤为令人惊叹的是，对海洛因戒断症状的贴切描述，那种切身感受，读英文原著，发现无论白人还是黑人其相关描述用词中外几乎同出一辙，或有异曲同工之妙[1]，不由令人拍案称绝。

第二节 个案要素分析法

一 吸毒的社会根源与社会后果

毒品民族志的研究路径在于深挖隐藏在访谈素材之中的细节，从而获取

---

1 Bourgois, P., Schonberg, J., *Righteous Dopefiend*, University of California Press, 2009: 81–82.

有关研究问题的洞见，那么如何才能探寻出细节与获得认识深度呢？如同上述深度访谈个案的分析所呈现的，经过长期的探索，我们提炼出深度访谈个案的要素分析法，使得毒品民族志研究特别有声有色，可以捕捉到鲜活的社会场景下的性行为学特征、吸毒的社会根源、毒品使用模式、多药物滥用趋势、毒品药理的主位感知与文化建构、艾滋病感染路径这些关键细节，且许多表达都是地方性的行话。我们首先考察吸毒的社会根源和社会后果，作为深度访谈个案的要素分析的例示，从而深刻领会毒品民族志研究之具体操作：

父母离异，独生女，再婚，没有孩子，初中未毕业，喜欢看《知音》《故事会》《家庭》，喜欢唱歌跳舞，没啥子爱好。

1997 年开始吸，当时与男友分手苦闷，刚好有一个吸毒的女性朋友住我这里，跟着就吸了。第一次吸了三四口，天天吸，半个多月就上瘾了，最高药量一天一克，一直口吸，兑过几次三唑仑，气味呛人就没有用了，没有尝试其他毒品。

之前，耍过两个男友。第一个耍了一年多，同居，1993 年刚上班，性关系不戴安全套，最后，家里反对，嫌他家里穷，让我去深圳，待了七八个月。从深圳回来，发现男友又吸毒又嫖，就跟他分手了。第二个男友交往了将近 3 年，同居两年，不戴安全套，男友又是跟人跳舞，又找小姐。与第二个男友分手后，就开始吸。

2003 年开始做小姐找钱，在渡口的夜总会。在夜总会，可能有一年时间，10 个客人里有 3 个会戴套子。在渡口桥旅馆一个多月，10 个客人里最多两三个会戴，客人都说算了，不戴，戴着没感觉，就说不舒服。后来，又到炳草岗的交通宾馆，10 个客人里有六七个会戴，一般有身份、看起来有钱的人会戴。做全套不多，口交的话，10 个里头两三个会用，客人提出来的。没做过打背枪、肛交，从来没有打青山。

昨晚 3 个快餐，快餐 5 毛[1]，包夜 200 元。现在做得少。

一直觉得彝族脏，觉得彝族不讲道理，说话又难听，尽说脏话，骂爹骂人的话。穿的衣服好像几年都不洗的。听说过汉族患风湿的人，找彝族妹妹做，病就好了。

在结婚之前，没有吸毒的时候，被包养过一次，半年多，那个人是做钢材生意的，40 多岁，那时我二十一二岁，一个月给 6000 元，一个月来几次，不用套子，他这边的生意结束后，就没在一起了。

2003 年 2 月份，进强戒所。目前，喝美沙酮，喝 90mg，其实，20mg 就够，包嘴，主要卖给彝族发药的人[2]，他们当毒品卖，专门有人打电话来买。（访谈时间：2009 年 7 月 5 日 10：20—12：05；访谈地点：金沙江市天外天社区"向日葵小组"咨询点；访谈对象：34 岁，1975 年出生，女，汉族）

显然，从个案要素分析来看，当初的田野调查聚焦点在于毒品与公共卫生的关联，故而重点关切的是艾滋病防治问题，主要探测静脉注射吸毒小姐的吸毒模式与性行为学特征：

1. 小姐通常实行客人与亲人的分类学实践，与两个男友同居多年，从来不用安全套，同存在包养关系的男人发生性关系，同样不戴安全套，而所交往的男友都是又吸毒又找小姐的男人，这就是为什么小姐极易成为社会上艾滋病传播的桥梁人群的原因。

2. 就安全套的使用率而言，因场所的档次不同，存在着显著的差异，如在夜总会，10 个客人里有 3 个会戴套子。在渡口桥的小旅馆，10 个客人里最多两三个会戴。在炳草岗的交通宾馆，10 个客人里有六七个会戴。口交 10

1　行话，指 50 元。
2　发药，指零售贩毒。

个里头两三个会用，客人提出来的。在打双飞、口交时，没戴，耍的时候，戴。

3. 不戴安全套的原因是，"客人都说算了，不戴，戴着没感觉，就说不舒服"。戴与不戴安全套的人群分类，小姐反映，"一般有身份、看起来有钱的人会戴"。

4. KAP 调查表明，小姐的艾滋病防治知识很欠缺，说明高危行为的干预任务依然艰巨。

5. 因为考察的社区居住着很多凉山彝族人，族群界限便是绕不过去的话题，甚至可以听到极其有危害的认知："听说过汉族患风湿的人，找彝族妹妹做，病就好了。"

尽管侧重艾滋病防治的行为干预调查，但从个案要素分析来说，我们仍然可以解读到有关毒品的关键信息，失恋苦闷是最初吸毒的直接原因，而社会根源还是因为原生家庭的破裂，自身婚恋出现问题，我们很清楚地看到原生家庭基本上决定了小姐群体只能成为弱势的、边缘的、底层的人群。一般而言，最初沦落为做小姐或走向吸毒这条不归路，必然有着各种深刻的社会缘由，通常原生家庭是破碎的，在某种意义上说，她的情况表明不是吸毒导致家破人亡，而是因为原生家庭是残缺的，更与个人情感状态关联，常常都是因失恋苦闷而吸毒，或交友不慎而被拉下水，与大多数初次吸毒的女性一样，带她吸毒上道或拉她下水的是身边吸毒的朋友或闺蜜，并非是通常意义上的"坏人"，这种社会关系网络决定的毒品环境和毒品诱惑场景可以说是最难以抗拒的。

就社会人口学特征的教育程度而言，要么小学未毕业，要么初中毕业或未毕业，既无一技之长，更没什么兴趣爱好，即使入行做小姐，职业化程度也极其低，所以她们只能委身在低档场所从业，在性交易方面毫无讨价还价的能力，更没有身体的自主性，安全套使用率低，往往过于相信性实践的经验主义，多高危性行为，且性行为方面容易进行客人与亲人的分类学对待，故而感染艾滋病病毒的风险也最大。

从批判医学人类学的意义上说，毒品难以戒掉或形成毒品依赖不仅仅是生物学或药理学的问题，心理性的依赖（心瘾）无疑是很重要的原因，但更关键的还是社会性的成瘾，即社会的弱势人群将毒品产生的虚幻效果视为逃避社会苦难（social suffering）的一剂解药，至少可获得哪怕是短暂的社会解脱。

正因为身处社会的最底层，就吸食毒品的种类和毒品流行趋势而论，当金沙江市在 2008 年左右开始流行冰毒、麻果，或最时尚的玩法是溜冰、漂麻[1]或玩兵马俑的时候，她们通常没有机会尝试那些被标榜为时尚、前卫、有钱等社会地位标志的最新毒品，甚至为了省钱，又想打得晕一点，而将海洛因、安定、异丙嗪、三唑仑兑在一起打，而混合吸食毒品通常造成更严重的生理后果，如皮肤溃烂等。不过，就金沙江市吸毒人群有关吸食毒品种类的自我分类而言，她们属于典型的海（洛因）派，相对而言，与所谓的冰（毒）派、麻（果）派相比，吸毒史更长，戒毒更困难。

至于毒资的来源，女性吸毒者最主要的获取手段当然是以贩（毒）养吸，或以性养吸，或同时以贩以性养吸，甚至在参与美沙酮维持治疗的过程中，通过包嘴而将美沙酮作为毒品进行非法流通，或依附男人（包括贩毒的男子）获得毒品或其他资源。当然，男性吸毒者除了贩毒养吸，还通过偷盗、骗、抢，或操控女子做小姐获取毒资。显然，女性吸毒者的社会关系网络越复杂（如同时有法律意义上的丈夫、男友、控制她的鸡头或包养她的男人），遭遇高危行为的风险也越大，涉及的违法犯罪行为自然更多。

1　准确表达，应该是飘麻，但为了与溜冰相对应，更形象和谐音，本书仍然写作漂麻。

二　毒品使用模式与流行趋势

就毒品民族志的研究路径而言，其带来的研究深度是非常显著的，若是从年龄、性别、身份、族群等要素，对下述 4 个男性吸毒者的深度访谈个案进行分析与比较，那么我们可以清晰地观察到 10 年时间差的不同年代之间毒品使用模式的转换轨迹，精确感知和识别毒品流行趋势及其公共卫生意涵：

自小父母离异，兄弟姐妹 5 个，吃药（吸毒）后，关系不如以前亲密。小学没毕业，喜欢看《读者》，最喜欢《读者》，基本上没啥子爱好。1990 年结婚，1993 年离婚，儿子 18 岁，归我，由老母亲管，在经贸学校读书。

1995 年，第一次口吸海洛因，吸了七八口，人就不行了，人像啥？像大病了一场，浑身无力，见有油的东西，就恼火得很，吃不下饭，反正不舒服，说不出来，恼火得很。当时，刚离异，无聊，开始到娱乐场所逛，认识了一个朋友，男的，他是吸食海洛因的，当时知道他是吸毒的，他想戒药，没有经济能力，看他太难受，就让他住我家，帮他戒，看他实在难受了，就帮他买药了，住在一起半年，看他戒不掉，想知道到底海洛因有多凶，就搞一搞，不知不觉就上瘾了，上瘾后吃 30—50 元一包，一天一克多，不多。一年后改为静脉注射，别人帮我打针，不共用（针头），听别人说，共用针头传染艾滋病，已经在宣传了。10 个注射的人，有 9 个会共用针头，认识的朋友也这样。共用的原因：没钱买针头；有时买不到，如夜里太晚了；如 3 个人一起吃药，买了药，都共用一个针头。最高药量一次就一克多，就想打死，打了一克半，躺在床上两天，自己都不知道，觉得吃药给家人丢脸，所以就想死掉算了。好几年都这样，原来的量，打不晕，所以加安定、异丙嗪各一小瓶，兑在一起打。

1997年，进戒毒所3个月，出来当天，就吃药了。2000年进劳教所一年，出来当天，还是吃药了。2004年，因吸毒，又进劳教所两年，稳了一段时间，又复吸。回内江，躲开城市，离开这个吸毒环境。在内江，也吸过几回，只好回金沙江市。2008年6月26日吃药[1]，我哥打电话给派出所，来抓人，送进来。2008年7月17日，进强戒所，签了两年。

买药的钱，刚开始的时候是自己的钱，1990年就有160万—170万元，从事回收废铁业务，后来是家里的钱，没有在外面找钱，但给家庭造成很大伤害，哥哥、姐姐做生意，有钱。

有时偷嘴，在门诊点看到别人吃药，就想吃，有心理斗争，说老实话，我们这种吃药的人都有心理斗争，但海洛因的魅力太大了，太有吸引力了。偷嘴几次后，就不想去喝药了，就不去了，因为（美沙酮）没有海洛因的感觉好，没有海洛因的快感。我现在至少心里有这种想法，不喝美沙酮，也不吃海洛因。

（访谈时间：2009年1月17日上午9∶00—11∶03；访谈地点：金沙江市强戒所；访谈对象：39岁，1970年出生，男，汉族，原籍内江）

该访谈对象自幼父母离异，原生家庭残缺，自身20岁早婚早育，虽说小学未毕业，但从事废铁品收购（有时候更可能的是盗窃，靠山吃山，这在地方是比较普遍的现象），20岁便拥有160万—170万元，然而因为婚姻草草解体，自组家庭破碎，处在空虚无聊之中，所以很快就走向了吸毒这条不归路。他最初的吸毒原因说来荒唐而可笑，竟然是为了帮助一个吸毒的朋友戒毒，但最后反而自己吸毒了。当然，原生家庭的残缺是他吸毒的社会性根源，自身婚姻失败

---

[1]　挑衅性地选择世界禁毒宣传日或故意到派出所门口吸毒，这通常是吸毒人群借此被抓、进行强制戒毒的一种被动式自救行为。

而感到苦闷无聊则是吸毒的根本原因，对海洛因的好奇与无知无疑是直接诱因，用他的原话说，就是"想知道到底海洛因有多凶，就搞一搞"，这一天真幼稚的毒品尝试，终于让他悲哀地体验到"海洛因的魅力太大了，太有吸引力了"。上瘾后一天吃一克多海洛因，这说明当初他的确手头有钱，金沙江市的毒品又易得，当时海洛因的品质还很纯。一年后，改为静脉注射，后来，为了打晕一点，显然也是为了省钱，开始多药物滥用，加安定、异丙嗪各一小瓶勾兑在海洛因里一起打。最高吸毒药量一次就一克多，打过一克半，就想打死，破罐子破摔，所谓哀莫过于心死，处于这种破罐子破摔心理状态的吸毒者极其普遍。当然，有的一心求死，注射海洛因后，又接着喝白酒。[1]

从毒品使用模式来分析，报道人属于典型的"70后"中的"海派"，对海洛因表现出相当的忠诚度，这既有当初海洛因货纯、药理体验较好的缘故，又因长达14年的吸毒史，即使他们尝试新型毒品，通常也找不到吸食海洛因那种梦幻般的昏沉感，起码访谈之前，他尚未尝试过新型毒品。不过，就是痴迷于海洛因，觉得"海洛因的魅力太大了，太有吸引力了"——这与美国的一些研究很相似，惊叹狗屎上天的海洛因之魅惑，但随着毒资需求的增大，又往往被迫选择多药物滥用模式，即为了少花钱，增强海洛因的药效，不得不加兑安定、异丙嗪、三唑仑，引发其他生理和健康问题。更关键的是，尽管访谈对象说自己不共用针头，但他又说"10个注射的人，有9个会共用针头，认识的朋友也这样"。从所有的访谈个案来看，这是一个难以证伪的话题，因为几乎所有访谈对象都否认自己共用针头，而指认别人共用针头，只有少数几个已经感染了艾滋病病毒的报道人，坦承曾经共用过针头。显然，要获得这方面的真实信息，极具挑战性。假如共用针头，性伴侣又不稳定，那么自然存在感染艾滋病的高危行为风险。

1　如果注射海洛因后，又喝酒，很容易过量，其作用机理是协同作用，即组胺效应，从而增强对呼吸中枢的抑制作用。

从海洛因的生物成瘾性与戒毒效果来看，1997 年，该访谈对象进戒毒所戒毒 3 个月，但从戒毒所出来的当天，就吸毒，了心愿了。2000 年，进劳教所一年，也在出所的当天，又吸毒了。2004 年，又进劳教所两年，虽说安稳了一段时间，但很快又复吸。2008 年 7 月 17 日，进强戒所，签了两年。显然，此后稳定了一段时间，那是因为回内江老家，离开了金沙江市这个吸毒环境。不过，即使在内江，他也吸过几回，强调"海洛因的魅力太大了"，只好回金沙江市。从某种意义上说，似是而非，海洛因生物性生理性成瘾，往往被吸毒人群作为自我吸毒合理化和正当化的托词，然而，的确发现海洛因的心瘾是更难以抗拒的，总令他们沉溺于过往海洛因带来的人生无忧状态，从而逃避残酷的社会现实。

正是这样，虽说美沙酮是克制海洛因成瘾的较好解决方案之一，因其半衰期较长，又是累积型的，可有效抑制海洛因的欣快感，然而，访谈对象在参加美沙酮维持治疗中，有时偷嘴，诱因竟然是在门诊点看到别人吃药，就想吃，这种看似不可理喻的攀比心理，还是社会性成瘾导致的自我放纵，就在于享受吸食海洛因带来的飘飘欲仙的感觉。因此，偷嘴几次后，当然就不想去喝药了，找出的荒谬理由居然是因为美沙酮没有海洛因的感觉好，更缺乏吸食海洛因引起的快感。这里说明两点，第一，除了吸食海洛因引发的欣快感或奖赏效应的顽固记忆和心理渴求之外，偷嘴的一个很重要原因就是门诊点的喝药环境太糟糕，存在着强烈的引诱复吸环境，参与美沙酮维持治疗的吸毒人员普遍存在"在门诊点看到别人吃药，就想吃"的诱惑与攀比和比烂心理；第二，导致美沙酮维持治疗脱失率高的主要原因之一是偷嘴，就是说，偷吃海洛因了，就不去喝美沙酮了，而不喝药的理由竟然是"（美沙酮）没有海洛因的感觉好，没有海洛因的快感"，这又说明，美沙酮维持治疗的知识传播存在问题和误解，将抑制海洛因成瘾的美沙酮作为海洛因的替代品，自然不可能获得海洛因的欣快感。同时，从服药维持治疗的病人角度看，其服药的动机和主观意愿明显不是为了戒毒和降低危害，而仍然是属于典型的寻找海洛因的感觉论者。这与美沙酮维持治疗门诊的目标自然背道而驰。此外，就吃药与喝药的分类学而言，在吸毒人员眼里是非常清晰的，吃药（毒品）就是吸毒，而喝药（美沙酮）就是参与美沙酮维持治疗。

其实，在那个年代，在那样的年龄，不少吸毒者与这位访谈对象的情况相似，身上大多有着可怜之人必有可恨之处的特征，或凄婉，或无奈：

> 没有父母，已经去世，也没有兄弟姐妹，小学未毕业，原先爱看《知音》《故事会》。
>
> 1999 年，第一次口吸海洛因，吸了两三口，苦得很，想吐，头昏想吐。一直吸，半年多，七八个月的样子，上瘾，开始静脉注射，10—20 元的，一天两三次，最高药量 125，一天两针。有时自己打，有时两人打，自己用自己的针管，兑过安定，没有吃过其他毒品。
>
> 吃药的钱，主要靠找钱，偷盗铁、钛。有时，向朋友借。
>
> 戒毒戒过两次，第一次是 1999 年 4 月至 7 月，3 个月，在戒毒所，当天出来就吃了。第二次，2004 年 4 月至 2006 年，劳教两年，出来当天吃了。2008 年 12 月 23 日，进强戒所，这次签了两年。
>
> （访谈至此，到了吃午饭的时间，访谈不得不终止。）（访谈时间：2009 年 1 月 17 日 11：33—12：00；访谈地点：金沙江市强戒所；访谈对象：31 岁，1978 年出生，男，汉族，籍贯本地）

从吸毒史、吸毒方式、吸毒量、多药物滥用情况来说，31 岁的他已有 10 年的吸毒史，第一次口吸海洛因，吸了两三口，七八个月后上瘾，开始静脉注射，最高药量 125，一天两针。他只是兑过安定，没有吃过其他毒品。

从他的戒毒史来分析，1999 年，进戒毒所，3 个月后出来的当天就吃了。2004 年，劳教两年，又是出来的当天就吃了。这就是说，每次戒毒出来，都是当天就了了心愿。

应该说，他的海洛因成瘾程度并不是很严重，常人难以理解的是，既然喝了美沙酮，不会犯瘾，和正常人一样，那么为什么又不好好喝药，彻底戒毒呢？事实上，究其吸毒的根源仍然还是无家无业，以偷盗为生，人生自然空虚无聊，心里感到苦楚，如他本人所言，"就是想打一针，说不清楚"。2008 年 12 月 23 日，进强戒所，签了两年。从既往行为判断，并不能保证他不会再次吸毒，根本无法戒掉毒瘾。

如果对两个访谈个案进行比较，那么我们很容易发现两个访谈对象有许多相似之处。第一，家庭出身凄惨，或自幼父母离异，或孤苦伶仃，都是小学未毕业。第二，多药物滥用方面，受限于经济条件与社会交往网络，在注射海洛因时，只兑安定、异丙嗪，或只兑安定。第三，在参加美沙酮维持治疗的过程中，均存在偷嘴吸毒行为，即一边喝美沙酮，一边注射海洛因。偷嘴的原因虽说是海洛因的魅力太大，太有吸引力，或是抱怨美沙酮没有海洛因的快感，或是身世悲凉，既无家业，人生亦是百无聊赖，但其实质是幻想着借助吸食海洛因以逃避人生的苦境，寻求心理慰藉与心灵寄托。第四，都是在强戒所做的访谈，自然有些宣传知识的接受方面比较类似，也更容易否认某些高危行为，如吸毒共用针头的问题，只说别人共用，强调自己单用。除非是在吸毒现场，否则很难证伪。第五，从强戒所或劳教所出来，他们每次都当天了了心愿，即当天就复吸了，这无疑是非常关键的信息。此外，从社会危害与公共卫生的视角来说，除了吸毒这一共同的违法犯罪事实之外，或为了筹措毒资而偷盗，造成极大的社会危害，或周旋于不同的女人（即同居的女人、长期的情人与夜总会的小姐）之间，有更多高危行为的可能性，显然存在更高的公共卫生风险。

从 2009 年到 2019 年的 10 年之间，地方的毒品流行趋势发生极大的变化，2005 年左右开始出现新型毒品，2008 年前后较多原先吸食海洛因的吸毒者逐渐尝试新型毒品，除了彝族吸毒者之外，"90 后"的汉族吸毒者绝大部分不再接触传统毒品海洛因，而只吸食新型毒品，且新型毒品的吸食者并不都是原生家庭残缺或自身婚姻破裂，与原先的情况极为不同：

> 1998 年出生，初中毕业，家住仁和区，父母都美满，还有一个弟弟。
>
> 这是第二次进拘留所，第一次进来也是因为溜冰，2016 年进来过一次，拘留了 7 天。这次是 2018 年 12 月 26 日进来的，拘留 15 天。
>
> 2016 年第一次吸毒，在西区朋友租的房子里，那时候 17 岁，4 个男的一起，当时毕业了，刚出来上班，当时打牌输钱，心情烦闷，朋友就说吃一下（冰毒），吃了之后就不烦躁了，第一次就是在锡箔纸上飘一下，第一次记不清几口了。吸完后，睡不着觉，精神好得很，吃不下饭，就在网吧里上网玩游戏，玩了一两天，我们 4 个就是喜欢打游戏，现在更多的是网上赌钱。那个时候，溜冰后在网上赌钱，钱都不是钱，到最后醒了，真想给自己两巴掌。
>
> 第一次溜冰过后，隔了一个星期，觉得吃过了，也没事，也没上瘾，那就又吃了一次。第二次就习惯了，心里面也没那么怕了，因为之前家里的堂哥吸海洛因，所以也很抵触（吸海洛因）。但是，现在想想，觉得冰毒（比海洛因）更可怕，因为有时候跟爸爸在新疆那边跑车，回来之后，感到现在脑子都反应不过来了，感觉冰毒对自己的伤害还是很大的。其实，我吃得不厉害，因为我长期在外面跑车，只是回来的时候会吃一点，但确实觉得对自己的身体有伤害。
>
> 麻果还是有用的，但除了香，感觉也没啥不同，主要就是助兴的。溜冰之后，不会去乱找女人，觉得麻果的（催情）效果（比冰毒）更

好。我每次都是跟男的一起吸，虽然有女的，但都是自己做自己的事情，有洗衣服的，找东西的，捡金子的，就是感觉做什么都是一根筋，做什么事情，就一直做，就一直不停地摘豌豆，手都破皮了，还在继续摘。

在金沙江市也尝试过摇头丸。2016年左右，在炳草岗那边的慢摇吧，两个人一起，就是和那个带我吃冰毒的男的。一颗摇头丸就着酒一起吃，吃了不好过，吃了一次，就不想吃第二次，人要是不使劲出汗，就不行，必须不停地动，必须不停地出汗。

看朋友吸了K粉之后，整个人就像吸海洛因一样，所以我很抵触，我很怕误以为是海洛因，从小接触的就是这种教育，海洛因就是毒品，新型毒品就没事，吃了就可以不睡觉，打游戏，我又很爱打游戏。我听说过在金沙江市还有神仙水，但是我没试过。（访谈时间：2019年1月7日10：42—10：57；访谈地点：金沙江市拘留所；访谈对象：20岁，1998年出生，男，汉族）

1986年出生，33岁，米易县山区的彝族，初中没毕业，没离异，有两个孩子。

2018年的8月份，第一次吸海洛因，在朋友家里，就两个人。因为当时打牌输钱了，朋友就说来几口，可以睡好觉，烫吸的，吸了四五口，头昏昏的，想睡觉。隔了七八天之后，第二次吸，就是为了放松一下心情。没过多长时间，大概也就是吸了两三个月之后，就开始注射了，因为没钱了，没钱的时候，就只能注射。虽然是注射，但是我知道不能共用针头。

这次被抓进来拘留，不是抓的（吸毒）现行，跟着朋友去跑车，但因为朋友是有案底的，就与他一起被带过来尿检，然后就查出来了。昨晚刚进来，被民警给脚踹了，因为民警看你不顺眼，就踹你（在访谈过程中，他一直捂着胸口。访谈尚未做完，因到饭点，不得不中止了访谈）。（访谈时间：2019 年 1 月 7 日 11：13—11：30；访谈地点：金沙江市拘留所；访谈对象：33 岁，1986 年出生，男，彝族）

拘留所做的这两个访谈个案非常清楚地呈现出族群身份不同所形成的毒品使用模式的差异，且地方性地表达出毒品流行趋势何以存在这样的差别。首先，从社会人口学特征来看，两人年龄相差一轮，虽说一个 20 岁尚未婚，另一个已婚，还有两个孩子，但从原生家庭看都是完整的，父母婚姻美满，一个初中毕业，另一个则肄业。换言之，都是低学历。其次，从吸毒原因来说，两人均打牌输钱，尤其是前者沉迷于网络游戏、网络赌博，无论是溜冰，还是吸食海洛因，无非都是为了减缓焦虑，放松心情，在药物的作用下自我麻痹地继续专注地打游戏赌钱。再次，就毒品使用模式和吸食毒品种类而言，前者溜冰漂麻，尝试过摇头丸，没有接触过神仙水，但大多是一次性地尝试，不属于多药物成瘾性滥用，后者是以烫吸方式使用海洛因，虽说因为毒资有限，很快就转为注射，但也知道不能共用针头，这就说明近年来禁毒宣传和公共卫生政策推行是有效的。当然，在考察地方毒品流行趋势时，我们可以观察到明显的族群差异，尽管已经是 2018 年，且是第一次吸毒，这位居住在山区的彝族年轻人有机会接触到的毒品仍然是海洛因，这同样值得特别关注，其特殊性在于整个凉山彝族地区有种植、吸食和使用鸦片治病的历史传统，凉山又处在地下毒品流动的大通道，彝族参加贩毒的人多，我们多年的考察和接触发现，在天外天社区原先从事小零包贩卖的彝族妇女很多，所以彝族人比较容易获得海洛因。相对而言，新型毒品还是比较贵的，如果没有相应的社会关系网络，那么经济收入较低的彝族人通常没有机会接触到新型毒品，而因为缺乏毒资，不得不从烫吸海洛因改为针头注射，就更说明了这一点。此外，就毒品宣传和毒品认知来说，目前在当地的年轻人中，非常典型地形成了这样的一种认知模式：

海洛因是毒品，而新型毒品就没事，因为他们觉得不会成瘾，尽管也已认识到新型毒品，如溜冰，会伤害脑神经，所以这方面还需要做更多具有针对性的禁毒宣传和毒品流行趋势的民族志研究。

三　毒品药理的主位感知与文化建构

当然，并非只要是彝族吸毒者就一定吸食海洛因，其还与地域、年代、年龄、性别、身份、经济条件、社会交往的关系网络等相关。其中，一个较为明显的差异就是，居住山区与城区的彝族吸毒者在毒品选择方面会有显著不同。因此，若是从地域、年龄、性别、身份、经济条件、社会交往的关系网络等要素解读与分析下述这个个案，那么就会清晰呈现出毒品使用模式的差异以及造成这种差别的根本原因，如身体资本的利用、新型毒品群居性吸食的特性，当年轻女孩以交友的名义混社会，无论是依附性还是陪伴性吸食，通常是不会缺乏毒品的，而且她们总是走在毒品流行趋势的潮头，借以炫耀她们所渴望的虚幻的社会地位，从中明显可以观察到其有关毒品药理的主位感知与文化建构：

家住仁和区，彝族，今年刚满 17 岁，爸爸是汉族，妈妈是彝族，虽然自己是彝族，但是不会说彝语，只会说汉语，上到小学就不念书了，平时也没什么特别的兴趣爱好，就是喜欢打游戏，尤其是吸毒之后，更是专注于打游戏（打老虎机）。

2016 年 9 月 30 日进的强戒所，到今天正好过了一年，因为在男朋友开的农家乐溜冰被抓。之前拘留过一次，2016 年 4 月，也是在这里，拘留了 15 天，出去之后中间耍了几个月，2016 年 9 月又进来了，签了两年强戒。

9 岁起开始吸毒，由于那个时候父母离异，父亲有了别的女人，所以父母争吵了一段时间，之后他们悄悄地离婚了，但对自己的影响是很大的，父亲很快再婚，母亲独自带我。我是独生女，母亲无工作，父母刚刚离异之后，自己的心情特别不好，之后和社会上的人混在一起，就开始吸毒。第一次是在西区男朋友的朋友家里吸的，那个时候耍了一个 21 岁的男朋友，他告诉我说吸了，就不那么难过了，但其实第一次吸了，更加地难过，非常地钻牛角尖，想一件事情非常执着，思想比原来更极端，不过也没有其他什么生理变化，个人身体不一样嘛。第一次吸的时候，算上我 4 个人，除了我和我男朋友以外，还有一个女的，一个 30 多岁男的，他们是男女朋友关系，冰是男朋友的朋友发给我的，没有加别的。当时，虽然小，但是知道自己是在溜冰，也没有多想，就想自己和家庭反正也就这样了，耍，就耍吧。吸毒之后，就是一起打电脑游戏。13 岁时，跟了另一个男朋友，23 岁，在炳草岗的旱冰场认识的，那个地方很多溜冰的人，都是这样的人，就认识了，跟他好了 4 年，跟这个男朋友发生性关系，但是有用安全套。我家里管得很松，都是家里给拿钱，就拿钱在外面租房，但也开房。后面也耍过很多个男朋友，但多得记不得多少个了。

几乎有 10 年的吸毒史了，只用过冰毒和麻果，麻果吃得不那么频繁，和冰混在一起吃，觉得麻果是香的，也描述不出来是什么香味，反正就是香的，麻果不固定，只是偶尔会用。才开始吸毒基本上是一两个月一次，经常都是好几个人在一起耍，一般一个人不会吸，都是别人提供的，还在宾馆开房吸，这种情况持续了一两年，之后就是一两个星期吸一次，基本上不固定，五六个月之后，就变成每天都要溜冰，每次就是有多少，就吸多少，最多的时候，一两个星期吃一次饭，睡一次觉，经常是通宵进行，不吃不睡。不过，没有碰过海洛因，我只是知道海洛因是要注射的，而且注射的时候皮肤会溃烂，所以就一直不敢尝试，就没有碰过这个。其实，一两个星期不溜冰，身体上没啥太大的难受，但就是心慌。现在（强戒所）里面不吸，也没什么。

自己是只吃不发（零卖毒品），很多吸毒的朋友，他们请我，叫上我一起吸。自己并没有为了毒资做过小姐，但是带妹妹，带过7个妹妹，都是一起耍的时候认识的，妹妹们想要挣钱，就带她们到朋友的场子里去，当时带的妹妹都是吸冰的，没有抓进来，还在外面，带的人都是当地人，一个19岁，一个23岁，两个25岁，都是带到KTV，坐台喝酒，之后客人要是说带小妹去耍一下啊，吃点夜宵啊，有些就是去溜冰。

左手的文身是最早的，10岁文的，左手臂的龙图案文身，12岁文的，就在仁和的街上，也是为了盖伤疤，就是觉得文着图案很好看，我身上有十几个文身，脖子后面有个太阳图案，右腿有一个美人鱼图案，看很多人都文这个美人鱼图案，就觉得很好看，就文了，胸口还有个蜘蛛图案。

进来之前都是抽过血，监测过病的，没有HIV和丙肝，但因为吸毒长期不吃饭，就会有一点胃病。在强戒所就是参加康复劳动，每天缠绕线圈，还有一些文艺活动，跳舞啊什么的，之前还有画画，对于出去之后要干什么，平时也想过，但自己也不知道到底该做些什么，可能要先回趟家吧，但应该不会再带妹妹了，估计也可以学学文身，因为朋友说你那么喜欢文身嘛，可以自己学学。

家里人每个月都来看我，有一次，母亲来看我，说是找了一个叔叔在一起。（访谈时间：2017年10月1日10：32—11：03；访谈地点：金沙江市强戒所；访谈对象：17岁，2000年出生，女，彝族）

这位家住金沙江市仁和区的17岁彝族女孩子，个子高高的，原先染发，金黄色的，新长出的部分头发乌黑，鼻子有点塌，长有一颗小虎牙，笑起来很好看，特别是当我们问她在强戒所的一年里会想冰毒吗？等从戒毒所出去会马上了心愿吗？小姑娘就只是腼腆地笑，虽然 17 岁女孩经历社会江湖，经受人生风雨，但她依旧不时露出这个如花年龄段所特有的纯真微笑。只是这一微笑与正准备高考的同龄高三学生有什么本质区别吗？是否含有一丝不易察觉的苦涩？

作为父母婚姻失败的牺牲品，本该接受国家义务教育的年龄，9 岁即辍学流落社会，与社会上的人混在一起，当然，是以谈恋爱的名义和 21 岁的男子混生活，令常人感到震撼的是，在懵懂之年的 9 岁就吸食冰毒，试图利用药物摆脱人生的烦忧，沉溺于电脑游戏，频频参与网络赌博，完全以一种破罐子破摔的心理放任自己如尘埃般漂浮在社会之中，与吸毒者同居混社会，13 岁又换男友，并发生性关系（未满 14 周岁），此后更是不停更换男友，其实质是以性换毒。更令人感到恐惧的是，小小年纪，人小鬼大，不仅自己就是冰妹，文身的她还以一种"大姐大"的身份带过比她大得多的 7 个妹妹[1]，赚取毒资，只是她坦承没有贩毒，不然，她所带来的社会危害更加严重。

尽管她略显自我夸张地号称有 10 年的吸毒史，但是作为"00 后"的一代，她的毒品使用模式、毒品药理的主位感知与毒品成瘾性的文化建构，的确具有典型性和代表性，对于我们理解毒品、毒品问题及吸毒人群，无疑是极具价值的女性样本。第一，从多药物滥用的情况来看，她只接触冰毒，偶尔吸食麻果，但没有吸食其他新型毒品如摇头丸、K 粉等，更没有触碰海洛因，她之所以一直不敢尝试海洛因，是因为她知道海洛因需要注射，而注射（若加兑安定、三唑仑、异丙嗪）的话，皮肤会溃烂。这也是地方对静脉注射海洛因的普遍刻板印象。这就是说，即使她是彝族，但这一年龄段的城区

1　在地方特定的语境中，妹妹或小妹就是小姐。

吸毒者是绝对不碰传统毒品海洛因的。第二，就毒品药理的主位感知而言，她们普遍反映麻果的味道很香，但究竟是一种什么样的香味，大多说不出个所以然来，就一句话，"反正就是香的"。正是这一吸毒者都喜欢的香味，导致很容易吸毒被发现或被举报，所以，麻果越来越难以获得。第三，吸食新型毒品表现出显著的社交性群居特性，如报道人所言，"经常都是好几个人在一起耍，一般一个人不会吸"，这与海洛因吸食者所呈现的独居特点极为不同，也是极其关键的公共卫生关注点。第四，随着吸毒频次的加剧，几乎丧失吸毒者作为正常社会人的许多功能。一位关键报道人的最长溜冰时间记录则是不吃不睡溜冰17天。第五，就毒品的成瘾性与文化建构而论，根据报道人的感受，"其实，一两个星期不溜冰，身体上没啥太大的难受，但就是心慌"，这的确表明新型毒品冰毒的生理生物成瘾性不那么明显，至少没有海洛因戒断症状导致的那种蚀骨的蚂蚁抓挠似的难忍，但显然还是有心慌感受的心瘾，因此，新型毒品冰毒的心理性成瘾是明确的。

其实，与这位访谈对象相似的女孩，许多经历大致都差不多，如下面这个个案的报道人，访谈时不过18岁，虽说个子矮小，皮肤有点黝黑，但有一双大大的眼睛，看起来很纯真的样子，若不是在强戒所做访谈，而是在街头，恐怕不见得能从茫茫人海之中识别出这是一位经历风霜的女孩，尽管原生家庭并没有任何太大的问题：

1999年5月11日出生，凉山会东县的，父母没离异，也很和睦，有一个1989年出生的姐姐，还有一个8岁的妹妹。初中没有毕业，那时候我不爱读书，学习也不好，自己吸毒和家庭无关。

虽然我没有出过四川，但是成都、绵阳、乐山这些地方都去过，就是在那边耍朋友，或者在这边耍了朋友，然后就一起过去了。耍的朋友多半都是吸毒的，2013年第一次吸，那时候14岁，在会东的时候，还在读书，跟朋友要的时候，在宾馆吸的，他们在吸，我也好奇，就自己要求吸了，是溜冰，3个男的，2个女的，另一个女的是我的朋友，比我大三四岁，算是我的一个姐姐，另外3个男的都是这个姐姐的朋友，其中有一个是姐姐的男朋友，另外两个是姐姐男朋友的朋友，都是20多岁的人。当时，就是感觉好耍，溜冰溜了一个晚上。开始的时候，半个月一次，后面是天天溜，被抓之前，几乎也是每天都在吸。第二次吸是隔了10天以后，觉得溜冰后睡不着，很兴奋，特别是心情不好的时候，觉得舒服，感觉要好一些。

开始是给我介绍认识人，自己拿钱去买（毒品），要么那个姐姐请我，要么我请那个姐姐，之前一年都是偶尔，想耍，就耍，因为那时候冰贵，后来要天天出来打工了，有挣钱，是在夜场上班，就是坐台，那时候十五六岁，在会理的夜场上班，也是那个姐姐带我去的，这个姐姐现在还在夜场，把我带过去，就是KTV，先喝酒唱歌，然后在那里面认识溜冰的人，给他们当冰妹，就是帮他们解冰，那时候和男朋友不戴安全套，但在夜场就用安全套。

被抓之前，还用过麻果，麻果和冰混在一起好吃一些，就是会香一些，麻果记不清用了几次，但是也经常用。冰毒不用，就是会瞌睡，没精神。看朋友用过K粉，但我就是不想尝试，也见过别人用海洛因，但是我没试，因为自己看电影里演的，觉得海洛因很容易上瘾。

还去过西昌，在八号公馆上班，在那里待了三四个月，那里面不准吸，管得严，都是在外面吸。后来，又在西昌认识了一个金沙江市的男的，三十一二岁，当时我17岁，就跟着他一起过来，他租房子住，我和他一起住，我也知道这个男的吸毒，就跟着一起吸，在一起耍了一年，直到被抓。在金沙江市，住在桥头堡酒店，我花他的钱，至于男朋友怎么得到钱的，我一无所知，但觉得自己也不仅仅是为了吸毒才跟他，也还是有感情的，因为我们刚刚认识的时候，我玩游戏欠了 1 万块钱，男朋友就帮我还了，我也有一种报恩的心理。打游戏输钱很多，挣的钱几乎都输到这个上面了，3 个月有时候就输掉 20 万，溜冰之后，就想打游戏，就很专注，很执着，有时候玩游戏不顺，就砸电脑，吃冰的人，很多都爱玩游戏，不吃冰，就是很难受，脑壳空空，很烦，虽然也知道吃冰不好，但就是想碰。

之前被抓过 8 次，都是在西昌、会东那边，在金沙江市这边强戒是第一次，之前因为未成年，第一次拘留了几天，但 2016 年 8 月 1 日进来之后，刚满 17 岁，就强戒了。

在里面，觉得日子过得很慢，因为觉得家人不在身边，父母都在会东。姐姐和爸爸都来过，也叫我好好改造，保证出去要做正事，手臂上的这些伤疤，那是读书时跟男朋友分手之后，自己用烟头烫或用刀片划的。（访谈时间：2017 年 10 月 1 日 15：44—16：22；访谈地点：金沙江市强戒所；访谈对象：18 岁，1999 年出生，女，汉族）

该访谈对象呈现出新型毒品吸食者的所有典型特征：第一，在社会人口学特征方面，原生家庭大多没有什么问题，但基本上不爱读书，很早辍学，早恋，很小就有性行为。第二，从社会关系网络与初次涉毒来看，并非都是交友不慎、涉世不深的被动吸毒，因为她所来往的多半是吸毒的人，可以说她却是主动要求吸的。许多毒品研究都证明，很多人第一次吸食毒品均是亲友带上道的。当然，无知好奇也是一个直接原因。第三，这些女孩通常毒性共生，未成年便出入风尘场所，十五六岁即在夜场坐台，做冰妹，同时，又有交往的男友，17 岁即完全在外租房与三十一二岁的吸毒男友同居，且不断更换所谓的男友，多公共卫生风险。第四，从毒品使用模式与流行趋势分析，只接触冰毒与麻果，不碰 K 粉，更不会接触海洛因，

"觉得海洛因很容易上瘾"。这就说明，禁毒宣传策略和戒毒政策需要作出实质性反思与改变。第五，就吸毒后果与成瘾性而论，"冰毒不用，就是会瞌睡，没精神"，除了原来的人生无聊之外，性格暴躁，表明心理性依赖是毋庸置疑的，玩游戏不开心，就砸电脑，说明冰毒造成的脑神经损害和精神伤害也是明确的。心情不好的时候，若是吸了，就会感觉舒服。因此，"不吃冰，就是很难受，脑壳空空，很烦，虽然也知道吃冰不好，但就是想碰"。第六，新生代吸毒者具有显著的黄赌毒三位一体的群体性特征，社会危害极大。

第三章
毒品社会性成瘾的民族志书写

第一节　高危行为的知识生产

一　毒品滥用的民族志文本

作为一项毒品社会性成瘾的民族志研究，其首要产出当然就是民族志文本。然而，如前所述，我们的研究对象毕业于"社会大学无理系"，因长期吸毒导致脑神经受到损害，记忆力通常严重受损，又容易形成反社会人格。对吸毒人群所做的访谈，往往呈现出真真假假、虚虚实实的叙事特征，当然，这也是边缘、弱势、底层人群出于自我保护的需要与机制，许多叙述前后不一致或内容冲突，无法做到自圆其说，需要进行多时段、多场合、多层面、多话题的证伪与测谎，不同于一般的研究对象，同隐秘人群打交道无疑构成极大的学术挑战，甚至在某种程度上还得跟他们斗智斗勇，在不经意之间解读出特定语境的文化意蕴与社会意涵。正如下面这个访谈个案所例示的，访谈对象是强戒所的轮值员，即帮管教民警对戒毒人员进行自我管理的值班员，可以想见，若非在吸毒人群中有一定的、特别的、独到的才干或专长，那么自然难以服众，无缘出任轮值员，而担任轮值员可获得积极表现的机会，从而争取提前出所的加分条件，这类人大多是会来事儿、比较世故的人。这位访谈对象还有着吸毒人员中少见的一身强壮肌肉，即使是在强戒所里面，他也一直坚持做俯卧撑，所以与一般颓废的、黯然的、身上布满针眼的吸毒人员形象构成鲜明对照，故而就其所言必须进行细致甄别，在真假虚实之间拿捏，切不可尽信：

> 1976 年生人，没有结过婚，有一个小孩，今年 14 岁，在重庆老家上学，父母在金沙江这边，他们是搞支援建设的时候过来的，我就出生在金沙江。1994 年亲生父亲得病去世，现在母亲和继父一起，小孩我姨带，自己文化程度是初中，1992 年毕业后，在金沙江东风照相馆工作，会照相。（访谈时间：2017 年 10 月 5 日 15：14—16：50；访谈地点：金沙江市强戒所；访谈对象：41 岁，1976 年出生，男，汉族）

14 个月后，与该访谈对象再次偶然相遇于市三院的仁和区药物维持治疗延伸服药点。当时，我们正在与参与美沙酮维持治疗的吸毒人员做简单访谈，当他到达服药点时，我们双方都没想到竟然在这里偶遇，稍微攀谈了几句，各自留了手机号码，因服药点人多眼杂，不便说什么有关毒品方面的话题。他服完美沙酮，便急匆匆告辞了。当然，因与我们长期合作的关键报道人仍然还在强戒所里，所以我们希望他能够帮我们介绍几位在社区环境的吸毒者，或以贩养吸而与警方有合作的"小鱼"（线人）做深度访谈，几天后跟他约好方便的时候，让他到宾馆的茶楼进行深入访谈，之所以花钱在茶楼的包间里做访谈，自然是要保证绝对地不受任何外界的干扰，以便他较为放松地叙述他与毒品相关的所有过往。在访谈过程中，他一根接一根地抽烟，近三个小时，我们不得不忍受这难闻的二手烟，被熏得晕晕乎乎，体验他那从前吸毒的昏暗场景：

1976 年 7 月 26 日出生，43 岁，老家是成都的，父母的籍贯是成都，那会儿是三线建设，就来了金沙江市，自己是在这里出生的，初中毕业。初二的时候，我就去了体校，那时候贪玩，上学的时候就是打架，打得最厉害的一次，那年是 2000 年，把别人打成植物人了，其实打架的起因就是隔壁的桌子，有人开酒瓶，那个瓶盖飞过来了，然后我们一冲动就动手了，进去了，判了 4 年半。那时候，因为参与的人多，我是第三被告，所以就只判了 4 年半。进去之后，表现得好，就减了一年，2004 年就出来了，因为我在里面把成人自考学完了，就是大专考下来了。

初中毕业之后，就先在母亲单位的照相馆上班，学摄影，大概两年，考了一个三级摄影师，1994 年因为我亲生父亲得癌症去世了，我就不在母亲的单位干了，就去金钢车队开车，也就是从这个时候开始和社会上的人接触了，就开始接触到毒品了。

1993 年初第一次接触毒品，那个时候喜欢去朋友家玩，大概每次五六个人，基本上都是男的，那时候就看他们吃，但是我不知道是什么，因为那个时候根本不知道什么是毒品，对这方面知识懂得很少，就很无知，看他们吃得很舒服，就是好奇。这时候，其他朋友就怂恿我，你也试一下呗，很舒服的，我就跟他们试了一下，也就是三四口的样子，烫吸，就觉得脑袋昏得很，在锡箔纸上用吸管吸。反正就是头昏，感觉飘飘然了，真觉得还挺舒服的。就在朋友家里晕了一会儿，也没有说是昏睡，晕了一会之后就走了。

第二次吸，隔了两三天，去朋友家玩，因为朋友家就是当时的据点，都是隔两三天去玩一玩。正好又看见他们在吃，也就开始吃了起来，第二次还是烫吸，但是吃了十来口，不过因为吃得有点多，就有点恶心，感觉想吐，应该是过量了，虽然是十来口，但药量也不大，也就是 125

的一半，因为刚开始药量都少，最后在卫生间吐了，在沙发上躺了一会儿，也就没事了。这次就没有飘飘然的感觉，缓过来之后，我们几个朋友就出去喝酒了。这些朋友都是我小时候的同学，玩了很多年了，都住得不远。我们喝酒一般都在路边的烧烤摊，喝完酒，也就各自回家去了，也没去找女孩子。那个时候男孩子贪玩，就是爱去舞厅跳跳舞，喝喝酒，也没有像现在这么多的娱乐活动。

发现上瘾，都是几个月之后了。反正每次去那朋友家都吃，也就是每个礼拜两三次，但中间因为有一些港台片出来了，里面稍微提到毒品这些东西，但是不确定自己吃的是不是电影里说的那些。直到突然发现自己有点流鼻涕，打哈欠，浑身不舒服，坐在那边就是怎么坐都不舒服，手放到哪里都不对头，但是那个时候感觉不是很强烈，也就觉得是着凉感冒了，就扛过来了，也觉得没啥。因为那个时候我在金钢车队，白天还要上班出车，所以跟朋友的聚会没有那么频繁了，一个礼拜也就一两回。但过了一段时间，我又去找朋友玩，那时候还是打传呼，相互通了传呼，我去了之后，朋友们都在吃，我也就跟着吃了几口，但是这次已经没有什么感觉了，也不难受了，也就和吸烟差不多。吃的过程中就在聊天，我就无意中说到之前的症状，当时一个朋友就盯着我，我说你盯着我干啥，但朋友也没细说。后面去喝酒的路上，那个朋友私下和我说，你上瘾了，我说啥上瘾，朋友说我们吃的是白粉啊，我就想是不是香港电影里的（海洛因）四号啊。但是我其实也没在意，因为感觉自己也没有犯瘾的症状。但后面就开始有这种犯瘾的症状了，不过，一开始还能克制。

不过，后面工作中，我们有几个人被解除劳动合同了，心里不痛快，就跑去朋友那里了，朋友那边也恰好都有。我们几个人，在那个年代和那个时期，家里条件都不错。那个朋友的父母都在沿海地区做生意，条件很好，就总有东西。解除合同之后，我也不上班了，所以我就总去朋友家。直到有一天，这个朋友拉着我私下说，你有钱没，我说干啥啊，他说这个东西吃没了，得买点了。那时候100—200多元一克，我就拿了一千多块钱，然后他们去买了差不多六七克。那时候就觉得很多，我就问这些够我们吃多久啊，朋友说够我们吃个把礼拜呢，因为大家量都不大，也不注射，就是烫吸。在注射之前，我的最高量将近1克，我的不算高，因为我的量一直都是稳定的，你看我的牙齿也都还在。吸多了，很多人的牙齿都是掉光了的。

　　到了1996年，金沙江市开始有戒毒所了，我第一次因为吸毒被抓，是在1996年的6月26日[1]，在1996年以前，我们这边的公安对吸毒的人抓的不多，因为缉毒队是1994年才成立的，所以很多警察都没见过这些东西。那会儿把我抓去，就是罚款就完事了。我是在1996年底，才开始对毒品危害有所了解的，看过《中华之剑》那种禁毒纪录片，我也就了解了。我记得最清楚的是，我母亲和继父都在家，我就在自己家里吃（海洛因），他们都看到过我在吃，但是他们也都不懂，我就说我牙疼，吃点止疼粉。那时候，我还是跟朋友买，我也拿钱给他们买。到了1997年的时候，我觉得光吃不够瘾了，止不住了，所以我就开始注射了。因为看过朋友打针，我自然而然地就会了，都没用朋友教，就去医院找针管，然后静脉注射，朋友说第一次注射要少一点，因为过量会死人，我就整了两个米粒的大小，注射之后觉得很舒服。

　　我并不是出于经济考虑而注射的，我是觉得（烫吸）不过瘾。那时候我解除合同一直没上班，就认识一个会理的朋友，他有海外关系，我

1　如前所述，挑衅性地选择世界禁毒宣传日或故意到派出所门口吸毒，这通常是吸毒人群借此被抓，进行强制戒毒的一种被动式自救行为。当然，也可能是缉毒警察有意选择这样特定的日子对吸毒人员进行有针对性的抓捕，营造宣传气氛，产生震慑效果。

们就做生意，走私摩托车，拿一辆摩托车 1 万（元），都上了牌照的，手
续也全，我们就在金沙江市开了个门面，专门卖这种摩托车，卖出去一
辆就差不多 2 万多（元），所以赚了很多钱。这个朋友，其实就是我买车
的时候认识的，我后面也给他介绍了很多金沙江市喜欢车的朋友，之后
就开始一起做生意了。那个时候挺挣钱的，卖一台车就可赚一两万
（元），所以我吸毒一直没有感受过经济上的压力。最高的注射剂量就是
125 的量，每天 3 道，早上、下午两三点、晚上睡觉前。我一直维持这个
量，我觉得我在这方面控制得很好，朋友们还是挺佩服我的，我能控制
住量，而且我一直坚持锻炼。因为我们那些一起的朋友，他们是有多少
吃多少，我就和他们不一样。在注射的时候，我从来没加过其他东西，
那些人更希望打得昏一些，所以加东西，如地西泮、三唑仑，还有安
定[1]，但是我知道加了那些，对血管不好，而且我看他们很多人皮肤都烂
了。异丙嗪和三唑仑属于精神药品，都是精神病院才会用的药，我就觉
得对大脑不好，所以我从来不用，我知道那个时候他们都在用。我一直
都很讲究的，在药店买的注射蒸馏水，而且我买注射器都是一次性的，
买很多，我也不差钱，所以从来不会共用，他们都是捡去用我用过的针
头。我再怎么吃、注射，我的量就是那么多。我注射以后，只要每次注
射好，我就能上头，我就一直没往上加剂量。也有可能，后来我买东西
的渠道和他们不一样，就是买到的东西都是比较好的。我虽然接触一些
彝族，但是我很少找他们买，我一般都是找汉族、回子或者新疆人买[2]。
这些人的东西好一些，感觉很纯，他们不是什么人都卖，他们都是卖给
经济条件比较好的。我不像别人是 1g—2g 的买，我都是一次买 10g—

---

1   报道人没有注意到地西泮和安定实为同一种安眠药，即安定就是地西泮。
2   在地方语境中，受访者有关少数民族的称呼用语，如老彝胞，用词真实反映了日常生活场景中的普
遍状况，经询问有些少数民族同行学者，并没有觉得一定含有歧视或侮辱之意涵，故访谈记录，秉笔实录，
照实呈现。

20g，所以他们觉得我应该比较有钱，给我拿的都是很好的东西。

后来，我吸食海洛因到 2000 年，因为打架那个事情，进了监狱，2004 年我出来，差不多一个月的时间，因为家庭的原因，我就又开始注射了，但是没有多久又被抓了，劳教了两年，出来是 2007 年过年那天，从那之后就是来来回回地在戒毒所出入。

其实，2007 年我就接触到了氯胺酮、摇头丸、冰毒。这一年，我就都接触到了这些东西。2007 年我是在重庆接触的，那时候出来之后，家里为了让我隔离这个圈子，就去了重庆的奶奶那里。周围的一些朋友，小时候也都认识，他们也都知道我在金沙江吸毒，在重庆的时候就找我玩，然后朋友也都和我说，别碰海洛因了，但是和朋友在重庆的迪吧、酒吧、KTV 玩，说带你嗨一会儿，我就直接问他，是不是要去吃点摇摇那些啊，因为自己也都知道这些，社会上的东西也都很了解。我因为吸过海洛因，我对新型毒品不感兴趣，我觉得和我们吃的东西作用是相反的。我就是在网上了解到了，还有金沙江市其实也有，一些朋友也时不时给我摆过这些东西。然后，那个朋友说是摇摇，我说还是毒品嘛，但是朋友说，你那个才是害人的，我们这个就是朋友聚会调节气氛的。那天去 KTV 的人很多，十二三个吧，一个中包，男的五六个，其余的都是女孩，但都不是风尘女孩，都是朋友的朋友。我当时感到吃惊的是，服务生直接问我们是药嗨，还是酒嗨，然后朋友就说一起上，一会儿服务生就都端上来了。

服务生拿了两个袋子。一个袋子比较大，我就知道装的是 K 粉，我之前网上看过，并且金沙江市的朋友也给我描述过。还有几个小袋，里面有药丸，黄色、黑色的，就是摇头丸。朋友们就在那里整，他们就问我会不会整，我说咋不会呢，我就先把果盘烤干，然后果盘里面有个卡片，我就用 K 粉把它打成一道一道的，然后用彩色的吸管打个结吸。他们很吃惊我居然会整，我感觉我对毒品就是很有天赋。我把卫生纸用水打湿，把鼻腔弄干净，然后把吸管抻直，中间打结，然后直接进行鼻吸。朋友很惊讶，但其实我也是第一次，我吸了之后感觉没啥，因为我们用过海洛因的人都对这些没啥感觉，不像他们没吃过海洛因的，会有很大的反应。没啥感觉之后，就开始弄摇头丸，我是拿了一粒，大概像甘草片一样，丢在酒里，就开始溶解，但是也有直接服用的。他们说你吃一颗不怕啊，我说我有抗体。但是吃下去之后，音乐声音开大，我就觉得自己的脑袋不受控制了，开始摇。大家就开启了镭射灯、激光灯，都是手牵手地开始在包间中间跳啊，摇啊，反正之后就有的在玩，有的又开始去吃 K 粉和摇头丸，就各自整各自的。我们从 9 点到凌晨 1 点，其实我也没觉得难受和不舒服，感觉大家也都没有太大的反应。但是我们喝的有红酒，也有伏特加，是兑的饮料喝的，还有啤酒之类的。

那个时候，我在重庆待了有一年的时间，吃了 K 粉和摇头丸，又过了一段时间，也是在夜店里，我有一个朋友从国外回来，听说我从金沙江市到重庆了，很久没见了，就喊了好多老朋友，说晚上整点。我在朋友中有主导的感觉，我说主要看那个国外回来的朋友，也不知道接触不接触这些东西，要是接触过，我们就可以整点。我们晚上去了渝中区的一家索菲亚，那时候索菲亚比较有名。因为我在重庆的时候，跟朋友给夜店做红酒生意，所以很熟。我就跟夜店老板说定个包间，夜店那边也还问了要不要其他的，我就顺便问了一句有肉（冰毒）吗，他们说有，我说那就整一袋，就是 1 克。然后我说还有 K 粉，那时候 K 粉很便宜，五六十元 1 克，所以就整了五六克。男男女女的很多，男的五六个，女的七八个，都是对象啊，对象的闺蜜啊，都不是乱找的，然后就开始玩了。

因为这是我第一次玩冰毒，这次我就不会了，我就问飞飞（外号），这个怎么弄，然后他说用锡箔纸，就用那种一卷的锡箔纸裁剪成多长多宽的。然后我就按照他说的来做，剪一截吸管，把冰毒戳出来，就是从那种小袋子里，戳出来，放在锡箔纸的一头，先用火飘化，开始冒烟，不管它，一看化了之后，就把锡箔纸斜起来，冰毒液体流过的时候，就会起一层薄薄的霜，如果安静的话，还会听到沙沙的声音。冰壶上面有一个烟嘴，就把锡箔纸拿起来，继续烤，就开始冒烟，然后那个烟嘴对着冒出来的烟，通过壶壶，过滤了，这边烟嘴里还有一个吸管，就可以吸了。吸了这个烟，不要吞，要包在嘴巴里，直接吐出来。我当时真没觉得有啥，第一次吸了六七口，真没什么感觉，就是觉得比较兴奋，跟K粉和摇头丸的兴奋没什么不同，就觉得心里面热血澎湃，使不完的劲儿，也就是继续在那里摇。但后面回家之后，就发现睡不着觉，心里想睡，但就是睡不着。我和对象就一块打电脑游戏，我对象就说，这个东西吃了确实是兴奋，你就别想睡觉了，我俩就一直在打游戏。

隔了四五天，大家又聚会，又在玩，这次有点闹（过量）了，开始觉得难受了，因为这次的K粉有装食用盐的那么大一袋子，冰毒有十多克，就很多，还是十多个人，大家都有点玩疯了。我开始还是用果盘吃K粉，后面玩疯了，就喊公主，把茶几清干净，下面放了很多烟灰缸，把茶几烤干，然后就在茶几上倒K粉，从一头到另一头，就拿吸管从头吃到尾，冰壶有六七个，冰毒的板子就有二三十个。然后我就觉得有几个女孩有点疯了，接着我就看到女孩开始脱衣服了。我当时还算比较清醒，我就叫我对象过来，让她们把衣服穿上，我说这像什么样子，看着不舒服，她们就把T恤都穿上了。我一般就是坐在沙发上摇摇头，然后看见什么就过去整几下，然后再整点别的。我就突然觉得身上不舒服，我现在回想，就感觉自己可以看见自己嘴里的牙齿，好像是一颗一颗的掉出来，我自己心里还有点意识，就觉得产生幻觉了。我自己知道自己性格暴躁，我就怕自己控制不住要出事，我就躺下了。我当时知道海洛因能解这个东西，我就想等着忍一下，谁喊我也不吃了，但是我控制不住了，别人喊我，我还是吃了，就有很大的幻觉了，就比如自己去上厕所，明明是自己锁了卫生间的门，但是自己上完厕所却完全不记得了，就是出不来了。感觉自己走路像个机器人，我心里面就知道自己是被闹妖了。就喊我对象，我说你过来，我闹了，太难受了，你也让他们别整了。我当时就把所有没整的毒品都收了，就不让他们整了。快夜里两点了，我们结束了。

我开车回去，就差点出车祸。我上车就把油门踩到底了，也不知道车速有多快。突然间，我的朋友从后座过来拉了手刹，他还算清醒，他说你下车去看看，前面就是一个大悬崖，差点掉下去。接下来，就是后座的情侣来开车了，他们还清醒一些。回到家之后，我就觉得很难受，也说不上来，就是身上有虫在钻，很疼，但是也能忍。我觉得还是冰毒的问题，因为K粉一次七八克我都没问题，但是冰毒很少吃，所以我就知道是冰毒产生的后果。看到任何发亮的东西，我就觉得是冰毒，我就想去用手捡，用手碰。然后，我对象就带我去医院了。急诊医生就问我咋了，我就觉得呼吸困难，那个医生就问我是不是去KTV嗨了。医生说没事，开了单子，就去了输液的房间。其实就开了一袋吸的纯氧，我吸了纯氧之后就觉得好很多。因为这个事情，我就开始上网查冰毒过量的症状，就是这样，产生幻觉就是因为大脑缺氧。这次是印象最深刻的，闹得起的感觉。

在那些场所玩，不会觉得不安全的。因为这些KTV都是有保护伞的，就算来查，也会提前通知的，而且都是有其他通道可以出去的。2007年，那时候重庆这方面比较疯狂。

2008年，我从重庆回来。在金沙江市，因为我人缘好，而且我经济方面也比较好，朋友就说一起聚，是我提出来说整一些。因为我从重庆回来的时候带了一些冰、摇头丸、K粉，这边草麻是纯度好的，纯麻是差一点的，草麻是一颗一颗的。我们是在星光灿烂那边玩的，现在已经关门了。麻果的使用方式和冰毒一样，就是红色的药片，丢在锡箔纸上，用火烤一烤就会化，就开始吸那个烟，特别特别香，就是那种奶油咖啡很浓郁的香味，很舒服，其他的还真没有什么感觉。一开始是冰和麻都分开吸的，但是后来我知道兵马俑，就开始一起这么玩了。从重庆回来之后，海洛因我就再没接触过了，我就觉得新型毒品对我来说上瘾性不那么强，我就是不吃也没事，反正不管是从身体上，还是家庭和社会上，都让我觉得海洛因不想碰了，也不能说是用新型的替代了，但是我也是自己从心里想着戒掉海洛因，虽然有瘾，但是我确实没碰过。

这次在里头的时候，我母亲来看我。我真觉得她一天比一天老，老太太这么大岁数了，还在为我奔波。我都四十多岁了，我可能真正有点醒悟过来了。我去年2月份回来，到现在，我真的没碰过。我情愿去喝酒，我都不碰，包括里面出来的人，都过来找我，因为在里面他们听过我的事情，就找我拿钱，我都和他们说，拿钱可以，但是因为吸毒找我拿钱，就这一次。我随时会在心里提醒自己，我碰毒品让自己受了很多罪，失去自由啊，我就不想走同样的路，过那样的生活。人生就这么短短几十年，青春已经耗尽在毒品上了，现在壮年期应该做点事情了。我也去给饿了么跑过外卖，我当骑手的时候，开始接触正常的圈子。我自己跑了一段时间，去年的11月份，我就和朋友两个人，他以前也是跑外卖的骑手，我俩当骑手的时候关系很好，就想一起自己干。这个东西自己可以联系客户，就俩人合伙开了一个小配送公司，现在配送的杂，快餐、蛋糕、酒啥的。现在是初期，加上我和合伙人，就6个骑手，我俩都忙着找客户，要是周末忙不过来，我也送，我俩都在一步一步计划中。

炳三区上面有一个商业广场中环天地，我就想在那里搞个餐饮，比如搞那些粥和生煎包。那种生煎包快餐，可以有实体店的，也可以送外卖。

我也帮你联系过其他人了。因为他们是知道我现在不沾这些，也和他们解释说，你要相信我，就是一位教授想要进行一些研究，我不可能点你的水[1]。但是他们都不相信，也还是怕，怕这是公安设的套儿。后来我换了手机号，就联系不上他们了。我现在也很难接触到这些人，因为他们也知道我现在不整，开了个小公司，也走正道儿了，所以就很不好找。

我谈过几次对象，但是一直没结婚。现在这个对象是家里介绍的，31 岁的福建人，也没结过婚，准备过完年结婚。这次家里面看我出来之后，还挺正常的，就给我介绍了。对象现在炳草岗开了个小店，就是小服装店。她性格偏内向，朋友也不是很多，也不愿意和我的朋友一起出去玩。我和她 4 月份处的对象，6 月份我就跟她说了。我说你对毒品这个东西怎么看，然后女生说不是很懂，我就诚实地说了。女孩子就说至少你现在没吸，那过去就过去了。我觉得女孩很喜欢我，而且一看到她在家，我也觉得很好。（访谈时间：2019 年 1 月 10 日 9：15—12：00；访谈地点：金沙江市花城酒店茶楼包间；访谈对象：44 岁，1976 年出生，男，汉族）

出于各方面的考虑，最终我们也没有询问他，为什么又去喝美沙酮了？是在强戒所两年的强戒，硬脱毒，依旧有毒瘾，还是现在又开始时而吸毒，处于一边喝药、一边吃药的放任状态？最为担忧的是，如若如此，就我们接触的所有海洛因成瘾者的访谈对象来说，几乎没有一个人不打回原形的。

1　点水，就是向警方告密，提供贩毒者和吸毒者的信息。点水的人，通常是与警方合作的线人，在地方叫小鱼。

因此，我们所能做的就是依据后现代民族志倡导的学术实践，或如后殖民理论所追问的庶民是否可以发声，尽可能给予研究对象以发声的空间，表征多种声音，哪怕是他本人的冲突性叙事，透视其原本的主体性，即使不构成逻辑叙事的框架，或说采取白描式自然主义叙事策略，在略显烦琐而枯燥的冗长病痛叙事中，以体现主位视角的文本撰写样式，尽力还原毒品、毒品问题及吸毒人群的原貌，从而平和理性地看待世界性管制难题的毒品和纷繁驳杂的吸毒人群，更深刻地理解与公共卫生问题纠结一起的毒品问题。

二　新型毒品的认知与分类

当 2007 年五一假期，第一次前来金沙江市进行公共卫生的艾滋病防治田野工作时，很快发现这里各种低档娱乐场所（如按摩店、小旅馆、发廊等）的小姐大多吸毒，基本上都是静脉注射海洛因，穿得脏兮兮的，牙齿残缺不全，形同枯木，目光呆滞，烟不离手，随地吐痰，大多身体许多部位因注射布满了针眼或溃烂，有不少小姐已经感染了艾滋病病毒。经过一两年的田野调查，即使走到大街上与那些不认识的吸毒小姐相遇，也都能瞬间识别出哪一个是吸毒者。换言之，当时的那些海洛因成瘾者完全符合媒体宣传所设定的刻板印象，尽管说也含有恐吓式、妖魔化宣传的成分。2005 年左右，当地开始出现新型毒品冰毒和麻果，少数有条件或社会关系网络的海洛因吸食者，为了赶时髦而尝试新型毒品，并因吸食不同毒品而形成某种意义的人群自我分类，号称海派、冰派与麻派。其中，除了单独吸食冰毒的溜冰之外，他们通常又尝试海洛因和冰毒组合吸食，追求一冷一热的对冲效果，有时为了让冰毒稍显干涩的吸食感觉更加滋润，又往往再添加麻果。这一冰毒和麻果的混合吸食方式谐音为"兵马俑"，若是单独吸食麻果，那就号称漂麻。不过，单一吸食麻果的情况少，基本上是冰毒和麻果一起混合吸食。

这一毒品流行态势，一直延续到 2009—2010 年间，在我们从事有关美沙酮维持治疗的默沙东项目的调研和考察期间，除了少数年轻人偶尔使用 K 粉、摇头丸之类的所谓俱乐部毒品之外，还曾一度流行神仙水（即所谓的液体冰毒），但大部分仍然以海洛因为主，只是偶尔尝鲜而吸食新型毒品冰毒和麻果。然而，在距离第一次田野工作 10 年之后的 2016 年，当我们再次进行追踪调查时，随着毒品预防教育和禁毒宣传的深入以及"90 后"一代的成长，除了彝族吸毒者之外的汉族"90 后"吸毒者已经几乎没有人接触传统毒品海洛因了，而只使用新型毒品。下面两个个案就清晰呈现了女性吸毒者有关新型毒品的认知与分类：

　　1995 年出生的，今年 23 岁，我父母没有离异，我是独生女，汉族，老家老盐边新县城的。中专没毕业，读到高二，没毕业，后面就是那种成人大学，中专学的是幼师。我和那个做幼师的管理员是初中同学，当时我们在幼师是同一个班的，我们当时要得很好。

　　2009 年或 2010 年，当时在读初中，处在叛逆期，我们几个叛逆的同学都是一个年级的，都是不回家的那种，五六个男生，两个女生。其中有一个同学的父母在外地做生意，父母不管他，就他自己住。那个同学认识了一个社会上的人，所以我们就经常在那个同学家里一起要，他认识的社会上的那个人打牌打得很好。有一天，那个人赢了很多钱，就问我们是去唱歌，还是吸（毒），因为那些男生之前都吸过，我们女生不吸，只是唱歌。但这次就问我们两个女生要不要吸，我的另一位女性朋友就说要尝试，想过过瘾。我当时还不太敢尝试，但是其中一个男生就说可以减肥，因为我上学的时候还有点胖。不过，我想着，这是毒品啊，还是害怕。但是他们都说不上瘾，没事的。当时我看到其他人都在吸，我也就吸了。当时其实量不多，就 200 多块钱的，当时是 400 块钱 1 克。

但是那个时候的冰毒纯，所以吸了几口，就有感觉了，就觉得心里很紧张，心跳特别快，特别想讲话，就一直滔滔不绝地说话，可以连续说一个晚上。吃完了，就打牌，一直摆龙门阵。家里头知道我们不回家，但是也管不了我。我之前考试不好就要被打，我就不回家，我就跑，然后家里就更打我，我就更不回家，所以家里也拿我没有办法。只要打我，我就跑，所以家里干脆就不管我了，我通常都是 9 点多看家里人睡了，我就偷偷跑出去，然后他们起床之前再回去。

第二次吸，就是隔了半个月以后。不是在同学家了，而是在旁边的宾馆，我们一般都是凑钱开房，一人出一点。第二次和第一次溜冰的感觉没有什么不同，都是后来耍了好久之后，才有的麻果，就是感觉一个人在自我的世界中很专注、很执着。吃了冰毒之后就补假期作业，一个通宵就可以把一个假期的作业写完。那个时候都不是经常耍，只是偶尔耍。初二的时候，就是一个月耍一次，也吃不了几口，感觉不吃，也没事，就像一些朋友当着我的面吃，我都不吃。

溜冰比较频繁的时候，那是在高二之后，2012 年吧，就是没读书之后。那时候也没有工作，也是跟先前那些人一起耍。那个时候我去还同学钱，然后那些人就说偶尔吃一下没事，还会有益身体健康，比如出汗，就会排毒。偶尔耍一下是可以的，只要不上瘾就好。我当时就吃了，但是头就开始晕，走都走不了。我想去厕所，但是也走不动了。到了厕所，也还是晕，就晕倒了。也不知道晕倒了多久，醒来还是晕。从那个时候之后，就开始天天吃。一开始都是在外面吃，吃完回家，后面发展到家里都要放着溜冰工具。一开始就是那些人带着我们吃，后来还有其他的人给我们冰，很长一段时间我都没有买过。最开始跟我一起吃的人，都不吃了，因为他们都是偶尔耍一下，我就特别沉迷。那个时候每天都只顾着耍，耍了就打游戏赌钱，特别沉迷。假如我只有几百元，都是先可着游戏，不去吃。但是我为了打游戏，我就要去吃。我最长的纪录就是四五天不吃不睡，四五天之后就要吃饭，但是不睡觉，可以一个星期，每天就是耍游戏。我父母自己办的幼儿园，我们家就在幼儿园里，空间很大。我住在房子的一边，我父母住在另一边，所以自己出去耍，父母都不知道。

2016 年 9 月 1 日，刚刚开学，我刚刚回到家里，准备好好上班。然后穿着便衣的警察说叫我去问点事情，就把我带来了。当时自己也是傻，家里有后门都不知道跑的。第一次是拘留了 15 天。过了两个月，第二次被拘留。那是星期天，幼儿园全托的小孩儿都来了。这次警察是穿警服来的，我刚刚打游戏赢了钱，我叫了卖冰毒的给我送来，刚刚拿上楼才吃了两口，警察就来了。进来的时候，喊我的名字，我随口就答应了。要是早知道，不答应就好了。因为第一次拘留之后，我向我妈保证不吸了。我妈就问我是不是还在吸，还在骗她，妈妈跟我到了派出所。这第二次也是拘留了 15 天。现在是第三次拘留，然后签了两年强戒。2018 年 2 月 26 日，刚刚过完年进的强戒所。

那段时间天天吸的时候，我不能不吸，根本控制不住。一旦无聊没事做，每天闲着的时候，觉一睡够，饭一吃饱，就想打游戏，吃东西，真的就只想吃东西。溜冰之后，我什么都不想干，什么都提不起兴趣。要是不溜冰的话，我连游戏都不喜欢打了，所以我就是很依赖。身体上的反应就是，要是不溜冰的话，就是动也不想动，就是昏睡。

溜冰之后的性行为很多，溜冰之前完全没有性行为，性行为都是溜冰之后。第一次就是耍了一个男朋友，我们一起溜冰，而且后来我找的男朋友都是溜冰的，都是这个圈子的。后面耍了几个，我也记不清了。第一次是在宾馆，距离第一次吸食有半年多。我第一次溜冰没有性行为。感觉冰毒还是有点效果，跟没有溜冰的时候比，感觉是不一样的。第一次差不多是 16 岁的样子。后面交男朋友也不是说谁有冰，就换谁，而是凭感觉，看谁有感觉，就跟谁。每次发生性行为几乎都是在宾馆，大概有多少个男朋友，我也记不清了，大概有十多个，二十几个吧。很少有安全措施，但从来没有几个男的一起发生性关系的情况。进戒毒所后，体检没有任何问题。吃冰毒的进来就睡觉，就是昏睡，都没有吃戒毒药。在这里面，肯定是不会想的，出去以后，我也不敢保证。但是其实自己知道不能再这样了，再这样下去的话，人就要废了。对自己的危害、家庭的危害很多，对社会有什么危害，那我就不知道了。我就感觉会伤害我的神经，伤害亲人。

以前都是向家里要钱，一般都是在家里上班，也在咖啡厅上过班，商场里面卖过东西。靠这些光吃冰是够的，但是打游戏赌博就不够。之后就是跟他们要朋友，包括进来之前认识的卖冰毒的，这样吃冰毒，就不用花钱了。其他种类的毒品全都没碰过，但自己烟瘾很重。（访谈时间：2019年1月11日17：50—18：40；访谈地点：金沙江市强戒所心理咨询室；访谈对象：23岁，1995年出生，女，汉族）

1998年生人，今年20岁，汉族，凉山会理的，有两个弟弟，父母没离异。家里对我比较严格，对学习成绩要求很高，可我又不喜欢学习，成绩也不好，于是我就逃学，不想在家待着。初中读了几个月，就不读了。在这边长期吸毒，毒品主要是冰毒、麻果、K粉，偶尔吸大麻。

第一次吸的是冰毒。学校晚自习下课，不想回家。晚上几个不回家的同学就一起喝酒，就是那个时候吸的。当时不知道，那几个在校生其实是吸毒的，他们都说这个冰毒可以减肥。第一次是因为喝酒了，就吃了很多，后来去朋友租的房子里，就是比我大两个年级的那个朋友租住的地方。后来反正就是一有时间就去，因为我跟我妈吵架很严重，我跟我妈说话，都是吃饭能把桌子掀了的那种。从小到大，我妈经常打我。

但是也是我做的事情，都太气我妈了，我也是很叛逆的。在我妈的印象中，就是棍棒下出好人。以前考试不好就打我、罚跪，结果就是我的学习成绩越来越不好。我妈越打我，我越不喜欢读书，因为我们家兄弟姐妹成绩都好，就我在学校里打架。但小学我就不喜欢读书，补课我也不去。小学6年级，我就被开除了。开除了，我就去外公家那边读了一个月，那边也不要我。后来我妈就托关系，我才读了初中。反正是跟我妈吵架，我就不回去，我就跑出来了。我就跑出来在金沙江市吸毒，12岁的时候，我就开始溜冰。在我们那边，12岁左右吸毒的很多。我跑出来之后，家里报警了。会理派出所的警察把我抓回去的。然后我不回去，在家又是吵闹，砸东西。因为吸毒了，脾气暴躁，就把我关在家里让我戒毒。但是我从家里二楼跳下来，又逃跑了，跑到金沙江市我朋友这边。然后我妈就不找我了，也是伤心了。我在这里就吸毒打游戏，偶尔回家一趟，都是去看奶奶。

第二种吸的是K粉，2014年左右在成都的时候。当时我有朋友在那边，我在成都耍了一个多月。在火车北站那边夜场玩的时候，他们就拿出来了，我不知道是K粉，他们告诉我说这是K粉，在夜场玩，用K粉会好玩。当时就用鼻子吸，我的鼻子就出血了，我就觉得很兴奋，玩得很高兴。回家我还吃了冰毒。K粉反正就吸了一次。有时候，反正为了故意气我妈。过分的时候，就把毒品带回家。

第三种吸的是麻果，2013年在金沙江市凤凰城，和冰毒一起吃的。当时，四五个女的，两个男的，都是会理老家那边的，都是以前的同学。

其他毒品，我没碰过。我不敢吸海洛因，看过别人吸，从小在我印象中感觉只有海洛因才是毒品。中途也戒过毒，我以前在红格假日酒店上班，我姨在那里。我在那里待了半年，那里很多彝族和汉族吸海洛因的，我都见过。

除了成都，西昌也去过。

我都是靠家里。我妈妈跟我关系不好，不给我钱。但是我爸会给我钱，虽然他知道我吸毒，但是我爸会担心我没有饭吃，就会给我钱。

除非遇到自己喜欢的，我才会发生性关系。我跟男的交往不多，就一个，就是通过他认识的毒品，就是十二三岁的时候认识的这个男的。那个时候他三十多岁。都是通过他拿毒品，后来他出事儿了，被抓了，我就认识了跟自己年龄差不多的小年轻来拿东西。后来第一个男的出来了，我们才又联系了。然后就说吃了这个能减肥，也知道我总是跟家里吵架，闹自杀啥的，就说吃了这个，就不难过了。我跟这个男的，也就耍过一两个月的朋友，后来就没有再联系了。这个人经常卖东西，吃东西，也经常换手机号，也就联系不上了。我中间就交过一个男朋友，也是吸毒的。我见过他父母，但是我不敢把他带回我家。

这次是 2018 年 1 月 20 号进（强戒所）来的。我来到金沙江市，跟两个女孩子一块租房子，她们两个也经常劝我别吸了。然后有一天我要出去玩，一个朋友就给我打电话说，要我拿东西什么什么的，结果我出去就被抓了，应该就是被举报了。现在买毒品给钱，都是利用微信转账付款，在会理和金沙江市都是这样的。（访谈时间：2019 年 1 月 11 日 18∶50—19∶30；访谈地点：金沙江市强戒所心理咨询室；访谈对象：20 岁，1998 年出生，女，汉族）

从这两位吸食新型毒品的"90 后"报道人身上，我们不难发现，与传统毒品海洛因的成瘾者极为不同，尽管她们的原生家庭并非破裂或残缺的，但她们大多具有一些共同的典型特征，相似的吸毒原因，基本上同样的毒品使用模式，差不多一致的毒品认知：

1. 从教育学与青春期角度而论，或小学就被开除，或辍学早，学习不行，大多为问题孩子，在叛逆期严重叛逆，父母放任不管，与父母相处模式有问题，早恋，发生性行为很早，十四五岁即与人同居，开始混社会，涉毒早。

2. 从社会环境与社会关系网络来分析，初涉社会所交往的大多是社会上的人，或是与有问题的学生混在一起，这样的社会关系网络存在着诱吸环境和从众压力，无疑是最大的涉毒风险。当然，聚集吸毒行为也起着恶劣的示范效应。

3. 从吸毒的直接诱因来看，女生容易轻信冰毒能够减肥，显然将冰毒包装成为减肥药[1]，这对于正处在青春期的肥胖女孩来说，彻底击中她们的软肋，这一吸毒理由极具杀伤力，可以说是毫无抵抗力的。至于误导说不上瘾，还有益于身体健康，促进出汗排毒，小女生也极易信以为真。当然，也经常被误导为逃避社会现实苦难的安慰剂，以致有的女生 9 岁或 12 岁就开始溜冰。吸食冰毒后，做事专注，高效，可熬夜补做假期作业，又可连续数天不吃不睡，打游戏赌钱，似乎让她们感受到立竿见影的效果。

4. 从毒品使用模式、毒品分类与吸毒频率来说，"90 后"绝对不碰传统毒品海洛因，只接触新型毒品如冰毒、麻果、K 粉、大麻。换言之，并不认为新型毒品是毒品，而只有海洛因是毒品，吸毒频率基本上都是从偶尔到天天沉溺于毒品。

5. 从女性吸毒者的身份与吸毒后果来看，"90 后"通常集黄赌毒于一身，往往陷于溜冰—游戏—赌钱的恶性循环之中，社会危害极大，尽管她们自身仅仅认识到伤害身体（神经）和家庭（亲人），甚至觉得"人就要废了"。

6. 就吸毒的根本原因而论，自然是百无聊赖的颓废精神状态，完全处在游戏人生、人生就是游戏的荒废状态。

---

1 需要说明的是，当初许多减肥药的主要成分的确是安非他命。

7. 若是考察吸毒行为与公共卫生高危行为，那么显然就会发现，女性吸毒者大多以性养吸，不停地更换所谓的吸毒（贩毒）男友换取毒品，"我找的男朋友都是溜冰的，都是这个圈子的"，多达20多个，或记不得有多少个了，多高危行为，坦承"很少有安全措施"。

8. 从毒品药理的主位感知与成瘾的文化建构而论，"那个时候的冰毒纯，所以吸了几口，就有感觉了。就觉得心里很紧张，心跳特别快，特别想讲话，就一直滔滔不绝地说话，可以连续说一个晚上。就是感觉一个人在自我的世界中很专注、很执着"。虽然她们都不认为新型毒品具有成瘾性，但又如前所述，就是很依赖。

9. 从毒品的预防教育与禁毒宣传而言，目前学校显然没有做到位，处于叛逆期的学生很容易混社会，被所交往的、所谓熟知的社会人带下水。

此外，如今毒品交易的支付方式均通过微信转账，因而毒品流通更加隐蔽。

第二节 毒品社会性成瘾机制的一种解说

一 海洛因成瘾者

通常来说，毒品滥用社会学研究需要探究吸毒的原因、使用什么毒品、怎么使用毒品、吸毒产生哪些危害与后果、戒毒过程、为什么难以戒掉毒瘾、最终能否回归社会。其中，就毒品成瘾的探索而言，最难之处在于到底是药理学的生物性、生理性依赖，还是心理学意义上的心瘾（想瘾），抑或是社会性成瘾？因为本研究聚焦于社会性成瘾，所以重点考察毒品社会性成瘾的机制，即从社会文化的行走逻辑洞察一个人涉毒的深层次原因、直接诱因，吸毒之后，为什么有些吸毒者再也难以戒掉？一般而言，只要吸毒者离开熟悉的吸毒环境与原先的社会关系网络，从事一份具有一定约束力的正当工作，那么要摆脱毒品并不很困难。然而，就我们长达 16 年所接触的绝大多数（300 多个）访谈对象来说，几乎没有完全脱离毒品的。如果说有的话，那也只是少数能够坚持每天去喝美沙酮的、有 20 多年吸毒史的传统毒品吸食者。即使这样，他们也偶尔会偷嘴，并没有彻底做到不碰毒品，极难完好恢复社会功能与家庭功能。因此，通过深度访谈探测社会性成瘾的核心要素，从主位视角阐述成瘾根源，进而探讨其成瘾机制——各要素之间的结构关系与运行方式，就显得极其必要，乃是透视毒品问题最为关键的突破口。我们藉由深度访谈个案来探测由哪些社会因素导致成瘾的，为什么是这些社会因素导致成瘾的，这些社会因素又是怎么导致成瘾的，为什么这些社会因素能够导致成瘾，从而洞察毒品社会性成瘾的具体运行方式。我们依然从深度访谈个案的主位叙述中，开始探寻社会性成瘾要素的那些蛛丝马迹：

> 爸爸是西昌的，妈妈是甘洛的。我从凉山州甘洛县嫁到金沙江市，初中毕业。有一个 16 岁的儿子，在上初三。我没离婚，丈夫也吸毒，也在强戒所。我主要是吸食海洛因。
>
> 第一次吸毒在 1998 年 11 月左右，冬天快年底的时候。当时我开普通的小货车，在甘洛县拉矿石。因为不懂，对毒品也不害怕，就是好奇。以前（吸毒被抓）只是罚款，没有其他的宣传。以前海洛因很贵，1000 块钱 1 克。第一次的时候，一群朋友喝酒，有十来个人，4 个男的，7 个女的，大家都是货车司机。收车以后聚在一起，烫吸。朋友先示范，然后自己学着吸，大家一起吃。第一次吸了 3 口，很难受，把胃里的东西都吐了，难以入眠，昏昏沉沉。第二天 5 点多才好受点。
>
> 第二次吸，一二十天以后，也是烫吸。一天最高 1 克，身上钱多，就买的多，醒了，就烫吸。没钱的时候，就点瘾，身体没什么事，但是

会有想瘾（心瘾），不舒服的主要反应：流鼻涕，打哈欠，时冷时热，骨头都在痛，没力气走路，有一种蚂蚁咬、吞噬的感觉。

2014 年 7 月，别人说打针会舒服，也经常看到别人打针，看到别人昏昏欲睡，很舒服。烫吸很苦，还想呕吐，烫着也麻烦。别人总是说，你吸了这么多年，连针都没打过，心里就痒痒。至于为什么一开始不敢打？因为我爸爸的弟弟的儿子，就是表哥[1]，1992 年开始吸，到 1999 年注射毒品，打针打死了。表哥在家里戒毒，第 3 天在家里，在大腿根的大动脉打针，打死了。我那时偷偷吸，那个时候没瘾，一两个月一次而已。第一次打针是找别人帮忙，在朋友家里，第一次二三十块钱，注射器稍加了水，买的一次性的针头，自己用自己的，我知道不能共用针头。感觉和烫吸完全不一样，马上就很舒服，马上就昏昏欲睡，眼皮很重，很想睡觉。注射的时候，没有加安定、异丙嗪。也有朋友让我加，说放点海洛因，放点药物，更舒服。但是自己知道什么能打，什么不能打，就没加。

2001—2005 年，没吃过一口海洛因。那个时候在西昌，从女子监狱回来。那时候，我帮我朋友打板子，看别人吸，我都不去触碰，自己很有信心，不会再碰。但是，还是因为感情苦，才去复吸。

2004 年 10 月，还吸食过 K 粉，在四川稻城。爸爸朋友的儿子是一个交警，去了以后就一起喝酒。用盘子把 K 粉打成一条线，也是用鼻子吸。K 粉吸完，鼻子会痒，就很兴奋，就像吃了摇头丸，就一直跳啊，摇啊，想把那个毒劲散出去。

2012 年左右开始在金沙江市吸冰毒。当时和老公开旅馆，做生意。朋友要结婚，在我们这里定了房间，朋友已经把毒品摆好了。知道是冰

1　应该是堂哥，表哥通常仅指称舅表、姨表或姑表，但报道人原话如此。

毒，以前见过，看他们吃，就感觉很好吃。我溜冰打了 4 个板子，感觉没有太大的反应，有点兴奋，很精神，不想睡觉，可以一直到后半夜才想睡。看电视很执着，就一直拿着遥控器。跟海洛因（的效果）相反，吃了海洛因，什么都不想做，也不想给孩子做饭。不太喜欢溜冰，就溜过两三次。其他没试过，见过鸦片、大麻、麻果、摇头丸。知道兵马俑，因为见过别人吃完死的，自己心里很害怕。特别是吃摇头丸，吃完有幻觉，有朋友吃完，去跳楼发生意外的。

这次被抓是在家里吸毒，2017 年 3 月 24 日进来的。我生活的范围很小。我们住在四十九君临天下。丈夫是搞装修的。我刚下班回家，孩子还在读书，刚吃晚饭，害怕儿子看到，影响不好，只有送海洛因的知道我们家在哪里，我们在吸毒，也要为下一代着想，不会当着孩子的面，也不会带人在家里，这个年龄的孩子最容易走上邪路，我和丈夫都是在外面吸。

第一次戒毒是在甘洛，当时跟父母的关系不好。1999 年 9 月 28 日，家里把我送到当地戒毒所。在拘留所关了 24 天，然后送到女子监狱。没有海洛因很难受，那时候，感觉真不是人过的日子，浑身痛，浑身麻。那个时候的海洛因很纯，比现在的海洛因难戒。因难受，半个月之内，爬都爬不起来，睡也睡不着，翻来覆去的。

第二次戒毒在 2009 年 12 月 24 日入所，在金沙江市，待了两年。在买药的时候被抓的。别人说天外天、大渡口那有卖的。我刚进门，还没看见卖毒品的，正好警察来了，就顺道把我带走了。我本来就瘦，吸了海洛因，更加面黄肌瘦的，但是化了妆以后，掩盖点，还是能看出来是吸毒的。

毒资的来源主要靠诈骗、贩毒、做小姐、盗窃、开 KTV。最开始是拉货开车，家庭条件还是不错的。就怕开车，肯定有影响，所以开车时，一般不吸，所以没出过交通事故，但骑摩托车翻过车。还没上瘾的时候，嫁到成都。想找一个有钱人，找到一个在我们那里投资开矿的，男的大自己14岁，也给了我很多钱。但是他在外面有小三，自己不能接受，就闹离婚，受孕期间离异，分了80万元。

我会说彝语，因此别人也分不出来我是彝族还是汉族。贩毒有六七年，但是没被抓过。贩毒的时候，在山上，待了三天三夜，带着两个马仔，真是脑袋别在裤腰带上。走上这条路，怕死，也徘徊过。但为了自己吃药，不再低三下四地筹集毒资。运毒的时候，量很大，都是板砖[1]的那种。别人卖500—600元1克，我帮我外地朋友介绍到成都去，我在中间还掺别的东西，再卖更高的价格。

因为离婚分到的钱，很快被我挥霍完了。还不到21岁，别人叫我去做小姐，在西昌三岔口的一个红灯区。那个场所很高档，跟别人喝酒，都会给小费。那个时候做一次300—400元，包夜没去过，估计要1000多元。都是熟客，10个人有两三个会戴（安全套）。一共就做过不到半个月，我觉得我的性格不适合做小姐，感觉自己是在忍辱负重，自己付出多，回报又少，不想委曲求全，而且经常会和客人吵架打架。

我的脑子很好用，我可以让别人给我付出，组织几个人去偷去抢，我自己不去。但我会组织，设局骗，色情骗，就是"杀死猪"。在西昌抢劫，只抢彝族。要是汉族的话，第一时间就会大叫。四五个人盯梢，都是在街上抢，没失手过，例如盯梢去抢金耳环那种。

我像男孩子，性格很外向。差15天满1岁的时候，父母就离异了。判给父亲，父亲有工作，早出晚归，对我的约束太少。家里重男轻女，四五岁的时候，继母生了个男孩，对我就更加不好了。4岁以后，我就

1　一板砖的海洛因，重350克。

跟着外婆。母亲组成了新的家庭，不是很接纳我，一直到11岁。小时候上学，经常被别人说我没爸爸。小时候被两三个人打得鼻青脸肿，外婆就告诉我，打不赢，也要去打。感觉就是这种家庭教育，让我的性格很偏激。16岁哥哥就教我开车子，18岁就开始开货车了。

我也开过KTV，那时候没有吸毒，没有养过小姐。现在我在做正当的苗圃生意。亲生父亲是电力公司的局长，退休了。我父母给我投资，我后父给我投资，在成都买了房子养老，没管过我，就是拿钱给我，放纵了我。

进来吃过两次"626"，戒海洛因的。这次进来一个多星期，就恢复了。毒瘾没有九几年那时的大。吸毒，加上年纪大了，脑子反应迟钝了。我需要用海洛因控制身体不舒服。我第一次点瘾的时候，流鼻涕，从三楼滚下来。我那时候流鼻涕，我还以为是感冒，去开了感冒药。朋友说是不是上瘾了，我才明白，然后我就去药店，看药里有吗啡成分的，就去买了，但是作用不大，有一点点作用，喝了一整瓶白酒。点瘾的时候，想死的心都有了。我知道自己海洛因上瘾后，自杀过。那时候20岁左右，我知道海洛因的危害以后，心里恐惧，也害怕父母知道，性格又好强，因为甘洛是个很小的县城，只有一条街的小地方，害怕别人知道，我买了一瓶安眠药艾司唑仑片，后面洗胃，抢救回来了。觉得自己这辈子就完了，我悲伤过，痛过，伤过，也迷茫过。感觉给家庭父母都带来了伤害。吃药的时候，把钱挥霍一空。为了吸毒，跟父母亲戚朋友都借过钱。我这辈子最后悔的事，就是买了一个相同花样的戒指，把外婆真戒指调包了。当时真的是没钱了。清醒了以后，就后悔了。但后来我给外婆重新买过一个，算是弥补了。

点瘾的时候，什么都会做。脑子里想着的，只有自己和毒品，不管不顾地筹钱。为了达到自己不犯瘾，为了去买毒品，用尽脑壳去想办法，去操心。我每天保证吃半克药，可以维持身体，但是点瘾一分钟，身体下滑50%。进来的时候，身体抵抗力比别人低20%。

为了戒毒，家里人为我花了很多钱。到泸州私人开的昏迷治疗（戒毒），每天醒来吃一瓢药，走一会，吃点东西，就昏迷，昏迷15天，3万5千元。治疗过两次。2016年12月26号，我自愿去市三院喝美沙酮，早上去喝，晚上吸毒，我觉得挺管用的，第一次喝了40ml，压得住瘾，一次加5ml，最高喝过60ml，不偷嘴，挺得住。

2014年1月7号，出所后就一直没吃过。我之前在仁和开小宾馆，不养小姐。我开钟点房，自己带人来。旅馆不挣钱，卖了以后，就做苗圃，我哥哥帮我管。老公也在这里，同一天被抓进来的。后面，有5年没吸毒，就生了孩子，一个女人结了婚，就不能在外面乱七八糟。做苗圃很辛苦，老公在做装修，没有时间跟外面吸毒的人联系。2015年在君临天下买了房子，慢慢地日子好了。但是有钱了，就好了伤疤忘了疼，去年9月才开始复吸，一吃，就打回原形，没停过。我卡上的钱一直在下降，就觉得不行，这样不行，挣来的钱，又攒不下了。

也在想，出去会不会复吸，但是真的不确定。我跟任姐不一样[1]，我还有孩子，还有苗圃。任姐已经是活一天是一天，放弃了。（访谈时间：2017年10月2日8：40—10：35；访谈地点：金沙江市强戒所；访谈对象：41岁，1976年出生，女，汉族）

尽管报道人的叙述杂乱无序，前言不搭后语，或词不达意，但是透过深度访谈的叙述逻辑线索，运用个案要素分析法，我们仍然不难发现报道人的毒品社会性成瘾要素之间的结构关系与运行方式，从某种程度上说，几乎是

1　我十多年的关键报道人，第四、十章会有她的详细个案呈现。

环环相扣的，或者说是恶性循环：

1. 从社会人口学特征里的人生轨迹来看，她不到 1 岁父母就离异了，家里重男轻女，父母各自重组家庭后，继母对她更加不待见，父母基本上放手不管，上小学时经常受欺负，接受隔代教育中灌输的那种以牙还牙暴力手段来解决问题的思想，于是形成很偏激、暴烈的性格，处事风格和职业化特征又有男性化倾向，只是初中毕业，18 岁正式步入社会。一言以蔽之，在某种程度上来说，与生俱来的社会环境决定了她的涉毒风险。换言之，她走向吸毒这条不归路，的确有些许必然成分，如反社会的人格特征。

2. 就吸毒史与药物滥用的情况来说，第一次吸毒的直接诱因无非是无知与好奇，没有接受有效的毒品预防和禁毒宣传教育，而开货车，属于社会的最底层，货车司机通常压力大，枯燥乏味，需要保持警醒状态，是最容易涉毒的职业之一。因为这种诱吸氛围与从众压力，所以与一般毒品宣传的不同，都是朋友先演示如何吸毒，起着恶劣的示范性效应。从深层次的吸毒原因分析，当然，还在于原生家庭破裂、重组造成的终生影响，自幼缺乏安全感，渴望家庭的温暖，深感寂寞空虚无聊。就内在根源而言，在于婚姻不顺，情感无所寄托，即她本人所谓的感情苦。从间接原因来看，在没有涉毒之前，她还开过 KTV，接触的是社会上三教九流的人，这样的娱乐场所本身就容易浸染毒品亚文化，最易涉毒。因此，她利用毒品寻找快乐和欣快感，逃避社会苦闷，便也不足为怪。当然，从女子监狱出来后，她也曾有过彻底戒毒的决心，即使帮别人打板子，做吸毒准备，她多年都没有动心。然而，之所以最终还是戒毒毅力崩塌，是因为内心的精神苦闷与社会苦难，寻求毒品作为社会苦痛的解药，自我疗愈的仙药，做神仙昏昏沉沉，不想任何烦心事，且最后与同道人结婚，双双进出强戒所。一般而言，长达二十多年的吸毒史，没有什么瘾头，有关研究表明，毒品渴望本该可有可无。然而，她之所以依然温饱思淫欲，所谓好了伤疤忘了疼，就在于社会隔绝与疏离，回不去社会与家庭。就多药物滥用而言，2004 年她在稻城与一位公职人员一起吸过一次 K 粉。2012 年，溜冰两次，但没有接触其他毒品。其实，她并非是多药物滥用。

3. 就海洛因的生物成瘾性而言，其主要戒断症状是"流鼻涕，打哈欠，时冷时热，骨头都在痛，没力气走路，有一种蚂蚁咬、吞噬的感觉"，海洛因的纯度越高，生物成瘾性特征更突出，戒断症状越明显。成瘾后，20 岁左右的她曾吃安眠药自杀过，或是喝掉一整瓶白酒，毫不在乎组胺效应，颇有一心求死的悔恨想法。不过，她之所以到 2014 年才注射吸毒，是因为她的堂哥就是打针死的，一直害怕打针注射，而她最终为什么又要注射，就典型表现了吸毒者的心态与心理，经不住别人的诱惑，极容易心痒痒。毕竟，她们也知道吸毒方式不同，带来的药理感受是完全不同的，尤其是静脉注射，上头快，欣快感强烈，又省钱。

4. 从吸毒后果与社会危害而论，原本她的家庭条件不错，亲生父亲是电力公司的负责人，父母和继父给她投资在成都买房。1998 年 20 岁左右又曾找过大她 14 岁的一个矿老板，最终分手获得 80 万元，这在当时绝对是一笔巨款，说明她年轻时很漂亮。吸毒成瘾后，个人、家庭与社会的功能丧失，如她本人所言，"吃了海洛因，什么都不想做，也不想给孩子做饭"，为了止瘾，把钱挥霍一空，为了吸毒，跟父母亲戚朋友都借过钱，甚至将她外婆的戒指调包换钱。1998 年 1 克海洛因 1000 元，成瘾后一天就需要 1 克海洛因，若以每天吸毒 1 克计算，那么一个月的费用至少 3 万元，若是依照 1 克 600 元核算，那么每月也要 1.8 万元，非普通人负担得起的。因此，不难理解何谓一旦吸毒，便导致倾家荡产，家破人亡，故她离异得到的 80 万元很快挥霍掉了，由此可见毒品危害之一斑。那又该如何筹措如此高昂的毒资呢？作为社会达尔文主义的丛林法则信奉者，她坦言毒资来源主要靠诈骗、贩毒、做小姐、盗窃、开 KTV，由此可见，毒品问题造成的社会危害之大。一般而言，女性为了解决毒资问题，通常首选违法犯罪的以性养吸、以贩养吸。她不到 21 岁，出道做小姐，每次交易

300—400 元，在 1999 年左右，这个价位并不低，但安全套使用率低，容易造成公共卫生问题。不过，因性格暴烈，敢于跟客人吵架打架，干了不到半个月，便不干了。这的确说明她的性格是非常男性化的——我的田野调查就曾经遇到过几个性格刚烈的凉山小姐，但她多次强调脑子很好使，惯于偷抢骗，其中一招为色情骗的"杀死猪"，即杀猪盘，还自夸从没败露过。至于暴利的贩毒更成为她的第一选项，贩毒时间长达六七年，访谈过程中，多次自称智商高，只是用错地方，也号称贩毒从未失手。令人颇感震撼的是，她并不是普通彝族妇女那种从事零售的小毒贩，而是一副毒枭的形象，因她贩毒的时候，量很大，贩卖的是板砖的海洛因，悲怆地自称脑袋别在裤腰带上，可见其风险之高，带着两个马仔，蛰伏出没在山间三天三夜，若以一块板砖 350 克，1 克 1000 元计算，那么一块板砖可贩卖 35 万元，就是按照 600 元 1 克，那也是 21 万元。这无疑是一笔巨资，又可见其回报之高。

5. 根据戒毒的过程来看，1999 年 9 月 28 日，第一次戒毒是在甘洛，家人将她送到当地戒毒所，先在拘留所关了 24 天，然后送到女子监狱。她强调那个时候的海洛因很纯，比现在的海洛因难戒。其实，掺假也是贩毒者惯常的做法。2001—2005 年间，从女子监狱出来后，没吃过一口海洛因。然而，因为情所苦，女性最容易感性地自暴自弃，后来复吸。在天外天买毒品被抓现行，距离第一次戒毒 10 年后的 2009 年 12 月 24 日，在金沙江市强戒所第二次戒毒，戒毒两年。8 年后的 2017 年 3 月 24 日，又进金沙江市强戒所，吃过两次 "626" 戒毒药，签了两年。夫妻两人在家吸毒，同时被抓，同时进强戒所。尽管吸毒这么多年，但她的记忆力仍然很好，清楚记得每次戒毒的日子。除了在强制空间的戒毒，家里人为她花了很多钱，到泸州私人办的戒毒机构戒毒，接受一种昏迷治疗[1]，昏迷 15 天，一次费用 3.5 万元，治疗过

---

1 昏迷治疗，脱毒时，采用氯丙嗪、异丙嗪、东莨菪碱、氯硝西泮、舒乐安定等治疗的剥夺意识疗法。

两次。2016 年 12 月 26 日，她还自愿去市三院喝美沙酮，早上去喝，晚上吸毒，虽然她觉得挺管用的，压得住瘾，但是晚上照样吸毒，显然没有洗心革面地真心维持治疗。

6. 有关毒品的主位解释与认知，无疑是理解毒品问题的重要切口，从报道人的口中我们可以强烈地解读到这样的一种讯息：就毒品亚文化而言，对于弱势、底层、边缘的人群来说，吸食昂贵的高纯度的海洛因是有钱、有身份地位的象征，就像他们自夸或自我炫耀的那样，乃是智商高、经济成功的标志。在访谈海洛因吸食者的时候，我们经常听到这一似是而非的自我解释。不过，这确实对于我们透析毒品的成瘾性与毒品问题具有特别的意义。

此外，就戒毒率而言，作为生物成瘾性最强烈的两种药物之一，在某种程度上说海洛因的毒瘾的确是不可逆转的，因为报道人在强戒所就毫不犹豫地表达了"也在想，出去会不会复吸，但是真的不确定"，尽管她也想到她正在上初三的儿子，还有一份正当的苗圃生意。这自然让戒毒民警倍感沮丧，形成一种深深的挫败感，毕竟强戒所号称 95% 以上的戒毒率，而我们的所有访谈对象几乎都是出去的当天就了了心愿的。

二　新型毒品与公共卫生

如果说上述这位 1976 年出生的报道人是夫妻共同吸食传统毒品海洛因又同进戒毒所戒毒的研究样本，那么下述这个 1996 年出生的访谈对象则是父女都吸毒、前后在同一强戒所戒毒的分析标本，两位女性吸毒者的最大差异之一是前者主要吸食传统毒品海洛因，偶尔尝试过新型毒品，而后者则只吸食新型毒品，绝不接触传统毒品，毒品传播的代际特征非常显著，当然，吸毒造成的后果也有些不同，但毒品社会性成瘾因素则表现出诸多相似之处：

今年 22 岁，1996 年出生的，汉族，就金沙江市的。在很小的时候，父母就离异了，离婚的时候，记不得了，我跟着妈妈。父母都没有再婚，父母离异还住在一起。妈妈今年 45 岁。父亲是吸海洛因的，2015—2017 年就在这个地方强戒的。父亲出去之后到现在，就不碰了。其实主要就是父亲吸毒，爷爷还在，奶奶过世了。自己初中没毕业。小时候看见过父亲注射。初中毕业的时候，家里要买房子，我就不想读书了，就想早点工作赚钱，买房子。

第一次吸食冰毒是 2012 年 6 月份，在一个男的朋友家里。当时一个男的，两个女的，另一个女的是我同学。那个男的就是我一个朋友，40 多岁，以前打电话聊过，也不知道怎么有我的电话。有一次就喊我去玩，出于好奇，通过几次电话，就想过去看看到底是什么人，就过去了。当时，见面之后没什么特别的感觉，就觉得是一个长辈，那个时候小嘛，就觉得挺好聊的。聊着聊着，他就开始吃。我就看着他吃，他问我吃不吃，我说不吃，他就说他知道我很多事情，包括我爸爸吸毒之类的。但是他劝我，我没吃。

我是第二次去他家才吃的，隔了个把星期。这次也是他给我打电话，我就说最近很烦，他问我怎么烦，我说我想挣钱，想早点出来。他说他可以帮忙介绍工作，就让我过去他的住处了，我还是带着我的那个女同学。去了之后，他和我说吃了这个，就不烦了。因为我喜欢音乐，他就放了我喜欢的音乐。他就说这个东西吃了之后，人会兴奋，就不会那么烦了。那时候，自己才 16 岁，虽然知道是毒品，也有认知，但还是吃了。他没有叫我的那个同学吸，只是喊我吸。他给我点好，就说和吸烟一样。我说我会吸烟，于是就先吸了两三口，我说没啥感觉。他说再来两口，然后就这样吃了几口，他就让我慢慢来，别一次吃太急，那样不行的。之后，我们就边吃边聊天，最后加起来有二十多口吧。和我来的那个同学没有吃，就是听我们聊天，看我们吃。

这一次吃过之后，我感觉我就像个傻子一样，就什么都说出来了，该说的，不该说的，都说了。当时不懂，就觉得跟爸爸年龄差不多，是个好人，就什么都说了。这几年长大了，才认识到，吸毒的，都没什么好人的，都是害我们的。这次，吃完了，就觉得话很多，一直跟别人说话，吃不下，睡不着，浑身冒汗，手心也冒汗。他说让我去洗澡，我说不去，说了很多次，我最后也没去洗澡。话多，就是聊，聊了很多，从小到大，家里的事情，父亲母亲，什么事情都说了，就说自己心里有很多心结。当时说完，就觉得很放松，从来没有过这种状态，把所有压抑的情绪都释放了。

第二次差不多是 6 月底的时候。这时候，我已经出去工作了，在演艺吧上班。在炳草岗的东方巴黎五楼，主要是负责夜场走秀，每天就是走秀之后，再陪人喝酒，和别人划拳、聊天。别人带我走，我不走。在夜场干了四五年，一直在一个地方。当时，一个同学说给我介绍男朋友，就去了他们的朋友家。第二次与第一次没有什么不同，但是第二次比第一次吃得多很多，跟他们吃了一个通宵，然后聊天，跟他们去网吧打游戏，就是互相介绍男女朋友认识，因为都是溜冰之后，相互讲心事，印象还挺好的。之后，又谈了一段时间。跟这个男朋友在一起不久，就开始用麻果了，我就听他说过这个。但是我第一次闻这种味道，感觉闻不来，虽然别人都说这个很香，但是我不喜欢。我就问吃了这个有什么作用，我就听我男朋友的男性朋友说，吃了这个之后，性欲很强。然后，我男朋友让我走开，不让我吃，所以这次我就没吃麻果。

但看他们吃了好几次之后，我就闻习惯了，就觉得这个味道也还可以。有一次他们就点了，我当时在和他们一起玩牌，他们顺手点了给我，我就迷迷糊糊地尝了，没有觉得和单独用冰毒有什么不同，也并没有觉得性欲增强之类的。后面，就是会经常用麻果，但是更喜欢单独溜冰。

我后面还用过大麻，2014 年左右吸过一次。那次是朋友们抠掉一点香烟，然后把大麻塞进去一些，吸了一两口，我觉得大麻吃了很兴奋。之前听说过，把毒品放在烟里面和酒里面，但是不知道具体什么放在烟里，什么放在酒里，这回知道是咋回事了。我是很喜欢大麻，因为在吸过之后，听到音乐，就可以很放松，怎么跳都行，怎么放松，怎么来。但是后面没有再吃，是因为找不到渠道购买。那时候的男朋友只是吃冰，我的冰也都是从他那里拿的，所以就没有拿到过大麻。

后来，也在宾馆做过前厅经理。在富侨做过接待。和我舅娘一起做过芒果生意，就是帮他们包果子。去过广州几个月，在汽车厂里面做过。

2016 年第一次因吸毒被抓，是因为跟朋友起了争执，吵起来之后，就动手了，别人就报警了。派出所来了之后，我就主动跟派出所坦白，自己是跟他吸毒认识的，因为毒品才有了牵扯。然后派出所就尿检了，在拘留所待了 10 天，那时候拘留所就这个地方。2017 年第二次是在家，是我母亲报警的，要拘留 15 天。然后，因病（HIV）第二天就出所了。第三次签了社区，然后强戒，刚刚过来就体检，还是因病（HIV），不予以强戒。这次是 2018 年 4 月 20 日进来的，也是妈妈报警的，我其实早就知道，会有这一天，就算是强戒了。这次进来戒毒吃了医生开的药，一种戒毒康复的药（治疗 HIV 的药）。

第一次有性行为，大概是读初中的时候，不到 15 岁，跟一个比我高几年级的男生。他找我要朋友，也不知道怎么回事，他说送我回家，夏天的季节，就在我家楼下草丛里。后来，其实也没谈朋友，我也没什么感觉。当时就是害怕，觉得这种事情很丢人，也没有叫。第二次是同一年，2011 年，那时候我男朋友 20 岁左右，在男朋友家，也不是我自愿。第三次，就是跟一起溜冰认识的这个男朋友，这个是自愿的。不溜冰和溜冰哪种情况更放得开？我觉得都差不多，没什么区别，冰毒对我在这方面没什么效果。

我现在都知道是谁感染了我，我不恨。2016 年的时候，我在医院住院，当时我是肠粘连、盆腔炎，就需要做手术，得验血，医生说我的血有 HIV 呈阳性的可能性，然后就去市疾控中心了。当时我妈妈拿到的单子，我妈问我可能性大吗？我说不可能！不可能！这种事情跟我没关系。然后，我就百度，百度说两次要是都呈阳性，那就一定是感染者了。

当时，我知道自己得病之后，就跟我妈妈分开了。那时候，自己吸了毒品之后，就觉得我妈妈总说我，我就很烦。我就在想到底是谁，我一定要找出来是谁，肯定得找出来是谁。我就在家把想说的话和经历，自己的事情、小毛病都写在本子上，就找细节，我从跟我一起溜冰的男朋友之后的那几个人中选。然后我就选出来了一个人，我后来想，我其实就有预感，我就觉得跟他不太正常，但是自己也说不上哪里不对，但就是预感不好。那是一个 40 多岁的人，是我第七八个男朋友。这个人很隐蔽，也不太暴露自己的行踪，但是因为这个 40 多岁的人有冰毒，我就跟他了。也是因为我跟前面那个吃冰的男朋友分手了，我很伤心。跟他就是去他家里玩，然后吃冰毒，我也是一直聊，一直聊，他一直听，一直听，也是吃了几次之后，才发生的关系。因为他对我来说就是一个好的倾听者，而且当时我没地方住，我就住在他那里，他也不碰我，还给我一日三餐，所以我就觉得他挺好。最后，大概是吃了四五次之后，才发生关系的。之前的男朋友中，我有时候也有高危行为，所以自己觉得就是他，心里觉得也是他，就跟他通电话，让他过来，但是他也不和我联系了，我就越来越觉得是他。终于，有一次，他联系上我了，有一次我说我请，他说他自己带。然后他就来了，吃了之后，他就想跟我发生关系。我就自己主动说了，我有艾滋病。他听了之后，啥也没说，就走了。我后面跟他通过几次电话，就说这个病的事情。然后，他就说我脑子不正常。我说那我就跟你老婆说，我就给他老婆打电话了，就直接说我有 HIV。他老婆说你有病，跟我有啥关系。我就跟他老婆说，让他们去验血。他老婆就很肯定地说他们每年都去验血，不会有事。然后，我就挂电话了。

但我觉得是他。直到进来之前，有一次，那是我最后一次，去他家吸毒，我就和他说我在服药，各方面很正常，要不你也服药吧，效果挺好的。但是他说我是神经病，吃冰毒吃疯掉了，依然说自己没病，说我是疯子。直到这次被抓，在仁和派出所的时候[1]，那个警察问我，你还在和他联系吗？我就说了这个过程，那个警官就说不要再和他联系了，民警说自己也是仁和的人，就隐晦地劝我，但我依然没明白。后面，又换了一个做资料的警官，我就说我也点水几个人，你们把我放了好不好。这个警官说不行，但是也问我有没有跟那个人联系。我就继续追问。这个警官说他就是一个线人，大部分线人都是不抓的，同时也都是不要命的人，就是和你一样的人。我就明白是怎么回事了。其实，我之前也看他接过仁和派出所的电话，也是说要点几个人。他那个时候还问过我有没有可以点的人，但是我说没有。

知道自己得病了之后，只敢跟吸毒的人接触，不敢和正常人接触。后面，我得病之后，还跟好几个人发生过关系。不过，我也会告诉他们，但是他们都还是会做，一般都是他们强烈要求。我就说我有病，真的有病。然而这些男的还是不戴套，说他们不怕。那他们要是不怕死，那就随便吧。我是每个人都说的，但是吸毒的这几个都是不戴。我得病之后，我就觉得跟谁发生（关系）都无所谓了。反正你请我吃冰，我跟你发生（关系），我也就觉得不欠你什么了。

---

1 确切地说，是仁和区下面的一个派出所。

　　跟不吸毒的人发生（关系）的时候，我也说了。他们都说不相信，第二次依然不戴套，说自己不怕。那时候，觉得自己不该说，因为也怕别人会害自己，所以有一个我是发生（关系）之后才说的。那个男的说无所谓，没得病，就没事，得病了，就在一起，我也不嫌弃你。我当时还挺感动的。我接触的这些人，从年轻的到 40 多岁的都有，都不怕被感染。我进来之后，也都和他们说了，也都让他们检查。有一个我都让他见过我妈妈和我爸爸，我几次让妈妈带话，让他去检查一下，进来之前就跟他说了。他就不去，说不知道还好，知道了心里面烦。

　　对于艾滋病这个事情，我想过，出去之后，要远离男人。但我有时候也觉得有的东西该来的，总会来。我就是保持一个态度，我肯定会告知你，但是你要是还这样，我也没办法。但是从国家法律来说，我知道这种行为是违法的。（访谈时间：2019 年 1 月 11 日 15：50—17：20；访谈地点：金沙江市强戒所心理咨询室；访谈对象：22 岁，1996 年出生，女，汉族，已确诊的艾滋病病毒感染者）

　　这位访谈对象可说是悲剧性的人生存在，很小的时候父母就离异了，但比较特殊的是，即使父母离异后，也仍然同居在一起生活。因父亲吸毒，她小时候还目睹过父亲注射吸毒，这样的一种成长环境是她毒品社会性成瘾的深层社会根源。在某种程度上说，其先天性根植了一种涉毒基因。不过，对于初中未毕业的她来说，只因父亲吸毒造成社会与家庭功能残缺，故而她自幼金钱渴望强烈，早有外出挣钱为母分担养家责任的朴素愿望，以尽孝道。

　　然而，想法是美好的，可现实总是那么骨感、无情与残酷。16 岁的少女，多少有点阴差阳错。当然，也可以说一个人的社会关系网络决定了其涉毒风险与机遇。第一次吸毒的直接诱因是被其父亲的熟人、一位 40 多岁的吸毒男子拉下水。这位吸毒男子知晓她为钱烦恼的苦情，有针对性地诱惑她说吸了毒，很兴奋，不烦，又播放了她所喜欢的音乐，而她本身对毒品好奇。虽说明知是毒品，多少也有一点认知，但她还是吸了，充分说明内心的苦闷和烦忧无疑是吸毒的直接原因。因为她吸毒后，"感觉我就像个傻子一样，就什么都说出来了，该说的，不该说的，都说了"，从小到大，家里家外，所有心结往外倾诉，没有任何戒备心理，不可否认的是，吸食新型毒品冰毒，的确明显具有消除交流障碍的功能，所谓掏心掏肺地神聊，确实也达到某种她所期待的效果，"当时说完，就觉得很放松，从来没有过这种状态，把所有压抑的情绪都释放了"。等长大了，她"才认识到，吸毒的，都没什么好人，都是害我们的"。显然，其中男的说了很多次让她去洗澡，这一解冰意图便是图谋其害之一。不过，天下没有免费的午餐，提供食宿也罢，充当良好的苦水倾听者也好，终究还是另有所图的。

自然，她所从事的职业，更是直接将她推向吸毒的深渊。等她到市中心的一家演艺吧走秀陪酒，她虽否认出台或包夜，但至少开始通宵溜冰了。在网吧打游戏，偶尔有机会接触到更多的毒品，如麻果、大麻。她很喜欢大麻，除了很兴奋，明显让她体验到吸食大麻后对音乐的感知与欣赏是多么不同，"我是很喜欢大麻，因为在吸过之后，听到音乐，就可以很放松，怎么跳都行，怎么放松，怎么来"，只是受限于经济条件与购买渠道，她事实上依附男人，以交友的名义维持特殊的关系，为的是获得毒品，其实质是以身体换取毒品。不过，她自认为更喜欢单独溜冰，而且她还否认男性宣称的冰毒所具有的强大催情效果。

2016 年，20 岁第一次因吸毒被抓，拘留了 10 天。2017 年第二次被抓，要拘留 15 天，因为是艾滋病病毒感染者，第二天就放了。第三次被抓，签了社区戒毒。2018 年 4 月 20 日进强戒所，签了两年。应该说，她的情况比较特殊，每次都是她母亲报警被抓的，作为丈夫吸毒而离异的婚姻家庭受害者，她母亲显然非常希望通过强制性的戒毒措施，挽救女儿的人生与未来。然而，对于一个 20 岁就已经确诊感染了艾滋病病毒的女儿，还有光明的未来与成功的希望吗？虽说她觉得艾滋病抗病毒的服药效果挺好的，艾滋病已成为可控的慢性病，但社会学意义上对于一个没有良好的教育经历和专业技能的艾滋病病毒感染者来说，随着年纪渐长，若非离开原籍远嫁迁居他乡，否则还得直面社会歧视和社交隔绝的日常生活困境，又需长期休养，终生维持药物治疗，饮食和营养要求高生计将很艰难。因此，这对原本就十分贫困的家庭来说，无疑是雪上加霜，自然是极为沉重的经济负担，恐怕她一生极难有机遇翻身了。

通常有问题的女孩与吸毒关联的就是早恋，大多在初中，即不到 15 岁的年龄便发生性行为了。不过，最为关键和令人感到震撼的是性随意与毫无文化禁忌感，同时开始涉毒，两种高危行为若是重叠，艾滋病防治知识掌握又不充分的话，频繁的交换性伴与泛滥的性交往的必然后果就是在人生最美好的豆蔻年华、青春靓丽的花季，不可避免地感染了艾滋病病毒，这是多么让人惋惜的事情！

就她确诊感染艾滋病病毒之事而言，也并非是多高危行为的她自愿、自主、自觉的艾滋病预防监测行为，而是医院的艾滋病哨点监测。在她不到 20 岁的时候，在医院需要做手术治疗肠粘连、盆腔炎，在化验的时候查出感染了艾滋病病毒。毋庸置疑，当在市疾控中心确诊后，她不可能不悔恨！尽管她说不恨是谁感染了她，但她开始凭直觉探寻其感染路径，除了回想、追忆与那些毒友交往过程的点滴与细节，她还采取点水等迂回方式从警察那里获得间接证据，虽说她承认在之前与男朋友的性活动中也有高危行为，但最终确认她是被第七八个男朋友——一位 40 多岁的吸毒者感染的。因为从警察那里证实那个吸毒的男人是与警方合作的线人，而这种线人通常就是感染了艾滋病的吸毒者——即与她一样感染了艾滋病病毒的人，都是那种警察不抓，又是吸毒贩毒不要命的人。

然而，她对社会的报复性态度与行为，还是非常恐怖的。尽管看似尽了告知义务，但是她事实上有着报复社会而故意传播艾滋病的恶意，用她的原话就是"我得病之后，我就觉得跟谁发生（关系）都无所谓了，反正你请我吃冰，我跟你发生（关系），我也就觉得不欠你什么了"。如果说她与吸毒者来往，更多的是以身体换毒品和资源的话，有着一种破罐子破摔的绝望心理，那么她在跟不吸毒的人发生性关系的时候，显然从事的是商业性活动，虽然她也知道不采取安全措施，从国家法律层面是违法的行为，但她实际上仍然还是采取一种完全放任的态度，"我就是保持一个态度，我肯定会告知你，但是你要是还这样，我也没办法"，并没有作为一项法定义务去阻止，依然任其发生，从而危害社会与他人身体健康。

第四章

吸毒的社会根源：女性视角的探究

第一节　毒品与社会苦难

一　女性与毒品：吸毒的深层原因

从国际流行病学和公共卫生的艾滋病防治来说，向来重点关注女性静脉注射吸毒人群，如对迈阿密 325 名女性街头性工作者的考察表明，童年创伤、毒品使用与暴力伤害之间的交点即构成暴力亚文化，其研究聚焦于快克与海洛因相关的性风险：性工作、暴力、童年创伤与健康状况。在访谈与聚焦小组的探测中，近半数应答者说，童年曾有过身体（44.9%）和性虐待（50.5%），超过 40% 的人在过去的一年里经历过暴力：24.9% 被打，12.9% 被强奸，13.8% 遭受枪支威胁。历史与当下伤害的连贯关系说明女性性工作者在其一生中经历了持续的暴力周期。这些发现具有重要的政策与研究意蕴，通过这样的分析试图形成文化适切的艾滋病与肝炎预防干预策略以满足街头涉毒女性性工作者的特定需要[1]。

不言而喻，重点关切女性静脉注射吸毒人群自有其深刻的社会安全与公

1　Suarratt, H. L. et al. , "Sex Work and Drug Use in a Subculture of Violence", *Crime & Delinquency*, 2004（50）：43-59.

共卫生的考量。具体言之，假如女性一旦涉毒，因沉重的经济负担与强烈的毒资渴求，必然导致女性以性养吸，或以贩（毒）养吸，或同时以贩以性养吸，或依附男人获得毒品和其他资源，甚至从事抢劫、诈骗等其他违法犯罪活动。显然，女性吸毒者的社会关系网络越复杂，作为最主要的获取毒资的手段，从事性交易，因其获得毒资的紧迫性，营业场所的低档性，自身教育程度低，不具备自主的讨价还价能力，必然又与多种高危行为相关联，还经常沦为陪伴男性吸毒者吸食冰毒或麻果的冰妹或解麻（码）器[1]，她们通常要以多种身份同时周旋于法律意义上的丈夫、男友、鸡头、包养她的男人之间，成为社会上艾滋病传播的桥梁人群，这样遭遇高危行为的风险也就越大，自然涉及的违法犯罪行为也就更多。

正因为女性静脉注射吸毒人群与性产业之间的复杂纠葛，可谓毒性共生，无疑又要经受地方政府对吸毒和商业性行为的周期性双重高压打击，因而造成她们更加流动和隐蔽，是为流萤般的存在，飘忽不定。长期的田野调查研究表明，从社会人口学特征、艾滋病防治的知识、态度和行为来看，女性静脉注射吸毒人群具有艾滋病、乙肝、丙肝感染多，正确求医行为少，安全套使用率低，共用针具率高，毒品网络与性交易网络重叠交织度高以及以性养吸、以贩养吸等特征，艾滋病等疾病极易向一般人群扩散，对社会危害更大，对艾滋病流行具有重要的公共卫生学意义。自然，还造成极大的社会公共安全问题。

这里重点探讨女性静脉注射吸毒人群当初为什么要吸毒。应该说，这是解决毒品问题的根本前提与先决条件。药物滥用的深层次原因或社会根源在于，如 LSD 之父霍夫曼所论断，物质主义、由工业化和增长的城市化导致的与自然的疏远，对就业于机械化的、毫无生气的工作环境的不满意，在一个

1　地方性行话，解麻器，谐音解码器，如同解冰，即指陪伴男性吸毒者一起漂麻（果）的年轻女性。

富足社会中的无聊和无目标，以及缺少一种宗教的和有意义的人生哲学基础[1]。虽然说宏观的吸食毒品的因由也许是这样，每一个人偶然的、具体的、直接的、场景性的吸毒原因各有不同，但是原生家庭破裂造成的成长经历和情感创伤通常是最根本的、最主要的、深层次的原因，几乎所有的个案都凄凉而悲怆地例证，她们是如何将毒品视为社会苦难的解药、文化创伤的安慰剂的：

> 家里有一个哥哥、一个姐姐（同母异父）。1997 年来金沙江市，就居住在华山村。刚生下一个男孩子，五十多天，由男方家抱走。2001 年，出车祸，得到那个男人的照顾，出于感激，与那个离异的男人同居。
>
> 小学没毕业，念到五年级，母亲去世，父亲就不让读书了。父亲要我交代与哪些男人有过性关系。其实，我只是心情不好，往母亲坟头方向跑。在河里洗澡的一些男人上来问怎么回事儿。但父亲非得说，我被他们强奸了，非要我交代出来。小学没毕业，就帮人家卖粉条，自己养活自己。村妇女主任调解不成功，只好自己一个人住罐头厂里。后来，村妇女主任介绍我到中药厂帮人照看孩子，干了两个多月。
>
> 1991 年到一家火锅店，干了一年多，因老板娘怀疑我与老板有关系，就只好离开了。到九重天火锅店做迎宾一个礼拜，在电梯旁迎宾，没意思，不愿意做，就走了。石油队的王经理将我带到安徽滁州，干了半年都没发工资，找老板要工资，拿了一把长剪子，要剪老板，但被师父拖住了。滁州地委秘书连夜将我送上火车，还有我师父一起回来了。又在火锅店干活，开始谈恋爱，之前谈过五六个对象，但不过 3 个月。18 岁，第一次发生性关系，不过，只有 5 次性关系，无家可归，心甘情愿的。

1　〔瑞士〕阿尔伯特·霍夫曼：《LSD——我那惹是生非的孩子：对致幻药物和神秘主义的科学反思》，沈逾、常青译，北京师范大学出版社，2006，第 48 页。

红太阳火锅店边开了一家药店，帮他们做饭。

几个月后，要得好的一个女友，将我、我男友的妹妹几个人骗到深圳，说是到玩具厂上班。1994 年去的，差不多两年。在宝安区的一家卡拉 OK 厅，直接做了小姐，有妈咪控制，本想只坐台，但香港人给钱多，就做了。深圳客人都要求戴安全套，如果不要求，就看情况，要不要戴套，主要是看一看，摸一摸，有没有毛病。后来，身份证到期了，回过老家，在朋友家住，没有自己的家，不到一个月，就回到了深圳。前后更换过五六个场所，看其他小姐吸毒，我好奇，就吸了。那年 19 岁，第一次吸海洛因，很爽，吐了，又吸。因为我喜欢的老家来的男人因贩毒被抓，我心情烦，感到无聊和空虚，就是想吸。

1997 年，我表姐在金沙江市二滩水电站做小姐，她离异，又吸毒。叫我过来，一是这里毒品便宜，第一天来就买到毒品；二是钱又好挣。金沙江市好挣钱的原因是，这里生意单纯，单纯做性交易，不像深圳要陪聊、陪喝、陪唱、陪跳。于是，从表姐家跟她来金沙江市，因为深圳抓得严，所以就离开了深圳。1991 年就听说过艾滋病，身边人说的，比性病更可怕。

（访谈时间：2008 年 8 月 1 日下午；访谈地点：金沙江市巷子深宾馆；访谈对象：32 岁，1975 年出生，女，汉族，原籍遂宁县）

在做深度访谈时，由于几近文盲的报道人口音较重，有时听不明白她到底在说什么。其实，为了保证访谈环境绝对安全清静，以便报道人放松过于戒备的心理，从而获得真实可靠的访谈素材，这次约请访谈对象到宾馆房间做的访谈。这是少有的破例场合之一。在访谈过程中，访谈对象多次昏睡过去，因为她混合注射了多种药物，如安定之类的镇静药，又喝了美沙酮。当然，应该还有产后（才 50 多天）虚弱的原因吧。

后来，在田野调查过程中，在马路边、金沙江市疾控中心美沙酮维持治疗门诊，我与她多次相遇，目睹她昏倒在地——静脉注射吸毒人群昏睡在路边，很常见。这与酗酒者醉倒在路边，并无二致。2009 年 1 月 10 日至 21 日，在该门诊田野调查期间，又多次亲眼所见该访谈对象在门诊外的小亭子里打针（注射海洛因），别人帮她在脖子上注射。不过，她因穿着裙子和靴子，或许是产后身体有所恢复，在冬日的阳光里，比之前所见的状态，显得干净利落多了。

从社会人口学特征来看，若是探究访谈对象吸毒的深层原因，那么我们不难发现，原生家庭变故（母亲去世）导致幼年的成长环境急剧恶化，其父性格暴躁，家庭教育手段简单粗暴，也许又有重男轻女的思想，故而她小学五年级即辍学，无人承担监管抚养责任，被迫推向社会，任其漂泊。甚至，其父不顾亲生女儿的清白与声誉，还卑劣地以女儿被强奸为由，想敲诈勒索他人，逼迫女儿交代并没有发生过的被强奸事实。多年后访谈对象叙述此事，尚愤愤不已。正是极度缺乏爱、家庭的温暖，几乎彻底被抛弃，又没有受过良好的教育，获得必要的谋生技能，必然导致其形成不自信，低自尊，没有什么人生目标，易于放弃实现自我价值的人格。事实上，这一原生家庭的先赋地位决定了她一生的结局。不过 13 岁的幼童，便需自谋其力，辗转多地艰辛讨生活，居无定所，频频受欺或受骗，无奈在社会的最底层、最为边缘之处苦苦挣扎，犹如荒漠里的一株野草，任人宰割，身世飘零，殊为不易，言之戚戚。就毒品预防教育而言，作为人生港湾的家庭无疑是第一道防线，但若是生而不养，便不是防线，反而是陷入吸毒深渊的陷阱，而身处本该接受义务教育的年龄阶段，却未能及时得到社会救助系统的帮扶，便又失去学校第二道防线。这也充分说明个别地方对义务教育监督的失察与失职。

同样，失去家庭庇护的女孩，通常早恋。15 岁已经谈过五六个男友了，皆无果。极度渴望寻找家的感觉与男人的保护，越是迫切地渴求爱和家的温馨，往往越难以实现愿望。即便成人后,也只是与人长期同居,算是未婚生子。于是,经受各种挫折与不顺之后,她自然更加没有自信,加之又无任何生存技能和专长,亦无布迪厄意义上的文化资本与象征资本,这样最容易被杀熟,熟人朋友带进低门槛的所谓挣钱容易的行业,那就是利用青春与身体资本,18岁南下深圳做小姐。当然,起初也曾抗拒过,只想坐台而不愿出台,最终还是因为香港人给钱多,就做了,在现实面前低头,不得不变身为顺从的身体。在最美好的青春年华,但凡做了小姐,她一旦突破意识形态有关失足妇女的火坑论宣传,体验到做小姐其实是一种挣钱快、身体又舒服的行业时,那她实际上已经很难有什么自身所认可的退出机制了。于是,她又混入同阶层、同命运的姐妹群体之中,这样的一种社会关系网络决定了她的涉毒风险。因此,人生失意,或情场失恋,无非是自我放纵的由头和借口。19岁吸毒,最初直接的诱因是看到其他小姐吸,因为好奇和无知,表明社会关系网络与社会环境都有明显的诱吸因素,更直接的原因是她喜欢的男人因贩毒被抓,心烦,但显然这只是心理学意义上的借口,其根源仍然在于前述的社会学意义上的对家与爱的极端欲求,人生感到无聊和空虚,就是想吸。故而本质还是人世的社会苦难需要一种药物给予暂时性的安慰或麻醉性的忘忧,在某种意义上说,这是利用最少的投入,获取最大的收益——至少是即时、眼前的开心与欣快感。既不存在一种行业的退出机制,又不能客观、理性地认知海洛因强大的毒品药理效果与成瘾后果,误以为寻觅到了一种人生苦痛的解药。

吸毒成瘾后,毒资需求巨大,如果按照她每天静脉注射的剂量为半克,分4针注射,每天至少需要300元钱来粗略计算,那么一个月需要近万元,她吸毒10年,加上各种戒毒费用,又怎能不倾家荡产呢?她还尝试过刚开始流行的新型毒品冰毒。当然,若是年轻漂亮,做小姐,又被包养,也许毒资并不是什么大问题。然而,身体资本与姿色容颜总是渐渐消失的,所以,在她21岁时,我们再次发现一个人的社会关系网络,在某种程度上决定了涉毒风险与几率，终于在她那个离异、做小姐又吸毒的表姐引领下，她来到了阳光之城金沙江市。在她眼里，这里简直就是吸毒者的天堂，不仅毒品很容易买到，与深圳相比，还便宜，做小姐又好挣钱，从业环境宽松，不像深圳治安抓得那么严，客人服务要求那么多。

然而，必须指出的是，一旦毒性共生与纠缠，一个女人想过上正常生活是极其困难的，可以说基本上没有回头路。至少，她并没有珍惜国家挽救她们的最后机会，完全证明了这一点。就她参与美沙酮维持治疗的情况分析，按照她自己的说法，即使每天喝85毫升的美沙酮能让她不犯瘾，但还是有心瘾或想瘾，她始终追求吸食海洛因那虚幻般的感觉。当然，她也埋怨门诊环境糟糕，闲杂人员聚集，甚至贩毒、吸毒、扎针形成一条龙服务。所以，她在参与美沙酮维持治疗的过程中，实际上仍然经常"偷嘴"。那么，她为什么不好好喝药治疗，彻底戒掉毒瘾呢？其实，一如吸毒的深层根源所探测，问题仍然在于：哪里是她的家，她又如何能够重新融入社会之中？

二　女性吸毒的根本原因：批判医学人类学的理论解说

无论是聚焦于宏观的社会学根源，还是侧重于个体心理学的无聊、空虚与寂寞，抑或是对毒品的好奇与无知，仍然不足以解释一个人最初为什么涉毒。就许多深度访谈个案来看，因为报道人没有任何社会生存所需的职业技能，接触的人又是社会底层的、边缘的、弱势的人群，所以涉毒或染毒自不可避免，远因近因或许有殊异，或者说，具体而偶然的因素，多有不同，但肯定是由综合性的因素造成的。其实，道理很简单，许多生活在社会苦难中的人，不见得都去吸毒，而个体发生的行为自有其特定的社会文化逻辑。如此说来，一个人的生活经历和环境因素无疑是根本的原因。其中，环境因素通常又包括毒品环境与社会关系网络以及交往的场所。假如不是因为特殊的家庭变故，缺乏亲情的涵濡，痛失正常的教育经历，误入或受骗进入有吸毒环境的场所与社会关系网络，那么一般而言接触毒品的风险自然要低得多。如下面这位 22 岁的访谈对象戴着眼镜，显得非常文静，也很懂事礼貌，常人根本无法想象这样一位文静、礼貌、懂事的姑娘，竟然已有 6 年的静脉注射吸毒史，在低档场所做小姐的同时，还与两个男人周旋。于是，我们不禁会问，为什么她自幼得不到父母的疼爱与家庭的温暖？难道她当初不是父母心头的肉、手心的宝吗？难道她天生就有吸毒的遗传基因吗？那她又何以走向吸毒的深渊而难以回头？在她这一曼妙的年龄不是该享受美好的爱情与浪漫的生活吗？最终，她还会有回归正道的机会吗？对于她的自述，尽量不做删减和道德评判，而以语言本色呈现：

　　原籍乐山，独生女，11 岁时，父母离异，跟父亲，但父亲在外做生意，失败后，又跟母亲一年。初中没毕业，因母亲要修房子，14 岁不让读书了。喜欢上网聊 QQ，喜欢看《知音》《故事会》《时尚》，上网多，玩游戏，与熟人聊天。

　　初中辍学后，因母亲不管不顾，与一个 35 岁的已婚男人同居几个月，他给生活费，租房居住，男人有时来。每次做爱，都不戴套。15 岁那年，被同班一位关系好的女生骗去当小姐。那个同学自己做小姐，在一个镇的红灯区。干了一个多月，每天平均接客六七个人，老板要求客人戴套，并教过我们如何看客人有没有病，如男人的龟头是否有红点、溃烂、湿疹之类的。一个月后，设法跑回家了，不想做了。用客人的手机打电话给朋友，朋友又打电话给市局，来堂子接走。但回家后，母亲还是不管，我想学美容美发，要 300 元学费，母亲不给钱。心想，反正在这条路上了，干脆在乐山做小姐。

　　在乐山做了几个月，就来金沙江市了。在乐山戒毒所一起关了一个月的一个女人带我来这里的。一是我得罪了黑社会的人，要躲避；二是那个女人说，金沙江市做小姐价钱高，毒品又便宜。2003年来渡口，来了就买药。50%要戴套，我懂，能看出男人是否有病，自己半个月去医院检查，如果客人不戴，就不做。会做胸推，很少，有钱人喜欢胸推。家里不能做，男的还好奇问为什么不给做。打飞机，用手，没钱的人就打飞机，花费少，20元。全套就是先口交，后性交，一般场所100元，高档场所300元，就口交100元。有客人提出要肛交的，但没做过，我觉得那是畜生！会当客人的面说，那和畜生有什么两样？

吸毒6年，2002年开始吸毒。当时因卵巢肿痛，受不了，做小姐的朋友说，吸口海洛因就不疼了。那天当然就不疼了，感觉很舒服。于是，就想吸了。先口吸。几个月后，改为静脉注射，因为知道共用针具容易得艾滋病，所以从来不共用。每天半克海洛因，分三四针打，每天400元。吃过3次冰毒，还有那个红颜色的什么东西？哦，麻果。还吃过两次K粉。

进过戒毒所两次。2005年3月，第一次3个月，转为自愿戒毒，花费3530元。第二次6个月，转为自愿花了5400元。如果不转为自愿的话，伙食不好，还会延长半年。关了3个月没吸了，戒毒所一出来，就在旅馆口吸了，了个心愿。2007年3月出来，第二次从戒毒所出来，只了个心愿，口吸一次，只有这一次。为给父亲增光，自己做个榜样，为了将来，决心不吸了[1]，因为我爸爸最疼我！但我妈从来不管我，父亲未再结婚，但有一个女人，母亲也没有结婚，也有一个男人同居。第二次戒毒所出来，没有口吸，静脉注射。

目前，自己租房住。认识的男友，一个月不到，男的已婚，开小煤矿的。那个男人不定时来，性交不戴套。他不在外面乱搞，我不在外面

1　2009年1月10日田野调查得悉，该访谈对象因吸毒欠钱，已经被两个男人控制做小姐还钱，境况非常凄惨，自然造成美沙酮维持治疗的脱失。

找钱，所以不戴套。（访谈时间：2008 年 8 月 4 日；访谈地点：金沙江市
一碗茶茶楼；访谈对象：22 岁，1986 年出生，女，汉族）

事实上，通过这种白描式原色叙述，我们从中可以解读到许多平时不易
发觉的微妙信息，如，她们都自我职业认同地称自己为小姐，绝无可能出现
官方界定的失足妇女这样的称呼，因此，我们在记录过程中通常秉持人类学
文化相对论的原则，暂时不做任何价值判断和道德评判。又如，在美沙酮维
持治疗过程中普遍存在包嘴倒卖美沙酮与尿检作假现象等。至于她们的性行
为学的细节和特征，更是艾滋病防治极为关键和急需的信息，无疑是建立文
化敏感性与适切性干预策略的前提条件。

在某种程度上说，该访谈对象的命运发生彻底改变，始于 11 岁时父母离
异造成的家庭变故，14 岁被迫中断学业，初中未毕业，离异后的父母对她不
管不问，很快被无情地推向社会，流离失所，于是 14 岁即被一个 35 岁的已
婚男人包养而同居在一起，仅仅是为了解决生存意义上的食宿，性生活不戴
安全套。不过，必须指出的是，其实，这种以青春和身体换空间和经济资源
的实践，并不鲜见。即以我在北京的粗略考察所知，不仅从事小姐职业的女
孩，就是普通打工的姑娘，甚至是学校的女生，也都是有的，只要有男人帮
她租下一套房子，各自方便的时候，一周露水夫妻一两次而已。当然，一个
14 岁的女孩找一个 35 岁如父亲年龄的男子包养同居，一方面反映了潜意识
里对父爱的渴望，可以说是一种拟制父亲的角色替代；另一方面与她同龄的
男生既未成熟，也无经济独立能力和资源来照料别人。此外，还与她的原生
家庭环境存在关联，她的父母离异后，各自找人同居，传统家庭形态不复存
在，既然父母都是如此人生安排，如此对待婚姻家庭，责任、义务、权利的
传统观念比较淡薄，那么未尽责的他们又如何能引导自幼漂泊的女儿走向正
常婚姻的殿堂呢？

这又是一个被杀熟的个案。在她心智尚未发育完全，社会经验为零，人生懵懂的 15 岁那年，即被同班一位关系好（做小姐）的女同学骗去做小姐，且就近在乐山一个镇的红灯区。当然，她也曾有过回家不做小姐的想法，愿意学点相对比较有可行性的谋生技能，如美容美发，结果她的母亲不支持，不愿意出 300 元的培训费，于是，她也就彻底放弃自食其力的努力，正如她本人所言，"心想，反正在这条路上了，干脆在乐山做小姐"。由此可见，把人推向社会很容易，但在人生十字路的关口拉回来很难，弱小的她没有人拉她一把，从业的推拉之力终于偏向身体自主性的选择。显然，退出机制很难建立，再次说明一个人的社会关系网络与交往的场所是多么重要和关键，因为同在乐山戒毒所戒毒一个月的一个女人，引领她从乐山到金沙江市。这个女人诱导她说，在金沙江市，做小姐价格高，毒品又便宜。这是我们在田野调查工作过程中经常听到的两条关键信息，又是毒品与公共卫生高度关联的核心信息，甚至时时在耳边回响。所以，她一到渡口，便迫不及待地买了海洛因，了心愿。

当初，她第一次涉毒的直接的、具体的、偶然的原因则是非常女性化的，出于医学意义上的自我用药。在 16 岁开始吸毒，因卵巢肿痛，同场所的吸毒小姐跟她说，吸口海洛因就不疼了，毕竟，海洛因是最有效的镇静剂和麻醉剂之一。吸毒止疼，固然是对吸毒危害无知，自是吸毒自我正当化和合理化的借口，我们听来也许觉得荒唐可笑，但她感觉很舒服，于是，就想吸了。这就说明还是想利用毒品应对日常生活的残酷现实。其实，国外的相关研究同样说明寻求社会苦难的解药之情形：南佛罗里达大学人类学系的南希（Nancy Romero-Daza）等运用健康政治经济学与批判医学人类学理论，根据这一理论取向，健康与福祉无论在宏观还是微观层面都天生与社会、经济与政治现实关联，借以说明卖淫在 SAVA syndemic 中所起的作用[1]。通过聚焦站街

1　syndemic，医学人类学家梅里尔·辛格所提出的一个分析性概念。

女（street-walkers）的生活经历，他们试图表明这些疾病相互强化的因果关系，如，这些站街女所经受的情感创伤，因缺少足够的支持服务，受伤害的妇女寻求毒品以应对日常生活的残忍现实，毒品需求加上缺乏教育与就业机会，她们只能卖淫，而街头生活又增加身体、情感与性暴力的风险以及感染艾滋病的风险。研究表明，毒品让卖淫女（women in prostitution）现实与工作分离，从而容易陷入暴力、卖淫、毒品与艾滋病之间恶性循环（vicious cycle）的风险境地。讨论疾病综合征，是为了更有效地采取干预措施[1]。

不过，令人感到震惊的是，该访谈对象从口吸几个月后就很快转为静脉注射，直接跳过肌肉注射的缓冲阶段，说明为了追求最大药效，而采取比较危险的用药路径。当然，所幸艾滋病防治干预宣传措施还是相当有效的，至少表明她接受过干预宣传，知晓共用针头的危害。年纪轻轻，便有 6 年的吸毒史，每天消费半克海洛因，分三四针注射，每天毒资花费 400 元，那么仅仅一个月就得 1.2 万元左右。这自然不是一笔小钱，加上反反复复地进出强戒所戒毒，也要花费不少，所以她在做小姐的过程中，还与两个男人同时保持性关系，与一个贩毒的男人同居（保证毒品供应），又被一个已婚的煤矿小老板包养（保障毒资）。然而，在分类学上，出于亲密关系的信任与亲密的文化表达，即使同客人交易可能戴安全套，但与这两个男人做爱，都不戴安全套。可想而知，这些多重身份的多性伴关系必然导致更多高危行为与风险。此外，因为她年轻，身材好，长相也还行，所以她有较多的机会尝试新型毒品，如冰毒、麻果、K 粉，随之也出现更多的高危风险。

假如将她与前一个访谈个案进行比较分析，那么我们更容易看出她们的一些共同点。第一，都曾经历重大的家庭变故，或幼年母亲早逝，或父母离

1　Romero-Daza, N., Weeks, M. R., & Singer, M., "Nobody Gives a Damn If I Live or Die: Violence, Drugs, and Street-level Prostitution in Inner-city Hartford, Connecticut", *Medical Anthropology*, 2003（22）: 233-259.

异，均被家庭抛弃，早早辍学，流落社会。这自然是她们最初涉毒的社会性根源。第二，皆被所谓的好友杀熟而下水做小姐，都在娱乐场所小姐妹的示范引领下吸毒。这就说明社会关系网络和交往场所是涉毒的重要因素。第三，再次证明社会关系网络的影响，她们不约而同地几乎以相同的理由被诱惑到金沙江市，前者是由在二滩水电站做小姐的吸毒表姐带动，后者则是由同在乐山戒毒所的一个女人带来的，就是因为这里毒品易得又便宜，性交易单纯，价高，好挣钱。这就证明这里的毒品环境的确需要加大力度进行治理。第四，她们两人的吸毒量都是一天半克海洛因，分3针或4针打，每天费用300多元或400元，试想一个月得多少钱呢？如她们所说，要是在外地，一克就得1000多元！若是加上反复戒毒所需的高昂费用，更是一项沉重的经济负担，可见毒资需求之高，吸毒社会危害之大。第五，她们都提到在美沙酮维持治疗过程中，存在有人私自倒卖美沙酮的现象。这说明美沙酮治疗门诊确实存在管理方面的问题。此外，从多药物滥用的意义上说，前者尝试过冰毒，后者吸食过刚在当地流行的多种新型毒品，如冰毒、麻果、K粉等。尽管她们都是典型的"海派"，但是确切表明，越年轻漂亮，越有机会尝试新型毒品。在毒品亚文化的意义上说，所谓更时尚、更新潮，更具有经济实力，更显社会身份地位。

第二节　毒品使用模式：静脉注射

一　年龄、性别与年代

透过以小见大的研究策略，假如根据年龄、性别、年代要素进行毒品使用模式变迁的考察，对上述个案中的传统毒品海洛因成瘾者进行一番抽丝剥茧的深入分析，那么我们看见的无疑是这样的一群人：自小失怙，幼雁落单，人生处境本已卑微如尘埃，然又见欺于所谓亲朋。不过，所谓可怜之人必有可恨之处，基本上都是对毒品的危害无知，在 14 岁或 16 岁的年龄，身处吸毒小姐同伴或吸毒贩毒的男友环境之中，对毒品好奇，寻求解忧或忘忧，很自然便融入这种自甘堕落的有今日不问明天的环境当中。当然，除了对毒品好奇无知之外，有的访谈对象是因感情创伤，家庭无爱，男友吸毒的情况下，在男友吃了毒品称什么烦恼都没有的蛊惑下主动下水的。然而，其本质仍然是将毒品作为解脱社会苦难的仙丹妙药。典型如以性养吸、以贩养吸的静脉注射吸毒小姐，即便报道人的叙述十分简略，但言之凄切，声声泪雨，悔不当初，读来异常沉重：

> 有父亲，两个哥哥，一个姐姐。交友 10 年分手，未婚。初中毕业。原先爱看《知音》。
>
> 1995 年，第一次吸毒。因我提出分手，男友就喝闷酒，他说吃了药，什么烦恼都没有。男友半年后上瘾。我从外地回来看望他，他拿出海洛因。当时我就是好奇，吸了两三口，呕吐、昏睡。半个月后上瘾。口吸了一两年，后来改为静脉注射。最多一针 30 元，一天三四针，将安定、异丙嗪、三唑仑兑在一起打，很后悔（说到辛酸处，哭泣、后悔、无奈）。
>
> 要吃药，就只好做小姐，碰电线杆。10 个客人中，有 3 个客人戴套，就不错了。客人根本就不想戴，叫他戴，客人就说，戴了套，就像穿袜子洗脚——不舒服。
>
> 进过戒毒所 2 次。前年 10 月 23 日，记不起来了（矮小、瘦弱的访谈对象刚打完针后，处于昏睡状态，时醒时睡，断断续续，几乎难以睁开眼，现场惨不忍睹），一个多月，强戒，出来交 2000 元、1500 元。到市三院喝美沙酮戒毒 13 天，交费 2800 元，退 200 元押金。
>
> 第一次听说美沙酮维持治疗，是听吸毒的朋友说的。2005 年，开始

喝药，第一天喝 40mg，最多 100mg，压住了。目前，100mg，已经喝了两个月。有时，打针，将海洛因、安定、异丙嗪兑在一起打。对于我来说，打不打，无所谓，但心烦，无处说，自己哭，不如自己打一针。自己帮别人打针、贩卖，但不包嘴。

门诊点的服务态度还可以，来喝药还是方便的，两元钱一趟车费。

前男友骂我婊子，碰电线杆都不要，很伤心，但他又用了很多婊子钱，太绝情了（访谈至此，她帮别人打针去了，此后再没有机会做访谈，每次相遇，她要么正在给人打针，要么她自己打针后处于昏睡状态，我实在不忍心打扰一个处于这样生存状态的弱者！）（访谈时间：2009 年 1 月 14 日上午 9：00—11：30；访谈地点：金沙江市疾控中心美沙酮维持治疗门诊点外小亭子；访谈对象：40 岁，1969 年出生，女，汉族）

从该访谈对象的身上我们发现最为重要的特征，应该说是学历低，家庭条件极差，一个女人 40 岁而未婚，故其言虽悲戚，却也是真切而苍凉，听其言而思人生，难免不追问她的人生路为什么是如此黯然？

一个人在什么时候，或什么会导致她觉得天要塌下来，完全在于自我的界定能力，依托她的家庭背景和社会资源。当初，触发她吸毒的直接诱因是感情问题，呈现出明显女性化的负气或情绪化的赌气吸毒特征。在与交往 10 年的男友分手时，见男友借海洛因消愁，与一般 16 岁左右的无知少女不同，26 岁的她因好奇与无知，当然，更显幼稚，便跟着即将断交的男友吸了。然而，人世感情实苦的本质是，出生于什么样的家庭容易导致极端地自暴自弃，谁会轻易利用毒品来解决社会苦痛？作为社会底层的一员，家庭破碎，被家人完全抛弃，没有任何家庭的温暖。这种缺乏亲情之苦痛，的确是令人深感绝望的，本也有情有可原之处。故而，很容易转移到男友身上寻求满足这种亲情渴望的需求。只是现实总是骨感的，越是迫切渴求，越是难以企及。

可悲的是，当她又利用毒品作为社会苦难的解药时，其实，她确实是没有任何经济条件吸毒的，毕竟毒品作为国家严格管制的药物，在地下流动是极其昂贵的。若是将时钟回拨到 20 世纪 90 年代——在海洛因最流行的年代，我们暂且不说温饱思淫欲的享乐主义文化之影响，就是吸食海洛因本身，就被宣称为——如有的民族志所称的中国海洛因一代[1]乃是经济成功的象征与标志。因此，从毒品亚文化的视角来说，这当然与当时或当下那种僵硬的、刻板的禁毒宣传所灌输给人的毒品印象完全不同。即使她以最省钱的静脉注射方式吸毒，她打一针的剂量不过是 125，一天 3 针到 4 针。这就是说，每天费用只是 90—120 元，与那些每天动辄花费 300—400 元费用的小姐是完全不同的，而且她为了打得更晕，甚至还采用更加伤害身体的毒品使用模式，即在海洛因中加兑安定、异丙嗪、三唑仑等吸毒，几乎全身都打烂了。在深度访谈的病痛叙事过程中，她多次提到异丙嗪是多么害人，造成身体的伤害有多大。由此可见，毒资的窘迫与毒瘾的吞噬。因此，每当述说到辛酸处，她总是泪如雨下，悔不当初。不过，从人性上说，她也有尊严渴望，懂得基本的礼貌与谦卑，即便她是静脉注射吸毒小姐，穿得脏兮兮的，昏睡或蜷缩在亭子的角落，一副典型的静脉注射吸毒人群的落魄形象。

因为吸毒需要获取毒资，所以她只好做小姐，而又因她是 26 岁开始吸毒的，她所能从事的性产业就是最低档次的小姐——碰电线杆。这是很地方性的一句行话，又叫打青山，均属于最直接、最原始的性交易方式。当然，也是性交易价格最低廉的一种类型。所以，这样的一种性交易方式决定了极具高风险，而那些交易对象之所以不愿意使用安全套，我们经常听闻地方十分流行的歇后语：戴套子做爱，就像穿袜子洗脚——不舒服。不过，令人哭笑不得的是，这是在金沙江市娱乐场所的性交易中，嫖客拒绝使用安全套时，

1　Bartlett, N. A., *Down from the Mountain, Out of Time: Addiction, Reform and China's Heroin Generation*, Dissertation of University of California, San Francisco and Berkeley, 2012.

最为流行、最为经典的一句歇后语，生动而形象。

　　若是将话语场景切换到访谈现场，目睹这位矮小、瘦弱的访谈对象刚打完针后，处于昏睡状态，几乎难以睁开眼，时醒时睡，断断续续，随地吐痰，地上扔满烟头，那么访谈现场所见可谓惨不忍睹，多数人避之唯恐不及，掩鼻而过。然而，我们不由得引起强烈的好奇与探索欲望，她为什么沦落到这个地步？她怎么就戒不了毒呢？按照她自己的说法，她参加美沙酮维持治疗，每天喝100mg，压住瘾了。这本是当时最有效而可行的海洛因戒毒方式之一，也是国家当前认可而实施的，经济负担又最轻的一种戒毒政策——在严格的意义上说，作为药用的美沙酮本身也是一种毒品，这完全是治疗用途与娱乐用途的分类学问题，只是与海洛因的成瘾机理不同而已。在喝美沙酮的过程中，她还是偷嘴，仍然每天吸食海洛因。根据田野工作的现场观察，她几乎天天在打针，且将海洛因与安定、异丙嗪兑在一起打，完全是抱定一种只有今天、不顾明日的破罐子破摔心理，而她之所以完全放弃彻底戒掉毒品的机会，是因为已然对未来不抱任何希望。当然，就强戒后的复吸和美沙酮维持治疗过程中的偷嘴现象而言，并非仅仅是心瘾，而主要是心理苦闷，没有恰当的心理干预机制，如她所说，打不打，无所谓，但心烦，无处说，自己哭，不如自己打一针。

　　显然，生物性成瘾固然是一方面，但明言打不打无所谓，说明药物成瘾性并没有生物学和药理学所建构的那么严重。至少在她看来，心理性的成瘾都不如社会性成瘾让人窒息和绝望。可见，戒毒难的根源还是在于心苦，看不到明天的亮色，甚至沦陷到这样的境地，以她的年龄和身体条件以及吸毒后的健康状况，很难有性交易生意了。即使在她吸毒10年后的2005年左右开始流行新型毒品，其他年轻貌美的小姐纷纷尝试这些新型毒品，并以之为炫耀的资本时，她也没有机会和经济条件赶时髦，基本上，她靠帮别人打针，每次收取5元费用，同时，零售海洛因（地方行话小包包或称小包子，贩毒时剂量很小的毒品包装，通常为125）获取毒资和生活费，她因此成为美沙酮维持治疗门诊外贩毒、吸毒场所一条龙服务的主要成员。她的情况说明，许多没有毒资来源的吸毒人员大多以贩养吸。此外，该访谈对象的一位表姐也是静脉注射的艾滋病病毒感染者，原先是一位护士，当然，帮人注射海洛因，打针更是专业。在第八章将有她表姐的深度访谈个案。

二　毒品流行趋势

在探究毒品使用模式与毒品流行趋势时，我们通常首先要考察年龄、性别与年代因素，但具体到一个地区或地方，显然一个地方的毒品地下流通渠道与一个人的社会关系网络是极其重要的，即以金沙江市而言，这里因地处毒品流通的大通道，普遍反映毒品易得，还便宜，在某种程度上被视为吸毒者的天堂，如果能够稳定和恒定地获得所渴望的毒品，即毒品品质有保障的货源，那么大多数吸毒者都会产生对某种毒品的忠诚度，或者说口径依赖，这样会与一般的流行趋势产生一定的滞后性。这就是说，如果20世纪90年代初在地方开始流行传统毒品海洛因的话，那么到2005年左右出现新型毒品，而真正主要以吸食新型毒品为主的"90后"（除了彝族，或9岁、12岁就溜冰的女孩之外）则在2006年或2010年左右才渐次登场，直至当下"90后"与"00后"始以新型毒品为主，男女人数趋于平衡，在"冰升海降"的态势下，呈现出许多新问题与特点，需要深入洞察与辨析。

这里将着重讨论毒品使用路径的问题。主要的关切点在于吸毒史、初次吸毒情况（社会环境、场所）、毒品使用模式（即毒品摄入方式：口吸、肌注、静脉注射）、吸毒人群的非正式自我分类以及戒毒史（其中包括强戒、复吸、美沙酮维持治疗、偷嘴情况），如下面个案所示：

现在爱看《知音》，历史题材的小说，上网。为打发时间，自己写小说。

有两个姐姐，自记事起，父母就天天为鸡毛蒜皮的琐事吵架。第一次结婚，110 天就离婚。第二次结婚已一年，但肯定会离婚，原先认为婚姻很神圣，现在觉得婚姻无所谓。

5 岁时，被比我大 13 岁的亲叔叔强奸，后来又多次被强奸。初中二年级就不念书了，主要是家里让叔叔辅导自己学习，刚好给叔叔机会，自己又不好跟家里人说。初中辍学后，14 岁开始闯荡江湖，与一帮小姐一起去了昆明，这些小姐原先是同一个学校的女生，已经做了小姐。在昆明期间，吸过海洛因，但没有上瘾。后来，周旋于几个男人之间，转战于昆明、成都、重庆、金沙江各地。1989 年学会了偷窃。在重庆专门拜过师父，专偷游船上的游客，多的时候，得手就几万元。1990 年年底，有本钱了，我就在金沙江市金钢最热闹的地段开了一家火锅店，但经营得一般。1992 年，转到华山市场开重庆火锅店，但同时在重庆等地偷窃，从未失手。因我个头小，背个书包，清纯得像学生，没有人会怀疑我。最主要的是，我每条游船上都有男朋友，与男朋友睡在一起，一直做到 1998 年。

2000 年开始做小姐，在炳草岗一带的夜总会。有时到二滩欧方专家营，都是建筑工地的处长，或建筑队的包工头什么的。1990 年，在重庆的师父家里，看过 5 分钟的毛片，不好意思，觉得恶心，看了不舒服，看了刺激我想起我不光彩的经历（指乱伦事件）。自己觉得性知识够了，朋友之间经常瞎谈，所以知道，比如冰火九重天。经常有男人在吹牛，显摆，觉得懂得多。推油，分胸推和手推，但没有听说过雅士（推油不出水）。

1993 年，在华山村开火锅店时，店里有小姐吸海洛因，她们叫我吸，吸了半年，就开始上瘾了，从半克到一克，一天到晚，都在吸。1998 年，开始注射，反复使用针头，100% 的吸毒人员都这样，就是用完了，下一次用矿泉水、碘酒、酒精、自来水、开水冲洗，就接着用了。注射最多一克的二分五，即四分之一，一天分四五次，或五六次打。曾经反复戒毒，去广州、南昌、新余、重庆、宜昌、北京，就是父母带着各地旅游，就想隔绝毒品环境。

注射到 2005 年春节后的第 7 天，就去了强戒所，自愿戒毒，待了一年，花费一万多元。二姐帮我出的，后来我父母还给二姐钱。2005 年这一年彻底戒了，但其中出来过 3 次，3 天一次，每次都偷吸。2006 年，结婚，但维持了 110 天，就离婚了，男的又吸毒。父母在万州老家买了房子，想让我去，好隔绝环境，但我没去。在金沙江市打零工，做不了，吃不了苦，就自己开按摩店，养了 5 个小姐，还有串台的。去年又停办了，只办了 10 个月。除了做小姐，一段时间还贩毒，1994 年就做过，最长不超过 3 个月，偶尔做 [1]。2004 年开始就不做了。2005 年，进了戒毒所。现在又想开按摩店，还没有找好地址。

2007 年 1 月，开始喝药，一直在喝，但中断过一个月时间。断的时候就偷嘴。去年，朋友说去溜冰，吃过两次冰毒。去年喝药过程中，多次偷嘴，有时，兵马俑都有，就是麻果与海洛因、冰毒一起吃 [2]，觉得香，这几样一起吃，要好几千块钱呢！

（访谈时间：2008 年 8 月 13 日；访谈地点：金沙江市巷子深宾馆；访谈对象：35 岁，1973 年生，女，汉族）

1　2016 年 11 月 25 日至 12 月 4 日，在金沙江市的追踪考察证明，她完全靠贩毒和提供吸毒场所为生。

2　实际上，这三样毒品不可能组合或混合使用，通常是冰毒和麻果组合使用，称为"兵马俑"，但她追求海洛因与冰毒的对冲效果，吸毒现场考察表明，她既溜冰，同时又在臀部注射海洛因。

　　虽说报道人初中未毕业，但一句"自己写小说"，就表明她的语言风格、情商和智商与普通吸毒小姐会是多么不同。作为在吸毒人群中一位"大姐大"式人物，自 2008 年开始，她便陆续被吸收为非政府组织与市、区疾控中心的同伴工作者。当然，她也是我在当地实施的许多公共卫生项目的参与者，艾滋病干预实践与毒品民族志研究的关键报道人，更是地方毒品知识的启蒙者，一度也曾合作得非常有效和愉快，因她所提供的许多访谈素材都非常具有学术价值。第十章对她将会有更详细与深入的描述与探讨。这里仅仅聚焦于她的文化创伤后遗症与毒品使用模式的转换过程。

　　显然，她的原生家庭并不是一个和谐和睦的幸福家庭，如其所言，"自记事起，父母就天天为鸡毛蒜皮的琐事吵架"，真是道尽小市民父母那种贫贱夫妻百事哀的人生无奈与一个人原生家庭无法选择的人间憾事，所以，在婚姻家庭观念方面，无疑会在潜意识里带给她深刻的负面影响，而父母对她日后的婚姻大事又有较多的干涉与诸多不满。不过，最主要的心理阴影还是来自 5 岁时，即遭大她 13 岁的亲叔叔乱伦强奸，此后又多次被奸淫，由于年幼的她未曾得到及时的心理干预，难以跟家人启齿明说此事。这一文化创伤可以说对她的一生造成不可逆转的身体伤害与心理创伤，其毁灭性的表现之一就是最终形成对身体、性与婚姻无所谓的态度，并逐渐泯灭了她学习的希望之火，为了躲避叔叔利用辅导她作业的机会又对她性侵，初中二年级干脆就辍学了。

　　离开学校后，1987 年，在她 14 岁那年开始闯荡江湖。第一站就来到禁毒形势比较严峻的昆明，由同校毕业的一些小姐带入行——充分说明最初入行通常都是由熟人、亲友或姐妹带入，同在青涩的 14 岁那年，便开始吸食海洛因，用她那写小说的语言表达还"周旋于几个男人之间"，精于偷盗，甚至拜师精研偷窃之技。1990 年年底，甚至依靠偷窃的原始积累，17 岁的她居然拥有本钱开火锅店了，但因经营得一般，生意没做好，倒是吸毒上瘾了，其心思当然不可能在营生上，而在于不劳而获的偷窃，作为偷窃高手，行窃多年，自称从未失手，靠的是装清纯，卖萌，有着可爱的学生模样，更是利用身体资本为掩护，又有接应。

1993 年重新吸毒半年后，开始对海洛因上瘾，口吸的剂量还是挺大的，从半克渐次升到 1 克，所以经营不善的火锅店不足以提供足够的毒资，于是，她又重操旧业——偷盗。

1998 年开始静脉注射，她反映了一条非常关键的信息，在一次性注射针头不容易获得的年代，吸毒人群通常都是反复使用针头。这应该是实情，在艾滋病防治干预之前未曾共用针头的，那便都是幸运的。她每次静脉注射的最高剂量为二分五，每天分四五次或五六次打。这说明她的成瘾性比较严重，完全是处于一种有钱多打的放纵型心理状态。当然，在父母的监督下，也曾穷尽各种办法戒毒，最主要的是试图隔绝吸毒环境，以旅游的名目离开熟悉的金沙江市。

2000 年，27 岁的她又重新开始做小姐——或在市中心的夜总会，或在二滩水电站欧方专家营，交易对象都是建筑工地的处长，或建筑队的包工头。这无非说明那时还算年轻，尚有身体资本，毕竟拥有丰富的实践型性知识，颇有几分人见人爱的风尘女子的魅力。当然，除了做小姐，她一段时间里还在贩毒，是典型的以性养吸、以贩养吸的静脉注射吸毒小姐。

2005 年春节后，在她二姐的资助下，前去强戒所自愿戒毒，待了一年，花费一万多元，后来她父母还钱给二姐。其间，从强戒所出来过 3 次，一次 3 天，每次都偷吸。这就说明，既然强制性的戒毒效果都不理想，那么自愿戒毒的结果也可想而知了。

2006 年，结婚，但仅仅维持了 110 天，就离婚了，男的又是吸毒的。这一表述在深度访谈过程中以及后来的访谈中她多次提及。当然，我相信她并非是为了标榜闪婚闪离的实践，而是表达对婚姻感觉有些虚无缥缈，难以切实抓握在手的一丝苦涩吧。（后来，她又找了一个小她 10 岁的湖南男子，该男子矮小黑瘦，在这里打工，她的父母自然看不上他，百般挑剔，横竖就是不满意。2016 年 10 月我们又一次访谈时，他们已经宣告彻底终结关系。平心而论，这位家庭条件极为普通的湖南打工仔也曾努力维系正常而平实的婚姻家庭生活，甚至一度还向我讨教如何与女人幽默而风趣地相处和对话，更在婚房门框上曾经泣血刻写"我本将心照明月，奈何明月照沟渠"的字样，自有平常人在婚恋生活中会有的几分悲壮与凄苦。）2006 年，访谈对象在金沙江市打零工，但吃不了苦，好逸恶劳的她于是就开了一家按摩店，养了 5 个小姐，自然还有串台的。2007 年停办，只办了 10 个月。其间，她父母在万州老家给她买了一处房子，想让她过去住，以便完全隔绝毒品环境——购买毒品的渠道与社会关系网络。这无疑是戒毒最为关键的条件之一，但她不愿意去。

2007 年 1 月开始参加美沙酮维持治疗，但中断过一个月，就偷嘴，还溜冰，尝试过兵马俑。甚至，相当自得地说："兵马俑都有，就是麻果与海洛因、冰毒一起吃，觉得香，这几样一起吃，要好几千块钱呢！"在她看来，这是赶时髦、新潮、有身份地位的表现。因此，理解毒品问题，需从主位视角的毒品亚文化入手。

就毒品使用模式而言，一般都遵循口吸、肌肉注射、静脉注射的吸毒方式递进，最后都必定采取静脉注射的方式吸毒，注射海洛因的药量通常都是一天半克。因金沙江市的特殊毒品环境，毒品供应渠道稳定，许多吸毒小姐依附的同居对象就是吸毒贩毒的，自己也零售贩毒，所以毒品一般都有保障，以致她们很少改变毒品种类和注射剂量。自然，吸毒时间越长，多药物滥用的可能性越大，许多访谈对象都溜冰、漂麻，或玩兵马俑，并因此在吸毒人群中形成海（海洛因）派、冰（冰毒）派和麻（麻果）派的非正式自我分类。从所有访谈个案看，大概是 2006 年年底，金沙江市开始流行玩兵马俑、溜冰、漂麻，2007—2008 年比较盛行，但许多海派都反映并没有找到吸食海洛因的那种感觉。毕竟，从毒品的成瘾性来说，海洛因和可卡因是世界公认的成瘾性最强的。因此，吸毒人群的非正式自我分类这一观察，对于识别吸毒行为模式与提炼艾滋病防治干预策略具有特别的实质意义。

只是后来终究因为各种人生不可言说的原因，涉毒之深，访谈对象又无可奈何地回到了原点。毕竟，因 5 岁被亲叔叔乱伦强奸这一文化创伤造成人生毁灭性的打击，一生难以从阴影中走出来，如此她以毒品作为人生苦难的解药便也是情理之中的事情。不过，她与一般吸毒人员的不同，在于她几乎尝试过在地方所能获得的各种毒品，她又是少有的几个不停探索混合吸食毒品效果的人之一，极度追求海洛因与冰毒组合吸食的一冷一热对冲效果，不断获得和琢磨有关各种毒品药理的知识与吸食方法。从某种程度上说，她的吸毒过程就典型代表了地方毒品使用模式与流行趋势，且她长期吸毒贩毒所形成的地方性毒品知识多少显得像是一种专家型知识。

最终，她以贩毒为生，又为吸毒人员提供吸毒场所，周旋于许多男性毒友之间，天天溜冰、注射海洛因。故而，无论从心理层面，还是从生理层面，不管是社会后果，还是社会危害，她都已经完全无任何回头的机会了。虽说惋惜之至，但这就是她的宿命吧。

我的地方合作者告知，该访谈对象 2017 年 6 月初因吸毒贩毒被抓，被强制隔离戒毒，签了两年。2019 年 1 月，我们在强戒所做了最后一次访谈，其不知悔改的表现就是在强戒所依旧公然宣称只要是毒品都想吸，最想尝试的便是"浴盐"。当然，这是彻底放弃人生的希望，完全处于过一天是一天的状态了，如同她自己客观而平实地诉说的："我一辈子大部分时间都在吸毒，要是不吸毒，我还能做什么呢？"针对她的这一灵魂之拷问，第十章对她的人生轨迹将有翔实的白描与剖析。

三　多药物滥用与海洛因成瘾

在考察毒品使用模式与流行趋势时，一个很重要的关切点是多药物滥用（包括海洛因、冰毒、麻果，或安定、异丙嗪、三唑仑、曲马多、地芬诺酯片）状况，通常体现出显著的地方性特征，进而需要深入辨识什么是滥用，何谓成瘾，体察毒品成瘾与药物依赖的异同。在某种意义上说，下面这个访谈对象的叙述就基本上回答了这些问题，并主位地解释了为什么她并没有完全出现多药物滥用的情况：

初中毕业，爱看《知音》《家庭》《故事会》和电视。会上网，但没有时间上。爱看武打片。闲暇时，吸烟，与男朋友上街。以贩养吸，以性养吸，老公原先也贩毒[1]，现在家被包养。

2000 年，父亲去世，母亲在绵竹老家，一个弟弟在成都。当年，一个远房表姐出路费等，带我去深圳打工。当时与 3 个女孩子一起去的，那年 17 岁。一个月后，表姐带我们去做小姐，她只说做按摩、快餐，其实，我们都不懂。第一次开处[2]，拿到很多钱，但都被表姐拿去了。先在美容美发厅做，然后去了一家卡拉 OK 厅，将近半年。挣到一定的钱后，结清欠账，不想做了，我就回了绵竹，在家将近一年。然后去丽江做小姐，5 个女人一起去的，其中 2 个女人有老公。在丽江期间，那时十六七岁，什么都不懂，一位做小姐的朋友在吸毒，我觉得好奇，于是，就吸

1　小姐口中的老公，通常是指暂时同居生活在一起的男人，无论是谈恋爱的男友，还是包养她的男子。大多无非是为了获取毒资和免费的住处或毒品，当然，也并不否认出于情感的需要，而临时合住在一起。事实上，有些年轻小姐都是在爱情的名义下被所谓的男友、实为鸡头的男人控制，沦落为挣钱的工具。

2　许多静脉注射吸毒小姐都主动提及南下深圳高价卖处的情形，就社会记忆而言，无疑是人生最为重大的仪式性转变，或说变故。

了，口吸的。上瘾后改为注射，一个人单独用针头。一个好友知道我吸毒，就打电话告诉我妈，我妈跑到丽江抓我回去。在家强制戒毒一个多月，但我不想在家里，还想回丽江，但坐火车到金沙江火车站，没有钱了，刚好碰到一个彝族姑娘，因身上没钱，她就带我来到天外天。就一直在这里做小姐，3 年了。

在去深圳之前，不知道性知识。但在深圳，70%—80% 的客人戴套。深圳回来之后，谈过对象，与男友做爱不用安全套。后来，男友犯法杀人，被枪毙了。与目前的男友谈了一年多，在旅馆找小姐时认识的，会东人，谈得来，同居在一起。与男友做爱不戴套，只是在（阴道）炎症严重的时候戴安全套，一般不戴。如果有炎症，自己到药店买药，还治不好的话，再去医院看。很多客人都不戴，要是提出戴安全套，客人就不做了，所以基本上不戴，98% 不戴套。10 个客人中，有 2 个人戴就不错了。客人说，戴了安全套，就像穿袜子洗脚一样——不舒服。有时，做全套的，一个晚上就很多。做全套，80—100 元，包夜 170 元，平均一天挣三四百元，好的时候，1000 多元。听说过肛交，但没做过，会疼痛，别的小姐以前有做过的。也听说过冰火九重天，但不会。

第一次去戒毒所，在里面待了 3 个月。第二次 26 天。第三次，没待，与管教的人关系好，放我一马。从戒毒所出来后，有心瘾，就想过瘾。出来后，没地方去，没地方住，没钱，没吃的，只能找原先的朋友。与家里妈妈、弟弟都联系不上，因妈妈的手机丢了，没有她的新手机号码，（汶川）地震后，又搬迁，更无法联系了。几年都没有回去了，不能回去的原因，主要是吸毒后，回去不方便，要是带毒品，又怕抓。要是不带，老家又不好买，毒瘾发作，肯定被发现。所以，就一直不和家里联络了。

目前，每天打两针，每针一克的四分之一，每针 150 元，两针 300

元，外地的话，要 1000 多元。现在，每天吸的量都固定。每天吸毒有保障，男友知道我吸毒，但没办法，为此多回吵架。从丽江开始吸毒，到现在已经有 8 年了，不共用针头。尝试过两次冰毒，吃过一次麻果。（访谈时间：2008 年 8 月 3 日；访谈地点：金沙江市天外天社区"向日葵小组"咨询点；访谈对象：24 岁，1984 年生，女，汉族，原籍绵竹）

该访谈对象是以性养吸、以贩养吸的典型，涉毒很深，在做小姐的同时，除了有同居的男友之外，还被人包养，最大限度地利用身体获取毒资及其他资源，故而在社会普通人群中最容易成为艾滋病传播的桥梁人群。然而，初见面时，24 岁的她穿一袭白色连衣裙，留着飘逸的乌黑长发，脚穿一双新潮旅游鞋，仿佛是琼瑶小说中的一位女主人公，一副清纯的形象，实在难以与同时兼卖淫的小姐、零售毒贩、被包养的小三等多重身份联系起来。

从社会关系网络上来看，应该说，杀熟现象有一定的普遍性，在青春靓丽的 17 岁（16 周岁），被远房表姐以打工的名义哄骗南下深圳，带入行，做了小姐，直接的原因就是父亲去世，顿时失去了家庭的顶梁柱，为母亲和弟弟撑起一片天。对于一个 17 岁的少女来说，无论是做按摩，还是做快餐，其实，她都是毫无概念的，所以当被香港人破处，给了很多钱，都被表姐无情地盘剥。同时，说明开处现象也是值得关注的话题，就在于港人比较迷信或以为是头彩，或有处女情结。其实，许多访谈对象都谈到南下深圳，卖处可以获得很多钱，如后文的访谈对象说，1991 年，她 14 岁时在深圳卖处，香港老板给了她 10 万元人民币。

其间，她也曾动摇过，挣扎过，很想回到正常的生活状态。然而，如前所述，一旦涉足挣钱多而身体愉悦的性产业，女人通常极难回到原先的生活轨迹，所以她也一样。如果此时没有从良下嫁的退出机缘，那么她在老家悠闲无聊地度过将近一年之后，她必定会怀想那灯红酒绿的都市生活。这样，她就又与 5 个女人一起出发去丽江做小姐了，特别需要指出的是，其中两个是有正式的婚姻的——在我们田野调查过程中，发现这种夫妻在场的情况并不少见，这对于我们认知何为人性、爱情与婚姻家庭，有时是颠覆性的。

16 岁从业做小姐，几乎同时开始吸毒。谈到她最初的吸毒原因，她说那时候十六七岁在丽江，什么都不懂。然而，在亲密的日常接触过程中，当她看到同场所的其他小姐吸毒，她很好奇，当时也不懂吸毒的危害，先口吸，成瘾后改为静脉注射，又再次说明社会关系网络和场所，是最初涉毒的直接诱因，好在宣传较多，她没有共用针头的行为。她的悲剧性吸毒过程又再次强烈地警醒我们，同伴工作非常重要！这就表明，目前的毒品预防宣传教育，还有许多提升空间，至少在人群的覆盖方面还存在明显的不足。

而她从家再次出走，也是由一个彝族姑娘从金沙江火车站直接将她领到天外天做小姐，这无不警示我们，要注意对同伴群体的干预。自从她来到这里做小姐，毒性共生，3 年就没有出去过，表面的解释是吸毒后，回去不方便，假如带上毒品，怕被抓，要是不带，老家不好买，毒瘾发作，容易被发现，于是干脆不与家里联系，如同人间蒸发。她所反映的这种情况，在我们所访谈的吸毒小姐中，应该说具有相当代表性。自然，这种情况也是吸毒成瘾后药物依赖的一种确证。

长发及腰的 24 岁漂亮姑娘，原本正处于人生最美好的年华，而她已踏进两条最具公共卫生风险的不归之路。正因为毒性共生，具有两种艾滋病病毒感染路径的风险，所以自然需要深入考察其性行为学特征，当她的前男友因杀人犯法而被枪毙后，她又很快确定了一个前来找小姐的客人为男友——而这种情况，在我们的天外天田野过程中，还是相当常见的现象。最为难能可贵的是，访谈对象承认，安全套的使用率还不到 2%，显而易见的是，她的从业场所感染艾滋病病毒的风险是极大的。此外，除了与找小姐时认识的同居男友做爱不戴套——只有阴道炎症严重时偶尔戴，同时还被人包养，当然，出于信任和亲密关系的文化表达，也是不戴安全套的。

从做小姐的收入来看，其收入自然还是能够保障其毒品的供应的，她每天打两针，一针二分五，每针 150 元，所以每天需要 300 元。当然，她也强调这要是在外地，就得 1000 多元，几乎没有一个吸毒小姐不深切感受到这里的毒品环境是多么便利。应该说，反复入戒毒所戒毒，所花费不少。不过，明言毒品供应不是问题。每天吸的量都固定，每天吸毒有保障。这不是一般吸毒小姐能够做到的。此外，即使她偶尔尝试过新型毒品冰毒和麻果，但对于已有 8 年吸毒史的她来说，几乎可以确定她绝无可能从传统毒品完全改换吸食新型毒品，之所以吸食新型毒品，很大程度上无非是赶时髦的新潮行为而已，或是作为冰妹陪伴男性吸食的工作罢了，因为从毒品滥用的意义上说，她无疑是有一定程度的多药物滥用或选择性的滥用，这基本上取决于吸毒的经济条件和拥有的社会资源，如她的毒品供应稳定而有保障，因此她从没有加兑安定、异丙嗪、三唑仑等对身体危害极大的药物。只不过，即使暂且不论吸毒贩毒是违法犯罪的行为，她也不可能永远年轻漂亮，始终拥有这种吸毒的条件，并不表明她永远不会受到国家法律的制裁，或其他疾病的伤害。

她也曾努力戒毒，希望回归正常的人间烟火的生活。然而，不管是强制隔离戒毒，还是自费到医院或其他地方戒毒，几乎都没有任何效果。她进戒毒所 3 次，第一次 3 个月，第二次 26 天，第三次，没关押，还可解读出微妙的弦外之音，第三次戒毒没有在里面待，根据她本人的解释是，跟管教关系好，放她一马。这是一句意味深长的话，语义极其丰富，就看如何释读，但肯定有过某种交易行为。即使反复进出强戒所，一旦期满出来，都是当天就了心愿。因为有心瘾，最为关键的是，因为根本无法离开她所熟悉的那个环境，而家庭功能缺失，一句话，无处可去，仍然摆脱不了原来的那些毒友与朋友圈，如此复吸便是很自然而然的事情。最简单的道理，天天与毒友混在一块，除了吸毒，还能干什么？这就像整天与酒友泡在一起，不喝点酒，还能是酒友么？即使她们勉强参加美沙酮维持治疗，通常也会以各种理由偷嘴，甚至将美沙酮维持治疗视为没钱吸毒时的临时替代品，即属于典型的有钱吃药（海洛因），没钱喝药（美沙酮）的类型。何况她们自己贩毒呢？戒毒成功的两大关键要素是，完全离开熟悉的吸毒环境，彻底隔绝原先的社会关系网络。

第三节　吸毒成瘾的社会后果

一　生物性成瘾与心瘾

一旦毒品成瘾，尤其像海洛因这样的高成瘾性毒品，神经功能紊乱的海洛因戒断症状是非常明显的。这一戒断反应让人感觉非常不舒服。因此，只要出现点瘾，成瘾者的生活瞬间就围绕着快速止瘾而运转。因为海洛因的药理特性是半衰期很短，只有4—6小时。这就是说，其药效只有4—6小时，这就是为什么所有的访谈个案都会提及一天打两三针，或三四针，或四五针的原因，但一般情况下都打4针。当然，出于经济考虑和加强自我麻醉的效果，当经济条件有限或毒品紧缺之时，海洛因静脉注射者都会加兑安定、异丙嗪、三唑仑等，这样一天打2针也是能够勉强顶过去的。此外，就是毒品的纯度问题，吸毒者普遍反映现在的海洛因杂质较多，不如原先那么纯，还有就是毒品本身所具有的耐受性，任何药物使用一段时间后，必然会产生耐受性，于是只能加大药量或多药物混合使用，以达到镇静昏昏欲睡的效果。当然，个体差异较大，有的并不会产生耐受性，毒品使用量一直相对稳定，故而加不加量，心理因素很重要。

可见，这样的生理、生物成瘾性自然有着较强的主观感受性，因为实际上即使对戒断反应置之不理，海洛因的强烈戒断反应无非将持续48—72小时，如果不采取其他精神类药物治疗来缓解戒断症状，即所谓的硬扳，或者，仅仅使用镇静剂和治疗腹泻的药物就能明显改善戒断症状，如许多彝族吸毒者在难以获得海洛因的情况下，通常依靠处方药曲马多，甚至白酒来减轻戒断症状。当然，最根本的还是成瘾者获得足够的心理和社会支持，因为很明显，戒断反应与成瘾者对毒品的生理反应息息相关。

这就是，吸毒人员反映的心瘾或想瘾，特别是熟悉的毒品环境非常容易唤起食用毒品的体验，就如报道人所常言的，一见金沙江，心就开始慌！

尽管说心瘾是难以戒毒成功的重要原因，也是导致复吸的主要原因，但多年的田野考察表明，更根本的还是缺失社会支持，缺乏及时到位的心理支持，摆脱不了原先的毒品环境和社会关系网络的毒友圈子以及因社会歧视而难以重新融入社会。许多访谈个案深刻揭示了这种困境：

有父母、一个弟弟，自身离异，原籍南充。小学毕业，原先喜欢看《知音》《读者》。业余爱好唱歌跳舞。

1991年，15岁那年，第一次去深圳打工。一位男老乡带去的，我比较有主意，自己到夜总会坐台。一位30多岁的香港老板开的处，给了10万元。然后他包养我，每个月1万元，零用2000元，买衣服之类的钱不算，包了我3年。第一年，过性生活，用安全套，第二年开始不用。

1991年，在深圳开始吸海洛因，口吸，吸了四五口，感觉头晕、呕吐。因好奇别的小姐吸，又对海洛因好奇，就吸了。两个月后，开始上瘾，天天口吸，一天一克左右，分多次吸，没规律。半年后，开始静脉注射，一天半克多，一克两天。改为静脉注射，是因为口吸，苦得很，吃不晕。自己一个人注射，将海洛因、安定一小瓶、异丙嗪半小瓶兑在一起打，用一次性的针管，18年了，一直注射。后来，因香港老板发现我吸毒，就不要我了。曾经让我去戒毒所戒毒，去了一个月，但没有戒掉，就让我离开了，只给了 5000 元。与他分手后，自己在别的夜总会找钱，每月给家里寄 5 万元，两年多，给家里买了城里三室两厅的商品房。自己还存了 30 多万元，但两年半以后，全买毒品了。

1997 年，离开深圳，不想在那边待了，找的钱都花了，就想回老家来戒，但只待了 4 个月，没吃药，觉得在家里待，没意思，毕竟在外面待习惯了，就想出来。

1998 年，来金沙江市，有女性朋友嫁到这里，叫我来这里找钱，说这里毒品便宜，又好找钱。在炳草岗新世纪夜总会坐台，生意好，一个晚上挣 1000 元，但每天在毒品上花五六百元，一针打 7 分左右，一天两三针，总量一天两克左右，还兑安定、异丙嗪各一半，因为海洛因的量增大了。

2000 年结婚，与一个大我 6 岁的男的，上班（有正式工作），不吸毒。2002 年，与他离异，我自己主动要求的，觉得自己吸毒不好，要离。一个月性生活最多两三次，不用安全套，我觉得了解他。

天天吃药，一直到 2006 年第一次被抓。买药时当场被抓，在强戒所关了半年，交了 3000 元，没有转为自愿，但第一天出来，就了了心愿，口吸。关的时间越长久，就越想吃。一天无聊，就想吃。一个星期后，天天注射了，药量为 125，还是兑安定、异丙嗪各一半。

2006 年，在迪吧，尝试了 K 粉。2007 年 5 月 15 日，又被抓，是贩药，当场被抓。年龄大了，不想（做小姐）找钱了，熟人又太多，就改为贩药，判了 5 个月拘役，在看守所。放出来当天，又吃药，天天吃，125。

2008 年，溜冰多，隔两三天一次，但实际上，每次溜冰都加麻果，觉得吃起来香。一般三四人一起溜冰，先在锡箔纸上放冰毒，再在冰毒上面放麻果，一起烤熟，再用专用壶，用吸管来吸。如果朋友关系特别好，又了解的，就用壶一起吸。感觉还没有海洛因好，但没有吃过，就想吃，待着没事，几个朋友吃着玩儿。

（访谈时间：2009 年 1 月 16 日 15：00—16：30；访谈地点：金沙江市强戒所；访谈对象：32 岁，1976 年出生，女，汉族）

1991 年，与一些被杀熟骗入行做小姐不完全相同，尽管访谈对象年方 15 岁（14 周岁），也是一位男老乡带去的，但她比较有主见，自主到夜总会坐台，被一位 30 多岁的香港老板开处，第一次卖处就获得 10 万元，接着被包养，每月包养费 1 万元，零用钱 2000 元，买礼物如衣服什么的不算，被包养 3 年。被包养的同时，还坐台，后在一家夜总会做小姐期间，她两年多时间里每月给家里寄 5 万元，为父母在老家南充城里买了三室两厅的商品房，自己还存了 30 多万元。

这显然表明她虽学历低，但有姿色，说明年轻漂亮，身体资本十分有竞争力。这一个案也证实，如果说部分女性当初入行做小姐是被骗的话，那么根据我们多年的访谈和田野发现，有些情况与火坑论的失足妇女文化建构有所不同，更多的则是相当有计划性和目的性，完全是自主入行的。然而，人生没有假设，更没有机会后悔，若是她在 18—20 岁之间遇到合适的机遇，彻底退出滚滚红尘，假如她没有涉毒，或许本可以过上非常舒适、衣食无忧的生活，毕竟在 1994 年左右便积攒了 30 多万元巨款，但两年半以后，这些钱全用来吸毒而败光了。

追究其最初吸毒的原因，自然是年幼无知，通常无知又与好奇如影随形，既对其他同场所小姐的吸毒行为好奇，又对海洛因本身充满好奇。这一当初无知的好奇，便造就一生无法挽回的 18 年吸毒史，在人生最美好的年龄，14 周岁开始吸毒，口吸的剂量一天一克左右，这在深圳当然是很昂贵的消费行为。半年后，开始静脉注射，至于注射的主要原因是，口吸海洛因不舒服，太苦，吐得烦，又打不晕。从口吸改为注射后，海洛因的剂量一天半克多，将海洛因、安定一小瓶、异丙嗪半小瓶兑在一起打。当然，在深圳期间，在包养她的香港老板的催促下，也曾在戒毒所待过一个月，但没有戒掉。

1997 年，因做小姐所挣的钱都买毒品花光了，20 岁的她就想着回老家戒毒，坚持了 4 个月，没有吸毒。这里的关键信息是，4 个月没注射海洛因，的确表明，海洛因的生理戒断症状存在较大的个体差异，似乎并没有药理学和生物学所建构的那么强烈。然而，毕竟她在青春年少的年华在深圳特区生活过一段时间，见识过了外面的花花世界，所以她在农村老家待着，自然觉得很没有意思，又想寻找精彩的外面世界。因听一位外嫁的女性朋友说，金沙江市毒品便宜，做小姐又好找钱——这几乎是每一个外地吸毒小姐谈起为什么会来金沙江市时，都会提到的重要信息，她在繁华的市中心最著名的新世纪夜总会坐台，生意的确非常好，每晚挣 1000 元，每天毒品的费用五六百元，一针打 7 分左右，一天打两三针，总量一天两克左右，兑安定、异丙嗪各一半。天天吃药，天天注射，这是她叙述时经常用到的关键词。

2006 年，被抓现行，在强戒所强制戒毒半年，但第一天出来，就口吸了了心愿。她坦言关的时间越长久，就越想吃，一天无聊，就想吃。应该说，她总结得非常到位和触及到根本。只因心瘾和精神的空虚无聊，完全难以离开毒品依赖。按照她自己的话说，就是待着没事，吃着玩儿。一个星期后，又复吸天天注射了，还在迪吧尝试过 K 粉。

2007 年，她因贩毒被判了 5 个月拘役，关押在看守所。不过，放出来的当天，又吸毒，一吸毒，就打回原形，天天吃，瞬间回到原点。之后，注射125，兑安定、异丙嗪各一半。

2008 年，她溜冰频繁，每次都加麻果，觉得吃起来香——尽管几乎所有的访谈对象都会提到冰毒加麻果吸食的时候很香，但是对于已有十多年海洛因吸毒史的她来说，其直言感觉还没有海洛因好。那么为什么还要吸食新型毒品呢？无非就是以吸食新型毒品为时髦，但更根本的依旧是仿佛如潮水般袭来的空虚与无聊，"一天无聊，就想吃"，甚至以吸食新型毒品为时髦，跟上地方吸毒潮流，或者，"没有吃过，就想吃，待着没事，几个朋友吃着玩儿"。这种闲得慌的状态，最典型地反映在 2008 年 11 月，在强戒所签了两年，竟然还觉得"心情比较平静，没有什么感觉。没有想过将来，想了也没用"。毕竟有过风光的日子，回不去当初，所以完全是一种破罐子破摔的心理。本来，她在 23 岁——一个女人最美好的年龄结婚，与一个比她大 6 岁，有正式工作，又不吸毒的正常男人结合，在某种程度上说，对她来说这原本是最佳退出机缘之一，择人从良。然而，作为吸毒的女人，显然不是好好过日子的人，在正常家庭生活与放纵自我的吸毒之间，她还是离不开毒品，两年后旋即离异。

后来，更可悲的是，因为年龄大了，熟人又太多，所以她就不想做小姐找钱了。既然找钱不那么容易了，于是她开始贩毒，进一步滑向违法犯罪的深渊，反复在看守所、强戒所之间进出。从生物成瘾性、心瘾与社会后果考察与预判，她此生还有归路吗？

二　成瘾的社会后果

吸毒成瘾造成的社会后果首先是家庭功能与社会功能的损害。且不说原生家庭大多本已破裂，一旦成瘾更是家破人亡，至少家财散尽，人生抱憾。如前述访谈对象之所以不能够维系正常的婚姻生活，其中的原因之一是吸食海洛因导致的生理后果，很难满足婚姻生活的性需求，如她说一个月的性生活最多两三次。因为海洛因的不良反应主要有便秘，导致男性阳痿、女性月经紊乱等性功能障碍症状，对男女都可能造成性欲减退、性生活质量下降以及性快感减少等。这就是吸毒人员经常说的，吸毒时间久了，两口子变成两姐妹。我们仍然以个案方式来分析静脉注射吸毒小姐会造成哪些社会后果：

原籍重庆，身高1.63米。父母离异，妈妈再婚，有一个哥哥、姐姐。自己未婚，与男友同居两年。技校毕业，学习美发专业三年。喜欢看《知音》《读者》，没有爱好。

1983年，来金沙江市，我妈改嫁这里，开美容美发厅，正规的。

2003年，在重庆第一次吸毒，就吸了一口，躺了一天一夜，呕吐，头昏，眼睛睁不开。当时，感冒了，朋友说吸一口就好了，不知道她吸毒。一年后，我就上瘾了，还是口吸，每天125，最多两次。上瘾两年之后，改为静脉注射，一天20元打3针，最近一年加安定、异丙嗪各一小瓶，不加的话，觉得效果不好，睡得太快。每次都用一次性针头，没有共用针头。最近半年溜冰，反应太厉害，三四口就不行了，呕吐、晕、冒汗。

吸毒后，在炳草岗坐台，后来又被一个政府的人包养，租了房子，偶尔来住，一个月向他要几百块钱，后来没有什么钱，就不在一起了。无论坐台，还是包养，都坚持戴安全套。

20岁，与第一个男友开处，是堂哥，继父的儿子，同居一年多，做爱不戴套。后来，又交了3个男友，与第二个男友同居两年多，住在东风厂他们家，一个月过一两次性生活，看心情。心情好，可以过。不好，不可以过。不戴安全套。后来，这个男友在外同时找别的女人，我就不干了。

后两个男友都同居一年多，有意找的，吸毒，口吸，10元、20元的，是我把他们带上路的，他们没有钱了，就不在一起了。与他们同居时，性生活与第二个男友的情况差不多，都不戴套。

我已经检查出怀孕了，所以允许离所了，近日可以办理手续。男友开火车的，开重庆方向，坐火车方便。打算离所当天由我妈来接，当天回南充老家，避开这些朋友，自己意志力差，老家找不到药，可以硬扳。

但坐在开往金沙江市方向的车上，就会开始想吃药。

　　（访谈时间：2009 年 1 月 16 日 16：32—17：58；访谈地点：金沙江市强戒所；访谈对象：27 岁，1982 年出生，女，汉族）

　　在进行访谈之时，该访谈对象说已经检查出怀孕了，所以可以办理手续离开强戒所，并且准备在离所之日，由她母亲来接，避开那些毒友，当天就回南充老家，在老家买不到海洛因，就可以硬扳。这一应对复吸的个体策略，听起来应该是可行的，因为我们一再强调预防复吸的最根本的两个条件，一是离开充满诱惑力的吸毒环境，二是脱离原先熟悉的社会关系网络。然而，若是深入分析她的未来前景，那么依然存在高度的不确定性，很难说她就此顺利回归家庭与社会，就算这一次在家人监督下马上返归老家，暂时戒毒成功，那也不足以保证下次再回金沙江市就不复吸，毕竟她说过，坐在开往金沙江市方向的车上，就会开始想吸毒，她每次从看守所或强戒所出来，当天就了了心愿。这说明金沙江市的毒品环境的确是导致复吸的重要原因之一。显然，戒毒最具挑战的就是这一奖赏记忆：熟悉的环境，曾经的毒友，不由忆起原先经历的那些欢愉与苦痛！最终她难以恢复家庭功能与融入社会的隐忧在于：

　　1. 她的吸毒史与其他静脉注射吸毒小姐相比，并不算长，吸毒的剂量一直并不很大，一天 20 元（即 125 的剂量）的 3 针，最近一年加安定、异丙嗪各一小瓶，生物成瘾性并不是很严重，她根本无法戒掉毒瘾的一个很重要原因，如她多次强调的，意志力差，没毅力，容易从众，缺乏主见，很情绪化，跟着感觉走，如在美沙酮维持治疗时，偷嘴的直接诱因竟然是"看到许多吸毒的朋友都偷嘴，所以就想试试偷嘴的感觉"。

　　2. 学历低，没有必要的社会生存职业技能。为了获取经济收入或社会资源，不仅依靠身体资本获取毒资或毒品，而且还往往有明确目标导向地将男子拉下水。在做小姐的同时，又被一个政府的人包养，等那个男的没什么钱了，又不停换男友，有意找同居的男友，作为提供毒资的"提款机"，故意将其拉下水，诱导男友吸毒，可见社会危害之大。几乎所有的研究都表明，拉人下水的人一定是身边的亲友！她的这一不择手段、冷酷无情的行为，很难让人相信她此后会金盆洗手。

3. 就性格而言，吸毒者大多因脑神经的伤害，具有反社会的人格特征，事实上，许多人吸毒也是因为郁郁寡欢，将海洛因作为自我疗愈的仙药。如她本人所评判，"吸毒的人不正常，包括我自己"，既然如此，那么期待她像正常女人一样安分过日子，就可能只是一厢情愿而已，如在维持婚姻的性生活方面就是一个突出问题，借用她的话说就是"一个月过一两次性生活，看心情。心情好，可以过。不好，不可以过"。这反映的显然不是女性主义意义上身体自主性的问题，如前所述，而是长期吸毒导致的生理反应，无疑会对健康的婚姻生活造成极大的冲击，难免不影响婚姻家庭的稳定性。

三 社会危害与公共卫生后果

毋庸赘言，女性吸毒成瘾造成的社会危害是多方面的。首先，导致社会公共安全问题。虽不似男性吸毒者那样会产生暴力行为，但也有些女性吸毒者存在骗、偷、抢、贩毒等现象，更需要关注的是，她们错综复杂的社会关系网络，不仅有法律意义上的男人，有的同时还有同居的男友或鸡头和建立包养关系的男人，甚至为了获取毒资和其他资源，故意将男人拉下水（诱惑吸毒），故而造成严重的社会危害和社会安全问题。其次，有些在做小姐之外，还开按摩店，养小姐，贩毒，或留宿男性吸毒者，她们复杂交错的社会关系网络使其很容易成为社会上性传疾病的桥梁人群，从而造成艾滋病传播、性传播疾病以及其他血液传播疾病等公共卫生问题。因为经济压力大，毒资需求强，她们必然要以性养吸或以贩养吸，或同时以性养吸、以贩养吸，而作为静脉注射吸毒小姐，特别是作为陪伴男性吸毒者一起吸毒的冰妹、解码（麻）器，其职业特征表现为多高危行为，毒性共生，具有两种感染路径的高危风险，成为公共卫生艾滋病防治的重点干预人群。

不过，就社会危害及其问题而言，个体差异也是很明显的，让我们在个案意义上来洞察女性吸毒成瘾所造成的具体社会危害及其公共卫生问题：

父亲去世，母亲未再婚，有一个哥哥，一个姐姐，自己分居，孩子1岁多。父亲去世后，与母亲、姐姐关系好，但与哥哥关系不好，无家可归。初中毕业，会开车，喜欢上网，看电影，听音乐。现在也这样。上网主要玩游戏、看电影。前年已辞掉金钢的工作。

前年2月份结婚，目前分居，但并非因为吸毒。十五六岁被拖下水，那个时候什么都不懂，好奇。那会儿苦闷，因父母吵架，关系不和。第一次口吸11口，一年后上瘾。一直到2000年都口吸，最高药量一天一克。注射一天半克或七分五（四分之三），加兑安定、注射用水、三唑仑、白酒、异丙嗪，溜冰七八回，K粉几回，用过杜冷丁。目前，不烦，就口吸，心烦，就静脉注射，打得昏，什么都不想，寻找麻醉的感觉。就打安定半支，海洛因二分五或125。

1999年、2000年左右做小姐，主要因家庭矛盾很多，思想压力大，家里总觉得自己吃白饭。出来自己挣，不管钱的来路是什么，总之，是我自己挣的，不吃白饭。懂一些性知识，十七八岁耍朋友，耍了4年，同居一年多，不戴安全套，不懂避孕。出来做小姐，小姐互相沟通，关系好的吹吹牛，摆龙门阵，相互知道的，就知道了。宣传得到的知识很少。

在这里，一天客人不超过10个，自己害怕生病，干脆少做。藏族、彝族、打工的农民都不懂，都不用套。农民的话，说用，就不耍了。目前，10 个客人里有四五个会用。有时，一半对一半吧！自己会主动提出用，有些客人会走，或者是不做，但老板说想开点，洗干净点，所以就只好做了。想过与客人沟通使用安全套，沟通后，有些客人会戴，有些固执，总觉得不舒服，一个人的习惯吧！要是戴套，客人会说，戴套就像热天穿衣服游泳——不舒服。又说，像穿了皮衣，没有感觉。即使女用的安全套，客人知道后，也会扯出来。但有些客人害怕用，下身会得病，就用嘴吹，但我知道用嘴也会得病，有时波推，推油。有提出肛交的，外面很多，又号称马路天使或三通小姐。

（访谈时间：2009 年 6 月 29 日 10：00—11：55；访谈地点：金沙江市渡口桥小旅馆；访谈对象：30 岁，1979 年出生，女，汉族，原籍南充）

该访谈对象从 15 岁左右开始吸毒，到 20 岁一直都口吸，最高药量每天 1克，之后改为静脉注射，每天半克或七分五，但加兑安定、注射用水、三唑仑、白酒、异丙嗪，溜冰七八次，吸食 K 粉几次，还用过杜冷丁。显然，她属于典型的多药物滥用者，社会危害极大，但她的情况值得关注的是，"目前，不烦，就口吸，心烦，就静脉注射，打得昏，什么都不想，寻找麻醉的感觉。就打安定半支，海洛因二分五或 125"。这一情况说明，既然她的吸毒方式可以自在切换，那么有关海洛因生物成瘾性的生物医学与药学建构是值得重新思考的，即强化止瘾效果，更主要的是出于个体心理需要而非普遍的生理反应。

作为集毒性于一身的静脉注射吸毒小姐，她自然具备两种艾滋病传播途径和风险。20 岁左右开始做小姐，以笑贫不笑娼的态度，非常职业化地自我辩护凭身体吃饭的合理性与正当性，甚至去道德化地认为"不管钱的来路是什么"，这种社会达尔文主义的态度与非道德的职业认知无疑毒化了社会风气与生活环境。

尽管出于身体政治经济学的原因而无法做到身体的自主性，但是她在经验主义的性实践中，并没有努力采取艾滋病防治的安全措施，而是屈从于场所老板的开导，以卫生学的洁净观察代替性安全的防护应对，不仅安全套使用率低，而且多高危性行为，构成公共卫生的严重挑战。另外，随着她的年龄增大，找钱困难，又尝试多种新型毒品，无疑增加了感染艾滋病病毒的风险。

四 毒品社会性成瘾：一个初步的解释

从前述那些报道人所直言的，"一天无聊，就想吃"；"看到别人打，就想打"；"打得昏，什么都不想，寻找麻醉的感觉"，我们不难解读到一些关键信息：最根本的问题自然是精神心理层面的极度空虚、寂寞与无聊，毒品环境的奖赏记忆与毒友社会关系网络的示范从众效应，则起着直接的诱惑作用，容易将毒品作为解脱人间疾苦的麻醉剂，以求获得哪怕是短暂的飘飘欲仙之快感体验。因为静脉注射海洛因会产生一种类似性快感的感觉，然后陷入梦幻般的愉快状态，且不易感觉到疼痛。这也不禁促使我们深入思考和探究一旦吸毒为什么就难以戒毒的问题？假如不从生物、心理、社会、环境入手采取综合应对措施，那么想解决毒品成瘾这样的世界性难题显然是不可能的。虽说下文的两个深度访谈个案的信息量并不丰富，然而，透过极其简略的言语，我们依然能释读到震撼的毒品难题的纠结之所在，并洞察到那些问题何以无解的根源：

> 生母4个月就死了，父亲再婚，有3个哥哥，平时很少来往，节日会相聚。一直未婚，初中毕业。喜欢开车，打麻将，原来有工作。
>
> 初中毕业后，19岁耍朋友，半年多，有一两次性关系，酒后有性关

系，不懂，没有戴安全套。第二个男友耍了一个多月，没有性关系。

因女性朋友吸毒，她说可以减肥，想的是反正瘾不大，吃一两个月药，就不吃了。1997年底开始口吸，三四年后静脉注射，最高药量125，有时多一些，单纯用海洛因，有时加四分之一的安定。上个月溜冰三四次。共用针头有几次，4次以内，主要是点瘾，来不及买针头。知识上是知道的，就是懒得动。

1999年，23岁，开始做小姐找钱。先在炳草岗的咖啡厅、夜总会做。10个客人里有三四个会用安全套，客人觉得用套子不舒服，隔了一层。有时要看，从外表能看出来。在炳草岗做了一年多，又到瓜子坪待了半年多，主要在小旅馆、茶馆、录像厅，10个客人里头有一两个会用安全套。有时，会打青山[1]。又到华山村租房一两年，10个客人里用套的情况，和瓜子坪差不多，但口交的多，肛交的少，肛交怕疼痛，一般说要全套，青年人、中年人喜欢要全套，有的喜欢打背枪[2]。来渡口八九年，10个客人里有两三个用套子，因为各种人多一些，当然与宣传有关系。那些有家庭的会用，耍朋友的会用，身份好一点的会用，年轻小伙子怕得病。

（访谈时间：2009年6月30日10：10—11：50；访谈地点：金沙江市渡口桥小旅馆；访谈对象：33岁，1976年出生，女，汉族）

父母健在，自己离异，再婚，前夫打针打死了，后夫又进强戒所。初中毕业，喜欢唱歌跳舞，原先喜欢看《知音》《女友》，现在没心思看。21岁，曾在泉州、晋江待了一年多，不习惯就回来了。

1996年，因胃病很痛，别人说吃几口就好了，结果第一次吸了七八

1　在地方，打青山又叫打野战，即在野外进行性交易。打青山的小姐通常又被称为马路天使、三通小姐。
2　打背枪，地方性表达又叫走后门。

口，一个多月上瘾，口吸的最高量 125 的一半，一天至少 5 道。2001 年开始静脉注射，一天半克还不够，加 125，兑安定、异丙嗪、三唑仑。去年，溜过三四次冰，没有感觉。其他没有试过。

2002 年，在渡口桥小旅馆做小姐，也打青山，打青山 3 毛至 5 毛[1]，10 个客人里头五六个人会戴，很多客人喜欢吹，做全套，吹，觉得恶心，觉得很烦，开始都会吐，不做三通，客人中的回头客要来新花样，要求肛交，没做。做打背枪，二男（或两个以上）一女/一拖二，打排枪，二女一男/双飞，客人教的，冰火四重天，先将冰条放进阴道，男的阴茎放进去就热了。有时，做冰火九重天，金嗓子喉宝，吹了，射进嘴里。目前，打野战，在马路边，长途汽车站方向，日月潭街。现在有些客人变态，耍两个女人，让两个女人先做，然后，自己做。

昨晚打青山，两个小时没有做出来，没有戴套。后来，打手铳[2]。（访谈时间：2009 年 7 月 3 日 15：30—17：50；访谈地点：金沙江市天外天"向日葵小组"咨询点；访谈对象：37 岁，1972 年出生，女，汉族）

要是聚焦这两位报道人的社会人口学关键特征，一个出生 4 个月，就痛失母爱，父亲再婚，而她本人 33 岁一直未婚，另一个则是前夫因静脉注射海洛因而死，后夫又因吸毒被抓，进强制隔离戒毒所戒毒，深度卷入毒品的旋涡之中，根本没有机会回归正常的人生轨迹。当然，两人均初中毕业，这就是说，既然原生家庭不能给她们创造较好的生活条件，那么事实上她们知识

---

[1]　地方行话，这里的三毛、五毛，指 30 元、50 元。但仅限于 10 元、20 元、30 元、40 元、50 元，50 元以上不再说毛。其他特殊行话还有武装取货，意指白耍不给钱。

[2]　起初，田野调查过程中初次听小姐说打手铳这个词，根本无法理解，更不知如何拼写，问小姐也不知道哪几个字。后阅读《肉蒲团》第四回"宿荒郊客心悲寂寞　消长夜贼口说风情"：赛昆仑道："起先少年的时节见这光景也熬不住，常在暗地里对着妇人打手铳，只当与他干事一般。"这才知晓打手铳的准确含义与拼写。在访谈过程中，该访谈对象点瘾发作，早上打过 125 的一半，兑安定、异丙嗪。所以，没有做完访谈，只好匆匆结束。

改变命运的通道也已被堵塞了，除非遇到比较理想的婚嫁机遇。然而，很不幸的是，在她们心智尚不成熟的年龄均不约而同地接触了毒品，至于具体的吸毒原因，要么对毒品好奇或无知，要么就是自我用药将海洛因作为减肥药使用或治疗胃痛。其实，第一次具体的吸毒原因并不是问题的关键，在医学人类学的意义上最具有探讨价值的无非是，为什么是她们而不是别人涉毒，成瘾之后如何看待毒品以及如何应对毒品所产生的社会后果与危害。

必须指出，吸毒人群直面生活苦境或人生不如意之事，追寻药物解脱或安慰，本也看似合乎情理，乃是人类动物趋利避害的本性，然而，她们使用的则是非法药物。当然，她们在注射海洛因时也常常利用合法的处方药，兑安定、异丙嗪、三唑仑，或只兑安定，或在吸食海洛因的同时，在门诊喝美沙酮，作为没钱吸毒的替代品，甚至还有人从医院渠道而非法获得杜冷丁。

由于毒资需求大，她们在人生最美好的年华只好委身做小姐，且逐渐厕身于小姐行业中的最低档次场所，甚至甘冒危险打青山——这是最具高危行为的从业环境，而多次溜冰的行为也表明，溜冰通常更容易发生高危性行为。尽管说前者在访谈之时只是有丙肝，尚未感染艾滋病，但她的风险的确是非常大的，原因就在于从事性交易行为时安全套使用率极低，处在最低档的从业场所，有时就在野外，自然发生高危行为的概率更高。更致命的风险还在于共用针头的行为，其可怕之处在于海洛因的点瘾来时，为了尽快止瘾，根本无法顾及其他风险，如她所说，"知识上是知道的，就是懒得动"。从 KAP 调查的意义上说，这是典型的知识与行为分离。这就说明，除了海洛因的生物成瘾性与心理依赖之外，她们之所以离不开毒品，关键和症结还是因为社会性成瘾。所谓社会性成瘾，是指因身处不利的社会地位而借助毒品来逃避或解脱社会性困境，以达到对社会现实自我麻醉或什么都不想的效果，结果导致习惯性依赖毒品来回避社会困境。如同前面的一些个案所证明的，她们说打不打针无所谓，不吃海洛因也没事，那么既然没事，可以忍受其戒断症状，就说明海洛因的成瘾性并非如生物学或生理学所建构的那样严重，而她们之所以还要吸毒，就是因为缺乏合适的社会出口，或者说，归不了家，回不去社会。应该说，社会性成瘾这个概念与躯体化概念颇有异曲同工之妙。

第五章

成瘾的文化建构：毒品药理学的主位感知

第一节　男性、毒品与社会

一　涉毒的社会根源

　　这里我们将从吸毒人群的男性视角，进一步探讨吸毒的社会深层原因。尽管我们已经看到静脉注射人群滥用海洛因的原因复杂多样，然而，有时其实又非常简单，就是单纯出于追求欣快刺激的愉悦或娱乐的目的。那么，问题仍然是为什么是他们而不是别人如此追求？他们又如何能够从毒品依赖中回归正常的生活？其实，第一次吸毒，许多人都没有找到那种飘飘欲仙的感觉，那么为什么他们仍然要不懈地追求这一感觉呢？与女性吸毒者进行比较，男性吸毒的原因有什么本质不同吗？这里我们仍然需要首先提取社会人口学特征，方可探究其吸毒的社会根源与毒品问题的症结之所在，进而细致考察毒品的种类和使用方式，重点探索男性吸毒人员的直观吸毒原因、有关毒品药理的主观感知、毒瘾的文化建构及其社会后果与危害，深入洞察男女违法犯罪行为学之异同。

　　尽管每个深度个案所记录的信息详略不一，当然，导致个案内容不完整的原因很多，或报道人由于点瘾发作而中断，或遭遇突发事件如缉毒警察抓毒贩而逃离，但所有的深度访谈个案基本上都包含社会人口学特征、吸毒史、毒资来源、戒毒史（包括美沙酮维持治疗）、艾滋病防治知识的 KAP 调查等逻辑框架内容。显然，通过这样的逻辑框架主要是想获取有关毒品问题的洞见，探测艾滋病防治的关键信息。

如若将下面两个深度访谈个案的相关碎片信息珠串起来，那么我们便会清晰探测出这些核心信息所蕴含的实质意涵：

离异，有一个男孩子，10 岁，由外婆带。暂时找了一个小学老师，偶尔在一起。出生家庭有五六个兄弟，自己被人抱养，养父母家还有一个妹妹。初中念到初二，喜欢阅读《知音》《家庭医生》，看电视，不会上网。

吸毒前，因偷盗判刑 4 年，坐牢两年多。1998 年开始口吸海洛因。身边的朋友在吸毒，因为好奇，觉得吸几次不上瘾，无所谓，就吸了。半年多，开始上瘾，一直口吸。注射过一个月。进过戒毒所，忘了哪一年，大概是 2004 年或 2005 年，强戒了 3 个月，出来第二天了了心愿，口吸，125 的一半，即一克的十六分之一，分三四次吸，总量 0.25 克（即二分五）。没有尝试其他毒品。到市三院进行美沙酮治疗 10 天，花费 3000 多元。心烦容易复吸，一般情况下没事。

为了吸毒，主要靠偷盗、偷包，但不以贩养吸。

（访谈时间：2008 年 8 月 8 日；访谈地点：金沙江市天外天社区"向日葵小组"咨询点；访谈对象：36 岁，1972 年出生，男，汉族）

有父母、哥哥、弟弟，与前女友同居 9 年多，目前一个人生活。初中毕业，喜欢看历史书，十大名著，不上网，没有工作。

1991 年，18 岁开始吸毒，因为好奇，好朋友在吸毒，因好奇，就吸了。那时，海洛因纯度高，吸了舒服，主动要求吸的，吸了 20 口，就吐了，昏睡，出现幻觉，最高量一克半左右，分 3 次，有规律。6 天以后，就上瘾，半年后改为静脉注射，没有共用针头，但将海洛因、安定、异丙嗪、三唑仑兑在一起注射，最害人的是异丙嗪，本是肌肉注射，毛血管承受不了。溜过一次冰，没有尝试其他毒品。

找钱靠做业务，偷钒钛等卖。

1998 年去过戒毒所，一个月后复吸。在市三院喝美沙酮七八次，最长 12 天，最短 7 天，但仍有心瘾。

（时间：2009 年 1 月 14 日 15：30—16：30；访谈地点：金沙江市疾控中心美沙酮维持治疗门诊点；访谈对象：36 岁，1973 年出生，男，汉族，原籍遂宁）

假如对这两个访谈对象进行适当的比较，那么我们很容易看出一些异同之处，换言之，即男性吸毒者所具有的典型的群体性特征：

1. 就社会人口学特征而言，这两个访谈对象都实质性呈现了吸毒的社会根源，恰巧两人都是 36 岁，学历低。其中一个初二辍学，对大多数人来讲，他说不会上网，那意味着什么。自幼被人抱养，身世凄凉。吸毒之前，便因偷盗而被判刑 4 年，坐牢两年半。又好赌，离异后，偶尔与一个小学老师在一起，表明仍然难以拥有一个稳定的家庭生活与环境。另一个则初中毕业，一直未婚，无业，不上网，由此可见，在他的生活世界里，其人生还能有什么样的爱好与乐趣。

2. 从最初的吸毒原因来看，在单调而贫乏的日常生活中，均对海洛因好奇，亦即无知，"觉得吸几次不上瘾，无所谓，就吸了"，且身边的朋友都在吸毒，无不说明一个人的社会关系网络是多么重要，很大程度上决定了一个人的涉毒风险，两人的吸毒史分别为 10 年和 18 年——在 36 岁的年龄，具有

18 年的吸毒史，竟然一半时间都在吸毒，试想他又如何能够摆脱毒品，回归正常的生活呢。

3. 对吸毒方式与多药物滥用进行分析，前者吸毒半年多，才开始上瘾，一直口吸，仅仅注射过一个月。其实，他的吸毒剂量并不大，125 的一半，分三四次吸，总量二分五，也没有尝试过其他毒品，这就说明他的毒瘾不是非常严重，所以他多次强调"心烦容易复吸，一般情况下没事"，显然口吸的话，没有静脉注射那么容易形成药物依赖，用药亦相对安全。同时，他的社会关系网络里较少能够接触到新型毒品。后者从初次吸毒就很猛，口吸 20口，最高药量一克半左右，分 3 次，故而 6 天便成瘾了。半年后，改为肌肉注射，又改成静脉注射，且将海洛因、安定、异丙嗪、三唑仑兑在一起注射。在访谈之时，只溜过一次冰。不过，他反映的几个情况值得关注，第一，他说 1991 年那个时候的海洛因纯度高，吸了舒服，昏睡时，出现幻觉。许多访谈对象都谈到了当年海洛因纯度高这个情况。第二，他比较典型地遵循了一般海洛因使用模式的转换过程，即口吸—肌肉注射—静脉注射，且将安定、异丙嗪、三唑仑兑在一起注射，他多次悲叹异丙嗪害人，全身都打烂了。第三，他特别指出，他从静脉注射转为口吸的原因是看到许多同伴打针打死了，主要是注射过量，在此警示下，为规避静脉注射的风险而改成口吸。他最终认识到，"还是口吸好，40 元左右的零包，对付心瘾"。从这一信息来看，是极具观察意义的，因为所有的研究都表明，吸毒方式与公共卫生之间存在着非常重要的关联，口吸无疑是相对安全的吸毒与用药方式。

4. 就获得毒资的手段与渠道而言，与女性吸毒者做小姐获取毒资和依附不同男人获得资源或贩毒不同，他们主要依靠违法犯罪的偷盗，自然构成极大的社会公共安全挑战，如前者本就因偷盗而被判刑 4 年，偷盗对社会的个人财产造成严重的危害，而后者偷盗钒钛等，属于典型的靠山吃山行为。不过，为了获得吸毒人群有关毒品文化和吸毒实践的真实数据，遵循人类学的职业伦理，尽量保护访谈对象的利益，为避免一些不必要的麻烦，或陷入职业伦理困境，因此，在涉及违法犯罪等事实时，所有深度访谈大多一笔带过，点到为止。

5. 应该说，戒毒难是一个老生常谈的话题。前者进过强戒所，但出来第二天就了了心愿，他也曾自费到市三院进行美沙酮治疗，但他明言，心烦，或打麻将输钱，或因生活琐事很烦，就容易复吸，一般情况下没事。问题是，他此生的路途会一帆风顺吗？作为社会最底层的一员，他怎么可能没有心烦的时候呢。至于后者除了强制性的被动戒毒之外，自费到市三院喝美沙酮七八次，因为没有隔绝环境和采取综合措施，一直没有成功戒毒，如报道人所说，"仍有心瘾"。正因为吸食海洛因引起的欣快感或奖赏效应的顽固记忆和心理渴求持续存在，所以反复戒毒，每次都复吸，从而深陷成瘾—戒毒—复吸的恶性循环之中。当然，对于局外人来讲，最不能理解的是，他们为什么不珍惜国家实施的美沙酮维持治疗政策，彻底戒掉毒瘾呢？这个话题，我们留在后面的章节加以深入探讨。

6. 心理干预和社会支持是解决毒品问题的两个关键层面。与女性吸毒者不同，男性吸毒者通常希望能有一份工作，渴望获得心理干预和社会支持，明确表示"找个工作，做个正常人"，但言易行难，在某种程度上说，社会隔绝、疏离与歧视无形之中构成一座难以逾越的鸿沟，他们的想法多半是一种渴望和奢望吧。

7. 还有一个对于理解毒品问题，尤其是追究男性吸毒原因具有思考价值的话题是，吸食海洛因与性功能的关系。一个说偶尔找小姐，另一个说，多年吸毒，性功能不行，没有找过小姐。虽说参加美沙酮维持治疗后有改善，但目前也不想。如前所述，这与国外的相关研究发现一致：海洛因的不良反应除了便秘之外，还可能导致男性阳痿、女性月经紊乱等性功能障碍症状，对男女都可能造成性欲减退、性生活质量下降以及性快感减少等等。但奇怪的是，海洛因摄入初期往往能提高性生活质量[1]。

此外，无论是吸毒的原因，还是戒毒的成效，最为重要和根本的便是内因与自主能动性。在这个意义上说，男性吸毒的社会根源无非如同躯体化那样，因社会苦难或苦境难以解决，于是借助毒品进行自我疗愈而已。

二　社会交往与涉毒风险

事实上，男性吸毒者最初的吸毒原因大致都差不多，可以说细微到不足道的地步，至少没有本质的区别。当然，这里所谈的社会环境，主要是指毒品环境与社会关系网络，即吸毒的外部性原因，更是直接而具体的、偶然性的吸毒诱因。

下面的这个访谈对象就是由于社会环境因素，如交友不慎而导致吸毒，且因始终无法脱离毒友圈子而难以戒掉毒瘾的典型：

父亲健在，有个姐姐，有来往。一直未婚，以前有女友同居。目前没有，一两年了。读书只读到初中一年级，未毕业。喜欢看《读者》《读报参考》，哲理性的书都爱看，现在没有爱好。

1996 年，20 岁那年，第一次吸毒，吸了十多口，吸后，头昏，眼睛无神，在家昏睡了几天，就好了。吸海洛因的原因是，与女友分手心烦，加上对海洛因好奇，在吸毒的朋友那里吸的，但当时并不知道他吸毒。十多天，就上瘾了，天天吃，药量不到 125，最多一天 125。半年后，改为静脉注射，将海洛因与一小瓶安定兑在一起打，针头各自用，先将海洛因溶在安定里，

1　〔英〕迈克尔·格索普：《"毒品"离你有多远?》，冯君雪译，天津人民出版社，2013，第 182 页；〔美〕辛西娅·库恩等：《致命药瘾：让人沉迷的食品和药物》，林慧珍、关莹译，生活·读书·新知三联书店，2016，第 235 页。

再用针头。如果太晚买不到针管，就改为口吸。

起初毒资的来源向家里要，后来家里不给了，就在外面找钱，到工地偷，还有就是靠女朋友做小姐找钱。对，相当于当鸡头，我懂鸡头的意思。上网认识的，她也吸毒，口吸，住我家后，一起改为静脉注射，我帮她打。与同居的女友发生性关系，不戴安全套，但没有共用过针头，我们知道传播艾滋病的途径，没有尝试其他毒品。

1997年，第一次进戒毒所，强戒3个月，出来当天，就了了心愿，口吸。2000年，强戒一年，没有改为自愿，出来后，家里盯着一个月没吸，后来刚好一个吃药的朋友来家里，家里人又出去了，就又吸了。吸了十多天，干脆就跑出去了，将近5个月，又劳教了两年，出来后，隔了几天，口吸了，就是离不开（海洛因），天天吸，在外待了两年。2004年，又劳教两年，2006年出来，当天又吸了，连续注射8个多月。2007年4月进戒毒所，待了一年。2008年4月8日出去，又是当天了了心愿，在外待了40天，又回来了，要待一年，还有4个月可以出去了。这次下决心真的不吸了，因为我妈妈已经被我气死了。复吸的最主要原因：忘不了；社会歧视吸毒的朋友，但我认识的朋友都是吃药的，没有正常的人；家人不理解我们吸毒的人，总认为我和吸毒的人在一起；找不到工作，不好找！要想做到不复吸：把发药的人抓了；社会多给点关心，不带歧视；家里人给点关怀，毕竟也是受害者，不要认为和吸毒的朋友来往，就认为是不好，毕竟我们只认识吸毒的朋友。

（访谈时间：2009年1月15日17：30—18：35；访谈地点：金沙江市强戒所；访谈对象：32岁，1976年出生，男，汉族）

根据这位报道人的叙述，我们可以解读到非常关键的信息，那就是如果没有接受过好的教育，学历低，没文化，缺乏必要的生存技能，通常意味着没有任何兴趣爱好，那么生活则容易感到枯燥和乏味，因而人生倍感空虚、无聊与寂寞。本来，谈恋爱是获得人生乐趣和家庭幸福的重要环节与路径，而一旦失恋就更易心烦，情感创伤便成为一种较为直接的吸毒因由，无论是对海洛因好奇，还是对毒品本身的无知，一有烦恼，借助毒品摆脱人生的苦恼和烦忧，无疑会成为一个选项，如学者所论：

> 寻求意识状态的改变似乎是人类的本性之一，人类也热衷于寻求多种吸毒方式，或是为了放松，或是为了提神，或是为满足个人的生理和心理需求，或是为缓解社会压力。吸毒是达到意识改变状态的最快捷的方式之一，毒品及其毒品问题不可能被彻底清除。[1]

32 岁的访谈对象已有长达 12 年的吸毒史，第一次口吸海洛因，就口吸了10 多口。因为第一次口吸的量大，所以 10 多天很快就上瘾，不得不天天吸食海洛因，不过，他最大的吸食药量一天不过 125，并不多。半年后，由口吸改为静脉注射，并将海洛因与一小瓶安定兑在一起注射。但直至访谈之时，他都没有尝试过其他毒品，说明他的确没有经济条件，所维系的社会关系网络基本上处于社会最底层，较少有条件和场合接触到新型毒品。这就是说，毒品环境和社会关系网络很大程度上决定了一个人的涉毒风险。如同一位 32岁的女性报道人直言，吸毒的最主要原因是空虚无聊、寂寞，"离异后，四五年，比较苦闷，看四周的人都吸毒，就吸了"，尽管遭遇婚恋失败这样的情感挫折与创伤容易采取一些不理智的方法和方式排遣心中的苦闷与烦恼，但是像访谈对象因失恋心烦和对海洛因好奇而吸毒，那就得有吸毒的接触条件和外部的蛊惑，如他所言，"在吸毒的朋友那里吸的，但当时并不知道他吸

1　〔英〕迈克尔·格索普：《"毒品"离你有多远?》，冯君雪译，天津人民出版社，2013，第276页。

毒"。事实上，几乎所有的研究都说明，第一次吸毒的毒品来源通常都来自身边的好友或亲友，只有身处毒友的社会环境之中，才具备首次接触毒品的便利条件，正如国外同行所指出的：

> 在实际生活中，毒品交易通常是在吸毒者之间进行的。如果非要在吸毒者和贩毒者之间划出清晰的界线，那只能说明对毒品亚文化还不够了解。人第一次接触毒品几乎都是在聚会或派对之类轻松愉悦的社交场合，主动提供毒品的人也通常是这个人的朋友或熟识的人，而不是传统观念里陌生的毒贩子，提供毒品就像敬烟、敬酒一样只是一种普通的社交礼仪。这或许让很多人感到吃惊，原来吸毒环境如此熟悉而普通，给毒品的居然是熟人或朋友，也不是传说中面目可憎的陌生人！[1]

虽说访谈对象信誓旦旦地说，"这次下决心真的不吸了，因为我妈妈已经被我气死了"，但自从他吸毒之日起，差不多都是在戒毒所和劳教所度过的，可以说进出劳教所、强戒所如同出入自己的家门，已经是家常便饭，或者说几近成为生活的常态，32 岁的他前后至少 6 次进戒毒所和劳教所，在人生最美好的年龄身陷铁窗之内，分别强戒 3 年 3 个月和劳教 4 年，但几乎每次都是出来当天了了心愿，马上就陷入复吸—被抓—戒毒的又一次循环之中。他之所以离不开海洛因，是因为他明确承认"我认识的朋友都是吃药的，没有正常的人"，"毕竟我们只认识吸毒的朋友"，甚至他放弃参与美沙酮维持治疗的机会，也是因为"看那些喝药的朋友照样吃药"。这就是说，他身陷吸毒朋友的包围之中，根本无法彻底摆脱毒品的缠绕，就像他本身清楚认识及自我剖析的那样，复吸的最主要原因是：（生物学的）想瘾；（社会学的）社

1　〔英〕迈克尔·格索普：《"毒品"离你有多远?》，冯君雪译，天津人民出版社，2013，第248页。

会歧视、毒友交往、没有工作；（心理学的）社会不关心、家人没关怀以及毒品环境，正因为无法重新融入正常的社会生活，没有正当的职业，所以他们根本不能摆脱原先的毒友交往圈子，也就难以走出吸毒、戒毒、复吸之恶性循环。因此，在他看来，应对复吸的策略是：清除毒品环境；得到社会支持；家庭关怀。

第二节　毒瘾的文化建构

一　作为春药的毒品

如若对吸毒人群没有深入的了解，且接受的只是目前这种妖魔化、恐吓式禁毒宣传的话，那么一般人很难理解毒品为什么会成为全球性的社会问题与治理难题，为什么国家投入那么大资源解决毒品问题，可禁毒效果依旧不尽如人意，至少当下极难完全消除毒品问题。毫不夸张地说，毒品与毒品问题是当前世界最复杂、最棘手的难题之一。这当然是提示或警醒我们必须加强从吸毒者的主位视角来探究毒品及毒品问题，如吸毒的原因究竟是什么？男女有什么不同？为什么难以戒毒？吸毒者自己是如何看待不同种类毒品的？不同种类毒品的生物成瘾性有什么本质不同吗？当然，一般人自然也不会思考这样一个问题：在宽泛的意义上说，烟酒事实上同为毒品，并且因吸烟导致的死亡人数也远比吸毒死亡的人数更多，这一思考对于我们理解什么是毒品、什么是毒瘾，具有特殊的参照价值。

我们多年的田野调查发现，与女性吸毒者那种比较感性的、显得意志力薄弱的表达不同，如"一天无聊，就想吃"，"看到别人打，就想打"，"打得昏，什么都不想，寻找麻醉的感觉"，男性吸毒者总可以为自己吸毒找出理性的、合乎正当性的诸多吸毒理由，如在毒友或毒贩的蛊惑之下，有的男性吸毒者就直言不讳地声明毒品，如海洛因或冰毒，堪比或者胜于伟哥的威力。我们在与下面这个访谈对象的访谈过程中，第一次听到他如此直白或简单粗暴地解释吸毒的原因，自然感到极为震撼，倏忽之间，又发现我们如此远离真实的社会：

父母健在，有一个姐姐一个兄弟，关系都挺好，帮助我。离异，准备与新女友扯结婚证[1]。高中毕业，目前有工作，不上班，有家庭责任。喜欢看侦破类小说，爱看反侦破的内容。

1990 年，第一次口吸海洛因。第一次口吸了几口，记不清，吐了，昏睡。几个朋友在一起，无聊，有点感冒，别人说能治感冒，对性生活有好处，让男人像真正的男人。我敢说80%的人吸毒是为了做爱，（吸了做爱）能持久。最开始，性生活确实好，我可以说80%，无论男的，还是女的，（吸毒）都是为了做爱。一年后上瘾，当时在成都，没办法，在医院开了两支杜冷丁。口吸了三四年，最高药量一天一克，分无数次，整天吸。有钱，整天不出门。1994 年或1995 年的样子，改为静脉注射。口吸不舒服，吐得很烦，吃什么，吐什么。打针来得快，节约钱，不吐得烦，上头快，止瘾快。一般不合群，不想占别人便宜。我从来没有共用针头，打针半克，偶尔打安定的四分之一、三分之一，打安定次数少。去年溜过冰，单吃麻果，漂麻，玩过兵马俑20 多次，就想尝试，但得不到快感。

获得毒资，主要是跟老板做事，偷盗。最主要的是偷盗，我主要负责做掩护，现在和他们来往，偶尔偷盗。为了生存，只要有钱，不管钱的来源是否正当，有钱就会得到尊重，别人看得起。我现在要养活两个女人，一个孩子。

1　在吸毒过程中，妻子一直没有与他离婚。离婚后，住房留给前妻。

成都杨氏一加一疗法，去看过 3 次，花了 3 万多元。市三院 20 多次，每次 3000 元左右。1998 年，到强戒所一次，2 个多月，交了 800 多元，有关系，就放人了。1997 年，第一次听说美沙酮，市三院开门诊治疗，一次 14 天 3000 多元。

找过女人，曾经有过 200 多个，发生过性关系，从不戴安全套。那是七八年前，那时没有艾滋病，还比较幸运（没有感染）。（访谈时间：2009 年 1 月 19 日 10∶30—11∶42；访谈地点：金沙江市疾控中心美沙酮维持治疗门诊点外小亭子；访谈对象：40 岁，1969 年出生，男，汉族）

该访谈对象最初吸毒是因为感冒，这就是说，直接的诱因是自我用药，将海洛因当药治感冒，但他也明言还是因为无聊，那才是根本原因。当然，社会关系网络起着重要作用，几个朋友在一起，吸毒朋友怂恿和诱惑他，说海洛因"能治感冒，对性生活有好处，让男人像真正的男人"，无疑这一句话具有极大的诱惑力。甚至访谈对象断言，无论男女，80% 的人吸毒是为了做爱，他还炫耀性地承认曾经与 200 多个女人发生过性关系，从来不戴安全套，与同居的女人过性生活，同样不戴安全套，不过，他觉得比较幸运没有感染艾滋病病毒。

为了他的一些说法，如"可以说 80%，无论男的，还是女的，（吸毒）都是为了做爱"，吸食海洛因后，做爱能持久，"最开始，性生活确实好"。我们曾经与核心报道人专门讨论过这一通常难以证伪和测谎的难题。当然，我们在访谈许多不吸毒的小姐时，她们有的会提到最烦的客人就是那些吸毒的男人，吸毒后来找小姐，往往半天做不出来，甚为折磨人，很恼火。因此，根据关键报道人的看法，吸毒的最初原因是复杂多样的，绝不可能都是为了做爱，60% 的男人有可能这样，但女人吸毒也许只有 30% 是出于这样的原因，更可能只是赶时髦，显示社会地位，或者年轻漂亮的女人被男人诱骗下水。

其实，就海洛因的药理特性而言，女性吸毒者可能不是追求性能力，而仅仅享受其初始带来的快感：

> 注射阿片类药物会产生一阵快感，然后陷入做梦般的愉快状态，并且较不易感觉到疼痛。注射者的呼吸会减缓，皮肤可能会潮红。使用阿片还有一种典型反应，是瞳孔会收缩到像针尖般细小。以非注射方式摄入阿片类药物也可获得相同作用。不过快感会被愉快的昏沉感所取代。除了以上作用之外，也可能出现恶心、呕吐，还有便秘症状。注射海洛因与可卡因的混合液（即快速球）能带来强烈的愉悦感、海洛因的梦幻状态以及可卡因的刺激。口服也会有相同效果，但其快感来得更缓慢并且没有那么强烈。[1]

我们的核心报道人经常是同时吸食海洛因与冰毒（图 5-1、图 5-2），她寻求的正是一冷一热的对冲效果，即犹如快速球（speedball）那种混合效应，所以对她而言，有无男人一起寻欢做爱可能并不是最主要的考虑，而更重要的是寻找所需的资源，如向这些与她周旋的男人贩毒，留容他们过夜收取生活费用，或免费享用他们带来的毒品、水果等。从毒品与性能力的关联而论，女性与男性自然存在某些完全不同的需求和渴望，就是专门为吸食冰毒的男性提供性服务的"冰妹"和给吃麻果的男性提供性服务的"麻儿"，也不见得都是为了做爱，更主要的仍然是获取金钱、毒资和免费享用毒品的机会。

1　〔美〕辛西娅·库恩等：《致命药瘾：让人沉迷的食品和药物》，林慧珍、关莹译，生活·读书·新知三联书店，2016，第216—217页。

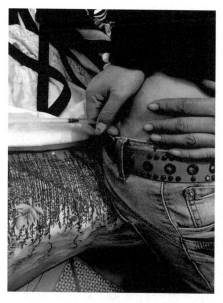
图 5-1　关键报道人在注射海洛因

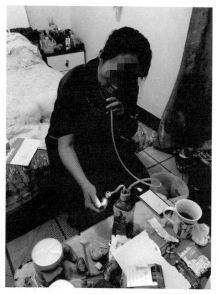
图 5-2　关键报道人在溜冰

毋庸讳言的是，男性吸毒的初衷有可能或至少被他人（如毒友，或毒贩）蛊惑是为了寻求海洛因伟哥般的神奇效果，如一位男性报道人所述：

> 1997 年第一次接触海洛因，在金沙江市的慢摇吧。当时和几个朋友，3 男 4 女在一起喝啤酒，有人说海洛因能够增强性欲，非常刺激。当时出于好奇就吸食了两口，差不多有 0.01 克，一个火柴头大小，吸完之后感觉头昏脑涨，天旋地转，恶心，吃不下东西。差不多过了十几天之后，自己就想去找那种舒服的眩晕感觉，第二次就不再恶心，只是想睡觉，浑身瘫软，又特别舒服，任何紧张、压力都放下来，没有任何防备心理，有解压的效果。随着剂量的增加，昏睡的时间越来越长，感觉也越来越舒服。后来基本上 10 天左右就去吸一次，去寻找那种昏沉的、极为舒服的感觉。直到一年多以后，才意识到自己已经上瘾了，流鼻涕，打哈欠，淌眼泪，身上一冷一热，并有痉挛的感觉，

肌肉酸痛，心慌无力。最初，只是以为自己感冒了，后来听别人说，才知道自己是上瘾了。[1]

此外，许多吸毒人员参加美沙酮维持治疗，只因为美沙酮没有海洛因那样的欣快感，所以很容易脱失。换言之，找海洛因的感觉，是造成美沙酮维持治疗脱失率高的原因之一。

当然，还有一点值得再次提出，只要先吸食海洛因多年，即使有机会尝试新型毒品，这些海洛因吸食者往往难以获得海洛因的那种感觉，而对新型毒品不再产生兴趣，如前述访谈对象所指出的，"去年溜过冰，单吃麻果，漂麻，玩过兵马俑 20 多次，就想尝试，但得不到快感"。从所有访谈个案看，大概是 2006 年底，金沙江市少数有钱人中开始流行冰毒、K 粉等新型毒品，玩兵马俑。2007 年、2008 年更多的人开始赶时髦而尝试这些新型毒品，但许多海派都反映没有找到感觉。

二 药理效果的主观感知

在某种意义上说，如同久病成医，吸毒人群有关毒品药理学的主观感受自有其独特性，如一位访谈对象所说，刚开始吸食海洛因，会慢慢昏上来，身上发热，非常舒服。另一位访谈对象就特别强调，因吸毒者多为毒友，道友之间经常切磋吸毒技巧，探讨药理效果，如说海洛因这东西一定要吃好、吃昏了才舒服，相互交流讨论吸食海洛因的那种做神仙的感觉。故而，以身试毒的经验与感受，有时不得不承认，总结得还是相当到位的[2]。因此，在某种程度上说，有时他们这一深刻的经验主义体会，实际上

1　详尽或完整的个案内容，可参看第十章的相关个案。
2　详尽或完整的个案内容，可参看第十章的相关个案。

与美国医学专家[1]的见解并无二致，甚至连描述的语言都近似。

作为社会底层的弱势人群，面对人生无常和日常苦恼，若是借力毒品，确实会得到十分虚幻的感觉——正如海洛因英文名称——Heroin 本身所暗示的，便觉得自己拥有超能力。这与使用安非他命的情况是一样的：

> 对于内向害羞、缺乏自信和安全感的人来说，服用安非他命能让感觉精神振奋，充满自信。很显然，他们并非真正优秀或表现出色，但是，服药所带来的精神兴奋效果极其强大，往往使得他们自我感觉良好。[2]

从海洛因的药理效果来说，作为社会苦难的解药，的确如有的访谈对象所言，"海洛因的魅力太大了，太有吸引力了"。一般而言，同道毒友或毒贩自然会极力宣扬毒品的魅力与好处，然而，也不得不承认，正如吸毒者所念念不忘的，刚开始吸毒确实具有许多妙不可言的诱惑力，其神奇药效实在令人难以置信：

> 海洛因注射摄入的药效在人体内的高峰反应难以描述，但这种反应最接近于性高潮时的体验。几乎所有第一次摄入海洛因的人都认为，用药后最显著的反应是极度快乐，但很快这种感觉就消失，随之而来的便是冷静、超脱与梦幻般的轻松。[3]

海洛因充满神秘的吸引力，用药者往往说，海洛因带来的高潮比性高潮还要棒。但是，海洛因也具有几项重大风险：上瘾、过量、因共用

1　Rosenbaum, M., "Ecstasy: America's New 'Reefer Madness'", *Journal of Psychoactive Drugs*, 2002（34）：137-142.

2　〔英〕迈克尔·格索普：《"毒品"离你有多远?》，冯君雪译，天津人民出版社，2013，第83页。

3　〔英〕迈克尔·格索普：《"毒品"离你有多远?》，冯君雪译，天津人民出版社，2013，第177页。

针头感染艾滋病。[1]

所有阿片类药物都能引发愉快、昏昏欲睡的状态，让人忘掉一切烦恼（昏睡效果），并降低痛觉（痛觉缺失）。这种感觉在注射后最为强烈，并带来高潮，与性高潮相提并论。在药效发作的当下，使用者往往会说自己不再烦恼，这些人正处于一种独特、充满安全感的状态，忘了所有忧虑。不难理解人们无法抗拒这样一种梦幻般的愉快状态的诱惑，而且一开始用药时根本也无从理解成瘾及戒断的痛苦。[2]

成瘾药物（兴奋剂、阿片、酒精和尼古丁）其实可以代替食物或性，这说明了为什么大多数使用者会将注射可卡因或海洛因的高潮比拟成性高潮的快感。这不只适用于缺乏意志力或生活荒唐的人，也适用于所有人。这也让我们很容易理解，为何成瘾问题在不同文化中都如此普遍。[3]

性高潮能让人体验到强烈的欣快感，而注射摄入毒品也能让人体验到这种欣快感，二者的相似性已被多次对比分析，并且很多吸毒者都变得性欲亢奋。[4]

就吸毒模式而言，有的报道人对从口吸转到静脉注射的解释非常到位：第一，口吸不舒服，吐得很烦。第二，打针来得快，上头快，止瘾快。第三，打针节约钱。因而，即使他打过杜冷丁，溜过冰，吃过麻果，玩过兵马俑20多次，他依旧没有找到感觉，属于典型的海派。这是因为每次注射海洛因时，

1 〔美〕辛西娅·库恩等：《致命药瘾：让人沉迷的食品和药物》，林慧珍、关莹译，生活·读书·新知三联书店，2016，第53页。

2 〔美〕辛西娅·库恩等：《致命药瘾：让人沉迷的食品和药物》，林慧珍、关莹译，生活·读书·新知三联书店，2016，第224—225页。

3 〔美〕辛西娅·库恩等：《致命药瘾：让人沉迷的食品和药物》，林慧珍、关莹译，生活·读书·新知三联书店，2016，第333页。

4 〔英〕迈克尔·格索普：《"毒品"离你有多远?》，冯君雪译，天津人民出版社，2013，第270页。

他们都试图找回初次体验海洛因的感觉，那是一种再也无法达到的兴奋感。[1]
这就是报道人所说的，"去寻找那种昏沉的、极为舒服的感觉"。正因为在吸
毒人群中普遍存在找感觉的想法，所以是前述造成美沙酮维持治疗门诊脱失
率极高的重要原因之一，即喝美沙酮没有吸食海洛因那种飘飘欲仙的感觉。
这在海洛因吸食者中是普遍现象，国外如美国的可卡因吸食者同样存在这种
情况。因此，洞悉这一特征，对于监控最新毒品流行趋势无疑是一个值得关
注的重点。

　　这一毒品主观感受的文化建构对于我们了解毒品的药理学机制和戒毒难
题，具有重要的参考价值和学理意义。当下有关毒品问题大多是一种恐吓式
宣传，对于遏制毒品扩散和毒品问题蔓延所起作用有限，并未深挖吸毒者内
在的需求和渴望，未能设计出具有文化敏感性和针对性的应对策略。因此，
急需从内部或主位视角看待毒品和毒品问题的实证研究。如有的报道人多次
强调海洛因吸食者对冰毒没有兴趣，并具体指出为何不接受冰毒：

　　　　1978 年生，已婚。一个彝族老婆在盐边格萨拉彝族乡，大儿子 15
　　岁，小儿子 14 岁。自己是小学毕业。父母务农，母亲 2011 年去世了，
　　父亲还在，父母没有离异过。我是家里最小的，上有 3 个哥哥、2 个姐
　　姐，都在务农，一般都养牛羊马。另一个老婆在宁蒗。

　　　　第一次接触毒品是在 1997 年。在云南丽江宁蒗的朋友家里，因为我
　　的户口原来在那边，在那边打工挣钱。当时就想试一下，不懂是啥。我
　　去的时候，三四个朋友已经正在吸了，都是云南那边的，男的。说是吃
　　了以后好睡觉，不会感到寂寞。我自己也很好奇，烫吸，吸了两三口，
　　就感觉自己不想吸第二次了，因为第一次吃完，一直吐，自己身体糟得

　　1　〔美〕辛西娅·库恩等：《致命药瘾：让人沉迷的食品和药物》，林慧珍、关莹译，生活·读书·新
知三联书店，2016，第 336 页。

很，后面都晕了，感觉不到自己了。第二次就是隔几天，隔十几天、半个月才吃一次，自己不会想。后面就上瘾了，那个时候吃的人少，也不知道有啥危害，他们就已经有心瘾了。一开始都是吃朋友的，一年以后自己就想吃了，开始自己买着吃了，一天两三道。之后陆陆续续地吃了两三年。1997 年开始吸，一直口吸，一直烫吸。我害怕注射，没扎过针，因为自己怕打针，打针容易得传染病，我自己就不敢。身边的人有两三个打针打死的，都是云南那边的，现在的乡有两个打针打死了。

2006 年左右结的婚，2007 年回金沙江。不是每天都吃，看钱的情况。吸毒的人在一起都是蹭来蹭去的，今天你有，吃你的。后面他有，蹭他的。两年以后，基本上每天都吃，钱多的话，就多吃，没钱，一天一道，在云南没有被抓过。我养山羊、牛，卖了换钱，我所有的钱都拿去买毒品了。没钱的时候，就少吸点，或者去朋友那里。什么想法都没有，就想着过一天是一天。心烦的时候，也想。点瘾来的时候，忍不了。

2012 年 12 月 19 日，因为爱人那边是大家族，家属亲人把我绑到派出所。2014 年 12 月出去，8 个月没沾过毒品。有一天，在盐边去学校接孩子，遇到了以前的朋友，就一起喝酒，喝完，就又想来点，这回又吸了一个多月。第二次进来是 2016 年 2 月 18 日，打牌被抓，警察怀疑我吸毒就尿检。这次也是戒毒两年，减了以后，还有两个多月就出去。我的娃也大了，要上高中了，大孩子属马的，孩子都在读书没有碰毒品。自己年纪也大了，确实不想吃了。

只吸海洛因，新型毒品都见过，但是没兴趣。吃海洛因的人，吃冰毒都没感觉。吃海洛因，就是吃了，就睡了，不喜欢话多。兴奋的感觉，很难受。都是熟人朋友贩卖毒品，特别多，没钱也拿给我一两克。这些都是彝族，毒贩之类的都是彝族，其实真的厌烦了。我们那边老板多得很，动不动就会给我们拿一两克。今天吃个三四十块钱，也在陆陆续续赌博，也都凑着吃，用自己的钱去维持是根本不够的，都是你一点我一点大家凑在一起吃。

我认为戒不掉的原因，第一口最为关键。我到戒毒所以后，我想了整个复吸过程，不能喝酒，酒喝多了，喝醉了，胆子就大了。当时觉得一两口没什么问题，第一口吃进去，第二口就来了。我每天都在想，那两年都在想，结果出来还是吸了。这次没有吃过戒毒药，都是靠干戒。因为以前吃过一次戒毒药，本来三四天就能好，结果五六天才好。反正死也死不了，挺挺就过去了。

出去以后，也不知道去哪儿。想去宁蒗，第二个老婆在那边，有一个 5 岁的儿子。云南那边吸毒的圈子小，不可能接触吃药的朋友。吸不吸取决于自己，遇到朋友不想吃，也可以不吃，没有朋友自己想吃，也吃。有钱的时候，一两克都可以。没钱的时候，就是 10 块钱的。受不了的时候，喝白酒，去买包嘴回来的美沙酮，500ml 一瓶，压瘾，或吃复方地芬诺酯片。难受的时候，气都喘不上来，心慌，全身都像发烧，流鼻涕，咳嗽，浑身痛。进来的时候，没吃药，都是熬过来的。不想吃药，吃药肚子疼，我 5 天就扳过来了。最早的时候，九几年抽鸦片，一两次，大麻没抽过，冰毒什么的没兴趣。

这个强戒所里面的彝族基本上都认识。以前有两三百人，最少的时候也有一两百人。这几天出去的人多了，我在的时候，就有六七十号人。检查身体没有问题。（访谈时间：2017 年 10 月 6 日 14：03—14：55；访谈地点：金沙江市强戒所；访谈对象：男，1978 年出生，38 岁，白彝）

这位白彝报道人在做访谈之前，先给我们唱了一首彝语歌，尽管他并没有接受过音乐专业训练，但天生就有一副好嗓子，即兴能唱，能歌善舞，故而他很自豪地多次主动提及他有两个老婆。不过，我们从他杂乱的叙述中，能够解读到一些关键信息：第一，从最初吸毒的原因来看，对海洛因"当时就想试一下，不懂是啥"——无知，他自己也很好奇，受到社会关系网络的影响，即吸毒朋友的蛊惑，"吃了以后好睡觉，不会感到寂寞"，还有"那个时候吃的人少，也不知道有啥危害"，说明当时禁毒宣传工作不到位，或根本就没有。第二，第一次吸毒的药理反应是非常强烈的，大病一场的感觉，彻底晕倒了，的确表明当年海洛因的纯度较高。第三，从吸毒方式来说，他一直坚持烫吸，没有扎针，是因为他怕打针，害怕传染疾病，还有就是身边的一些同伴打针过量死了。第四，就毒品的政治经济学与戒断症状而论，他未成瘾之前并非每天都吸毒，而是看钱有多少。上瘾之后，基本上每天都吸，靠养山羊、牛所卖的钱，全部用来买毒品了，对家庭的危害极大。不过，"没钱的时候，就少吸点"，就是10块钱的，一天一道；钱多的话，就多吃，一两克都可以，实在不济，那就到朋友那里蹭吃，反正他们都是相互蹭吃的，显然当地毒品的共享风气很浓厚，因为他说了"用自己的钱去维持是根本不够的"。有时点瘾来的时候，忍不了，"气都喘不上来，心慌，全身都像发烧，流鼻涕，咳嗽，浑身痛"，他受不了的时候，为了止瘾，靠喝白酒硬扛，或买别人包嘴私卖的美沙酮，或吃复方地芬诺酯片。第五，从毒瘾的文化建构分析，不管生物学的戒断症状反应多么强烈，但他进强戒所并没有吃复方中草药制剂626戒毒胶囊，而是靠干戒，如他所言，"反正死也死不了，挺挺就过去了"，硬熬5天，就扳过来了。第六，论及戒毒难的话题，他在戒毒所也曾多次回想每次复吸的过程，作为嗜酒的彝族汉子，他的总结倒也显得十分贴切，"不能喝酒，酒喝多了，喝醉了，胆子就大了。当时觉得一两口没什么问题，第一口吃进去，第二口就来了"，只要一碰海洛因，极其容易被打回原形。尽管他说得非常在理，强调了个人的毅力与自主性，"吸不吸取决于自己，遇到朋友不想吃，也可以不吃。没有朋友自己想吃，也吃"，但他的实际状况是，心烦的时候，就想吸，又好赌，本就处于"什么想法都没有，就想着过一天是一天"的人生无意义的虚无状态，他又怎么可能真的戒毒呢？

三　毒瘾的文化建构

其实，海洛因的初试者必须知道吸食后感觉的详细情节，也要学习如何认识和描述那种感觉，之后才能描述内心感受。然而，多数人第一次吸海洛因都会感觉不舒服，甚至还因此生病。[1] 阿片类药物的戒断症状十分痛苦，但不至于危及生命。早期症状是流泪、流鼻涕、打哈欠、出汗。长期重度使用阿片类药物的人，在最后一次用药的药效消退之后，立刻就会出现轻微的戒断症状。接下来，用药者会感到烦躁不安、易怒、没有胃口，整体上看，就像感冒一样。戒断症状最严重的时候，用药者会出现腹泻、发抖、出汗、全身不适、腹部痉挛、肌肉疼痛等症状，而且对疼痛通常会越来越敏感。接下来的几天，打哈欠和睡眠障碍的情况会越来越严重；几天之后，生理症状便会减弱。[2]

如果停止用药只是引起感冒症状，治疗海洛因成瘾问题简直是易如反掌。不幸的是，停用海洛因之后，还会出现一种不易察觉，但可能持续更久的症状：烦躁不安（感觉什么事都不对劲），这可能是阿片类药物引起的愉悦感的逆转。用药者会强烈渴求药物，严重到完全无法思考其他事情。对毒品的渴求，在生理症状减轻之后仍可能持续好几个月，并且经常复发。这类戒断症状大多与药物作用完全相反。例如，阿片类药物会造成便秘，戒断时则发生腹泻。[3]

1　〔英〕迈克尔·格索普：《"毒品"离你有多远?》，冯君雪译，天津人民出版社，2013，第25页。

2　〔美〕辛西娅·库恩等：《致命药瘾：让人沉迷的食品和药物》，林慧珍、关莹译，生活·读书·新知三联书店，2016，第231页。

3　〔美〕辛西娅·库恩等：《致命药瘾：让人沉迷的食品和药物》，林慧珍、关莹译，生活·读书·新知三联书店，2016，第231页。

如果完全依照生物学的毒瘾解释，若是海洛因的戒断症状发作，那么这种犹如蜘蛛或蚂蚁在骨头上抓挠或啃噬的难受，与若是瞬间得到止瘾而获得的梦幻般的舒服感受，即天上人间的两极体验，自然导致吸毒者不惜代价、不计后果地觅药止瘾。只不过，我们的许多访谈对象都证实，点瘾来时，也是可以硬扳的，有时不愿熬着，还是因为其他的苦境。当然，我们常常听其悲情叙述，颇感悲怆，唏嘘不已！早在 20 世纪 80 年代末，有的吸毒者甚至也曾有过百万家财，吸毒后一切尽付金沙江，即便追忆时万般悔恨，又如何能够回到当初：

13 岁随父母来金沙江市，兄弟 7 个。离异，与老母亲同住。初中毕业。原先在金钢工作，目前退休，退休金 1200 元/月，另外在茶馆兼职，每月 600 元。没有什么爱好，不打麻将，偶尔有事喝酒，闲时陪老母亲聊天，没有别的爱好。

最初，大概 1989 年开始吸小海[1]。当时因肾结石住院，一疼痛就要了海洛因，用来止痛。天天吸，几个月就上路了。反正那会儿有钱，有一百多万元，所以天天吃。10 年来，一直口吸。之后，失眠，身上如蚂蚁挖洞，就开始打针，肌肉注射，打过两三年。自己打，使用一次性针管。打针省钱，来得快，一般一天 1 道至 4 道药。后来，打针找不到打的部位，又改为静脉注射，一天半克，一天打 3 针。吃过一次大麻、两次麻果，没找到感觉。

又到处戒毒，去过昆明、成都、新疆、西安，就是住院脱毒。

我找了一个女孩子，住在我家一年半。她是吸毒的，我帮她买药打针，但我自己都坚持没有偷嘴。但后来她离开我，去了成都，我很痛苦，

1　小海是拟性别化的一种地方性表达。通常，男的称海洛因为因妹，女的叫海哥。相应的觅药行为，一般就说找因妹，找海哥。

就偷嘴打了一针，打了 125，与大半瓶的安定兑在一起打的。结果打倒了，在医院抢救了两天。

目前，与吸毒朋友有来往，但自己坚持不吸，伤得太深。喝药后，性方面无需求，不找小姐。（访谈时间：2009 年 1 月 11 日 11：30—12：10；访谈地点：金沙江市疾控中心美沙酮维持治疗门诊点外小亭子；访谈对象：50 岁，1959 年出生，男，汉族，原籍黑龙江）

从现场实际观察与深度访谈过程来看，访谈对象确实喝药后功能恢复得不错，至少看起来状态不错。这个深度访谈个案所表明的几个互相关联的因素如下：第一，年龄大，吸毒史长，多药物滥用的吸毒人员通常对海洛因已经没有兴趣了，按照他本人的说法，吸毒 20 年伤得太深，没意思了，因为吃药已经觉得没意思了，所以参加喝药戒毒的主观愿望强，意志强。第二，因为主观意愿强和意志强，所以喝药过程，依从性好，能够做到不脱失，不偷嘴，尿检不作假，服药效果自然就好，所以不喝美沙酮也没事了。第三，能够坚持喝药，又与家庭功能完好存在关联。尽管他自身离异，但老母亲、兄弟始终不放弃，在亲情、经济上都有实在的陪伴和支持。应该说，能够做到不脱失，还与个人、家庭的经济条件好存在关联。因此，因为认真喝药，效果好，所以喝药后各方面的功能恢复良好，如家庭（与老母亲同住，陪同聊天，哥哥经济支持）、经济（退休工资外，自己挣钱）、工作（在茶馆兼职）、心情（参与各种学习活动，年终有奖励，恢复自尊）等。假如一直能够坚持美沙酮维持治疗，那么他应该是有希望彻底戒掉毒瘾的。

然而，从他最初吸毒的原因与复吸行为来分析，访谈对象很容易任性妄为，行动往往不计后果，稍有疼痛，便自我用药，反正觉得有钱，就天天吸，几个月就上瘾了。上瘾后的主要症状是"失眠，身上如蚂蚁挖洞"，为了止瘾效果来得快，省钱，肌肉注射过两三年，后因找不到打针部位，又改为静脉注射，一天半克海洛因，但兑安定一起打，分 3 针打，吃过一次大麻，两次麻果，但都没有找到感觉，所以他属于典型的海派，多药物滥用情况并不严重。因此，他最早参加维持治疗，喝药的合适剂量为 80mg，就稳定下来，能够睡觉了。

不过，因对美沙酮维持治疗有误会，准备再喝半年，不经过门诊的医学评估，他就又自主停药了，虽说他自认为没问题，但仍然存在随时复吸的风险，如与一个吸毒女孩同居一年半，甚至帮她买药打针，等于这个吸毒女孩以身体与他进行资源交换，把他当作毒资、毒品的提供者，免费为她提供住处，即使这样，因最后女孩离开他，很痛苦，伤心之下，一赌气偷嘴打了一针 125，还与大半瓶的安定兑在一起打，所以过量晕倒了，在医院抢救了两天。这就是说，有的低学历、不成熟的男性与女性一样，若是遭受感情挫折或创伤，同样觉得心里苦，为情所困，容易抱着破罐子破摔的心理而负气复吸，甚至以吸食过量的方式自我了结。这或许又证明其实生物学的毒瘾不一定不可忍受，只是人间实为情苦，难以忍耐的却是空虚、无聊与寂寞。尽管他说海洛因伤得太深，坚持不吸了，但是他仍然与毒友来往。这无疑是一个潜在的复吸风险，也是我们一直强调的戒毒之难，难在吸毒者根本无法逃脱原有的社会关系网络，难以重新融入正常的社会生活。

此外，他说喝药后，性方面无需求。这么说似乎与美沙酮维持治疗的效果刚好相反，一般来说，因长期吸食海洛因，最终两口子容易变成两姐妹，而美沙酮维持治疗通常改善性功能。如果不是出于对美沙酮药理效果的误解，那么很可能是他本人年岁渐长，吸毒史又长，身体健康肯定受到极大影响，性能力受损本也是正常之事，但可以明确的是，这并不是美沙酮维持治疗的后果，尽管美沙酮的确也有许多他们极为关切的副作用。[1]

---

1 第九章将有翔实的探讨。

若以年龄、性别作为分析的要素，那么我们容易发现一些共性特征：

离异，兄弟姐妹4个，有来往。高中毕业，先前看许多书，有条件就读各种书，看过许多名著。以前爱好旅游、摄影。

1992年开始吸毒。当时在昆明玩，拉肚子，吃了许多药，好不了。认识吸毒的朋友，就要了药（海洛因），吃了，口吸了4口。一个月后上瘾，天天口吸，一克吃四五天。口吸的最高药量，一天多达3—4克。1998年，开始静脉注射。使用一次性的针头多，后来也重复使用针头，消毒就是水洗一下。注射时，海洛因兑安定一小支。注射最高量一天2克，持续了两年多。没有吃其他毒品。1996年，劳教一年，在里面就吃过无数次（海洛因）。出来后，一直在吃。

最初有工作，做服装生意，承包工程，有钱。

1999年到成都第四医院，戒过几次，喝美沙酮，但那会儿不行。1999年，进强戒所3个月，出来两天后吃药，根本就没想戒。2000年，又进强戒所3个月，然后劳教3年，提前10个多月出来。这次出来后真的不想吃了，偶尔吃药，年龄大了，经济上不行了，家里人替我着急。偶尔一个星期吃一次，说不准，几个月也不吃，明知哪个店有卖（药）的，也不去买。但要在外地，就不会。而在金沙江市买药太方便了，好买。再就是原来吸毒的朋友太多，遇到关系特别好的，喝酒后，就吸。这次（2008年6月份）进来也是因为偶尔吸，被抓的，但签了（戒毒）两年。

复吸的原因：忘不了；熟悉的环境。防止复吸的最好办法：离开金沙江市；有事情做，否则瞎想；社会歧视，没有别的朋友，只有吸毒的朋友，社会要支持一下，给个机会重新做人。

美沙酮维持治疗门诊点是听吸毒的朋友说的，朋友在喝美沙酮。但我自己没有吃药，身体没有依赖，个人来说，没有必要去喝美沙酮。以后，从这里出去后，准备离开金沙江市，反正在四川。

1991 年离异，与这个吸毒无关。后来，与两个女人同居。在与第一个女人离异后同居在一起，同住了一年，她就注射死了。她注射，我基本上不注射。偶尔过性生活，吸毒后，基本不过。偶尔戴安全套，想起来了，就戴。第二个女人同居了 3 年。直到来这里之前，没有告诉她来这里，毕竟她不吸毒。与第二个女人同居，过性生活不戴安全套。

（访谈时间：2009 年 1 月 15 日 18：50—20：00；访谈地点：金沙江市强戒所；访谈对象：49 岁，1960 年出生，男，汉族）

该报道人的吸毒史长达 17 年，1992 年在昆明第一次口吸海洛因，当时只是口吸了 4 口，并不多，吸食的直接和偶然原因是因为腹泻吃了多种止泻药，却没有治好，故而将海洛因当作止泻药用，问题的关键是他有认识的吸毒朋友，很轻易地获得了毒品。1 个月后上瘾，天天口吸，口吸的最高药量，竟然一天多达 3—4 克，以当年海洛因纯度，这应该说毒瘾是相当严重了。他在口吸 6 年后，开始静脉注射，注射海洛因时，兑安定一小支，注射最高量一天 2 克，他的注射量也是比一般人高许多，并持续了两年多。可见，他的口吸和静脉注射药量都是相对较高的。不过，他没有吃其他毒品，属于所谓单纯的海派。

正因为他的吸毒剂量很高，所以其戒毒的经历与复吸的原因就复杂得多。当然，令普通人难以想象的是，1996 年，他劳教一年，但在劳教所就吃过无数次海洛因。这自然也并非个案，其实，很多报道人都反映过这种情况。1999 年，他到成都市第四人民医院（即成都市精神卫生中心），喝美沙酮，戒过几次海洛因。同年，进强戒所 3 个月。次年，又进强戒所 3 个月，然后接着又劳教 3 年。2008 年，又进强戒所，签了戒毒两年。毫不夸张地说，在他最健壮的年龄，不是在吸毒、戒毒，就是在劳教所、强戒所改造和强戒。由于长期吸毒，显然对毒品的感知和药理建构是相当丰富的，所以有关复吸的归因他至少表达了他自己的感受，在他看来，复吸的主要原因是：忘不了——心瘾（想瘾）；主观上、认识上根本就没想戒；金沙江市的毒品环境，一是毒品的易得性，"买药太方便了，好买"；二是社会关系网络，原来交往的吸毒朋友太多，"遇到关系特别好的，喝酒后，就吸"。本来，他年龄大了，经济上也无法承受，家人为他着急，他也多次下决心不吸毒了，只是偶尔吸，然而，因为离不开这种毒品环境，所以只要偶然吸一次，通常就立刻被打回原形。于是，他提出防止复吸的最好办法是：离开金沙江市——隔绝毒品环境，同时也逃离那些熟悉的吸毒朋友；要有一份工作——不然，更空虚无聊寂寞；消除社会歧视，需要社会支持，他特别强调他们没有别的朋友，只有吸毒的朋友，不要戴着有色眼镜看他们，不妨包容一点。

不过，从他所说的，"偶尔吃药"，"偶尔一个星期吃一次，说不准，几个月也不吃，明知哪个店有卖（药）的，也不去买"，"这次进来也是因为偶尔吸，被抓的"，"我自己没有吃药，身体没有依赖"这些话中，我们可以解读到一些关键信息。这就是，但凡吸毒史长达15年以上的报道人都会提及他们并没有海洛因依赖。因此，在他自己看来，最重要的无非是隔绝毒品环境。

我们如若将这位报道人与前一个访谈对象进行某些方面的比较，便会发现这两个男性吸毒者有着较多的共同点，也许是巧合，但更显然是因为社会处境的同质性：第一，就社会人口学特征而论，要么初中毕业，要么高中毕业，学历低，均没什么爱好，即便原先曾经有过一点爱好，现在因吸毒早已束之高阁，都已步入或即将进入知天命之年，均离异，吸毒史分别为20年、17年，故而假如悲观主义地看待他们的人生，那么注定此生基本上已经没有任何翻盘的机会。第二，从最初吸毒的偶然因素看，一个是因肾结石疼痛，利用海洛因止痛，另一个则因拉肚子，吃了许多药没什么效果，而拿海洛因止泻。海洛因能够增加胃肠肌肉张力，使肠道无法正常移动食物，从而引起便秘症状。因此，若是发生腹泻，这是极为有效的止泻药。第三，这两人原先都有钱，前者甚至 1989 年就有一百多万元，而后者因为吸毒，如今年纪大了，经济也支撑不住了。一般而言，女性吸毒者很少提及原先的经济能力，只有一位访谈对象（42 岁，女）追悔莫及地明确叙述，1995 年开始吸毒，四五年就将百万家产吃垮，原先开矿，购有两辆小车。[1] 第四，前者自己觉得不喝药也没事，伤得太深，吸毒没什么意思了，而后者则说偶尔吸，身体上没有依赖。就这方面情况而言，男女基本上差不多，前几章多有论及，有的深度访谈个案证明了，沉重的心理苦闷，若无恰当的心理干预，则必然导致复吸。这又再次充分说明，具有较长吸毒史的吸毒者，其实并没有想象中那么严重的戒断症状，许多吸毒者都会提到吸毒伤得太深，吸毒没什么意思了，丢脸都丢到家了。

然而，即使他们知晓毒品伤害之深，生物学的毒瘾并不严重，但也并不等于就解决了社会性成瘾。如前述报道人因与同居的吸毒女孩分手，很痛苦，就复吸，打了 125，兑大半瓶安定，结果过量晕倒了，住院抢救了两天，而有的访谈对象的同居吸毒女友就是注射去世的。当然，有许多是感染艾滋病去世的。所以，其两难困境在于，既想摆脱吸毒朋友圈子，而又因社会隔绝离不开毒友，或被迫局限于毒友社交范围之内，更何况在同居吸毒女友之外，还有毒品易买（甚至在劳教所里面就吃过无数次海洛因），毒友太多的问题，即便他们已然到了知天命的年龄，又何尝能够确定明日在何处？

1　该访谈对象因患艾滋病去世。具体参看第八章相关个案内容。

第三节　毒品成瘾的社会危害

一　社会功能的损害

实质上，与女性吸毒者一样，男性吸毒者无论从社会根源，还是沉溺于吸毒的偶然因素，并没有多大的不同。不过，从文化传统的性别角色期待，长期而沉重的毒资需求而论，男性吸毒者大都比女性吸毒者表现出更强烈的工作渴望和回归社会的迫切渴求。而这正是吸毒造成的最严重的社会后果之一。他们的原生家庭，本来大多也是家庭残缺的，或功能不全的，因吸毒导致社会隔绝与疏离更是致命的，被迫局限于毒友圈子，相互慰藉，互相影响，往往陷入吸毒—戒毒—复吸的恶性循环之中，而再无机会走出这一困局：

> 父亲去世，母亲改嫁，继父不关心我，有同母异父的兄弟，不来往。自己离异，与女人同居，不停换女人。高中毕业，喜欢看书，增长见识的杂志，言情的不爱看，没啥子爱好，喜欢种花。
>
> 1994 年，第一次吸海洛因，口吸了五六口，头昏，想吐，鼻子痒，下身痒，睡不着。半年后上瘾。主要是无聊，空虚，与吸毒的朋友在一起，对海洛因好奇，就想吸。上瘾后，还是口吸，一天 2 克，最高药量一天 3 克，牙齿都掉光了。口吸了七八年，才改为静脉注射，3 个人，2 份药，药不够，只好注射，兑安定一瓶，各打各的，几个朋友帮我打。后因打不到了，又改为肌肉注射。之后，注射了 8 年，注射最高药量为一天一克多，或一克半。前年，溜冰、兵马俑、K 粉无数次，记不清了。
>
> 找钱，主要靠偷，帮人收烂账，能打。
>
> 2002 年，因打架被抓，尿检呈阳性，强戒了几天，朋友保我出来。

前几年，2004 年，在市三院戒过两次，15 天交费 3280 元。后来，在市三院门诊点，喝过无数次美沙酮。

前年，2007 年，（吸毒）朋友告诉我这个门诊点的，自己来办卡，还是好办。当天喝了 120mg，还可以，效果挺好，没犯瘾，喝一天，管 3 天。经常偷嘴，打针，一小包，125，80 元。偷嘴的原因是无聊，心瘾重，其他没了。没有包嘴。尿检作假，用别人的尿样，给人 5 元钱。[1]

（访谈时间：2009 年 1 月 19 日 15：55—17：10；访谈地点：金沙江市疾控中心美沙酮维持治疗门诊点外小亭子；访谈对象：36 岁，1973 年出生，男，汉族）

该访谈对象 21 岁开始吸毒，已有 15 年吸毒史，第一次吸海洛因口吸了五六口，半年后上瘾。根据他本人的总结，最初吸毒的原因是：第一，主要是无聊、空虚。第二，交往吸毒的朋友。第三，对海洛因好奇。上瘾后，口吸一天 2 克，有时最高药量一天 3 克。口吸七八年后，才改为静脉注射。口吸改为注射的原因是因为 3 个人，2 份药，药不够，只好注射，兑安定一瓶。后又改为肌肉注射。之后，注射了 8 年，注射最高药量为一天一克多或一克半。2007 年，溜冰、玩兵马俑、吸 K 粉无数次。

他参加美沙酮维持治疗过程中，第一天的服药剂量为 120mg，认为效果挺好，没犯瘾。这可以说几乎是维持治疗的最高剂量了，而不是调整阶段的引入剂量，假如不是访谈对象记忆错误，情况确实如此的话，考虑到他原先的吸毒药量，口吸一天 2 克，有时最高一天 3 克，注射最高一天一克多或一克半，还存在严重的多药物滥用情况，的确需要高剂量才能保持，但无论如

1　田野工作过程中，目睹他们的尿检作假过程，因为不定时尿检，几个男女情急之下，竟然找一位 HIV 感染者的 4 岁儿子让其赶紧撒尿，拿去作尿样。几个成年人拿三四岁小孩子的童子尿作为尿检样本，看了令人哭笑不得。

何第一次就这么高的服药剂量，没有中毒应该是值得庆幸的事情。当然，访谈对象在喝药过程中，经常偷嘴，打125。偷嘴的最主要原因是：第一，无聊；第二，心瘾重。因为经常偷嘴，所以遇到尿检都作假。

其实，他是典型的舍近求远来参与美沙酮维持治疗，他家住仁和区，仁和区就有市三院美沙酮维持治疗门诊点，但他不是就近在仁和门诊点喝药，而是跑到东区的市疾控中心美沙酮维持治疗门诊喝药，无非是不敢在仁和门诊点喝药，因为不想让家人、别人知道他吸毒。那么为什么会有如此顾忌呢？该访谈对象身材瘦削，身手敏捷，不善言谈，语言简洁，沉默寡语，"没啥子爱好"，但经常微笑。吸毒人员通常具有比较显著的反社会人格特征，但相对而言他敢于说真话。从他的身世来看，父亲去世早，母亲改嫁后，继父对他不管不问，与同父异母的兄弟形同陌路，离异后不停换女人，同居而不婚，没有稳定的家庭生活，故而他是一个缺乏安全感的人，感受不到家庭的温暖，其极端表现就是几乎对谁都不信任，特别是对艾滋病病毒，甚至连对自己都感到恐惧，因为他本人经常换女人，即使与女友过性生活，都主动要求戴安全套。可以说，这是所有深度访谈个案中唯一一位报道说与同居对象做爱使用安全套的访谈对象。

从社会学的观点来看，生物学的成瘾和心理学的心瘾固然是难以摆脱毒品的重要原因，然而，回不去家，融合不进社会，才是问题的关键。若用社会性成瘾这个概念探析此问题，便可更加透彻地洞察戒毒这一世界性难题的复杂面向与因应之道。这里我们仍然以个案方式与主位视角剖析吸毒人群难以回归社会的关键之所在：

1975年生人，金沙江市东区的。金沙江市建筑工程学校中专毕业，学的是市场营销。父母健在，没离异，原来在云南，1963年支援三线建设到这里工作。家庭还不错，哥哥比自己大两岁，在市里打工。

1996 年第一次吸毒，吸的是海洛因。朋友说好多年没见了，那会儿我刚好在这里毕业实习，叫我去玩，就拿出来了。当时不知道是什么东西，以前没见过，但听说过，当时自己很排斥。他就当着我的面吸，很长一段时间都是他自己在吸。我在旁边看着，自己没吸，持续两三个月。有一天，我失眠，失眠是因为当时有个女朋友到成都上学去了，上了两年学，异地恋就分手了，当时心情不好。他就说，吃了这个东西，很好睡的。我就试了，烫吸的，也知道毒品不好，有危害性，但是不知道具体有什么危害。吃了以后，确实很好睡。当时，连着吸了两天，就是两次，吸完以后，感觉也没什么。后面一个月没吸，感觉也没啥。

1996 年一年都是断断续续，没上瘾。都是睡不着，有烦心的事，才吸。也有朋友叫的。也不知道哪里能找到，能买到海洛因，都是找带我吸的朋友买。那个朋友毒瘾很大，他有时候没钱，找我拿钱买。

一年以后，他要去买，我无聊就跟着一起去买了，也想看看卖药的人是个什么样子。听他们说，有那种很简易的秤。我见到的就是找一根棍子中间拴着一根线，外面塑料纸，另一边放点相应的东西，要一点点调。对方是彝族，男的。交易完回来，在朋友家一起吸。之前有时在朋友家，有时在实习的宿舍，因为宿舍就我一个人，没有上瘾。这一次知道在哪里买，想吸，就自己去买了。不过，通过朋友买，还节制一点。想吸自己去买，就更容易了。

1999 年开始注射，一两个月的时间。那时候买药不方便，而且开始变贵了。买药时，就会碰到也是买药的人，就熟悉了。很多时候就在买药的地方吸。慢慢认识吸毒的人越来越多，就看到有人注射。他们就说注射省钱，还舒服。我就开始注射了，注射时，还加了安定，这样效果好，晕得快一点，更容易睡觉，但也知道静脉血管会变硬。烫吸的时候，药量二分五（1/4）。注射能省 1/3，一天一般扎两针，多的时候 3 针。

扎了一两个月，能摸出血管变硬了，自己就不敢扎了，就又烫吸。刚开始扎针是别人帮我的，就是一起买药的人。一般都是朋友住的地方或者小宾馆。绝对没有共用针头，当时吸毒的人都知道，共用注射器会传染，就没有共用。

1996 年吸毒到现在，一直是一段时间吸，一段时间戒。这么多年真正吸毒的时间其实没多少。刚戒的时候，有点难受，浑身没力，都是软的。流鼻涕，打哈欠，流眼泪，关节啊骨头啊痒痛，感觉心里有蚂蚁在爬。当时知道吸毒也不怎么好，自己就不想吸，也吃戒毒药。戒毒都是晚上睡不着，几天几夜，自己就吃安眠药，安定、三唑仑等镇定安眠的药，这样睡过去，就不难受了。实习就半年，后来就毕业分配到西区，结果离卖药的更近了。我吃海洛因对工作是没影响的。

1999 年辞职了，一直到 2003 年，在金沙江。2003 年到现在，在外面到处打工，昆明、福建、北京、广州，公司里、厂里都做过。没事做，无聊，就想吸，就是因为无聊。这期间还开过出租车，开出租，有时候白班，有时候夜班，两个人倒，车是租的，车是私人的，那个时候生意还行，能挣钱。只要上班，就不想吸毒了。只要停下来几个月，没事干，就想吸。有事做的时候，就不会。吸了这个头昏昏的，什么都不想，日子过得很快。

外出打工的时候，在昆明和福建吸过。先去的福建，当时有两个朋友，也想去福建打工，就问我那边怎么样，我说你们就过来吧。那两个朋友也吸毒，就带毒到福建去，2003 年的时候，查得不严，随身带身上，都是在我那里吸的。当时就吃了一两次，吃完了，就满大街地找，后面就找到了，又吸了两三个月，就又上瘾了。上瘾就是每天都吃，吃上瘾了。在福建那边，打工一天十一二个小时。上班本来时间就长，上瘾以后上班没精神。刚好厂里车间主任的老乡，有个外贸公司，让他帮忙介绍人去那边，于是 2005 年我就去广州了。就自己戒，靠喝酒，把自己灌醉，睡着了，就把难受的劲忍过去。当时吸毒的量不大，到了广州就一直没碰，就完全不想了。当时刚去也不熟，有了工作，就啥都不想，就想工作，就习惯不想了。在广州待了两年。后来回金沙江过春节，没碰毒品。然后在昆明逗留了几个月，在昆明印刷厂的印刷公司做生产管理，全是礼品盒，月饼盒、茶叶盒、珠宝盒。昆明的毒品也是泛滥，不上班的时候就想。吸毒的人一看，就能看出来谁是吸毒的，没吸过的，就看不出来。当时住的地方，周围的人吸毒的也不少，卖药的也能看得到。当时昆明那边一个礼拜，10 天半个月来点海洛因，都是在出租房里烫吸。在昆明一出门，就能看到卖药的，一看到就想吸，自然而然就想到自己吃药的感觉，自己又想吃，但是上瘾又难受。几个朋友酒喝多了，就想买着吃，有时候心情不好，就想麻痹自己。意识到自己又要上瘾了，就辞了工作回广州了，回广东就不碰了。在广东心情不好，无聊的时候，就喝酒。在广东待到 2012 年，中途，回金沙江碰了一两次。朋友也是原来那些，一起玩的时候，总有一个人拿出来说玩玩，就想了心愿，有时就是朋友劝说的。

2012 年回来以后，就去了北京，在北京待了不到两个月，就又回来了。在成都上火车的时候，碰到了原来认识的朋友，我好久没吃，那个朋友一直没停过，反正当时也觉得没事情做，就开始一起吸了。

2001 年，被拘留过一次。那时候戒毒所在炳草岗，在外面街上跟朋友走被抓了，抓完尿检，进去 20 多天。当时太压抑，就去自杀。因为有过一次自杀的行为，就转了两年劳教。

2012 年第二次被抓，2014 年出来，当时强戒。那时候是一个西区的朋友叫去帮忙，然后碰到了西区一个吃药的，就打招呼，留了联系方式。第二天这个人就给我打电话，说是找我有事情，让我过去。过去以后让我们坐公交，没怎么聊，就留了一个电话。第二天就说有事情找我，然后我过去。把我带到了出租屋，拿出毒品之后我就被抓了。后来才知道就是故意设局。

2014 年强戒所出来以后，又去广州，到广州一直没碰。2016 年春节回金沙江，到 4 月底 5 月份，很久没事做，无聊就吸了。也是一个朋友春节过后，就没再出去打工，当时两个人就开始一起吸。最开始每天一次，两天一次到每天都吃，这样持续了两个多月，就被抓了。这次是 2016 年 7 月份进来的，到现在 1 年 3 个月，减了一些，现在还有半年就可以出去了。

自己实习有点钱，家里给点，后面自己有收入，一直有积蓄。当时在广州都是包吃住的工作，也没碰毒品，每个月就花几百块，回来钱挥霍得就快。这么多年一直都是吸海洛因。2016 年尝过一次冰毒。当时，以前的同学在一起吃饭唱歌，到他们屋里玩。他们就拿出来，他们也知道我原来吃海洛因。我当时听过冰毒，也见过，说酒喝多了，吃冰毒可以解酒。他们也没叫我，就自己拿出来吸。我看他们吸，看他们很嗨的样子，自己也想尝试，就吸了两口，感觉也没啥，酒是清醒了不少，就是不想睡觉，人很有精神。跟海洛因完全不同，海洛因是晕乎乎地睡过去了。冰毒就是打游戏很专注，一直不困。到第二天晚上，一直很精神，就不困。其实，在拘留所里也看过电视、宣传教育片，知道冰毒对人体的伤害，知道对大脑的伤害很严重，自己也不喜欢冰毒的那种感觉。没吃过麻果，看别人吸过，自己不想尝试。当时我想的是，我什么毒品都不碰。那几年戒毒的时候，我的毅力特别好，坐在我旁边吸，我都不想吸。以前看到别人吸，心里痒痒的。那几年我看到，都不想，那几年意志力特别好。后面见过他们吸过，自己不想尝试。一想到吸海洛因，自己一直很痛苦，就不想尝试。连着戒了 4 年触及到灵魂了，不敢再吸。这么多年我前前后后没吸多久，可能心理上也差不多消失得七七八八。

　　出去以后不会吸，找别的方式打发无聊。不喝酒了，打打牌啊看看书。吸毒这个圈子不接触了，要离开金沙江市。毕竟吸毒这个圈子的人，在这里太多了，每天出门就会碰到，你不理人家，人家都要给你打招呼，还是离开那个圈子。自己觉得戒不掉，还是因为这个圈子。因为正常人看不起我们，别人都是躲着我，关系再好的，就慢慢疏远了，所以慢慢身边都是吸毒的。只有离开金沙江市，到一个没有人知道我吸毒的地方，才能慢慢发展正常的朋友。在这里，朋友都知道我吸毒。（访谈时间：2017 年 10 月 5 日 8∶55—10∶12；访谈地点：金沙江市强戒所；访谈对象：42 岁，1975 年出生，男，汉族）

　　若是从毒品的社会性成瘾这个概念切入，那么从访谈对象身上可以发现极其关键的一些个案分析要素：第一，从原生家庭来说，并没有给他带来什么心理创伤，其实，如他本人所言，家庭还是不错的，又是中专毕业，虽说学历不高，专业普通，但与大多数吸毒者相比，应该说算是教育条件和教育程度较好的。然而，他之所以涉毒，直接诱因看似是失恋痛苦，心情不佳，事实上是因为他性格懦弱，缺乏主见与定力，即使他知道吸毒不好，在吸毒朋友的怂恿与蛊惑之下，"吃了这个东西，很好睡的"，他也就试了，感觉确实很好睡。等到成瘾后，其他吸毒的朋友又诱导他说"注射省钱，还舒服"，他就又开始注射了，尽管也知道静脉血管会变硬，但为了起效快，"晕得快一点，更容易睡觉"，还是加了安定。第二，就他吸毒的内在根源而论，因从未成婚立业，常常处于空虚寂寞无聊的精神状态，具有较强的抑郁倾向，如他所叙述，"当时太压抑，就去自杀"，显然他的抑郁状态是他寻求毒品解脱的重要原因。在他的叙事中，用得最多的词汇就是烦心、无聊、心情不好、没事做或没事干，非常明确地指出"很久没事做，无聊就吸了"，"没事做，无聊，就想吸，就是因为无聊"，可见他人生的无意义感很强，吸毒完全是为了打发无聊的时间，习惯性地将毒品作为社会苦难的解药，如他本人所说，"吸了这个头昏昏的，什么都不想，日子过得很快"，或"有时候心情不好，就想麻痹自己"。当然，他在不容易获得毒品的陌生环境里，经常是借酒消愁，如在广州，"心情不好，无聊的时候，就喝酒"，甚至在海洛因戒断症状反应强烈的煎熬时刻，"浑身没力，都是软的。流鼻涕，打哈欠，流眼泪，关节啊骨头啊痒痛，感觉心里有蚂蚁在爬"，能依赖和替代的还是酒，即广义或宽泛意义上的毒品，"就自己戒，靠喝酒，把自己灌醉，睡着了，就把难受的劲忍过去"。第三，从他追求毒品药理的效果来分析，他所需要的是社会性疗愈效果，按照他本人的陈述，他这么多年一直都是吸食海洛因，他吸毒 20 年，只尝试过一次冰毒，结果溜冰后，人很有精神，打游戏很专注，一直不困，到第二天晚上，一直很精神，就不困，所以他感觉"跟海洛因完全不同，海洛因是晕乎乎地睡过去了"，故而他并不喜欢冰毒的那种嗨的兴奋感觉。第四，戒毒难的社会根源就在于毒品环境。这是多年田野调查感受最为深切之处，也是吸毒者反复强调的。一是毒品太容易获取，如该报道人所言，"想吸自己去买，就更容易了"，"后来就毕业分配到西区，结果离卖药的更近了"，或者，"昆明的毒品也是泛滥。当时住的地方，周围的人吸毒的也不少，卖药的也能看得到"，"在昆明一出门，就能看到卖药的，一看到就想吸，自然而然就想到自己吃药的感觉"。这种毒品易得环境无疑是非常关键的、外在的环境诱吸因素。二是社会关系网络，尽管报道人颇有几分悲情地宣称"连着戒了4 年触及到灵魂了，不敢再吸"，但每次几个朋友酒喝多了，就想吸毒，或总有一个人说一起玩玩，了心愿，或反正当时也觉得没事情做，就开始一起吸了，或春节过后，就没再出去打工，当时两个人就开始一起吸。因此，他本人也非常清楚问题的根源在于，不能接触吸毒这个圈子，需要离开金沙江市。在他看来，海洛因戒不掉，还是因为这个吸毒圈子，"因为正常人看不起我们，别人都是躲着我，关系再好的，就慢慢疏远了，所以慢慢身边都是吸毒的"。在某种程度上说，戒毒之难就在于，不仅得不到社会支持，反而遭遇社会歧视与隔绝，难以融入社会，回归正常的社会生活。因此，吸毒成瘾的严重社会后果就是一个青壮年的社会功能几乎全然丧失。

二 吸毒造成的社会危害

我们继续以个案方式来透视男性吸毒者所直面的被标签化的深深无奈，现实生活的困顿寂寥，还有那可预见的略显悲怆的人生归宿。同时，洞察吸毒导致的社会危害之本源：

原籍重庆，父母离异，还有一个姐姐、一个弟弟，很少来往。1997年结婚，吃药后，断了联系，没有孩子。初中毕业，爱看《知音》，原来爱打篮球。在西藏当兵 3 年，陆军，退伍后，在金钢保卫处当保安。

1994 年底第一次吸毒。与车队的司机摆龙门，他在吸。我就好奇地问他，那是啥子东西？他说是海洛因，他说让我吸两口。我就吸了，口吸了 4 口海洛因，昏睡了一天多，上吐下泻，得了大病一样，之后没吃。一年后，有同学在吃药，叫我吃，就吃了，吃了七八口，还是想吐，但好多了。隔两三天想起来了，就又吸。2 个月后，成瘾，仍然口吸，药量一天 125，一直到 1999 年改为静脉注射。当时，几个朋友一起吃药，钱不够，4 个人，只有 2 份 125 的药，只好改为注射，兑 2 支安定，把药压碎，分成 4 份，各自用一次性针头。重复用次数少，没有共用。消毒的办法，有条件的话，在家用开水。没条件，用矿泉水、冷水冲一冲。

一直注射到 2008 年 2 月份被抓。在渡口桥买药时，被缉毒警察跟踪，在下车时被抓，只关了半年，但又延长了半年。到市三院，断断续续喝过 4 次美沙酮。因吸食毒品，吃麻果，1998 年，送劳教所一年，出来当天买药，发药的主要是彝族，后来天天吃。2002 年，又到重庆戒毒所自愿戒毒，3 个月，交费 4000 多元，出来第二天上街吃了药。

吃药的人最主要是生活没保障，否则只能靠偷盗，总得找钱。

找钱主要偷盗机动车，主要是摩托车，卖 1000 元左右一辆，一个月偷盗两三辆摩托车，从来没有被抓过。

出去肯定要吃药，根本不可能不吃。这个戒毒所 300 多人，300 人肯定要吃。我面临两个选择：吸毒回到这里，或者因盗窃进看守所。家人已经对我失去信心，父母已经回重庆老家，兄弟姐妹已成家，不好意思去。毕竟自己已经是 35 岁的人了，无家可归，肚皮都填不饱，又怎么能去喝药呢？

（访谈时间：2009 年 1 月 16 日 19：12—20：15；访谈地点：金沙江市强戒所；访谈对象：35 岁，1974 年出生，男，汉族）

从社会人口学特征来看，35 岁的访谈对象父母离异，姐弟几乎不来往，因吸毒而导致本身的婚姻解体，学历低，仅是初中毕业，父母离异，实为人间悲情起始；本有部队锤炼的经历，在西藏当兵 3 年，退伍后当保安，亦算一份安稳的工作，但吸毒误入歧途，走了歪道，负了部队的培养与历练，殊为可惜。

从 1994 年 20 岁开始吸毒，吸毒史长达 15 年，最初吸毒的具体原因或是空虚无聊，又与毒友交往，加上对海洛因好奇，或对身边的毒友吸毒好奇而尝试，口吸海洛因 4 口。他第一次吸毒后，其明显的吸毒反应是昏睡了一天多，上吐下泻，得了大病一样。事实上，戒断反应初期，吸毒者可能会感觉困倦、哈欠不止。停药 24 小时后，会变得焦虑而敏感：坐卧不安，难以入眠，腺体分泌物增加，眼泪鼻涕流不止，汗水、唾液等不能控制地增多，随之便出现骨骼、肌肉和关节疼痛以及呕吐、腹泻和胃痉挛等其他一系列脱瘾症状。[1] 有时吸食海洛因会造成皮肤潮红和发痒。这是因为吗啡可促进组胺释放，而组胺正是中介皮肤过敏反应的分子。其戒断反应就和普通流感一样，让人感觉非常不舒服。

一年后，第二次吃了七八口。2 个月后，成瘾，仍然口吸，药量一天125，说明他的吸毒剂量并不大，一直到 1999 年才改为静脉注射。其实，从口吸转为静脉注射的吸毒方式，是出于经济窘迫的原因，临时改为注射的，并且为了增加药效，见效快，还要省钱，加兑了安定。本来，他的吸毒药量并不大，那为什么他还是难以戒毒呢？论及复吸的原因，或强调无聊，心瘾重，或因无聊，又浸淫在毒友圈中。甚至，在西藏当兵 3 年而退伍的他明确而悲观地断言，"出去肯定要吃药，根本不可能不吃。这个戒毒所 300 多人，300 人肯定要吃"。他这一确凿的论断，无论是经验主义的观察，还是长期的田野考察，或根据所有访谈对象的叙述，似乎很难找到可驳斥的、恰当的反例。问题是，正如成瘾专家所指出的，吸毒者通常认为，戒毒是一种无谓的牺牲，这种想法既是吸毒理由又是吸毒结果，它从一定层面上解释了毒品依赖者的生活方式。但由于他们把毒瘾归咎于毒品所产生的难以抗拒的药效，这就为戒毒设置了一种无形的障碍，正是吸毒者本人的思维定式使得他们不敢面对戒毒事实。[2] 就他参加美沙酮维持治疗的情况来分析，第一天初始剂量 40mg，不合适，压不住瘾，但递加到 110mg，就合适了，呈现出来的效果"和正常人一样"。假如好好坚持喝药，那么控制住毒瘾是完全可能的，但问题是，他在喝药的过程中经常偷嘴，静脉注射 125 的一半。论及偷嘴的最主要原因是无所事事，还有吸毒圈子里的人与外界很少接触，与毒友在一起就容易嗑药，要是偷嘴了，当然，就不去喝药了，从而错失绝好的戒毒机遇。

---

1 〔英〕迈克尔·格索普：《"毒品"离你有多远?》，冯君雪译，天津人民出版社，2013，第180页。

2 〔英〕迈克尔·格索普：《"毒品"离你有多远?》，冯君雪译，天津人民出版社，2013，第242页。

悲乎！在部队磨炼三年，原本拥有一份稳定的工作，无论出于什么原因，只因走向吸毒这条不归路，在身体健壮的 35 岁而沦落为"无家可归，肚皮都填不饱"的凄凉境地。他之所以不去喝药（即参加美沙酮维持治疗），其实，惧怕的是戒掉的后果，因为这意味着他们永远都不能再服用这种药物，他们必须面对戒掉之后难言的空虚，彻底脱离原来虚幻的精神状态而融入现实的正常生活。因此，如成瘾专家所论断，"如果从心理上认定自己不能戒断，那他就真的无可救药不能戒断了。真正不能戒断的原因在于药物依赖者本人而不是药物的药理本质"[1]。

当然，感到更悲切的是，我们的报道人已经相当确定地预见到自己的将来，其实，也无需预见，其现实情境便是如此。他完全以人生看不到任何生活亮色的绝望心情，淡然而凄切地自我宣判了没有未来的将来，如身在强戒所的他所表达的，"我面临两个选择：因吸毒还回到这里，或者因盗窃进看守所"。这就是个案的警示意义。在他看来，若要想做到美沙酮维持治疗过程中不偷嘴，最好是在一个封闭的地方，既能喝药，又能干活，否则，参与者喝药不自觉，必须得有一些强制性的约束措施。显然，这样的喝药环境只能是强戒所，即在戒毒所里开办美沙酮维持治疗门诊，或与企业家联手经办前有美沙酮维持治疗门诊，后有集中从事劳作的抱团取暖式的公社或庄园。当然，他也觉得最主要的还是要依靠政府、社会提供工作，因为吸毒者最主要是生活没保障。从预防复吸的措施看，社会支持确实是非常重要的一个环节。假如无法获得生活保障，那么显然吸毒者只能靠偷盗，造成严重的社会治安问题，由此可见吸毒造成的社会危害之大！其自我辩解亦相当直率，"吃药的人最主要是生活没保障，否则只能靠偷盗，总得找钱"，可谓言之凿凿，振振有词。不过，出于职业伦理的考虑，所有深度访谈个案涉及违法犯罪的事实细

1　〔英〕迈克尔·格索普：《"毒品"离你有多远?》，冯君雪译，天津人民出版社，2013，第 245 页。

节时，对这些敏感信息基本上一笔带过，不做深究，即使深度访谈过程叙述十分翔实，但为避免不必要的麻烦，不给报道人带来潜在的风险，田野记录时一概从略。

　　然而，不仅仅是生活保障的问题，而是只要涉毒，就必然存在如何解决毒资的问题。与女性吸毒者不同，男性主要靠盗窃、抢劫，或坑蒙拐骗，如有的靠偷盗铁、钛，不仅在工地偷盗建材，而且还以谈恋爱的名义与吸毒小姐交往，靠女朋友做小姐找钱，实际上就是鸡头控制小姐挣钱。这种类型的男性吸毒者并不在少数，有的甚至赤裸裸地宣扬，"为了生存，只要有钱，不管钱来源是否正当，有钱就会得到尊重，别人看得起"，靠偷盗而养活两个女人和一个孩子，可见对社会公共安全造成的危害之巨大。还有的以吸毒者或艾滋病感染者的身份帮人收烂账，其实质是以此身份作为詹姆斯·斯科特（James Scott）所论的"弱者的武器"。此外，还有一些则干脆铤而走险，以贩养吸。因此，原本这些正当健壮之年的男子该为社会作贡献，当是家庭的顶梁柱，然而，他们却只能依靠偷盗、抢劫、欺骗、贩毒、控制女人做小姐等为生，并获取无底洞的毒资，构成重大的社会公共安全危害和公共卫生的潜在风险。

第六章

吸毒成瘾的风险意识：女性吸毒者的视角

第一节　吸毒成瘾的风险

一　什么样的风险？

前面第四、五章，我们分别从男女视角就吸毒原因进行了详尽的探讨，源于身处相似性的社会结构之中，无论男女，吸毒的社会根源和深层原因大多相同或相近，并无本质性差异。然而，具体而情境性的偶然吸毒因素则有一定的男女心理差别，如因牙痛、感冒、肚子痛、胃痛、肾结石、拉肚子、哮喘、尿毒症而导致吸食海洛因的情况，就相当普遍，而因卵巢肿疼、减肥，或当催情性药使用，则具有显著的男女差异。

不过，还有一些最初的吸毒原因，在常人看来无疑是哭笑不得或匪夷所思的。如一位访谈对象（32岁，女，艾滋病感染者）竟然是为了爱情，因为男友又吸又贩，她要证明能够戒毒，不惜以身试毒。其实，这种以爱的名义甘愿以身试毒的情况并不少见，如父亲为了给儿子示范能够戒毒而尝试，或当兵出身的人觉得自己比普通人更有毅力而试验。当然，也有恨铁不成钢的情形，所爱的人不用心戒毒，干脆自己怄气也吸，从而付出沉重的代价，从而赌上了宝贵的人生。她们赌气吸毒的经历，往往不堪回首，如一位29岁负气而吸毒的静脉注射吸毒小姐已经感染艾滋病病毒，在叙述吸毒经历时，她泪如雨下。

更多的人，初次涉毒都是无聊加上好奇。如一位 33 岁的女性吸毒小姐一再强调不懂，"吸毒七八年，那时在深圳，好奇，不懂"。尽管许多人对海洛因感到好奇，但她们根本没有成瘾和感染艾滋病的风险意识，甚至只是简单地认为自己就吃一次，试图证明自己绝对不会上瘾。这里仍然以深度访谈的个案方式体察人间悲情发生的各种根由：

> 老家云南元谋的。出生 9 个月时，亲生父亲喝农药死了。有一个亲哥哥，还有两个后爸（继父）带来的姐姐。但后爸对待我胜似亲爸爸。
>
> 初中毕业后，16 岁，到元谋县城打工，在餐厅当服务员。干了半年多，交男友，社会上混的，交往了几个月，第一次性交，没有戴套。后来，男友被公安抓了，就去做了小姐，在元谋的一家美容美发厅。几天后，其中一个做小姐的人说，带我们三四个人到（凉山）会东找钱。但到会东时，我来大姨妈（月经），就没做，其他几个人当夜就做了。那个女人叫了一个男人（会东人）包车将我们送到西昌，在一个叫明月山庄的娱乐城做小姐[1]，待了两个多月。我和那个包车的男人交朋友，后来，那个男人与老板吵架，就带我在西昌待了几夜。然后，回会东。在会东做小姐半年，就不想跟他了，他不像一个男人。
>
> 后来，那个男人的一个朋友，男的，将我骗到他女人的地方，让我吸了海洛因，口吸的。当时，知道是海洛因，但不知道会上瘾。后来，强制戒毒 3 个月。后爸来接我回家。但出戒毒所后，马上有心瘾，就不想回家。趁机跑了，跑到同在戒毒所的一个女人那里，她给我买了一包 50 元的药。

1　即西昌市安宁镇明月山庄度假村。

于是，两人一起找钱，都是花我的钱。在（凉山）会理待了一个多月，缉毒队又来抓人，那个女人来过金沙江市，就在 2003 年 12 月带我来到渡口。我一直待在李哥这家小旅馆[1]。这里有 5 个彝族，我是白彝，另外 4 个是凉山来的黑彝。与她们说不来，讲话不同，见面仅仅打招呼而已。

在会理时，并不知道艾滋病，到这里才知道的。客人里 10 个有两个会戴套的，每次都问客人戴不戴，如果客人不戴，我也就不勉强。如果要求他戴，他就不做了，我也没有办法。但个别的客人会主动要求戴。

2004 年，因要吸毒，所以做了全套。原先不想做，是因为太脏！全套 80 元。打飞机、推油，知道，但不做，我们都是直接性交的。没听说过雅士（推而不射）。肛交，没做过，特别是吸毒的，很困难。吸毒的人，自己连上厕所都困难，半天尿不出来，还肛交呢！听说过冰火九重天，不会，这里的人也消费不起！

进戒毒所 6 次，第一次 3 个月。第二次被抓，转为自愿，交费 3530 元，交钱转为自愿，自由一点，伙食好一点，关半年，还不如早点出来找钱呢！第三次自己去，想戒，一个月。第四次，自愿，一个月。第五六次自愿，都是一个月。但没有换环境，所以每次因心瘾发作，都是戒不掉。

没有尝试其他毒品。只吸海洛因，用针具注射，肌肉注射，注射部位肩膀、臀部、手臂，自己找钱，自己打。有时，老板娘帮我扎。一天半克，分 4 次打，240 元一天。生意好的时候，一天半一克，分 6 次打。打完针，必须抽烟，才能过瘾。

喝了 10 多天，又偷嘴，同在旅馆的朋友天天在我面前打针，就想打，以为偷嘴一次不会上瘾，量很小，35 元一包，125 的一半，俗称小包子，总共偷嘴三四次，同时每天去喝药。但有人点水，是认识我的朋

1　2016 年 11 月 25 日至 12 月 4 日期间的实地考察表明，她所在的这家小旅馆是天外天下面那一片目前唯一一家还有 4 个小姐的场所，其他人去楼空，小姐踪迹全无。可参看第二章的背景部分内容。

友向警察告密说，我在李哥那儿吃药。警察来旅馆要求尿检，呈阳性，就被带回缉毒队。当天就被送到戒毒所，签了强制戒毒两年。即使转为自愿，改为一年，但也不一定做得到。在戒毒所里，压抑，最想出去。（访谈时间：2008 年 8 月 3 日；2009 年 1 月 15 日 16：00—17：25；访谈地点：金沙江市天外天社区"向日葵小组"咨询点；金沙江市强戒所；访谈对象：21 岁，1988 年出生，女，白彝，元谋人[1]）

该访谈对象身材苗条修长，她身材如此瘦削，主要就是吸毒的缘故。她性格非常活泼可爱，在 2008 年 8 月 3 日的访谈过程中，始终面带微笑。其后，她接受我们项目同伴工作者、多年的关键报道人的转介，8 月 26 日去参加美沙酮维持治疗。然而，没有想到的是 4 个月以后再次见面，她人已在强戒所，人生无常，还有比吸毒小姐更凄切的吗？出生 9 个月而亲生父亲去世，自幼失怙，固然是人间悲剧，但她明确承认，"后爸对待我胜似亲爸爸"，她的凄惨人生说明并非完全是受原生家庭的影响，而是她 16 岁初入社会，交友不慎，她所交往的混社会的男友被抓后，误入歧途，学历低，无任何其他专长与谋生技能，只有依赖青春靓丽的身体资本，听任各种男人摆布，辗转各地，成为被鸡头控制的小姐。在某种程度上说，这位白彝姑娘 16 岁开始做小姐，她初次吸毒多少虽有点被诱骗的成分，但她自己也明确承认，"当时，知道是海洛因，但不知道会上瘾"。

尽管我们的长期田野调查发现，吸毒人群对于毒品的种类有着明确的选择和自主性，但他们大多数人对每一种毒品的药理学知识及其成瘾机制并不了解。因此，对于一个连社会风险意识与自我保护意识都没有的、淳

1　在同伴工作者的引介下，本已参加美沙酮维持治疗，后自愿到强戒所戒美沙酮，出所后，天天溜冰。2009 年 1 月 15 日，笔者入住金沙江市强戒所，与该访谈对象再次做了深度访谈，真是人生无常，令人不胜感慨！

朴的少数民族少女来说，显然没有接受过毒品预防教育，并未拥有充足的知识储备，她不知道海洛因成瘾的危害，吸毒与艾滋病之间的关联，若是没有获得过专门的禁毒宣传教育，那么一旦身陷毒品环境而涉毒，便是很自然的事情。然而，吸毒行为和戒毒经历很容易被标签化和污名化，不仅事实上成为一种过滤机制而不得不变为吸毒圈子的一员，而且的确在共同的吸毒与戒毒过程中，实际上认识和结交了更多的吸毒者，从而彻底陷入所谓的怪圈而极难出走，构成特定的社会关系网络。如 2003 年 12 月在戒毒所一起戒毒的一个女人将她带到金沙江市，一直滞留在天外天社区的小旅馆做小姐找钱，而她所在的小旅馆这类低档场所从事小姐生意的均是静脉注射吸毒小姐。又如 2008 年 10 月 20 日去强戒所自愿戒毒 10 多天，"出来第二天溜冰，四五个朋友在一起，我出了 200 元钱溜冰，下午又买海洛因来解。一个多星期，天天如此"。

因为她只能在低档场所从事小姐生意，要找钱筹措毒资吸毒，可以说几乎没有什么艾滋病防治的风险意识，所以她与客人交易时，即使 80% 的客人不戴安全套，哪怕她已经知晓感染艾滋病病毒的风险，那她也只能采取放任自流的态度。这固然反映了身体的政治经济学问题，但会做全套，高危行为多。虽说她否认做过肛交，但对于急需毒资的吸毒小姐来说，只要给钱多，通常不可能放弃这样的找钱机会，她之前的性实践自然能够证实这一点，"因要吸毒，所以做了全套。原先不想做，是因为太脏"。显然，这里她所理解的脏，应该说是卫生学意义上的脏与文化传统性意义上的不宜，而非玛丽·道格拉斯（Mary Douglas）[1] 所探讨的洁净与危险，更不是出于公共卫生考虑的风险与预防。此外，风险意识的一种直观表现就是，她们即使得病，大多就近找小诊所解决问题。

---

1 〔英〕玛丽·道格拉斯：《洁净与危险》，黄剑波、柳博赟、卢忱译，商务印书馆，2018。

从吸毒模式来看，她原先只是吸食海洛因，因为静脉部位不好找，她一直肌肉注射，肩膀、臀部、手臂这些注射部位已经全是肿块，年轻做小姐挣钱还可以保证她的毒资，所以在注射海洛因时，没有勾兑安定、三唑仑、异丙嗪等。但她的成瘾性比较严重，一天半克海洛因，分四次打，240元一天，而生意好的时候，一天半一克，分6次打，注射频繁，必然要过渡到静脉注射，或肌肉静脉交替注射。当然，因多年的宣传，又容易获得一次性注射针具，只要接受过艾滋病防治干预的吸毒者一般不会共用针头。不过，随着她年岁增大，找钱能力衰退，很难保证她不滥用其他毒品。事实上，她从强戒所出来，又认识了新的吸毒朋友，在吸食海洛因的同时，就开始尝试溜冰了。一般而言，溜冰通常导致高危性行为。

无论强制性戒毒，还是自愿性戒毒，她先后进出戒毒所6次，但每次出来，都因没有隔绝环境，有心瘾而复吸。其实，还有一个关键的复吸原因，无疑是认识问题，"关半年，还不如早点出来找钱呢！"更实质的问题是，她的人生需要毒品的瘾头，如为了戒美沙酮，第7次进戒毒所，结果还是只待了十多天，在她看来，"没了海洛因、美沙酮的瘾，觉得没意思。找关系，就放了"。结果出来第二天就与四五个朋友一起溜冰，又利用海洛因解冰，最终再进强戒所，签了强制戒毒两年。

本来，从她参与美沙酮维持治疗的剂量、偷嘴原因考察，最高剂量为100mg，即为合适的剂量。假如她能够坚持做到不脱失，那么就很有可能摆脱海洛因的困扰。然而，论及偷嘴的原因，直接的诱因当然是结交了新的吸毒朋友，我们前面已经讨论过，许多原先单纯吸食一种毒品的吸毒者，从强戒所出来，往往都要尝试与毒友在戒毒所里交流切磋过的那些吸毒方式或毒品，况且当时溜冰在吸毒人群中是很赶时髦的，在毒品亚文化中能够表达社会身份地位。再就是毒品环境的情境性刺激，同在小旅馆做小姐的朋友天天在她面前打针，就想打。当然，极其关键的还是认识上的问题，以为偷嘴一次不会上瘾，觉得量又很小，125 的一半，只是一个小包子而已，尽管每天去喝药。然而，最根本的原因还是空虚、无聊。"对未来不抱任何希望，如果对什么还有深刻的记忆的话，那就是初恋和第一次吸毒的印象！"性格活泼可爱、身材曼妙的 21 岁吸毒小姐的这么一句话，以及"不知道会上瘾""不知道艾滋病""以为偷嘴一次不会上瘾"，瞬间让我们深刻地领会到什么叫一失足成千古恨——这便是人生最大的风险！

二　谁有风险？

极具反讽意味的是，我们长期进行田野调查的天外天社区，其实，空有一个美丽的名字，实则是一处鱼龙混杂之地，生活环境极为恶劣，各种或喜或悲的现象纷呈于一地，无论是人生的起起落落、风风雨雨，还是人世的熙熙攘攘、纷纷扰扰，抑或人性之善恶、人情之练达、人间之烟火：

父母未离异，但父亲有二妻。我有两个妹妹，有来往。高中毕业，喜欢打篮球、乒乓球，喜欢唱歌，偶尔上网打游戏，一直未婚。耍过七八个男友，其中，与 6 个有性关系，那会儿不懂戴安全套，学校没有教过性知识，自己找书看。

去年 2 月份来这里，朋友带来的，女的，她做过几年小姐。什么没想，为家里事烦，直接来老头这里[1]。10 个客人有三四个会用，有素质的，文化高的，说话挺好的，会戴。打工的基本上不戴，说让他戴套子，他就不做，觉得不舒服，隔了一层，还不如找自己老婆。实在不戴，就只好做，或者看看，没有什么问题，就做。其实，不会看，只是看一看，

---

[1]　该老头是堂子老板，彝族，图财害命的老财迷，在天外天出名的贪财。他的堂子就在我们设立的咨询点对面一座民房的三楼，楼内居住的大多为彝族打工者。

觉得心里踏实一点。全套、吹箫，没有做过，觉得脏，听其他小姐说过。有些打背枪，入阴道，不是肛交，不做肛交，因为看书知道肛交容易得艾滋病。今年开始流行客人喜欢亲下面，然后让我给他打手铳，今年特别流行，去年几乎没有。我觉得他们打炮打多了，不喜欢打炮，寻找刺激。但有些会要求射到嘴里或阴道里，我没有让射到嘴里或阴道里。有些客人要求胸推（波推），我奶小，做过，但我奶小，做得少。做后，打手铳。现在客人用套的多一些，10 个客人有 6 个会用，有些会主动提。打工的一般不用，让他用，也不用。彝族相互之间多有亲戚关系，不找我们，他们一般都找汉族。

我自己没有共用，现在打二分五（150 元），用一次性的针头。最后一次性生活，昨晚做了两个，戴了安全套，挺斯文的，做生意的外地人，二十七八岁。

去年，与找小姐的男人交朋友，都花我的钱，但不知道他是吸毒的，后来赌气，我也就吸了。原来就吸过，在昆明还被抓，强戒过。我叫他别吃，花我的钱，跟他吵架，心想吃一两次没有事，吃了什么不想，不烦，又好睡觉。4 个多月，跟他有过五六次性关系，但没有戴，他不喜欢戴，我也没有提。跟他挺开心的，什么都没想。

目前的男友有工作，25 岁，才半个多月，我跟他两三天做爱一次，我告诉他怕怀孕，让他戴套，每次都戴套。因我现在吸毒，怕自己害他，怕自己有什么病，自己不知道。也不知道哪个地方可以做检测，但我不可能跟他长久在一起，因我吸毒，不像其他东西，戒不掉的。男友不知道我做小姐、吸毒。不吸毒，每月挣五六千元，原来每月给家里三四千元，现在吸毒后，每月回家给家里一千七八百元。[1]（访谈时间：2009 年

1　访谈对象叙述到此，不停哭泣流泪，访谈再也无法进行下去了。2010 年 1 月份的追踪调查证实，该小姐已不在天外天社区从业，去向不明。

7月1日10：35—12：01；访谈地点：金沙江市天外天社区"向日葵小组"咨询点；访谈对象：24岁，1985年出生，女，凉山黑彝）

应该说，对于普通人来说，报道人的家庭还是有些特殊的，因为她父亲有两个妻子，上一章有一位彝族男性访谈对象也说他有两个老婆，在严格实行一夫一妻制的社会里，居然还有人公开声称有两个妻子或老婆，常人自然多少会感到有些吃惊。当然，这样的一种家庭结构很有可能疏于子女的管理，她高中毕业，在彝族女子中也算是高学历了，尽管她要过七八个男友，其中与6个有过性关系，彝族普遍流行婚前性自由，但她一直未婚。根据她的说法，在学校没有接受过性教育，所以不懂得使用安全套，在做小姐时，因为彝族相互之间多有亲戚关系，所以彝族之间很少有性交易行为。不过，原因远非如此简单。

从社会关系网络的角度来看，她是由做过多年小姐的女性朋友带她到天外天社区做小姐的，又是在脏乱差的出租屋里从业，可想而知与她做交易的对象都是社会底层人群，就安全套的使用率而言，该访谈对象颇有个性，当时短暂作为我们项目的同伴工作者，相对而言，她的艾滋病防治知识在彝族姑娘中自然算是掌握得比较好的，因此相信她能够做到让30%—40%的客人戴安全套，但从观察参与的经历看，其实该小姐完全不会在意安全性行为的问题。这当然并不是她可以自主决定的，不愿意使用安全套的原因仍然是戴套不舒服，因为她不可能有讨价还价的身体自主能力，所以客人实在不戴，她也只好做了。当然，她与一般的小姐一样，普遍进行看一看、摸一摸的经验主义性实践，"或者看看，没有什么问题，就做"，不过，这种自欺欺人的做法，实质上并不解决问题，"其实，不会看，只是看一看，觉得心里踏实一点"，正如小姐自己所认识到的，无非是一种心理安慰而已。这就是身体不能自主所隐含的高危性行为风险。

若是利用批判医学人类学的观点来分析她的复吸风险，那么我们清晰地看出她的社会关系网络与身处的社会阶层事实上决定了其涉毒风险，她所从业的环境绝对是贫民窟般的场所，所能接触到的客人亦属于作为社会底层的打工者，即使身处如此糟糕的环境中讨生活，她还被曾经的客人盘剥——当然是以爱的名义，与找小姐时认识的男子交朋友，而该男子是吸毒的，显然就是实际上的鸡头，其实质无非是以爱的名义和交友的方式控制该小姐的经济收入以维持他的吸毒费用，都花她的钱，后来赌气，她干脆也就吸了。不过，复吸的关键还是她原先就吸过毒，还在昆明被抓，隔离强戒过，故而这样的理由似乎就是正当化自己吸毒的行为罢了。当然，她负气吸毒，用她自己的话说，"心想吃一两次没有事"，根本就没有考虑过成瘾的潜在风险，也可以说她本身就有强烈的吸毒渴求，"吃了什么不想，不烦，又好睡觉"——这几乎是所有的彝族访谈对象都会提及的吸毒原因，只是一般人不易理解的是，她跟吸毒男友在一起"挺开心的，什么都没想"。话虽如此，但在访谈过程中，她不停哭泣，以致不得不终止访谈，因为她现在终于认识到吸毒的后果与风险，"因我吸毒，不像其他东西，戒不掉的"。应该说，她那悲观的绝望情绪表达，并非空穴来风，因为就海洛因的生物成瘾性而言，世界上海洛因与可卡因都是最难戒掉的。

最后，从艾滋病防治的公共卫生视角考察，该小姐同时存在两种艾滋病传播的风险。不过，如她自己所说，用一次性针头，没有共用针头，但仍然多高危性行为。就其高危性行为而言，不仅在最低档的场所做小姐多高危行为，而且她还有临时性的同居关系，且是不稳定的同居关系，经常变换所谓的男友，换言之，实质的多性伴，所以其极容易成为社会中艾滋病传播的桥梁人群。

当然，我们并非是说不理想的生活环境就必然会有各种风险，高档场所就不会遭遇风险，而是说概率会更高，这里更强调乌尔里希·贝克（Ulrich

Beck）所论的风险社会之具有明确阶级属性的风险[1]，是否经历风险关键在于一个人的社会关系网络，从事的职业，内心的丰盈——所谓出淤泥而不染，并非是不可能出现的现实。然而，若是一个初中毕业的女性，没有任何生存职业技能，那么又能干什么呢？她又如何能够逃脱各种风险的侵袭呢？如一位1994年出生的傈僳族访谈对象，来自金沙江本地农村，当同龄的女孩子在校努力学习知识的时候，她就外出打工，利用年轻靓丽的身体资本[2]，在KTV做啤酒销售，而销量靠陪酒，必以损耗身体健康为前提条件，她自述酒量"啤酒是一件起，江小白一次可以喝三四瓶"，混迹于这样一种醉生梦死的场所，其涉毒风险或其他风险便是不可避免的了，听她尚有几分稚气而天真的叙述，顷刻涌起一丝人生的无奈与凄楚：

> 2014年第一次接触毒品，就是冰毒。几个好姐妹一起，在KTV做啤酒销售，然后赚提成。晚上喝了酒，大概五六个好姐妹，她们都已经尝试过冰毒了，她们就说吃冰毒能解酒，确实也是能解酒。我就很想试试，虽然自己知道是毒品，但是对它认识也不全，而且看朋友吃也没啥，就吃了，其实也没吃几口，第一次就加了麻果，我也不知道啥是麻果，第一次很难受，昏的，一起聊天，斗地主，打牌。一开始吃冰的时候，大家话都很多，特别愿意聊天。但是后面就不爱聊了，就自己抱着手机玩。

> 当时，虽然在夜场上班，但是身边要是没有很好的朋友接触冰毒，也就不会去吸食。在KTV里面工作的时候，就看见过社会上认的姐姐的朋友们在吃。然后，他们在吃的时候，其实也有认知，觉得不能碰，但

1　〔德〕乌尔里希·贝克：《风险社会：新的现代性之路》，张文杰、何博闻译，译林出版社，2018，第25—27页。

2　即使在强戒所穿着统一的服装，她也表现出一副小巧可爱的样子。

是后面因为身边很好的朋友吃，所以就接触到了这些。

我在 KTV 工作了两三年的时间。吃了冰毒之后，就没去上班。然后还要了一个男朋友，1988 年出生的，比我大 6 岁。他也是吃这个的，他就会跟我一起吃，男朋友的吸毒史比我长，接触冰毒时间久，认识的人也比我多，而且是以贩养吸。后面男友出事了，我就又换了一个男朋友，但是自己就意识到，自己早晚也要来。

我觉得海洛因是毒品，有点瘾，觉得海洛因戒不掉，会认为吸海洛因的人是坏人，是和我们不一样的。觉得大家都在玩冰，就很平常，其实内心觉得冰毒是没有瘾的，起码没有海洛因那样的瘾，就像我们玩冰的，在外面很排斥吸海洛因的。这是个很普遍的现象。

我觉得强戒所说是拯救我们，但其实是给我们加上这样的一个身份，我们反而被社会排斥了，没被抓到的时候根本没事。因为吃冰，就是我们自己个人的一个选择，我们也没有危害到社会。但是被抓了之后，就不一样了，大家就会觉得我们会做很多出格的事情。（访谈时间：2019年 1 月 6 日 16：27—17：02；访谈地点：金沙江市强戒所；访谈对象：24 岁，1994 年出生，女，傈僳族）

这位傈僳族女性吸毒者比较全面地呈现了"90 后"新型毒品吸食者的一些典型特征：第一，从年龄、性别、代际要素考察，如果第一次吸毒是冰毒和麻果，那么通常她就不会再接触海洛因，这一趋势非常明显，除了彝族吸毒者之外。第二，就吸毒的原因而论，人生无聊是根本原因，日常消遣就是打游戏，或打牌，从事特殊职业，在夜场这种娱乐场所又得陪酒，诱惑多，存在强烈的毒品诱吸环境与涉毒风险。然而，与一般的禁毒宣传所说的被恐怖下毒不同，几乎所有的访谈个案都表明，初次吸毒的诱惑大多来自身边熟知的人，不是熟人，就是亲友、好姐妹，"因为身边很好的朋友吃"，无疑起着恶劣的示范性作用，"说吃冰毒能解酒，确实也是能解酒"，并没有看到即刻的危害与后果，"看朋友吃，也没啥"，于是如她所明言，"身边要是没有很好的朋友接触冰毒，也就不会去吸食"。尽管"看见过社会上认的姐姐的朋友们在吃"，也有过犹豫、激烈的思想斗争，多少有些风险认知，"他们在吃的时候，其实也有认知，觉得不能碰"，但很显然风险认知比较模糊，"虽然自己知道是毒品，但是对它认识也不全"。除了社会关系网络的影响，当然也与知识上的相关储备不足有关，对于什么是毒品通常只有笼统的认识，而与无知状态必然关联的又是好奇，所以，虽然知道冰毒是毒品，但"就很想试试"，特别是对某种具体毒品的药理学、毒理学和吸毒后果并不清楚，"我也不知道啥是麻果"。第三，从获取毒品的主要路径来看，与世界上女性吸毒者的实践并无二致，就是做小姐，以性（身体）换毒。当然，有的无非是以交男友的名义进行毒品交换，有的男友还以贩养吸，假如贩毒的男友一旦被抓，她马上就换男友，以确保毒品的稳定供应。既然她有意识交往的男友是吸毒的同道，吸毒史长、接触冰毒时间久、认识吸毒的人多，最主要的还以贩养吸，那么想从中脱身可以说是非常困难的，一旦陷入吸毒的怪圈，为了毒品通常要不断更换所谓的男友，所以注定各种风险如影随形，虽说她"自己就意识到，自己早晚也要来"。第四，就毒品认知与成瘾的文化建构而言，她们通常认为海洛因是毒品，有点瘾，"觉得海洛因戒不掉"，甚至在传统毒品与新型毒品吸食者之间还存在一条吸毒鄙视链，如她所说，"像我们玩冰的，在外面很排斥吸海洛因的，这是个很普遍的现象"。在她们看来，溜冰无非是一种时尚的消费，几乎没有任何吸毒风险防范意识与吸毒后果的危害认知，"觉得大家都在玩冰，就很平常，其实内心觉得冰毒是没有瘾的，起码没有海洛因那样的瘾"，于是轻描淡写地以为吸毒只不过是一种个人选择的生活方式，在她们的观念和风险意识里，没有任何的国家法律概念，糊涂而荒唐地自我辩解"因为吃冰，就是我们自己个人的一个选择，我们也没有危害到社会"，由此可见，目前的毒品预防教育和禁毒宣传显然还有极大的改善和提升空间。此外，从社会标签理论的视角来看，这位访谈对象倒是深切体会到进出戒毒所导致的社会污名与身份标签的后果，如她所言，"强戒所说是拯救我们，但其实是给我们加上这样的一个身份，我们反而被社会排斥了"。她的这一识见可谓相当深刻。毕竟有过案底的拘留、强戒身份便是永难去除的另类标签与敏感身份，完全背离戒毒的功能设定——戒断毒瘾，回归社会——的初衷，反而更加被社会隔绝与疏离。这是几乎所有的访谈对象都会提到的一个社会事实。

这位 24 岁傈僳族姑娘再次以血泪经历告诉人们什么是人生最大的风险，那就是因为吸毒而拘留、戒毒的经历被污名和标签化，成为敏感身份，这一敏感身份便是因吸毒而拘留、强制戒毒而留有案底或记录，而事实上被特殊对待，在人生轨迹中再难删除，再也难以融入社会，从而赌上不可逆转的一生，下述个案明确证实了这一风险：

> 就吸了一口，这次就进来了，吃的是海洛因。兄弟有个车，我包车去西昌，路上兄弟有点瘾了，买了 100 多块钱的，当时兄弟吃，我朋友是烫吸。就让我尝了一下，第一口是苦的。昨天，我们从西昌回来，路上就碰到临检的。因为那个兄弟有案底，所以就一起抓派出所来了，我没有案底，但是尿检之后，我也就进拘留（所）了。（访谈时间：2019年 1 月 7 日 10：37—10：41；访谈地点：金沙江市拘留所；访谈对象：44 岁，1974 年出生，男，彝族）

> 2018 年的 8 月份，第一次吸海洛因。在朋友家里，就两个人。因为当时打牌输钱了，朋友就说来几口，可以好睡觉。烫吸的，吸了四五口，头昏昏的，想睡觉。隔了七八天之后，第二次吸，就是为了放松一下心

情。没过多长时间，大概也就是吸了两三个月之后，就开始注射了。因为没钱了，没钱的时候，就只能注射。虽然是注射，但是我知道不能共用针头。

这次被抓进来拘留，不是抓的（吸毒）现行。跟着朋友去跑车，但因为朋友是有案底的，就与他一起被带过来尿检，然后就查出来了。（访谈时间：2019 年 1 月 7 日 11：13—11：30；访谈地点：金沙江市拘留所；访谈对象：33 岁，1986 年出生，男，彝族）

在某种程度上说，作为毒品成瘾者，所有彝族男性访谈对象的特征均呈现出以下几点：没有上过学，或小学都没毕业，抽烟喝酒，吸毒赌钱，吸毒无非都是为了减缓焦虑，放松心情。其实，在他们身上，均可发现一些相同特征，如毒酒赌集于一身，一喝酒，马上碰毒品，即刻打回原形，彝族男性涉毒，大致情况都差不多。如一位 34 岁的美姑白彝（5 岁父母去世，从未上过学，离异）所述：

2006 年，第一次吸毒是在美姑，吸的是海洛因。与 3 个男的一起喝酒，别人拿出来海洛因，说吸了以后好睡觉。当时心情也不好，不懂是啥。用锡箔纸吸，吸过，就是脑子晕，好睡觉，没什么感觉。第 3 天，被抓了，因为吸毒拘留 15 天。后面开始在家里开车，就不敢吸了。

2009 年不开车了，赌博，赌输了，就开始吸了，一个人吸。因为心情不好，什么都没想。不吃，心就烦。2009 年 9 月又在金沙江市被抓了，强戒了两年。

然后，5 年没吸，就在家里干活。有钱就吃，没钱就不吃。都是跟着朋友去吸，没有朋友就不吸。吸一两天上瘾了，就不吸了。有朋友再去吸，上瘾，什么事都做不了。为什么戒不掉？不喝酒还好，一喝酒，就管不住自己了。大麻、鸦片都没有吸过。（访谈时间：2017 年 10 月 6 日 16：04—16：21；访谈地点：金沙江市强戒所；访谈对象：34 岁，1983 年出生，男，彝族）

这些正处于健壮年龄的彝族吸毒男子往往将仅有的一点经济收入全部用来买海洛因了，可见社会危害之大，通常造成家破人亡的人间悲剧。身边多毒贩，获取毒品极其容易，他们很难离开毒友圈子，而来往的毒友大多在公安局留着案底，他们的人生境遇难免更悲催，于是在缉毒警察面前彝族这样的族群身份几乎演变为一种敏感身份，极容易被刻板印象化为彝族就等同于吸毒者的固化成见，在一些关键卡口临检，无疑是需要优先排查的嫌疑对象，像这两位羁押在拘留所的彝族男性吸毒者的遭遇，便是如此。

第二节　吸毒的共享行为

一　共用针具

尽管说传统毒品海洛因对许多吸毒者来说充满了神秘的吸引力，试图从吸毒行为中获得在现实社会环境中所无法得到的那些生理刺激和精神力量，如吸食海洛因带来的性高潮般的快感，但他们往往容易忽视海洛因所具有的几项重大风险，即上瘾、过量、因共用针具感染艾滋病。因此，尽管海洛因的迷醉作用很有诱惑力，但也让人付出沉重代价。

若欲探知和识别吸食海洛因的风险，那么就需要了解其药理特性，因海洛因的半衰期很短，容易造成点瘾，所以成瘾者大多每天要吸食数次海洛因，通常是三四道或五六道，或加兑其他药物，所以这种使用模式又很快产生药物的耐受性。然而，随着耐受性增强，吸入量会逐渐增大，不仅这样，还需要加兑更多的药物，如安定、三唑仑、异丙嗪等，以强化用药效果，吸毒时间越长，花费也就越来越高，从而迫使吸毒者寻求药效更强又省钱的摄入方式，更直接更快速的方式，如注射也就在所难免了。如有些访谈对象的吸毒史为8年、13年、15年，一般都遵循口吸、肌肉注射、静脉注射的吸毒方式递进，最后都必定采取静脉注射的方式吸毒。又如，有的访谈对象原先都是烫吸的，因为三四个人一起吸毒，只有2份药，药不够，或钱不够，加兑安定后，只好改为注射，几个人共用毒品。

在某种意义上说，最值得关注的就是毒品的摄入方式，因为某些毒品的成瘾性风险比较高，有些毒品摄入方式不同，所以对人体所造成的健康危害程度就不同。从摄入方式来看，静脉注射无疑是最快送入血液的方法，其次是皮下注射。不过，入门者通常选择以鼻腔吸入海洛因，以避免静脉注射感染肝炎、艾滋病等传染性疾病的风险。如有的报道人因为看到许多吸毒同伴打针死了，在此警示下，为规避静脉注射的风险而改为烫吸。为此，有的还专门在锡箔纸上做了一个吸管来口吸。这说明出于恐惧而形成了一定的风险意识，在某种程度上让一些吸毒者改变了吸毒模式：

籍贯盐边，父母俱在，有4个弟弟妹妹。已婚，一个儿子7岁。初中毕业，能看懂汉文报纸。

1996年，第一次吸海洛因。口吸，吸了四五口，昏了，吐，睡了两个小时。几个月后再吸，十多天后上瘾。多的时候20—30元，少的时候，10元，一天至少3次，一直口吸。最高药量一天一克，少的时候，二三十元。不敢注射，害怕传染艾滋病。我们那边打针打死的多，共用针头，我害怕打针打死。怎么共用针头？一般是一个人打完了，用矿泉水洗一洗，下一个接着打。

吃药的钱，是家里的钱。原先有工作，没在外面找钱。

1998 年，第一次进老戒毒所，3 个月。出来一个月后吃药，无聊，没有工作，又想吃药，天天吃，量少了。2004 年，又到老戒毒所，2 个月多。一年后复吸，与吃药的朋友喝酒，就一起吃药。之后，有药就吃，没药就不吃。没吃过其他药。彝族对毒品没有具体分类，都说毒。

2008 年 7 月，进这个强戒所，签了两年。

出去以后，肯定不敢吸毒了，应该能够做到。（访谈时间：2009 年 1 月 17 日 11：05—11：30；访谈地点：金沙江市强戒所；访谈对象：35 岁，1974 年出生，男，白彝）

盐边县是金沙江市贩毒、吸毒最严重的地区之一，从事贩毒的大多是彝族，吸毒者众，仅仅其中的一个彝族乡，就有数百人吸毒，因多少尚有特殊的原始族群共享习俗遗风，易共用针头，多位盐边彝族报道人均反映过这种情况。其共用针头的细节如这位白彝报道人所述，"一般是一个人打完了，用矿泉水洗一洗，下一个接着打"，因为看到许多同伴因共用针头打针死了，所以他不敢注射，害怕感染艾滋病，一直坚持口吸，但其他人共用针头的情况非常严重。

事实上，共用针具的情况还是挺多的，大大增加了感染艾滋病病毒及患肝炎的风险。像一位 32 岁的吸毒小姐，已经是艾滋病病毒感染者，32 岁即具有 12 年的吸毒史，尽管自称属于典型的海派，但也有常见的多药物（安定、异丙嗪、三唑仑、冰毒、K 粉、杜冷丁）滥用行为，吸毒存在高危行为，如她本人所言，"要得特别好的朋友，女的，我们也共用。一般我先打，别人后打，还比较注意的，基本上都是我先打。但有一两次有可能用混的，有时来不及去买，溶液也是共用的"。还有一位 33 岁的吸毒小姐，她所谈及的共用针头的经历具有特别的群体性意义，"共用针头有几次，4 次以内，主要是点瘾，来不及买针头。知识上是知道的，就是懒得动"。虽说她尚未确诊感染艾滋病病毒，但显然她的风险意识是比较薄弱的，属于典型的知识与行为分离的案例，而性实践上更多高危行为，如做全套、肛交、打青山、包夜，具有明显的两种艾滋病感染途径。因此，因点瘾来得急，来不及购买针头，或夜间不方便购买而导致共用针头的情况还是比较普遍的。如一位访谈对象（39 岁，男）说"10 个注射的人，有 9 个会共用针头，认识的朋友也这样"，他所提及共用针头的具体原因，主要涉及几种情况，也是风险防范之关键：没钱买针头；有时买不到，如夜里太晚了；如 3 个人一起吃药，买了药，都共用一个针头。

其实，还有一种情况特别容易发生共用针头的高危行为，那就是在强制空间的看守所、劳教所、拘留所。实际上，在拘留所、劳教所等封闭场所最容易发生迫不得已而共用针头的高危行为，也极具公共卫生的危害性。因为注射吸毒者可能携带艾滋病病毒或乙肝病毒，服刑期间会与其他吸毒者共用注射器具而继续吸毒，所以这无疑会增加艾滋病等的感染概率，也会对社会公共健康安全造成更大的威胁。如两名艾滋病感染者就反映了这种典型情况，其中一位追溯其感染艾滋病的源头时，她（40 岁）追忆说，"1997 年改为静脉注射。因当时关在看守所，人很多，不能口吸，用别人送进来的针管，所以大家三四人一起共用，别人帮我打的，药量小，20 元的"。另一位艾滋病感染者的吸毒小姐（32 岁）则反映，"共用针具的情况，前后与两名好朋友共用过，仅仅用凉水冲洗针头，然后将海洛因压成面，放入针管，加水。任何水，溶解后，就注射。还有一次在收容所，用过别人带进来的针头，不明来历的，与许多彝族共用，很脏。这几次都有可能感染 HIV"。

然而，除了少数已经感染了艾滋病病毒的报道人向我坦承曾经共用过针头，几乎所有访谈对象都否认自己共用针头，只说别人共用，强调自己单用。这似乎是一个难以证伪的话题，要获得这方面的真实信息，颇具挑战性。显然，要是尚未检测出 HIV 的吸毒人员大多拒绝承认共用针头的情况，其原因大概是吸毒人员社会交往圈子小，从许多深度访谈个案的 KAP 调查来看，吸毒人员很容易抛弃 HIV 感染者，所以他们一般都不愿意让其他朋友知道自己曾经共用针头的情况。当然，有些纯粹是出于对共用针头行为的理解问题。这就是说，专业上认为是共用行为，在吸毒人员自身看来，并不以为然。如，溜冰时的专用冰壶，或者共用受到污染的海洛因溶液，而共用注射液的行为更是极为普遍。不管怎么说，无论共用针头，还是不科学的消毒方式，或共享毒品注射液，都是具有感染艾滋病和其他血源性传播疾病的风险，因为海洛因依赖的危害性在更大程度上取决于依赖者的心理和他们采取的摄入方式，而不是毒品本身的药理特性，所以极为重要的是我们需要考察注射摄入毒品与毒品本身的药理反应之间的联系。研究表明，很多由毒品引发的并发症并非是由毒品自身造成的，而是跟注射摄入方式有关。毒品依赖者经常使用不洁注射器具为自己注射毒品，极有可能感染败血症、心脏内膜炎以及病毒性肝炎等疾病，所有这些疾病都会损害他们的身体健康，甚至威胁到生命。总之，所有死亡案例都不是单独由毒品的药理反应直接引发的，而是因为毒品的摄入方式不当。[1]

很多毒品依赖者感染一种或多种肝炎病毒，如乙肝、丙肝，这些都是非常危险的传染病，都能引发致命的肝硬化和肝癌。病毒性肝炎可通过共用被污染的注射器具传播，也能通过性交传播。初次吸毒者往往是病毒性肝炎的高危人群，因为他们极易和吸毒引导者共用毒品注射器具。然而，任何共用注射器具的吸毒者，哪怕是初次使用，感染艾滋病病毒的风险都非常高，共用毒品注射器具或注射器盛放用具也可能被感染。

此外，长期静脉注射毒品，还可导致其他并发症，因找不到注射部位，有些会采取肌肉注射等其他摄入方式。其中，我们现场所见过的注射部位是腹股沟静脉注射。[2] 这种注射方式很容易造成腹股沟血液凝块，从而阻碍或

1　〔英〕迈克尔·格索普：《"毒品"离你有多远?》，冯君雪译，天津人民出版社，2013，第183页。
2　详尽个案可参看第十章的相关内容。

完全阻断腿部的血液循环，后果非常严重，而该部位注射也极易造成毒品渗入大腿主动脉，引发更严重的后果。如，在第三章第二节的一个深度访谈个案中，访谈对象提及她的一个堂哥就因在大腿的大动脉打针而死。

二　毒性共生

吸毒者往往不会独自一人注射吸毒，而是和其他吸毒者一起互相注射并发生性行为。很多吸毒者感染艾滋病就是通过注射吸毒时，与其他患有艾滋病的异性吸毒者发生性行为而引起的。我们将在第八章具体描述和讨论感染艾滋病病毒的路径。许多女性成瘾者为了赚钱来满足药瘾，与人发生危险的性行为，增加了感染各种性传播疾病的风险。其实，在第四章探讨女性吸毒原因时，大量深度访谈个案都涉及这些高危行为，即使她们具有高危行为的风险意识，但如果吸毒急需毒资，那么她们大多会呈现知识与行为分离的社会事实：

父母分居后离婚，母亲再嫁，有两个弟弟。未婚，同居两年。高中未毕业，喜欢看报，喜欢上网打游戏，爱看连续剧。

去年，开始吃药。当时，因为肚子疼，别人将药打在香烟里，让我抽。一个多星期后上瘾，最高量一天125，快半年了。有时肌注，有时静脉注射，主要看是否能找到血管。最高药量125的一半，两人共用，兑安定一支，用一次性针头，各用各的，一直单用。都没有试过其他毒品。不沾，本来吸海洛因就是被骗，不沾其他毒品。

原来在超市上班。去年开始出来找钱，在五十四广场的一家美容美发店，10个客人里头每个都戴。两个月后，在渡口桥打青山，10个客人里至少8个会戴。因为我会跟客人说，现在病多，艾滋病较多，还是戴套好。那 2 个不戴的，就做口交，给他吹出来。吹的时候，用矿泉水洗一下，不戴套子，但说好不让射在嘴里，因为射在嘴里容易得性病、艾滋病。不做三通，不走后门，打背枪也走前门。听说过冰火四重天、冰火九重天，听说过顶肛，没有做过。做过双飞，一个吹，一个做。有时打青山，有时开房。一般别人吹，我做，吹的不戴，做的戴。两个男的要一个女的，一般问，我们两个要你一个，做不做？不是同时进行，一个做完了，另一个接着做。看过毛片，也懂。与男人同居两年[1]，原先有性关系，但有一年没做了。我在外面找钱，所以需要戴。

有家庭的人（客人）一般都戴，没有家庭的大多不戴，但有的戴。做的客人，开车的多，路过的人，打工的，价钱至少 5 毛（50 元），多的 100 元、200 元，开房一夜 300 元。（访谈时间：2009 年 7 月 6 日 11：20—12：30；访谈地点：金沙江市天外天社区"向日葵小组"咨询点；访谈对象：25 岁，1984 年出生，女，汉族）

只要没有经济条件的女人涉毒，一般来说她很快就会选择从事小姐行业挣钱获得毒资，最频繁的用词，就是"找钱"。该访谈对象初次吸毒的原因看似是出于自我用药的治疗行为，多少有些被拉下水的成分，但通常依旧逃不出两个根本因素：内在渴望与毒品的社会关系网络。当然，因吸毒时间尚短，当被拉下水吸毒才半年，所以她的药物耐受性程度和戒断症状的反应强度相对不那么严重和强烈，但明确告知是共用毒品，单用针头，注射方式与部位则是，"有时肌注，有时静脉注射，主要看是否能找到血管"。然而，同样可以预见的是，随着药物耐受性的增加，戒断症状的剧烈，用药止瘾的渴求和购买毒品的金钱需求剧增，必然导致更多的高危行为，既有吸毒行为方

1　访谈对象的同居对象 40 多岁，因吸毒，瘦得皮包骨头，全身脏兮兮的，调研期间，经常来咨询点索要安全套。

面的风险（目前只是共用毒品）与多药物滥用倾向（为了强化吸毒效果和省钱，而兑安定等），又有找钱方面的高危行为，出来做小姐，在脏乱差的渡口桥，而打青山的对象主要是"开车的多，路过的人，打工的"，无疑具有高风险的特征。

当然，经过多年的艾滋病防治干预，就高危行为的风险认知与实践而言，目前安全套使用率还是不错的，从与她同居的吸毒男人不停来找我们讨要安全套也说明了这一点。即使与同居的吸毒男人也要戴安全套，说明无需考虑亲密关系的文化表达，完全是一种抱团取暖式的临时组合。换言之，实际上吸毒的男人就是鸡头，控制她做小姐挣钱获取毒资和生活费。应该说，较高的安全套使用率与小姐劝说客人用套相关联，如她所说，"因为我会跟客人说，现在病多，艾滋病较多，还是戴套好"。

不过，就身体的政治经济学而论，该吸毒小姐本无姿色可言，故随着年龄增大，更无讨价还价的身体自主性，为获取毒资必然要直面更多场景的性行为与人群，做全套，打背枪，玩双飞，或二拖一，同时还有不稳定的同居关系，绝对是最具艾滋病感染风险的高危人群。此外，我们一再强调的，若是在社会中与不同男人形成多重身份的复杂关系，那么她们很容易成为社会中艾滋病传播的桥梁人群。当然，不仅是打青山的小姐多高危行为，出租房、小旅馆、按摩店、发廊等场所的小姐又何尝不是如此？

三　冰妹的陪侍吸毒与毒品共享

假如将族群因素作为一个变量来考察，那么我们就会洞察到更不一样的有关高危行为的风险认知图式，更可洞悉人性之复杂、社会之百态、生活之常态。当然，还有她们的喜怒哀乐，族群互动场景下的刻板印象以及难以笔述的漂泊人生。在我们所接触的彝族小姐中，仅仅在天外天社区就有20人左右，她们毫无职业化特征，流动性很大，如流萤一般，来去无踪影，但她们几乎没有人有机会接触新型毒品。2010年，只是在五十四广场偶尔遇到过一位彝族小姐有时会做冰妹，直到2017年所做的几个深度访谈，才获得有关彝族吸食新型毒品的完整样本。其中一位是来自昭觉县的黑彝小姐，1990年出生，小学没有毕业，15岁开始主动出道，觉得做小姐来钱快，于是来金沙江市做小姐，同时，与一个彝族男子交往，耍朋友，17岁（2007年）开始吸食海洛因，做小姐5年后，当冰妹，才有机会接触到新型毒品冰毒和麻果，其访谈叙事如下：

1990年生人，没结婚（彝族很多早婚，而且不离婚）。我是正宗的黑彝，骨头都是黑的，老家昭觉县。父母没离婚，我有6个兄弟姐妹。小学没毕业，就不读了，不爱读书。十五六岁就跑到康定挖虫草，同时在酒吧里当酒吧招待。不过，当时没出台，就是端端酒。过了一年，有一个女性朋友，她在金沙江市做小姐，叫我来做小姐。自己也想来，想来挣钱，就到市中心那里做小姐了。我知道这个职业来钱快。开始的时候，套子用得多，后面到远郊，就少了。有些男的，即使刚开始戴套，但中间也会偷偷地拿掉。

大概15岁的时候，那时候小，也不懂事，耍了一个男朋友，开车的彝族，在烧烤店吃烧烤的时候认识的。在市中心串台，必须要用安全套，有些书我们也看过，也听说过不戴的可怕性。

2007年，第一次吸毒就是在盐边的新县城。那时候就是自己图个好奇，而且还感冒了，说是吸了这个东西，感冒好得快，而且我本身就对海洛因好奇。那时候就是烫吸，其实一直都是烫吸。在西昌就见过海洛因，而且也知道危害，但就是好奇。大概吸了两三口，就想吐了。之后感冒就好了。

第二次吸毒是半年之后。我身边好多人都是吃这个的，朋友一说，就又想吃几口了。一天最高量就半克，一天早上、下午、晚上三道，烫吸的时候不加别的，就是海洛因。海洛因一直口吸，自己悄悄吸，独用，海洛因都是自己买。吃海洛因，喜欢自己单独吃，没有注射，从小就怕打针，而且也听别人说过，打针会传染病。我自己租房子，打电话买，也有自己去拿，就是去渡口桥那边拿。把药给你，就是现金，一手交钱一首交货，一般一大早就把一天的量都拿够了。我做小姐的钱基本上存不下，都花到毒品上了。我吃了这个东西，十多年不敢回家，也联系不到家里面，因为电话什么的也都变了。

2012 年，开始接触冰毒。别人说去溜冰，我以为就是滑冰，因为我小时候就喜欢滑冰。到了金沙明珠宾馆，就觉得好不可思议，在房间里怎么溜冰呢。当时三四个男的，三四个女的，不是说滑冰么，怎么是在宾馆小屋子里呢。他们给我们打的板子，那些男的叫我们的，吸的时候，就一间房间。第一次溜冰后，不舒服，头昏脑涨。想睡，睡不着。想吃，吃不下。就没办法，陪客人溜冰，还得当冰妹，照着毛片学，就勉强陪客人完成解冰动作，但体验不到什么快感。过夜了，很难受。

一个月以后，第二次溜冰。这次是在学府宾馆[1]，还是对方叫我去解冰，价格给的比较高。这次就两个人，我和客人，客人叫我去的。这次溜冰加了麻果，他说麻果加进去香。反正自己觉得没见过，就尝试下。麻果有股清香的味道，整个房间都香了。吃起来，也好吃。但是吃过之后，比只有冰毒的作用大，就是感觉头脑很清晰。

第二次以后，才开始有催情效果，冰和麻的效果都差不多，没什么不同，就是下面开始痒痒，水多，脸红，心跳加快，脑子都是想着做爱，真的满脑子都是做爱的幻觉。溜冰期间，也还在吃海洛因。

1　当地最高级的宾馆。

冰毒和麻果都是陪客人解冰，才吸的，自己没有买过。冰毒都是陪人家，自己从来不买。溜冰期间，也还在吃海洛因，但是海洛因都是自己买的。如果我吃了冰毒，还要买更多的海洛因，因为两者的感觉是相反的嘛。与我溜冰的男人都是二三十岁，也有一些40岁的。溜冰过后，我还是一定要求客人戴套，但有的时候客人会自己偷偷地取掉。

我没养过男的，我挣的钱，自己都不够吃。但是要了一个朋友，7年了。他是本地的，他也是好吃懒做，但是他拿钱多，他自己也在吃，他没进来过（强戒所）。就是吃冰毒，他还是本科毕业的呢，法律系的。他妈妈喊他去考试，给他拿了一大本法律书。他住在自己家，也不住在我这，买毒品，他出钱多。要是他没有钱，我还是要给他。

进来这里，冰毒和海洛因我都想，但我还是更想选冰毒，因为海洛因的点瘾上来的时候，身体发痛，脑壳发昏。我看到他们在吃，不吃不可能的。冰毒就没有那么恼火，冰毒的瘾没有那么大，就是一种潮流。戒毒的（626）药，这次给我吃了，也吃过几次药。体检的时候，没有查出问题，也没有丙肝和艾滋病。（访谈时间：2017年10月7日17：24—18：30；访谈地点：金沙江市强戒所；访谈对象：27岁，1990年出生，女，黑彝）

每当我们追溯吸毒者的吸毒根源时，一种最基本、最常见的情况都是学业不行，不爱读书，辍学早，许多小学没毕业，就被迫流落到社会。因此，对于没有任何生存职业技能的她们来说，最直接、最重要的可调动资源便是青春的身体资本。若有前期出道的熟人小姐引导，那么很容易自主选择涉足性产业，进入行业的原因简单而粗暴，最直白的一句话就是，"我知道这个职业来钱快"。正是由于没有接受过什么教育，所以她很多事情较少能够作出自己独立的判断，而比较容易听信别人的蛊惑和诱导，就她的初次吸毒情况来说，尽管原先在西昌就见过海洛因，也知道吸毒的危害，但她说就是好奇，加上当时刚好感冒，又听人说吸海洛因的话，感冒好得快，于是她就吸了。同样，她也听别人说过打针会传染病，从小又怕打针，她就一直口吸，且没有加兑其他毒品。不过，虽说她"也听说过不戴的可怕性"，但在安全套的使用方面却没有能够坚持或没有条件采取安全措施。应该说，她对吸毒的社会后果可谓有深切感受，基本上存不下钱，全部用来吸毒了，甚至十多年没敢回家。当她 22 岁第一次接触冰毒，别人说去溜冰，她甚至还误以为就是滑冰，还说小时候就喜欢滑冰，就觉得好不可思议，纳闷在宾馆房间里怎么溜冰呢？她这一惊奇和疑惑既说明了其淳朴性，又表明了有关毒品预防教育与禁毒宣传工作极其欠缺，尤其是毒品分类、各种毒品的毒理学和药理学、具体毒品的危害认知欠缺。由此可见，目前这种笼统的、口号式的、恐吓式的、妖魔化的毒品预防宣传教育有极大的提升空间。

与传统毒品海洛因吸食后的沉静而想独处的特性不同，新型毒品冰毒和麻果通常是被男人作为春药使用的。应该说，最开始使用阶段其催情效果无须否认，故而吸毒小姐陪伴客人解冰很容易发生高危行为，如该报道人所言，首先，客人给的价高，又在当地最高档的宾馆，很难拒绝溜冰的机会。其次，陪伴客人溜冰，当冰妹，大多照着毛片学，完成解冰动作，没有身体的自主性与性行为的选择性。此外，吸食新型毒品，除了好奇，赶时髦之外，往往被视为社会地位的呈现，具有强烈的尝鲜冲动与意愿。因为冰毒和麻果价钱并不便宜，所以她也明确叙述说，"冰毒和麻果都是陪客人解冰才吸的，自己没有买过"。当然，作为吸毒小姐获取更多资源的惯常手段，她在做小姐的同时，找了一个吸毒男友，一起吸毒，明言他出钱多。然而，尽管她尝试过新型毒品，但陪伴吸食后，她仍然需要吸食海洛因，按照她的理解，因两者的效果是相反的，所以反而需要更多的海洛因来解冰。最让我们感到震惊与绝望的是，即使身在强戒所，她们也毫无顾忌地宣称，"因为海洛因的点瘾上来的时候，身体发痛，脑壳发昏。我看到他们在吃，不吃不可能的"。换言之，只要她一出强戒所，那复吸就是一个不可避免的风险。

这位彝族"90 后"吸毒小姐先是吸食海洛因，因陪伴男性吸毒者吸食新型毒品，才同时吸食海洛因与冰毒、麻果。不过，若是汉族"90 后"吸毒小姐，那么她们通常不再接触传统毒品海洛因了，而只吸食新型毒品，且呈现出显著的低龄化趋势，与全国"冰升海降"的毒品使用模式与总体趋势大致一致。

在第二章，那位 1999 年 5 月 11 日出生的访谈对象皮肤有点黝黑，大眼圆脸，个子矮小，即使身处强戒所，访谈之时，还是一副稚气未脱、很纯真的样子。因已完整呈现过深度访谈个案，这里从略。从她 14 岁开始吸毒，我们可以清楚地看出当下吸毒明显的低龄化趋势，因为我们的访谈个案中还有 9 岁、12 岁便开始溜冰的报道人，均与社会关系网络有关联，如何防范新型毒品对青少年的侵蚀，的确是一个极大的挑战——这就警示我们需要加强对辍学学生的监管。究其 14 岁开始吸毒的原因，"不爱读书，学习就不好"，而她所结交的朋友"多半都是吸毒的"，所谓近朱者赤近墨者黑，既然交往的都是混社会的不良青年，那么她涉毒便是早晚的事情。因此，在宾馆见到其他几个 20 多岁的男男女女溜冰，在好奇心的驱使下，她便不由自主地主动要求吸了。可见，一个人的社会关系网络多少决定了一个人的涉毒风险，而接触毒品之后，就必然只能局限于毒友圈子，再难出走，如她结识的一个三十一二岁的吸毒男友，便在她 17 岁那年带她来金沙江市同居，一起吸毒，其本质依然是在爱的名义下，当然多少也有点报恩的味道，以身体资本交换资源，因为她明确承认"我是花他的钱"。

而她涉足 KTV 夜场坐台，还是那位大她三四岁的冰妹将她带入行的——很可能早就成为拉下水的目标，当冰妹，帮男性吸毒者解冰，她说与吸毒的男友不戴，但在夜场就戴安全套。从她吸食的新型毒品来看，她接触过冰毒与麻果，K 粉、海洛因不碰，说明并非什么毒品都滥用，而是有着明确的选择性与自主性。不过，"95 后"的新型毒品吸食者显著呈现出黄赌毒集于一身的特征，如这位报道人所说的，"吃冰的人很多都爱玩游戏。溜冰之后，就想打游戏，就很专注，很执着"，沉溺于网络赌博游戏，如今已是一个严重的社会问题，以致我们很难区分她们是为了赌博游戏吸食冰毒，还是因吸食冰毒而沉迷于网络游戏，如她本人的情况，就令人颇感震撼，"打游戏输钱很多，挣的钱几乎都输到这个上面了。有时候 3 个月就输掉 20 万"，由此可见，黄赌毒的社会危害之大！除了经济和社会危害之外，玩赌博游戏，造成性格更加容易癫狂暴躁，"有时候玩游戏不顺，就砸电脑"。只是我们仍然难以确认是她的性格本就暴烈，还是吸毒导致的精神后果，何为因果？毕竟长期的田野调查，我们的确碰到过多位性格刚烈狂躁的凉山小姐。然而，焦躁不安也可确定为她吸食冰毒的后果，"不吃冰，就是很难受，脑壳空空，很烦"，"虽然也知道吃冰不好，但就是想碰"。如此反复，18 岁就已经因吸毒被抓过8 次，如果我们悲观地预测，那么她既然走了这条道，被深度标签化了的她此生还能走得顺吗？18 岁的她可曾想过还有多少风雨等着她？

第三节　公共卫生与文化敏感性

一　高危行为的风险认知

除了吸毒导致的各种风险，包括毒性共生引发的高危行为之外，我们还关注艾滋病防治的干预工作，探究谁没有艾滋病防治的知识，为什么没有？为什么她们只有朦胧的或朴素的毒品成瘾的风险意识？

从性技巧与艾滋病防治知识的 KAP 调查来看，在艾滋病防治知识方面，许多彝族小姐基本上一问三不知。那么，为什么她们大多缺乏艾滋病防治知识呢？其实，道理非常简单，如彝族小姐所言，"从来没有读过书，学校都没去过"，或者如有的彝族小姐所感叹的，"没上过学，电视都看不懂"。所以，有些彝族小姐要是坦承"不知道什么是艾滋病，传播途径不知道，不识字，毕竟什么不懂"，那就并没有什么可奇怪的。这就表明，任何以汉语为载体的知识输送介质，对于文盲或近乎文盲的彝族小姐来说，都是没有任何意义的。换言之，在开发信息教育宣传材料（Information education communication material，简写为 IEC）或进行其他艾滋病干预活动时，必须注意到彝族或其他少数民族小姐的可接受性问题。[1] 此外，小姐群体流动性极大，内聚性强，社会融入度低，无疑是导致彝族小姐艾滋病知识缺乏的重要原因之一。我们分别以两位有着较深入交往的彝族吸毒小姐作为案例来透视她们面临的或潜在的风险之所在，同时关注白彝和黑彝这样的族群内部身份在艾滋病防治知识认知方面到底有什么样本质的区别：

> 重新喝药 30mg，同时偷嘴，所以药量够了。目前，喝 50mg，就够了，感觉有点晕，想睡得很，替代了海洛因，好睡觉了，睡得着，睡得香。消费得起，一天喝药 10 元，负担得起。一个月要是天天去喝，还有奖励，免费喝药 3 次。现在偶尔偷嘴，心情不好会偷嘴，心瘾还是有。海洛因可吃，可不吃，控制得住了。但心情不好，如与客人吵架，有些客人太讨厌了，不尊重人，控制不住，会偷嘴。
>
> 10 个客人有 2 个会戴。有家的人或穿得干净的人会戴，不戴的那种是打工的，整天没事干的人，怎么说都不戴。10 个客人有一两个会做全套。本旅馆的小姐都是彝族，普雄、玉溪等地的。10 个客人有 2 个是彝族，一般彝族不想理。不理的原因，彝族不讲卫生，彝族不洗澡，衣服

1　该片区还有一些苗族小姐、白族小姐和纳西族小姐等，族群多样化趋势明显。

脏，身上臭。那个脚，脚臭得很，不晓得那么臭。还有讲话粗鲁得很。在性交过程中，觉得给钱了，反正不像别的温柔，慢慢来，老彝胞就是老彝胞，上来就干。我们是白彝，和凉山的彝族不一样。一般其他小姐，基本上跟我差不多，因为来要的客人就是这样，每天做四五个，或五六个。一般都包夜，180 元，在外开房，老板抽 30 元。在老板那里过夜，老板抽 40 元。

准备再找一年的钱，准备结婚。现在的这个男孩，要的时候认识的，发生性关系不戴，我也不提，他也不戴。但以后肯定不可能和他一起。（访谈时间：2010 年 1 月 17 日 15：10—16：20；访谈地点：金沙江市天外天社区"向日葵小组"咨询点；访谈对象：23 岁，1986 年出生，女，白彝，元谋人[1]）

本来，这位第三次连续三年做过深度访谈的白彝姑娘参加美沙酮维持治疗极大地改善了睡眠，"睡得着，睡得香"，经济负担又合适，替代了毒品，有效地控制住了毒瘾。然而，因仍然有心瘾，所以她在喝药的同时，偶尔偷嘴，借口或场景性的诱发因素无非是心情不好，如与客人吵架，但实质上还是因为无聊和空虚。根据与她多次接触和访谈的情况判断，她很难摆脱毒品。随着注射吸毒的时间越长，注射部位越难找到，所以发生注射高危行为、多药物滥用的风险也就越大。同时，强烈的毒资需求迫使她从事高危的性行为，因为她在最低档次的小旅馆从业，环境很糟糕，狭小的房间里除了脏乱的一张小床，就只有一个热水瓶、一只塑料盆，还有一卷粗糙的卫生纸。显然，这一简便的卫生措施并不足以保证艾滋病的预防，其高危行为的表现主要是安全套使用率非常低，大概只有 20%，且 10%—20% 的客人还要做全套。根

1　对该访谈对象做过多次追踪调查，见本书相关个案。

据她的体验和总结，有家或穿得干净的人会戴，而怎么劝说都不戴的，是那些"打工的；整天没事干的人"。而她只有23岁，身材相当不错，长相也还可以，就因吸毒、在低档次场所从业，结果失去讨价还价的能力，将来的风险无疑会更大。

此外，她还与找小姐时认识的男人（即嫖客）同居，又因与他是以男友的名义生活在一起，性生活不采取任何安全措施，即便男友是曾经的嫖客。因此，这两种高危行为都是她面临的直接风险，两种路径都有可能导致感染艾滋病毒。在天外天社区，小姐与原先的客人以恋爱的名义（或更直白地说，原来的客人以鸡头的身份控制小姐挣钱）同居实践具有相当的普遍性，甚至同时具有多种身份，如同居之外，又被别的男人包养。不过，她也很清楚这种亲密关系的临时性，很决然地说明"但以后肯定不可能和他一起"。只是她所期待的退出行动，"准备再找一年的钱，准备结婚"，若是果断实行了，对她来说倒是具有可行性与现实性。只不过，毒性共生的小姐又如何彻底戒掉毒瘾而安稳过平常的日子呢？

不管白彝，还是黑彝，与她遭遇相似命运而有着共同想法和打算的，其实并不少：

> 小学二年级时，因没钱上学而辍学。能看懂简单汉文，发短信会点，不会上网。会唱歌，不会跳舞。
>
> 在广州、深圳没做小姐。后来，一个彝族女性朋友带我到泰安去做小姐。当时知道是去做小姐，想做，就做了呗！
>
> 不知道艾滋病的三种传播途径，没听说过，其他都不知道。
>
> 不吸毒。溜过冰，好几次，感觉好。自己去的，和朋友去的。溜冰后，不用戴。
>
> 10个客人都戴套，年轻人一般都戴。不戴，他还不干。有些喝酒的

客人不喜欢戴。一般喝酒的人、老人不戴，老人感觉不舒服，挺不起来。客人要是不戴，就不干，或给他换一个愿意不戴的小姐。双飞、打双飞，一般年轻的、一起来的朋友喜欢做，不多，一般都戴。冰火四重天、冰火九重天、冰火毒龙等特殊性技巧都不懂。

有今天，不管明天，死都不怕。

我结婚了。老公贩毒被抓，在监狱，判了一年，快出来了。我再干两个月，就回去了，不干了。（访谈时间：2010 年 1 月 19 日 15：00—16：30；访谈地点：金沙江市金碧辉煌按摩店[1]；访谈对象：22 岁，1987 年出生，女，黑彝，凉山人）

该访谈对象身材苗条，鼻梁高挺，相貌漂亮，长发飘飘，染着栗色的秀发，显得清纯而时尚，虽说身处风月场中，但几乎没有任何职业化特征，与大多数彝族小妹一样，绝对看不出是一个小姐，完全是本色出场。实际上，她长得还有点像某电影明星。

这位凉山黑彝小姐因家庭困难而辍学，只读过小学二年级，能看懂简单的汉文，汉语对话磕磕巴巴，会发点短信，不会上网，无疑极大地限制她获取相关信息的能力，所以她说没听说过艾滋病的三种传播途径，就完全合乎情理。其实，她的汉语能力与内向性格又有某种关联，其场所老板和其他汉族小姐都反映该访谈对象性格内向。事实上，该小姐不会四川方言，尽管在山东泰安学会了一些普通话，但说得不好，限制了语言交流，所以有时只好静静地待着或自己看电视，又年轻漂亮，显得一副很高冷的样子，于是别人就说她内向。的确，因为她的汉语交流沟通能力有限，即使与她多次接触、聊天，但记录下来的有关信息仍然极其稀少，难以表达或不愿意轻易多说，

1　位于五十四原先繁华地段的一处地下室，虽说堂子的名字听起来好像是一个极为高档奢华的场所，但其实极其简陋，昏暗潮湿，洗澡间、卫生间等几乎难以掩面而进，完全是一本万利的营生。

更多的时候只有恬淡的微笑。当然，与我熟悉，知道我的研究目的和动机后，该小姐各方面表现都不错，本性善良，甚至我有一次病了，还和堂子老板一起到宾馆来探视，十分体贴。还有一次一起散步聊天，她给我买饮料，我给她买饮料的钱，她不要，很难想象一个小姐如此淳朴。当然，她也曾对我的职业伦理提出了挑战性问题，她说，"既然你想了解我们小姐，为什么不敢躺在我的小床上跟我聊天？"在她极其幽暗狭小的工作空间里，只有一张床。

根据她本人的叙述，她很早就被同胞熟人带入行。这一自主选择入行行动表明与官方宣传中的"火坑论"有着极其关键的区别，需要更多从政治经济学切入，方可理解性产业的推拉动力学。当访谈之时，她的应答之语，真的是少之又少，便是因为她实在不知道用汉语怎么表达。因此，从她非常有限的应答之中，肯定会遗漏许多关键信息，如她说不吸毒，说明当时她暂时戒了海洛因的毒瘾，或许是汉语表达问题，实际是说现在没有吸毒，并不等于她原先不吸毒，或者说她只是说没有吸食海洛因，因为彝族对毒品没有具体的分类，只有笼统的毒这一概念。还有一点，从海洛因的货源讲，对她来说根本就不是问题，如她所说，"我结婚了。老公贩毒被抓，在监狱，判了一年，快出来了"。显然，她老公因贩毒被判入狱，即使不是大毒枭，也是一般毒贩或以贩养吸，她与这样的男人生活在一起，能没有吸毒的风险吗？更不用说，她还抱持这样的人生态度："有今天，不管明天，死都不怕。"这不是冒险型人格特征吗？因此，即使她暂且没有使用海洛因，但她明确说，溜冰多次，她是自己乐意去的，明言"感觉好"，因为是与熟悉的朋友（即客人），溜冰后，不用戴套。显然，作为冰妹为客人解冰，多公共卫生的高危性行为。这就是问题的实质之所在——为什么她对新型毒品与高危行为之间的关联没有认知，这也是目前我们重点关注的一个研究主题，即新型毒品是如何触发高危性行为的。

除了她说溜冰后不戴安全套，事实上，她是我们多年田野调查中遇到的安全套使用率最高的小姐之一。虽然这位黑彝小姐自谦说，她并不懂某些特殊性技巧，但从她会做双飞以及手机中存有不少淫秽视频（如真爽、三大炮之类的）判断，恐怕会有较多的模仿行为，她还很好奇地问过我，黑人男人的阳物是不是真的很粗大。不过，因为该小姐年轻漂亮，所以在身体的自主性方面具备讨价还价的能力，老板和她自己都说在性交易过程中做到100%使用安全套。这是相当有个性的黑彝姑娘，耿直，率性，讲义气，当时与我已有四年多交情的堂子老板也证实，她的确做到100%使用安全套，跟她多次聊天访谈后我也肯定了这一点。因为耿直如她，身体资本如此，有个性，说不干，就不干，所以这就是讨价能力，即使老板也难以左右她的行为。此外，根据小姐的体会与概括，年轻人一般都戴，要是不戴，客人还不干。但有些喝酒的客人和老人不喜欢戴，因为感觉不舒服，挺不起来，所以不戴。当然，老人不戴安全套的问题，根据之前的调查，还有认知方面原因。从小姐反映的情况判断，说明其他小姐还是有不戴安全套就做的。

不约而同，不管白彝小姐，还是黑彝小姐，当然也包括许多访谈过的小姐，在访谈的最后都会提及退出性产业的打算，"准备再找一年的钱，准备结婚"，或"我再干两个月，就回去了，不干了"。也许我们无需质疑她们的这一真实想法，相信她们当时表达的真的是这么想的或计划的，但实际上我们同样没有证实有一个小姐真的这么做了。然而，肯定不是一年或两个月，要是没有合适的退出机制，极难说离开这个行业就可以潇洒地出走。要知道，许多10年前我所访谈过的小姐，特别是在出租屋从业的那些小姐，在我们2016年12月初的追踪调查中，又再次相逢，人世沧桑，容颜难再，青山依旧，不胜慨叹。要明白，转瞬10年间，许多小姐已到了快绝经的年龄。换言之，这是做小姐的极限年龄。

二　教育、知识与公共卫生

如果我们探讨非吸毒彝族小姐的高危行为认知时，那么就会闪现一个非常实质的问题：为什么这些小姐不具备基本的艾滋病防治知识。然而，答案简单而粗暴，残酷而现实，那就是没有上过学。因此，对下述有的访谈个案几乎没有能够记录下有效信息，有的无非只有寥寥数语而已，碎片化的应答甚至都难以形成完整的句子：

父母健在，有两个弟弟。从未上学，没有爱好。曾在广州、西藏打工，不做小姐。

去年 7 月份开始做小姐。同伴带我来的，直接到李哥这里的。

10 个客人里有七八个会用套子。

目前，耍朋友，不做小姐了[1]。（访谈时间：2009 年 6 月 29 日 17：15—17：30；访谈地点：金沙江市天外天社区"向日葵小组"咨询点；访谈对象：20 岁，1989 年出生，女，白彝）

父母健在，有一个弟弟和一个妹妹。自己离婚，15 岁结婚，有一个女孩，七八个月大。孩子 4 个月时，和男人吵架，凶得很，所以离婚，未办理手续，肯定不跟他了。从来没有读过书，学校都没去过。

先前在饭馆，来这里一个多月。10 个客人里大概一个会用，打工的都不用。我接触的都是汉族，没有彝族。我问他们用不用套子，但他们都不用。他们说，戴套子不好，不晓得什么原因。没做口交，直接做。

1　即被包养了，因是白彝，从未上学，基本上不会说普通话，只是不时微笑而点头，非常清纯可爱的女孩，身材苗条，谁能想到她是一位小姐呢？2010 年 1 月份的追踪调查证实，该小姐又在一家小旅馆从业。

肛交，没有做过，但晓得意思。不知道胸推，没有听说过打背枪，不晓得打青山，没听说过。

没有听说过艾滋病，艾滋病的三种传播途径也不知道。我不吸毒，害人的嘛！没得钱吃。现在没要朋友，离婚了就不想要朋友了。[1]（访谈时间：2009 年 7 月 2 日 12：00—12：45；访谈地点：金沙江市天外天出租屋；访谈对象：19 岁，1990 年出生，女，白彝，凉山冕宁县）

父母健在，有 5 个兄妹。老大，离异，有一个孩子。没上过学，电视都看不懂。

去年 12 月份来金沙江，在天外天一个月。10 个客人顶多有 5 个戴，全套，不懂。走后门、打背枪，懂不得。

听说过艾滋病，但不知道什么是艾滋病。传播途径不知道，不识字，毕竟什么不懂。

彝族三分之一是吃药的，不接触，印象特别差。我是彝族，但各方面和他们不同，不喜欢跟他们来往，性格各方面不一样。从来就没有和彝族做过。与凉山彝族的新男友发生性关系不戴。（访谈时间：2009 年 7 月 7 日 15：30—16：39；访谈地点：金沙江市天外天出租屋；访谈对象：31 岁，1978 年出生，女，黑彝，云南楚雄人）

没上过学。听得懂汉语，会说汉语，但看不懂汉字，电视听得懂。离婚，因男的脾气不好，大的孩子 10 岁，小的 5 岁。去过新疆，管理棉花，8 个月。然后就来这里。

自己来这里，断断续续三四年。记不得了哪一年，第一次到东风。

1　2010 年 1 月份的追踪调查证实，该访谈对象已不在天外天片区从业，去向不明。

没听说过艾滋病，我什么都不知道。性病也不知道，现在也不知道。刚来楚老板这里，没几天，4天了。才做5次，用了3次，客人用的。什么人会用？我觉得聪明点的、有知识的人会用，怕得病。找我的都是汉族。昨晚有一个冕宁的彝族男人，五十多岁，我没理他，看他身上都是土，怕脏，怕弄脏我。没做过全套，但懂全套的意思。有客人提出要做，但我没做，害怕，不好意思做（害羞得笑了）。

做生意前，看一看，能看出来。看看皮肤，检查看有没有病，能看出来（其他不好意思说了）。做完，洗一洗，用肤阴洁洗。听朋友说过艾滋病，但不知道怎么传播，如何预防。做的时候，好好洗一下，吃点药。

没吸毒，看吸毒的人脏，爱吐。怕吸毒后有瘾，找不到钱吸毒。自己会抽烟。有一个会理的汉族，女的，38岁，我带她出来的，以前她做（小姐）的，身材都有。

自己有汉族男人，三十多岁，他不让做，让我跟他结婚，但我不愿意结婚。平时对我很好，但没工作，找不到钱，大概来往一年了。他现在矿务局上班，跟他都不用，他不愿意用。

最初要的朋友是汉族，但家里人不同意，老人说彝族嫁汉族，就不要我了。就没跟他结婚，但有性关系。后来跟舅舅家儿子结婚，父母安排的。但心里头还是想与汉族来往，要了几个汉族，但没成，骗我说没有老婆，但实际上有，所以跟他不来往了。跟汉族要，快乐点。要跟彝族要，心里不高兴。（访谈时间：2010年1月17日11：00—12：10；访谈地点：金沙江市天外天社区"向日葵小组"咨询点；访谈对象：30岁，1980年出生，女，白彝，会东人）

不知道（自己）是白彝，还是黑彝。没上过学。离婚。

去过青岛、高密、济南等地，两年多。普通话在那些地方学的。还去过昆明。

去年 6 月份来这里，但不固定，想来就来。

没有听说过艾滋病，没有朋友说过，性病也没有听说过。但可以拿这个材料给家人看，让家人翻译给我听[1]。

10 个客人有五六个会戴。我不知道什么客人会戴，有些客人喜欢戴，有些客人不喜欢。

客人，汉族多，10 个客人有七八个汉族，汉族戴套子多。彝族不戴的多，但不知道为什么彝族不戴套子。我喜欢汉族，汉族有位子（地位），又卫生。有些喜欢彝族，说话好点的也喜欢。不喜欢彝族，说话不好听。

有病能看出来，咋不知道？有病知道，凡是有病能看出来。怎么看不出来？检查一下有问题，就不耍。没做过全套。没吃药。

现在没有别的男人。四五个月回老家一趟。如果再婚的话，汉族、彝族都行，只要喜欢。

（访谈时间：2010 年 1 月 17 日 14：00—14：45；访谈地点：金沙江市天外天社区"向日葵小组"咨询点；访谈对象：26 岁，1984 年出生，女，彝族）

假如我们对以上这 5 个访谈对象稍加比较，那么不难发现她们身上所具有的一些共同点，相似的命运当然具有比较相同的行为逻辑与风险认知。

1. 作为文盲的小姐

这 5 位年龄分别为 20 岁、19 岁、31 岁、30 岁、26 岁的访谈对象几乎异

1　当我将几种汉文 IEC 材料给她看，问她是否能看懂时，访谈对象谈了这一关键信息。

口同声地说道："没上过学"，或"从来没有读过书，学校都没去过"。与凉山的许多彝族女性一样，云南楚雄的彝族女性也是很少接受教育，"没上过学，电视都看不懂"，她们来自自然条件恶劣的山区，从未上学，那就意味着凡是以汉语为介质的载体，对于她们来说可能就是等于不存在，也就是说她们不会上网，看不懂电视或宣传材料，不怎么会发短信，那还有什么好惊诧的？因为没有接受过教育，有的是文盲，或几乎都是文盲——这带给我们强烈的震撼，毕竟我们国家实行 9 年义务制教育这么多年，我们实在无法想象依然还有这么多文盲，所以就 KAP 调查而言，艾滋病防治知识基本上一问三不知，不也是极为正常的吗？

从访谈过程来说，如果没有合适的翻译伴同问答，那就很难完成一个连贯的信息完整的访谈。这就是为什么这些个案的记录信息极其有限的根本原因，更多的时候，她们只是憨厚地微笑，听不懂所问的问题，也不知道如何回答。当然，这也有文化的原因，说的不做，做的不说。从方法论上说，无论客人还是小姐，其实对许多敏感话题是不愿意交谈的。

2. 择业与职业特征

从批判医学人类学的解释框架来说，作为文盲的小姐本身，就已经说明了一切问题的根源与实质，既然没有任何谋生职业技能，她们只能利用身体资本从事性产业，似乎有着充足的自我辩护与自我正当化的理由。不过，没有任何外部世界接触经历的她们是否能走出这一步，我们的研究表明，这仍然取决于社会关系网络，通常必须有亲友同乡姐妹等的引领，才有可能走出具有中间站意义的这一步。然而，她们从业的场所往往是最低档次的娱乐空间，如在一栋沿山而修的民房楼顶，楼梯口则是臭烘烘的简便卫生间，掩鼻路过，痛苦不堪，几间简易房，每个小隔间里除了两张脏兮兮的铁架床，房内空无一物，真正符合小姐的工作只需一张床之调侃。自然，要是打青山，因为后面便是山坡树林，连一张床都省了。可想而知，从业环境之恶劣，卫生难以保障，何以奢望规避其他风险？作为流动性极强的小姐，她们大多出道不久，行踪飘忽不定，从穿衣打扮来看，职业化程度极低，没有任何外在的小姐痕迹，显得纯朴而良善，仿佛就是清纯的邻家小妹，甚至当访谈一些关键的性行为学特征时，她们都不好意思，表现得极度害羞。一般而言，在天外天片区，小姐大多与曾经的客人临时组合而形成一种仿婚关系，如同居或包养关系，其中，有的或以爱情的名义被鸡头控制，或直接被人包养。甚至，有些在做小姐的同时，又有同居关系，还有包养关系，社会关系极为错综复杂。所幸访谈之时她们尚未涉毒，金钱渴求便不会那么强烈，暂且还有一定的性交易主动权。

3. 风险认知与经验主义

正因为是文盲，所以她们没有生成高危行为的风险意识与认知，所以言及不敢吸毒的原因，并非是认识到吸毒成瘾的社会后果与毒品造成的各种危害，而是顾虑吸毒成瘾后毒资没有保障，正如她们所言，"我不吸毒，害人的嘛！没钱吃"，或"没吸毒，看吸毒的人脏，爱吐。怕吸毒后有瘾，找不到钱吸毒"。在安全套使用率方面，有的小姐说10个客人大概有一个会用，打工的都不用。在小姐看来，只有那些聪明点的、有知识的人会用，怕得病。有一点值得注意的是，同在小旅馆从业，因为年轻漂亮，彝族小姐与汉族小姐相比，在安全套的使用率上，并没有表现出明显差异，在这个意义上说，族群差异又与个体差异存在关联。此外，若与性交易之外的男人发生性关系，从分类学与情感的需求来说，不管是什么名分的同居对象，终究是一种亲密关系的文化表达，她们自然不会选择采取安全措施。即使在极为恶劣的生活环境中从业，她们也依然相信经验主义的性实践与卫生实践，通常她们做生意前，看一看客人是否有病。做完，用肤阴洁、洁尔阴之类的洗一洗，再吃点药，就觉得能预防艾滋病。甚至还不解地反问："凡是有病能看出来。怎么看不出来？"

三 文化敏感性

不过，深入探究发现，这些非吸毒彝族小姐艾滋病防治知识缺失和未能及时得到行为干预，还与一些彝族文化特点存在着显著的关联。因为在异地流动中，彝族仍然表现出一些明显的文化特点，而这些文化特点通常又与毒品共享、共用针头以及艾滋病传播等公共卫生问题纠结在一起。首先，在居住空间上表现出显著的聚族而居特征。近年来，金沙江市成为凉山彝族流动人口（仅次于成都）的第二大聚集地，常年在此流动的人口至少万人以上。因为存在许多文化差异，本来彝族群体性内聚力就强，又缺乏劳动技能，在就业市场中是最没有竞争力的群体，很难找到正当职业，很少有固定工作和稳定收入，所以彝族流动人口一般不会单独谋生，而大多利用地缘和血缘关系组成小群体，聚居于城市边缘地带[1]，涉及高危行为的概率很大，有相当比例的彝族流动人口从事偷盗、卖淫、贩毒、贩卖人口等违法犯罪活动。这种聚族而居的习惯，作为一种生存策略，的确可以相互照应，即使从事违法犯罪活动，也是采取团伙活动方式。项目研究表明，彝族与金沙江市毒品问题存在内在关联，基本上垄断了金沙江市的地下毒品市场，如在天外天社区就有许多抱婴儿或怀孕的彝族妇女在发药，给当地造成严重的公共卫生问题和社会治理问题。

其次，在血缘关系上，彝族大多拥有家支、亲属关系，内部非常团结，外人难以接近他们。在天外天社区，无论是小旅馆，还是个体出租屋，或由老板控制的出租房里，都有一定数量的彝族小姐。然而，因为有家支、亲属关系，所以不仅对彝族内部性消费有着一定影响，而且的确在语言不通的情

---

1 天外天社区是最典型的城乡接合部。

况下，外界很难顺利进入彝族群体之中进行行为干预和艾滋病防治知识传播。

再次，就婚恋习俗而言，自古以来彝族青年的性行为相对开放，通常女性17岁左右有性生活，婚前、婚外性关系比较宽松。这样，由于传统的性观念和性习俗，彝族农村青年男女性观念较为开放，普遍存在多性伴、多婚前婚外性行为现象。如前述一位凉山冕宁白彝小姐所言，"耍过七八个男友，其中与6个有性关系"。对彝族女子而言，早婚更是一种普遍现象，如另一位冕宁白彝小姐所说，"自己离婚，15岁结婚。有一个女孩，七八个月大"。有的冕宁白彝小姐还反映，无论结婚，还是离婚，都没有办理正式的手续，婚姻的缔结与离异，大多是民俗性认定，而不办理结婚、离婚登记手续，婚姻的稳定性更难以保证。因此，文化程度低、婚前性自由、早婚、男人主导性权力、性知识缺乏、婚姻不稳定，都导致彝族小姐直面更多的高危性行为风险。

此外，彝族还有一个显著文化特点是依然保留某种程度的原始共产主义遗风，十分强调共享原则。如在田野工作过程中观察到，在我们的咨询点门口，5个家庭的彝族妇女在背沙，一堆沙子，用背篓背下楼去，承包费280元，5家平分。在背沙的间隙，路过楼梯头时，每个背沙的彝族妇女要是口渴了，就喝一口放在楼梯头的同一个瓶子的矿泉水。因此，共喝一瓶水，就可看出彝族的文化特点。至于其他烟、酒、毒品等，彝族普遍有共享之习惯。例如，彝族男性打工者在雨天空闲之时，就喜欢群聚喝酒，大声喧哗，轮流大碗喝酒，或整瓶喝啤酒，呈现典型的"有酒大家喝，有烟大家抽"的集体主义分享之义气，几个女人则坐在边上同喝，共抽烟，或默然地纳鞋垫。一旦有客人从老家来，即便是在租住地，那也宰鸡备肉菜，尽力热情招待，纯朴而好客。这一共享文化体现在毒品问题上，除了互相蹭吃毒品，彝族吸毒人员最容易发生共用针头的高危行为。毕竟彝族吸毒人员多，这是难以否认的社会事实，正如一位楚雄黑彝小姐直指的，"彝族三分之一是吃药的"，尽管并无权威的统计学数据支持她的论断。

所以，这些独特的族群文化警示我们，在处理地方治理困境中的毒品、艾滋病防治问题时，我们的确需要对族群文化的独特性作出具有文化敏感性的回应。在天外天社区，根据田野考察发现，确实有些场所清一色都是彝族小姐。当然，有些场所还有苗族、白族、纳西族小姐。从事性产业的彝族小姐，许多是从未上过学的彝族姑娘，基本上不会说汉语普通话，从汉语沟通的意义上说，的确比较困难，这些文盲或小学即辍学的来自大山深处的彝族小姐，通常木讷寡言，或微笑颔首，应答碎片，除非考虑利用彝族成员——还得视所属的彝族支系、地域而定，作为访谈助手，否则交流是非常艰难的。因为没有上学，所以从知识传播和介质的意义上说，任何以汉语为介质的宣传材料，发放给文盲的彝族小姐都是没有任何意义的，所以有小姐说将汉字的宣传材料拿回家，让家人翻译给她听。这就表明，今后在宣传材料的投放上要注意干预对象的可接受性问题，必须体现出地方与族群的文化敏感性。

第七章
女性身体、从业场所与风险梯度

第一节 女性身体与经验主义

一 身体的政治经济学

如果说彝族小姐因其族群成分暗示了文化程度低与性知识匮乏，从而多高危行为，那么汉族小姐文化程度不高，没有接受过什么行为干预，其实，也一样容易发生高危行为。换言之，若是没有接受过一定的文化教育、职业培训，又无身体资本，缺乏行为干预，那么族群身份本身并不是关键变量。在我们设立的临时干预点即"向日葵小组"咨询点——民族志田野工作站斜对面，就有一位42岁的汉族出租屋小姐，年龄大，姿色差，从未上过学，是一个不识字的文盲，几乎不会说汉语普通话，不懂任何特殊性技巧，按照她自己的说法，"我就会家里的那点"，极度缺乏艾滋病防治知识。42岁的女人看起来就像五六十岁的样子，以致我们的同伴工作者实在看不下去了[1]，从家里带来一些时尚一点的衣服送给她，特意嘱咐她说，"打扮时髦一点，别丢咱小姐的脸！"可见，该小姐似乎与一般农村妇女没有根本区别，丝毫没有风

---

[1] 当然，我们的同伴工作者（关键报道人）甚至连我穿的衣服也觉得太差了，穿得不像教授，说了几次要给我买衣服。

月场中女子的职业特征与痕迹，可以说纯粹是被男人骗出来挣钱的[1]。其性交易收费之低，令人咋舌，只有 1 毛或 1 毛 5[2]。无疑，她的个案极其深刻地演绎了身体政治经济学的论说：

> 已婚。有一个儿子，在读高中；一个女儿，已经嫁人。自己未上学，不识字。在天外天做小姐两个月，为儿子读书挣钱上高中。10 个客人里有两三个会用。单位的人会用套，单位的人讲究。农村来的人不用，农村的不用，不讲卫生，懂都不懂，不懂科学，打工的嘛！吸毒的人，有病不做，给 1 万元都不做。彝族的人也不做，彝族不讲卫生，脏。口交不做，脏得很。肛交不搞，都直接打。最后一次性生活，用了套子[3]。（访谈时间：2009 年 7 月 2 日 10：10—10：40；访谈地点：金沙江市天外天出租屋；访谈对象：42 岁，1967 年出生，女，汉族）

不过，该小姐的从业也反映了人之生物性的一面，从生物学、经济消费能力与身体审美的角度，我们不难作出合乎逻辑的基本判断，前来这种场所与这般身体条件的小姐进行交易，我们自然就可以想见会是什么样的人，会不会采取安全措施。因此，对这类大龄出租屋小姐进行行为干预是非常艰难的。因为我们的研究表明，从年龄、从业时间分析，出租屋小姐高龄化趋势明显，年龄大意味着改变高危行为难，根本不具备讨价还价的能力，又因从业时间长，变得油滑，场景性应对能力强，性格通常比较固执，十分相信经验主义的卫生实践与性实践，加之金钱渴求度高，如有的承担起养家或负责子女教育的费用，其从业因而多少有些悲情与苦情，我们难免不对其产生深

1　与小姐同居的还有一位挺着大肚子的男人，经常来我们咨询点索要安全套，但并非是该小姐的丈夫。
2　当地行话，指 10 元或 15 元。
3　其实，很可能并没有用安全套，因为控制她的男人进屋了，插嘴说用了，她才改口说用了。该小姐就租住在我们天外天"向日葵小组"咨询点的斜对面，距离不过两三米。

切同情之心，所以对这些大龄出租屋小姐开展有效干预非常困难，她们难以有实质性高危行为改变[1-2]。因此，从 KAP 的调查来说，这类高龄出租屋小姐是行为干预的重中之重，或者说是最优先的干预对象。

当然，的确有这样的情况，若是小姐的金钱渴求不那么强烈，那就会多一份顾虑或多一点安全意识，如下面这个访谈个案所例证的：

> 已婚，孩子一岁半。初中未毕业，没有什么爱好，没兴趣上网。
>
> 来这里上班半个多月，就是为了钱。老公被抓，还有一岁半的孩子，没办法养孩子。
>
> 10 个客人会有 2 个不戴。如果不戴，就不做。因为给孩子和雇保姆的钱不多，所以不需要挣很多钱。口交，觉得烦，家里跟老公都没有做过。肛交也一样。(访谈时间：2009 年 6 月 29 日 14：50—16：30；访谈地点：金沙江市天外天小旅馆；访谈对象：25 岁，1984 年出生，女，汉族，会东人)

尽管原先已经答应做访谈，等到真正找她做访谈时，她又很不愿意，不好意思谈，更不知道谈什么，结果跟她谈了 40 分钟，只好草草收场，记录下的文字不过区区 133 个字符。除了性格内向、生活不顺、初来乍到等因素之外，最主要的是她认为了解小姐的最好办法就是直接要，不就一切都知道了吗？这是与小姐打交道时，经常涉及的一个严峻话题，也是十分考验职业伦理的特殊难题。其实，这也是很多小姐的建议。同样，吸毒小姐也经常反向建议，想考察吸毒的情况，一起尝试一下不就知晓了吗？因此，似是而非的

1　兰林友：《中国艾滋病防治的人类学研究：社会文化行为的分析》，《广西民族大学学报》(哲学社会科学版) 2010 年第 6 期，第 35—46、55 页。

2　兰林友：《小姐群体特征与艾滋病防治：趋势、挑战及对策》，《中国农业大学学报》(社会科学版) 2010 年第 3 期，第 80—94 页。

是，既照顾了她们的生意，又获得所需的各种信息，听起来颇为在理和可行，显然这是一条非常具有方法论意味的挑战性倡议。毕竟，人类学的观察参与法无疑是最有效的洞察危险行为的途径。不过，就人类学的职业伦理而论，该小姐也认为如果真的这么做不合适，假如是先试后谈，挺难为情的。

虽说访谈不顺畅，收获极其有限，但是我们依然从所获的稀疏信息中，解读到几点关键信息。第一，该小姐主动入行，有着非常明确的目标，"就是为了钱"。这种具有身体自主性的自我叙述与官方失足妇女的解释相当不同，我们将在后面的叙述中提供更多的类似个案。第二，尽管我们对于涉及违法犯罪的事实通常不做深究，如所犯何事，我们也没有条件去证伪与测谎她是否"没办法养孩子"，即使是以没办法养一岁半的孩子作为博取同情和自我正当化的借口，但基于人性与社会的理解，我们也仍然选择相信她所说的应该是一种身不由己的情境——需要女人承担养家的重担。第三，如她所说，因为给孩子和雇保姆的钱不多，所以不需要挣很多钱。这说明她老家所在的地方消费水平不高，她能够轻松应对，足以证明小姐的收入，就是按照最低档次场所的收费价位计算，那她的月收入至少近万元。第四，正因为家中所需不高，收入不低，又出于养家责任，通常不吸毒，刚出道，较年轻，比较注意安全行为，所以安全套使用率比较高，可达80%。无论如何在那样的场所，能够达到这样的安全套使用率，若是能继续坚持，那就是值得欣慰的。

二 高危风险：感染艾滋病病毒或吸毒成瘾

一般而言，小姐若无姿色、文化与情调，年龄又偏大的话，从业场所的档次肯定就越低，加上吸毒金钱渴求高，那么高危行为的发生概率自然也就越高，如下面的个案所呈现的：

没有父母。结婚了，男的上班，女儿6岁。卫校未毕业，喜欢唱歌跳舞，喜欢喝酒，原先喜欢看《知音》、报纸，现在都不看了。

吸毒七八年。那时在深圳，好奇，不懂。第一次吸了3口，昏了一天。一个月后上瘾，口吸的最高药量一天半克。口吸五六年后，改为静脉注射，觉得注射能戒掉，不懂。记得注射最高药量是125，没有兑其他药，没有尝试其他毒品。现在后悔了，不吃那些了，先前不懂。

目前喝40—50mg。但当前偷嘴了一个月，偷嘴就不去喝药了。心烦偷嘴，自己都说不清。

18岁耍朋友，在一起两三年，性关系不戴，懂都不懂，性格合不来，就分手了。分开后，就去了深圳。因为分手，表姐带着去的，进玩具厂做布娃娃。两年之后，去做了一年小姐，在夜总会坐台，但包我的人是香港的，35岁，大概每月1万元，都戴。后来，回家就不去深圳了。

后来，就来金沙江，舅舅、表妹都是金沙江的。自己过来，做小姐3年了。在西区的不夜城夜总会，10个客人里有一半戴。一年后，到处串台，炳草岗、渡口。在炳草岗的桑拿，10个客人里有8个会戴。渡口这边10个客人里只有2个会戴，甚至不到2个。炳草岗那边做全套的多，10个客人有8个做，10个客人有2个戴。觉得脏兮兮的，没有做过肛交，觉得烦，变态！听说过冰火九重天，一冷一热，没有做过。彝族客人不做，不接待，觉得脏兮兮的，臭得要死，反正不洗澡，不讲究的嘛！跟彝族小姐一起吃饭[1]，好烦，老用筷子在盆里乱搅。

（访谈时间：2009年7月5日10：20—12：05；访谈地点：金沙江市天外天出租屋；访谈对象：33岁，1976年出生，女，汉族）

1　她与前面几个非吸毒彝族小姐同在三间出租屋里从业。

该访谈对象让我们重新认识小姐的从业情况与社会人口学特征，她有着正常的婚姻，男的上班，有一个 6 岁的女儿。安稳地过平淡的日子，这也是许多普通家庭的生活场景，那么她为什么不能安分地过平静的生活呢？最根本的原是风尘女子，重操旧业而已。她在叙述过程中，说的最多的话就是追悔莫及的不懂：第一次吸毒便是好奇，不懂；觉得静脉注射能够戒掉，不懂；参加美沙酮维持治疗，但偷嘴，"心烦偷嘴，自己都说不清"；刚开始耍朋友，发生性关系不戴安全套，又是"不懂"。当然，我们可以想见，她的原生家庭并没有带给她幸福的童年，没有父母，想必她的人生路走得并不平顺，当失恋之时，南下深圳，是由"表姐带着去的"，这就说明要不是在熟人亲友的引领之下，一个从未见过世面的姑娘是不可能轻易外出的。只是很遗憾的是，她在制作布娃娃的玩具厂干了两年之后，终于厌烦了这份繁琐而单调的工作，去夜总会坐台，同时被香港人包养，在包养关系中，香港人都戴安全套，表明港人的艾滋病和性病防治宣传工作做得好，有较强的安全意识。然而，很不幸的是，在做小姐的这一年，她很快就沾染了毒品——让她一生最后悔的事。

或许是被金沙江市的毒品环境所吸引，当然，她的舅舅和表妹就在这里，她便自己来到了金沙江市，继续在各种场所做小姐。只不过，从该小姐的从业经历可以清晰地看出她的身价贬值轨迹，年龄、姿色、场所与安全套使用率之间显然存在着比较显著的关联，最后沦落到渡口即脏乱差的天外天社区找钱，且是最低端的场所，结果她的安全套使用率极低。故而，她的高危风险处境无疑是堪忧的，从 KAP 调查来看，所有小姐对艾滋病防治知识大多不确定，特别是对高危行为的认知不清晰。

不过，即使汉族小姐不吸毒，也年轻，还有一定的姿色，就必定可以保障她会拥有安全的性行为，而不必担心感染艾滋病病毒或涉毒的风险吗？

父母离异。已结婚[1]。小学毕业，喜欢唱歌，看《知音》，不会上网。15 岁去过包头打工，有亲戚在那儿，干了一两个月跑回来。然后，去太原，男友在那儿上班，待了两三个月，同居，发生性关系，不戴。

去年 8 月份，中秋节，在成都认识的朋友带我来的。先去西区清香坪的一家按摩店，客人多数戴，10 个里头五六个戴，其他就看一看，然后接着洗一洗。喝了酒的人，不想戴。年轻点的喜欢戴。年老的人自己说，一把年纪耍得起，耍不起，都不知道，还戴套?! 后来，到华山村，也在按摩店，10 个客人里头有两三个不戴。在天外天一年多，10 个客人有 5 个会戴。老头都不戴，六七十岁的老人说，反正岁数大，即使得艾滋病，反正得病后还有 10 多年，刚好死了，不怕。老彝胞不做，因为脏，衣服脏，身上臭，不讲道理，做的很少。彝族的客人说，吸毒的以毒攻毒，不怕艾滋病，不戴套子。我不做全套，男人喜欢做，因为刺激。做过两次双飞。从来没有听说过冰火四重天、冰火九重天。

（访谈时间：2009 年 7 月 6 日 16：30—17：50；访谈地点：金沙江市天外天小旅馆；访谈对象：23 岁，1986 年出生，女，汉族）

该访谈对象身高 1.63 米，拥有漂亮的脸蛋，性感的身材，迷人的眼睛，活泼的性格，甜美的微笑。然而，只是小学毕业，父母离异的她 15 岁便外出打工，与男友同居，早恋开处，又忙于生计，常人难以想象 23 岁如此漂亮的姑娘竟然还不会上网，因严重缺乏文化资本而沦落为在低档次场所从业做小姐，实乃人生之悲哀。然而，在做小姐的同时，与所谓的吸毒男友同居在一起，其实质依然是那种男人以恋爱的名义控制小姐挣钱，为其获取毒资和生

1　小姐声称结婚，大多是指同居。从后面改口说，"与男友，口交，不戴，做爱，戴"，就不难判断出来。其所谓的男友吸毒，依然是那种以恋爱的名义控制小姐挣钱，为他获取毒资和生活费。

活费，若是万一被拉下水，那更将一生凄惨，并且她的艾滋病防治知识十分欠缺，因行踪如飞蓬 1。从 KAP 调查来看，该访谈对象在天外天一年多，尚未接受过任何行为干预。当然，从安全套的使用率而论，因场所档次不同而不同，如该小姐所言，西区清香坪的一家按摩店，客人多数戴，10 个里头五六个戴。在华山村，也在按摩店，10 个客人里头有两三个不戴。在天外天一年多，10 个客人有 5 个会戴。换言之，她的情况还算是不错的，根据小姐的总结，喝了酒的人不想戴，年轻点的喜欢戴，老头都不戴。她行走江湖多年，虽说年龄不过 23 岁，但已经十分信奉极具危害的经验主义——即性交易之前看一看，事后洗一洗的性实践，可以说相当老到。不过，该小姐反映了两条极为有价值的关键信息，即在客人中出现的非常有害的错误认知：其一，"老头都不戴，六七十岁的老人说，反正岁数大，即使得艾滋病，反正得病后还有 10 多年，刚好死了，不怕"；其二，"彝族的客人说，吸毒的以毒攻毒，不怕艾滋病，不戴套子"。这两条核心信息刚好回应了两种趋势和现实：第一，反映了艾滋病病毒感染者老年化趋势；第二，解释了彝族吸毒者中艾滋病病毒感染率为什么高。

三　经验主义的卫生与性实践

通常来说，假如小姐既无美貌，又不年轻，那么就更可想见其性行为学特征，更容易凭感觉进行经验主义的卫生实践与性实践，有时仅仅静听其叙述，亦颇感强烈的震撼：

分居，有一个女儿。初中毕业，没有什么爱好。来这里两个月，在

1　稍有姿色的年轻小姐在任何地方都是稀缺资源，她们大多在不同的堂子或场所串台，犹如自在飞莺。

天外天的出租屋，10 个客人里顶多一个会用。口交、肛交不懂。不会什么性技巧。老彝胞来，不招呼他，没做过，语言不通。做前用盐水洗一洗，做完后用洁尔阴洗。只有一个男人，有素质，发生性关系不戴套子。今天做过两个，都没戴，40 多岁，打工的，老婆离得远，给两毛。（访谈时间：2009 年 7 月 7 日 15：30—16：39；访谈地点：金沙江市天外天出租屋；访谈对象：35 岁，1974 年出生，女，汉族）

结婚了，孩子七八岁。初中毕业，没有啥子爱好。家庭条件还好。

10 个客人里有五六个会戴，其他的先看一看，洗一洗，用洁尔阴洗。我自己吃点药，洗得干净，讲究一点，肯定不可能得病。老彝胞一般不要，讲卫生一点，个别的要。一般不要，太脏，太烦，身上脏，怕得病，反正一般不跟他们要。来这里四五个月，其他不太懂。其他知识无所谓，反正自己注意就了。老公来这里，发生性关系，戴。还出钱让他要，他在丽江打工，他在那里也要。我们感情很好，只要他开心就好。有其他女人，只要他开心，不会嫉妒。因为我们走到一起经历了磨难，他对我好得很。

（访谈时间：2009 年 7 月 8 日 11：00—12：10；访谈地点：金沙江市天外天出租屋"向日葵小组"咨询点隔壁；访谈对象：34 岁，1975 年出生，女，汉族[1]）

这两位报道人都是初中毕业，同样没有什么爱好，均为典型的出租屋小姐，毫无姿色可言，不懂什么性技巧，年龄相近，婚姻、子女情况差别也不大，尤其是她们皆采取相似的卫生手段作为性传播疾病的预防措施，前者就明确说，"做前用盐水洗一洗，做完后用洁尔阴洗"；后者则"先看一看，洗

---

[1]　2016 年 11 月 25 日至 12 月 4 日在天外天追踪调查期间，我与她再次相逢，她已不认识我了。生意也大不如前。

一洗，用洁尔阴洗"，然后吃点药，洗干净。还有一点，她们的目的非常明确，就是挣钱让生活过得更好一些，特别是后者，个人婚姻家庭完好，其实，无非是趁年轻——其实已经不年轻，多挣钱的典型，这一个案再次让我们完全颠覆了有关失足妇女或火坑论的文化建构，只不过她们都是利用身体交换改善经济条件，所以她们很勤俭，坚决不碰毒品。当然，她们也没条件吸毒。

不过，两人的安全套使用率与风险意识还是有些明显的差异，如前者的安全套使用率极低，尽管从 KAP 调查来看，她多少受过行为干预，但显然成效堪忧，并没有实质性改变高危行为。其性交易价格之低廉，实在令人难以置信，既然性交易一次只有 20 元，那么她自然更不可能有条件进行职业化的改善，如购置必要的行头（衣服、首饰、化妆品等），或购买质量更好的安全套。即便如此，分居的她临时还有一个男人，在她看来，还是一个有素质的男人，所以发生性关系不用戴安全套。

而后者可能性格比较开朗，虽无秀色可餐之貌，还显得粗壮高大，但据我们的关键报道人说她的服务态度不错，客人还不少，且安全套使用率相对较高，尽管并不理想。除了经验主义的固执看法，其风险认知存在严重的偏差，特别是知识与行为分离，即使接受了一些行为干预，知晓一些艾滋病防治知识，但依然认为艾滋病与自身无关，因为她觉得在性交易之前看一看，洗一洗，性交易后再吃点药，洗得干净，讲究一点，便以为她自己"肯定不可能得病"。甚至还顽固地表示"其他知识无所谓"。其中，该小姐最为特别之处在于，与来她这里探视的老公发生性关系需要戴安全套，显然她很清楚自己做小姐，而她老公在丽江打工也要小姐，即两人都有感染艾滋病病毒或其他性传播疾病的风险，就此而言，她还达到一定的职业化程度，能够做到灵肉分离，对感情、亲密关系、婚姻与家庭的认知，的确超出一般人的识见，超出我们常人的情感认知，因为根据她自己的说法，"我们走到一起经历了磨难，他对我好得很"，所以不光对她的老公在丽江要小姐不在意，即使还有其他的女人，只要觉得他开心，也并不会嫉妒，来她这里探望之时，该小姐甚至还出钱让她老公跟其他小姐耍。就此特殊个案而论，对于我们思考两性关系之中的人性、情感、性爱、婚姻、家庭等都具有极好的参考价值，因而深入考察作为社会桥梁人群的小姐背后复杂的社会关系网络，就具有特别的流行病学与公共卫生意义。

第二节　从业场所与风险梯度

一　用药水洗，总比白水好

通常，各种低档场所从业的小姐，无论彝族小姐，还是汉族小姐，都普遍流行看一看、摸一摸、洗一洗的经验主义卫生实践。这种洗一洗的经验主义卫生实践，在小姐眼里，便是预防艾滋病传播的有效措施，甚至像有的打青山的小姐就明言，打野战时，"吹的时候，用矿泉水洗一下，但不戴套子"，这样连消毒液都免了。用洁尔阴、肤阴洁、阴泰之类的洗涤下身，这种消毒和清洁的卫生学措施，被小姐误以为就是预防艾滋病的措施，即从卫生上来考虑，而非从安全行为上作思考，并没有实质性高危行为改变。因此，就本质而言，看一看的自我检测筛选与洗一洗的经验主义卫生实践，实际上并不解决问题，就卫生意义上的洁净与危险行为的认知而言，正如下面这位出租屋汉族小姐所叙述的，"做后，用洁尔阴、阴泰洗，用药水洗，总比白水好"，有聊胜于无，无非是一种自欺欺人的心理安慰而已。不过，她的所言所行自然具有群体性特征与典型样本意义，有助于我们探测群体的高危行为及其行为认知：

　　父母健在。因男人五毒俱全，只好离异，一个儿子归我。小学未毕业，没有什么爱好。

听别人说，九附六市场被打掉了[1]，对小姐的影响很大，谁都不愿意谈这方面的事。来这里两个多月，女的老乡带来的。她做小姐，也在出租屋。10 个客人里有 1 个到 2 个会用的样子。我说用，干净些，但客人不愿意，客人都觉得不舒服。有些客人怕得病，有老婆、没老婆的都有怕的，做生意的怕，哪些人不怕？家属不在这里的不怕。个人喜欢用多乐士。全套不做。彝族不做，彝族脏，哪儿都脏。做后，用洁尔阴、阴泰洗。用药水洗，总比白水好。

（访谈时间：2009 年 7 月 1 日 12：10—12：45；访谈地点：金沙江市天外天咨询点隔壁的出租屋；访谈对象：36 岁，1973 年出生，女，汉族）

该访谈对象所提及的九附六事件，的确对田野调查的访谈造成极大的影响。当初，在金沙江市东区的九附六市场自然而然地形成了非常集中的性交易场所，但后来因中央电视台的报道曝光，地方政府不得不采取措施严加打击，结果导致集中在该市场的小姐分散各处，更加流动和隐蔽，对后来的艾滋病行为干预造成极大的障碍，最主要的就是凡是从九附六流失出来的小姐，不管流落到哪里，都不愿意接受任何形式的行为干预。在某种意义上说，这些小姐确实患有九附六事件后遗症。从 KAP 知识储备上说，由于从来没有接受过艾滋病行为干预，所以，显然严重缺乏艾滋病防治知识。这就清楚表明，对于出租屋小姐的干预是非常艰难的。

该访谈对象是典型的出租屋小姐——从年龄、姿色、文化等方面看，又是初来者，没有接受过任何形式的行为干预，所以，安全套的使用率也体现了这类出租屋小姐的实情，如她本人所言，"10 个客人里有 1 个到 2 个会用的样

1　九附六，金沙江市的地名。出于保密的考虑，三线建设之初，每个单位均有代号，充满着接头暗号的神秘色彩。显然，附六号信箱是九号信邮箱的下属单位。至于五十四、五十一等地名，则是以公路里程命名的。

子"，几乎所有的深度访谈个案都表明，客人不愿意使用安全套的唯一原因，就是觉得戴套不舒服。由于她们既无文化知识，又无讨价还价的身体和能力，所以对卫生学意义上的洁净与危险行为的认知就容易流于肤浅和表层，如该小姐所叙述，用洁尔阴、阴泰洗，用药水洗，"总比白水好"。从这个意义上说，洗一洗的卫生实践与看一看的经验主义自我检测，都起着心理安慰的作用。

然而，除了洗一洗的卫生实践之外，几乎所有低档场所的小姐都认为，客人是否有病，可以用眼睛目测出来，大多相信自己的经验主义判断，通常实行看一看、摸一摸的经验主义性实践。如有的汉族小姐说，客人是不是有病，用眼睛就能看出来，看着干净点的客人，感觉没有什么毛病，不戴安全套也就做了。或者，在做生意前，看一看，能看出客人有没有病。她们能看什么呢？如一位19岁小姐所指出的，"主要看是否溃烂、红肿、流脓之类的，能看出来"。或者如一位22岁小姐所说的，"看客人有没有病，如男人的龟头是否有红点、溃烂、湿疹之类的"。当然，她们其实也很清楚这一器质性病变的观察，依然是安慰剂效应在起作用，正如一位24岁的凉山彝族小姐所坦言的，"实在不戴，就只好做。或者看看，没有什么问题，就做。其实，不会看。只是看一看，觉得心里踏实一点"。因此，无论是洗一洗的"总比白水好"，还是看一看的"觉得心里踏实一点"，这些经验主义的实践，并不能遏制艾滋病病毒的传播。我们将在下一章提供更多艾滋病感染者的小姐是如何实行看一看、摸一摸的性实践而感染HIV的具体个案。

二　最怕不给钱或性虐待

在某种程度上说，娱乐场所的档次、小姐的身体条件、社会关系网络及其风险意识决定了安全套的使用率，对高危行为的风险认知处于不同境况的小姐和不同人群自然存在较大的区别。正如下面这位职业化程度相当高而又混迹于酒吧、KTV 等场所的小姐所叙述的，依据其言其行，我们可获知许多有关性产业方面的关键信息：

　　高中文化。没结婚，和前男友生有一个儿子，今年 10 岁，由前男友抚养。自己单身。有时寂寞，会到单行道酒吧寻找一夜情[1]。有时会自慰。喜欢看《知音》《婚姻与家庭》《读者》，也看中央台的《法制频道》，了解毒品、艾滋病方面的知识。

　　做小姐已经 6 年了，南充的[2]。为什么要做小姐？还不是经济困难，要养家糊口呗！年轻时，我胸部很丰满，会打扮，又很时髦。要是和高大、帅气、有涵养的客人包夜时，会比较投入，既挣钱多，又很舒服。包夜的价位通常是 300 元，有的客人给 700 元，第二回给 500 元。客人要是对味道，就会较多的前戏和配合，提供优质服务。这样客人满意，自己也舒服，会达到高潮。但要是有口臭、矮胖、腹部鼓胀、黑丑的客人，为了钱，只好靠装。客人想接吻，就推说口腔溃疡。做的时候，闭目想着喜欢的情人，权当是与情人做爱。客人要是问是否舒服，就会假装很爽。都坚持使用安全套，买的还是较好的那种，10 个 30 多元一盒，润滑性较好。客人要是不想用套，坚决不做[3]。不会给客人吹箫。只在情人、夫妻表达感情时才吹箫，与前情人就吹过，很刺激。怎么知道的？看毛片不就知道了吗？！特殊的性技巧不懂，不懂什么冰火九重天，但我

　　1　当时在金沙江市是最出名的酒吧之一。我们也曾多次考察过。单行道酒吧的名称，便已暗示了酒吧的场所定位、娱乐性质与消费人群。但 2017 年再度追踪考察，已经关停，场地也已改为他用。不过，是不被允许营业，还是因当地经济萧条而停业，则不得而知。

　　2　实际上，就是金钢家属区的，因从口音能够听出明显的东北味，刚开始问她是哪里人，她告诉我们是南充的，后因质问她怎么会有东北口音，她才承认是金钢家属区的。相对而言，普通话说得不错，但是总觉得有一种很熟悉的口音和腔调，就是东北味，显然，金钢家属区构成某种语言孤岛。若在红格泡温泉，那么更有机会体验到这种语言氛围。

　　3　据今时乐 KTV 的妈咪幺姐说，现在小姐紧缺，附近三个场所共用这些妹妹，相信她有这个讨价还价的能力。

经验丰富，掌握特殊部位的准确要害，懂得如何让男人舒服。不做肛交，曾与前男友做过一次，弄得很痛。肛门很脏，有很多细菌，又不滑润，容易得病，现在各种病很多，还是怕。出去包夜，最怕不给钱、性虐待。

有些小姐养着吃白饭的男人，我不想养吃白饭的男人。鸡头应该是妈咪，就是妈咪张[1]。做到一定程度，如积攒一定的存款，会开一家美容店或时装店，因为自己喜欢化妆，喜欢时装。如果可能，找一个有房子的男人结婚生孩子，自然不会告诉未来的老公从事过小姐的经历。只要不告诉这段秘密，男人永远会把我当作宝。也许在月底，准备到昆明一家五星级酒店去坐台，那里台费200元，提成后，还可得180元。那里大老板多，机会多，已经在那里探底一次。不会去浙江，主要是不熟悉。要去的话，必须有住处，有小姐妹的照应。（访谈时间：2007年7月23日21：00—23：30；访谈地点：金沙江市今时乐[2]；访谈对象：32岁，1975年出生，女，汉族）

尽管该访谈对象身高不过1.58米，但双眸闪亮，容貌姣好，身体丰满，肌肤洁白，穿着打扮性感而香艳，并且性格爽朗而奔放，与前述那些低档场所的出租屋小姐完全不同，若是谈论性行为学特征，那么这位报道人则侃侃而谈，毫无羞怯、难为情之状，对自己的身体本钱（资本）更是了如指掌，"年轻时，我胸部很丰满，会打扮，又很时髦"。因为入行做小姐已经6年了，实战经验自然非常丰富，所以能够做到灵肉分离，可随场景而入戏，具有高度的表演性，职业化程度较高。值得关注的是安全套使用率达到100%，不仅仅是因为年轻漂亮，还在于她掌握较多的性技巧。而这些知识的获得则是通过模仿毛片的场景而获取的，当然，更重要的还是有一定的高危风险意识，都坚持使用安全套，要是客人不想用套，她就坚决不做，虽说"现在各种病很多，还是怕"，但是在她的风险认知里，也许最怕的还是"出去包夜，最怕不给钱、性虐待"。不过，因在不同场所之间串台，见识场面多，世故圆滑，同低档场所小姐相比，自是不可同日而语，作为一种自我保护的策略，说话间往往真真假假，虚虚实实，有时谎话张口就来，具有强烈的"社会大学无理系"毕业的色彩，所以针对她的所言所为就需要进行特别的证伪与测谎，如与妈咪幺妹或其他同场小姐核实过她的安全套使用率和一些个人情况。

从该访谈个案我们还洞察到有关小姐职业的复杂之处，因为该小姐完全是自主入行，所以其所言所为根本颠覆了我们有关失足妇女或火坑论的文化建构。她那临时性、场景性的角色虚拟模仿，既与作为女人的小姐的情感追求和亲密关系的渴求有关，又是赤裸裸的道德堕落之不劳而获的宣言。此外，在相当程度上该小姐能够在文化意义上理解性行为的文化表达意涵，"不会给客人吹箫。只在情人、夫妻表达感情时才吹箫，与前情人就吹过，很刺激"，她这一狂野的性爱表达，应该说是解释得比较到位的，只是在风月场中她能否做到，则没有机会进行证伪与测谎。

当然，她还有设计好的退出机制，等攒够了钱，开美容店或时装店，或嫁人结婚，她所设想的退出机制是，"如果可能，找一个有房子的男人结婚生孩子。自然不会告诉未来的老公从事过小姐的经历，只要不告诉这段秘密，男人永远会把我当作宝"。从她隐瞒做小姐的经历就可看出，的确是浸染社会江湖日久，颇显成熟，对男女关系、婚姻家庭的认识远比普通女人深刻。不过，在没有退出之前，对于情感与亲密关系的渴望，该小姐宁肯有时自慰，或到单行道酒吧寻找一夜情，她也不想养吃白饭的男人。就此而言，该小姐的确是身体自主性很强，未婚生子，敢于表达情感欲望，又是非常有阶段性目标的女人，老到到既能做到灵肉分离，又能情境性入戏，享受作为小姐带来的愉悦，不得不说，我们对不同场所小姐的认识是否太肤浅了呢？对于向来接受官方正统宣传教育的人们，难道不构成一种剧烈的震撼吗？

像这位小姐有着明确的人生规划和从业退出机制，假如不涉毒，又适时能够退出，那么还有一定的可行性，但她显然没有决心采取切实的行动，而是又确立了下一个目标，要到昆明的一家五星级酒店去坐台，"那里大老板多，机会多"，最关键的是，"已经在那里探底一次"，付诸行动的可能性极大，天涯漂泊，又平添了各种不确定性，更何况随着年龄增长，又何处是归宿呢？谁知又会遇到什么样的风险呢？因此，对于小姐所畅想的退出机制，也许当时她的想法是真实的，但往往不具有可行性，无非反映了她的一种渴望或愿望而已。

三　怕他们占便宜，最怕两个男人一起搞

我们再考察一位在金碧辉煌按摩店从业的小姐，从她的风险认知与上述酒吧、KTV 小姐进行适度比较，从而透视究竟其间的差异及其原因：

26 岁，1981 年出生，出生在盐源县，我们那里是山区。小学还没毕业，就不念了，我不爱看书。要走 10 里路，路上还受男孩子欺负，我又老实，最后就念不了书了。

后来到二滩水电站工地打工，帮助工程队烧饭，就认识了现在的老公。他也在工地打工，他是自贡的，就嫁到自贡了。那时不到 16 岁，我成熟早，长得跟现在差不多，我们要朋友后，就发生了性关系，都在野外，没有住处啊！都是工地，不方便。我不久就怀孕了，别人都劝我打掉，我不想。家里父母都反对，最后我和男孩私奔了。我们没有登记，到现在都没有登记。嘿，我的孩子是 10 岁，不是 4 岁。我 16 岁就生孩

子了。我们那里生了孩子，大家都认可了。只要给钱，孩子的户口还不是就给上了啦！我五一刚回自贡看孩子，一个星期打一次电话。和老公没感情，老公在云南打工。结婚是为了什么？有依靠，过一辈子呗！女人嫁人不就为了有一个依靠吗？

要是客人提出来，会陪客人一起洗澡，帮他洗啊！但只允许摸胸，不会接吻。要是我不愿意，客人一般不会强制接吻。听说过打波、打飞机啊，客人有时会提出这样的要求，也就知道了。没有听说过出水、抽水。

我不喜欢比我小的客人，说什么都不爱听。我喜欢三四十岁的客人，成熟、感觉好。反正不喜欢年纪大的客人，感觉不好，懂得技巧多，玩得时间长，但性生活不长，说话多。好在有时为了快点结束，我会装作很舒服，很满足的样子。

不会主动与客人联系，我也没有电话，都是客人找我。不会一起出去玩，怕他们占便宜，不花钱性交啊！

我生了孩子后，就怕再怀孕，一直要求戴安全套，老公也要戴。要是能免费检测，当然愿意去做了，就是不免费，我也会去。客人要是不用套，就不做。一般不会强制，实在不行，由老板摆平。

只要戴套，就不会怀孕，不会得艾滋病。艾滋病主要通过吸毒、血液、性生活传染。我想戴套，就安全了。只要安全套不破，就安全的吧！安全套质量要好，我买的是20元一盒的。没有用过杜蕾斯，你的这种好啊[1]，滑润一些。客人有时提出来要吹箫，我不愿意，不正常。我就会家里的那点性技巧，老板不教，姐妹们不会交流。即使客人想要肛交，我也不愿意，不正常。一般不会强制，还没有遇到过，客人有提出来的。

---

[1]　在做深度访谈时，我们一般会给小姐展示各种安全套，包括中国香港以及加拿大、英国的品牌，甚至是女用型的。同时，访谈结束后，我们也会赠送几盒安全套作为访谈回报的小礼物。

要是包夜，最怕两个男人一起搞。

　　当初一个做太平洋保险的男人带来的，在自贡的时候偶然相识。他来金沙江后，帮我在这里找工作。之前，我在自贡干过超市，卖过服装，都不挣钱。来这里后，也不好找活干，就做了这一行。与这个男人发生过两次性关系。他太精了，很会算。后来，他就把我介绍到这里（金碧辉煌）来。后来，他看过我一次，就再也没有联系过。碰到困难，肯定不会找他。当初就没有想过会跟他怎么样。心情不好，自己挺得住，想开一点就是了。我就做到春节，不打算在这里做了[1]，以后准备做点小买卖，或者在家做也好啊！（访谈时间：2007 年 7 月 19 日 10：00—11：50；访谈地点：金沙江市商务宾馆[2]；访谈对象：26 岁，1981 年出生，汉族，自贡人）

　　这位 16 岁未婚生子的访谈对象身高 1.63 米左右，胸部十分丰满，身体很壮实，但年龄要比前面那位报道人小 6 岁，从业时间当然也短，穿着更普通而日常化，职业特征不明显。如果说两人有什么共同点的话，那么都有小姐的应对策略，那就是会装。她们两人都怕不给钱白玩[3]，碰上特殊的性行为（性虐或双飞），如担心"要是包夜，最怕两个男人一起搞"，"怕他们占便宜，不花钱性交"[4]，而对真正的风险反倒表现得好像很容易应对，"只要戴套，就不会怀孕，不会得艾滋病"。此外，她们都设计好了退出机制，如准备做点小买卖，或在家干点农活。然而，3 年后我们追踪调查发现这位访谈对象依旧在各个不同场所串台，甚至还在居民楼里租房居住，偶遇她买菜做饭，似乎一切一如当初。

　　1　实际上，2010 年 1 月份的追踪调查证实，该访谈对象仍然在金沙江做小姐，只不过换了许多场所而已。
　　2　为了不影响其他小姐做生意，又避免访谈受到干扰，方便进行一对一的访谈，我们尽量约访谈对象到宾馆房间做深度访谈。当然，出于安全考虑，我们也要经常更换房间号。
　　3　又戏称"武装取货"。
　　4　在第八章，我们将看到小姐这方面比较凄惨的遭遇。

　　不过，两人最大的不同点明显在于职业化程度，后者由偶然认识的男子带她入行，她所喜欢的客人是那种三四十岁的客人，即比她大4—14岁那样的成熟男人，感觉好，而不喜欢比她小的，也不喜欢年纪大的，懂得技巧多，玩得时间长，但性生活不长，说话多，她需要直接完成性交易，而不愿意如前者那样，若是对胃口的，便会做前戏、配合，更不像前者那样出于卫生、身体审美的考虑，那么她是如何做到在不喜欢与喜欢的人之间自在切换的呢？一语道白，靠装！即利用性幻想进行场景转换。后者即使使用安全套，最主要的考虑是怕怀孕，与她感情不好的老公发生性关系也要戴安全套。从她所抛出的有关婚姻的识见，不难看出她确实是非常传统而缺乏身体自主性的女性，只是无所依附，与老公感情不和，她并没有选择离婚，而是将10岁的儿子留在自贡，跟随偶识的一个男子来到金沙江市，尽管她说"当初就没有想过会跟他怎么样"，但是就我们的长期考察而言，许多小姐都是在做小姐的同时，仍然以各种名目与各种男人临时组合，最大化地利用身体资本获取更多的资源。自然，人生遭遇的各种风险也就更大更多，只是她们大多存在高危行为的认知偏差，难以清醒地认识到而已。

第三节　风险认知与认知偏差

一　高危行为的风险认知

　　相对而言，在酒吧、KTV、按摩店从业的小姐与那些在城乡接合部的出租屋、小旅馆进行性交易的小姐相比，在从业条件（包括档次和安全性）、讨价还价的能力、安全套使用率、风险意识、行为干预机会、交易对象的层次等方面，自然显示出较大的差异。显然，无论哪种档次的场所，小姐个人的年龄、身体条件、性格、服务意识、金钱渴求度等均是关键因素，我们利用在按摩店与小旅馆从业的小姐素材进行必要的比较，直观感知其异同：

　　已婚。去过广州、深圳等地。10 个客人有 5 个会主动戴。劝说之下，10 个客人有 9 个会戴。1 个会固执不用，多半是喝酒后，一会儿挺不起来，所以不戴。要看，没有什么毛病，也就做了。要是看着有病，坚决不做。做全套的情况，10 个有 8 个会做，只是简单吹一下，不戴套。要是做双飞，要戴。肛交不做。安全套自己买，这个店就喜欢用真汉子、名流两个牌子（刚开始访谈，老板出来干涉，不让继续访谈了）。（访谈时间：2010 年 1 月 17 日 21：00—21：45；访谈地点：金沙江市五十四小学边的按摩店；访谈对象：28 岁，1982 年出生，女，汉族）

　　初中辍学。不看杂志，看看电视。去过广州、上海。10 个客人里多半会戴。劝说之下，八九个会戴。少部分不怕死的，不愿意戴，就不做。或让愿意不戴的（小姐）做。目前与男友同居，与男友发生性关系不戴。（访谈时间：2010 年 1 月 19 日 14：00—15：00；访谈地点：金沙江市金碧辉煌按摩店；访谈对象：23 岁，1987 年出生，女，汉族，西昌人）

　　初中毕业。不看杂志，会上网。客人都戴，不戴的不做。或找一个愿意不戴的小姐做。如果家人感染了艾滋病病毒，不想回答你这个问题。与男友发生性关系不戴，反感你问我家庭情况。（访谈时间：2010 年 1 月 20 日 16：10—16：50；访谈地点：金沙江市天外天社区天来旅馆；访谈对象：18 岁，1992 年出生，女，汉族，会东人）

　　离婚，不想找人结婚了。从未读书，会说点普通话，能听懂一点点，看不懂。去过昆明。来这里，离婚的男人带我来的。来了，男的就走了。

先来渡口桥，自己熟悉点后，来天来旅馆。两三个月了，生意一般，找的客人肯定汉族多，10个客人大概有一个彝族，我不喜欢彝族，因为我是彝族。那个男人是彝族，要了那么长时间，害了我，就不喜欢彝族了。汉族客人不讨厌。

10个客人有7个会用，3个不用，就不要。有些看身体，有病能看出来，但艾滋病看不出来，没做过全套。没有别的男人，固定在这里，没有租房。在仁和的按摩店里做过一个月，按摩店都戴安全套，客人自己带来的。不喜欢戴套的是喝了酒的，不戴不要。

（访谈时间：2010年1月20日16：51—17：30；访谈地点：金沙江市天外天社区天来旅馆；访谈对象：24岁，1986年出生，女，白彝，冕宁人）

这4个访谈个案所记录的信息都极其有限，多少算是一次田野工作和方法论意义上的实验，我们尝试在没有任何工作基础的场所做深度访谈，既可考察在未经任何干预的状态下这些场所的真实现状，又可测验我们对不同场景的应对能力，这就需要反复解释研究的意义和目的，要从轻松随意的日常生活聊天开始，只做现场的细致观察和直观的临场感受，而不能有任何照相、摄影、录音等技术手段的运用，否则敏感多疑的小姐马上就会中断交流。如在与那位18岁的"90后"访谈对象的访谈过程中，稍微问及一些敏感、隐私、个人的话题，她就非常警觉，极为不配合，甚至总带着一种仇视或敌视的表情。从接触过的几个"90后"小姐来看，基本上去过一些地方，会上网，自认为艾滋病防治知识懂得比较多，不愿意交流。至于从业的原因大多相对比较简单，就是作为原始积累，趁年轻而开发自己的身体资本。不过，有些按摩店小姐的职业化程度较高，穿着性感而暴露，从化妆打扮、调情逗笑、服务态度就可看出专业化的程度，她们愿意倾听专业的声音，乐于接受干预。当然，她们更希望能够在与其进行交易的基础上进行访谈，权当是折算成误工的一种补偿，只不过我们坚持最严格的职业伦理要求，只免费赠送几盒安全套作为访谈回报的小礼物。

其实，在某种程度上来说，最主要的访谈阻碍来自于场所老板，尽管表面上他们都说要支持艾滋病防治工作，但实际上都极不愿意外人在其场所宣讲艾滋病防治知识，道理更是匪夷所思而又合乎逻辑，他们顾虑的竟然是害怕小姐懂得太多艾滋病防治知识之后，把她们吓跑了。有时的确是这样的，许多小姐原先无知者无畏，等到真正地比较了解感染艾滋病的风险后都表达过从此退出的愿望。虽说场所老板普遍不支持访谈，出于可理解的原因，特别是在营业时间，但他们都愿意接受免费的安全套，极其经济而现实。不过，我与金碧辉煌按摩店的老板有多年的交情，大学毕业的她就非常支持我的田野工作，她特别佩服我们所表现出来的职业伦理与对弱势人群的人文关怀。因此，在她的关照下，她场所里的小姐通常都愿意配合我们的访谈工作，但有的小姐仍然谈不出太多的东西。其实，这也很正常。有些是性格、族群、教育程度与知识、对话能力等方面的原因，如那位24岁的白彝姑娘从未上学，所以听懂一点点汉语，会说点普通话，但看不懂汉字，所以她说不知道艾滋病如何传播的，不就是很正常的事情吗？即使是23岁的汉族小姐，还经历过世面，但如果教育程度低，从KAP调查来看，艾滋病防治知识同样非常有限，甚至可以说堪忧。其中，将亲嘴列为艾滋病三种传播途径之一，又疑惑口交是否会传播。可见，艾滋病防治知识传播的有限性和深度理解的可期待性。

即便如此，从这些极度稀疏的素材中，我们依然可以萃取极为宝贵的关键信息：第一，就安全套使用率而言，尽管存在场所差异、专业化程度差异以及个体差异，但在条件相对较好的按摩店可以达到80%—90%左右，个别的达到100%，50%的客人会主动要求戴安全套；条件略好的小旅馆可达到70%左右，甚至达到100%，这一个案比较特殊，是因为该小姐是"90后"，具备身体和性的讨价能力。不过，即使年轻，若在低档次的场所或身体条件一般，仍然只有20%—30%的使用率，如一位20岁的白彝小姐所言，"10个客人里有两三个会戴"，相差极其悬殊。有一点非常可喜的变化是，不管哪个场所的小姐或老板都会主动索要免费的安全套，不像原先，即使免费送，还是冷漠地拒绝，现在是抢着要了。从拒绝接受安全套到主动索要，甚至小姐自己购买，这就是全社会宣传的成效，多年干预的效果。此外，还需要考察我们一再强调的一种情况，那就是有些高度流动的小姐，在按摩店或小旅馆从业，同时又与临时组合的男友同居，所以仿婚的生活化特征明显，即在傍晚时分通常会买菜回家，如同下班一般。然而，在性实践上，她们通常区分对待客人与同居男友，而小姐的同居对象一般又是不稳定的，所以仍然具有较多高危行为。第二，不管什么样的场所，仍旧会有不愿意戴安全套的客人，同样，也有不戴安全套就敢做的小姐。这就说明，艾滋病行为干预任重而道远。第三，根据小姐的体验和总结，客人不愿意戴套的最常见原因之一就是酒后不举。第四，任何场所都流行经验主义的性实践，在临场处置的过程中，她们特别相信直觉判断。即使这样，若是平心而论的话，这4个访谈个案的报道人因年龄、身材、姿色、场所等相对处于有利地位，所以安全套的使用率还比较高，相应地从业的风险意识还算是比较强的。

二　风险的认知偏差

在经验主义的卫生实践与性实践之外，在客人和小姐群体中，对高危行为有着各种不同的风险认知，而有的认知偏差极具危害性与迷惑性。更为严峻的情况是，如若小姐吸毒，而交易对象的消费层次极低，那么无疑具有更大的高危行为风险，其交易对象往往存在较严重的认知偏差。假如我们对深度访谈所分析的一些认知偏差进行概括，那么大致存在如下几种较为具有代表性的错误认知，对于低学历的小姐极具误导性：

第一，如许多小姐反映，其实，客人害怕的是性病，而不是艾滋病。甚至，有些客人以为利用其他性技巧就可以避免感染性病、艾滋病的危险。如口交或打手铳。显然，男对女的口交（fellatio）或女对男的口交（cunnilingus）与打手铳（后射到嘴里或阴道里），因为无论哪种形式的口交，或打手铳后将精液射到嘴里或阴道里，仍然存在危险行为，所以依然存在感染艾滋病病毒的风险。

这种情况与美国学者探讨的安全套使用的根基与显著的察觉到性传染艾滋病病毒的个人风险之认知障碍，颇有相似之处。他们的研究表明，美国的站街女也同样会进行经验主义的性实践：当顾客不愿使用安全套时，作为保护性策略，从事口交而非阴道性交或肛交，并仔细检查客人的阳物有无感染之迹象。[1]

第二，在一些高龄客人中，因为年龄大，勃起困难，他们通常都不愿意戴安全套，又存在着一种极具危害的、倚老卖老的错误认知。如前述一位出租屋汉族小姐所反映的，"老头都不戴。六七十岁的老人说，反正岁数大，即使得艾滋病，反正得病后还有10多年才会死，到那时死了刚好，不怕艾滋病"。可以说，这种错误认知与近年来艾滋病感染者高龄化趋势存在一定的逻辑关联。

第三，在一些彝族客人中，出现的是另一种致命的错误认知，如同一位出租屋汉族小姐所提到的，"彝族客人说，吸毒的以毒攻毒，不怕艾滋病，不用戴套子"。这种似是而非的以毒攻毒之谬论在没有具体毒品分类的彝族中，应该说是极具危害的。

第四，在一些汉族客人中，还有一种有害认知，即与彝族小姐性交易可

1　Sibthorpe，B.，"The Social Construction of Sexual Relationships as a Determinant of HIV Risk Perception and Condom Use among Injection Drug Users"，*Medical Anthropology Quarterly*，1992（6）：255-270.

以治疗疾病，听来极为荒唐可笑，如一位 20 岁（16 岁起，即在天外天社区从业）的白彝小姐所述：

> 父母健在，有两个哥哥。自己结婚，现在离异，没办手续，结婚证也没有。有一个两岁的女儿，归男方。小学念过一年。没有什么爱好，看不懂汉文，普通话在山东潍坊学会的。
>
> 2005 年来这里。10 个客人里有两三个会戴，什么样的客人喜欢戴？有男人味道，说话不多，成熟的人喜欢戴。我个人喜欢男子汉牌的安全套。10 个客人里有一两个是彝族，因为都有亲戚关系，同姓。我也不喜欢彝族，但彝族老人说，不可嫁汉人。汉族男人有两个，发生性关系，都不戴套子。有些汉族人患有风湿病的说，找我们彝族妹妹就好了。没有做过口交、肛交，觉得吃饭的地方，打死也不做。目前有妇科病，一星期暂时不做，有一天做一天，不管明天。[1]
>
> （访谈时间：2009 年 7 月 3 日 10：35—11：00；访谈地点：金沙江市天外天出租屋；访谈对象：20 岁，1989 年出生，女，白彝，冕宁人）

三　认知偏差的危害

尽管汉族客人找彝族小姐能够医治某种特殊的疾病，自然是没有任何科学和医学依据的无稽之谈，但是这种找小姐的荒唐借口危害很大。因为似乎他们不是从事性交易，而是寻求一种治疗效果，所以更不会注意采取安全行为和措施。正如下面这个访谈个案所深刻地例证的，尽管报道人受限于汉语言能力，诸多意思难以表达，但即便如白水般平淡的语句，读来依然触动极

1　2010 年 1 月份的追踪调查证实，该访谈对象已不在天外天片区从业，不知踪迹。

深，现实生活画面感十足，倾诉了在男性的性主导下弱势人群的那份无奈与风险：

> 父母健在，已婚。只读过小学一年级[1]。自己来这里做小姐[2]，昨天来的。10 个客人里有 2 个会用，大多不想用，80% 不想用。彝族都不用。汉族 80% 不用。彝族一个都不用。口交，我想用，但客人都不用。肛交，汉族多，彝族少，10 个客人里头有两三个肛交，不戴套。我问他，他不想用。客人不喜欢用，就只好不用了，没办法。
>
> 最后一次性生活，做生意，没戴。家里丈夫也不戴。彝族一个都不戴，汉族还有戴的。记不清有几个男人了。（反正）与彝族男人发生性关系，都不用。彝族吸毒的多，不想理他，但也有来做的[3]。（访谈时间：2009 年 7 月 2 日 10：50—11：20；访谈地点：金沙江市天外天出租屋；访谈对象：20 岁，1989 年出生，女，白彝，冕宁人）

即使读过小学一年级，其实与没有上学又有什么区别呢？一般而言，来自严酷环境的彝族小姐，大多没有上过学，不识字，汉语沟通困难。这也正是公安部门处理彝族毒贩、吸毒人员等比较恼火的原因。这位纯朴的彝族小姐在访谈过程中，脸上始终带着腼腆而尴尬的微笑，显得特别和善清纯，除了墙上贴有外国男女的裸体招贴画之外，整个房间和人身上没有一丝职业特征，与报道人交谈更像是同一位邻家小妹在聊天，自然而轻松，唯一的缺憾就是无法用汉语沟通和表达。因此，KAP 的调查反映出该访谈对象缺乏艾滋病防治知识，同时也表明她尚未接受任何高危行为干预。就安全套使用率而

1　访谈对象很尴尬的微笑，实在无法用汉语交流。
2　指来彝族老头的出租屋从事小姐生意。显然，她原先在别处已经做过小姐。
3　2010 年 1 月份的追踪调查证实，该访谈对象已不在天外天片区从业，去向不明。

言，如小姐所反映，"10个客人里有2个会用，大多不想用，80%不想用"。因为天外天社区有很多冕宁县的白彝，所以只要做深度访谈，几乎无法回避与彝族相关的话题，尤其是族群交往与界限的话题，自然也非常真实地呈现了社会现实。事实上，我们从该白彝小姐的一连串顶格表达用词就可看出问题的严重性与特殊性，"彝族都不用，彝族一个都不用。家里丈夫也不戴。彝族一个都不戴，与彝族男人发生性关系，都不用。彝族吸毒的多"。若是当以治疗疾病的荒诞借口而找彝族小妹进行性交易，那么这位彝族小姐的话不也令人警醒吗？

我们的长期调查表明，彝族小姐出于文化禁忌，的确很少做口交，有的彝族小姐解释说她们互相多有亲戚关系，所以不会与彝族做性交易。然而，这一个案表明还是有愿意做的，"口交，我想用，但客人都不用"；就族群界限与族群内部性消费而言，虽说这位彝族小姐认为彝族吸毒的多，不想搭理彝族客人，但是明确承认还是有做的。尽管才20岁，但显然不具有性主导能力与讨价还价的能力，更无身体的自主性，最为难得的是，她很诚实地报道了"最后一次性生活，做生意，没戴"。

不过，最严重的认知危害可以说是高危行为与自身无关的认知，这样艾滋病最容易向普通人群扩散。几乎所有的深度访谈都发现，即使有的小姐有所知晓艾滋病防治知识，但大多认为与自己并无关联或不清楚。典型者如前述一位出租屋汉族小姐所说，"我自己吃点药，洗得干净，讲究一点，肯定不可能得病"。然而，问题是她们有着复杂的社会关系网络，除了她们从事性产业要与形形色色的、具有不同风险等级的客人打交道之外，从对所有小姐（包括吸毒小姐）的访谈个案来看，出于情感抚慰的需求与亲密关系的渴求，在进行性交易的同时，小姐普遍都有以各种名义或名分维持的男人。在做小姐期间，即使她与客人进行性交易时会使用安全套，然而与老公或同居的男友（或事实上的鸡头），或处于包养关系中的男人发生性关系，通常都不使用。当然，有的出于避孕的考虑，也可能会吃避孕药，或采取其他措施，但不会考虑感染艾滋病的风险。这自然与客人和亲人的分类学与高危行为认知有关，依旧与各种类型的仿婚对象实行区别对待的性实践。然而，在亲密关系的文化表达中，对性行为采取安全措施并不是一个简单的个人问题，而是涉及复杂的社会关系。换言之，不用安全套是一种信任关系，正如有的访谈对象所言，"跟老婆，从来不戴套，老婆嘛"！下面这个报道人就特别指明了信任关系这一疑虑：

> 父母健在，有一个妹妹，有来往。高中未毕业。爱好上网，能歌善舞，喜欢看《知音》《读者》《家庭医生》。
>
> 耍朋友失望后，做了小姐。有过一两个男友，同居两三个月、半年，不用安全套。如果用的话，那他会怎么想？目前，耍朋友，在重庆。性关系每次用套，怕传给他。
>
> 来这里做，10 个客人里有 8 个会用。其他看一看，闻一闻，摸一摸。有时客人会主动提出，还戴几个套子，但有的觉得戴套没意思，就算了，不做。做全套，更有感觉。口交基本上戴。肛交，没做过。知道冰火九重天，听朋友说过。（访谈时间：2009 年 7 月 1 日 19：00—20：30；访谈地点：金沙江市四方妹按摩店；访谈对象：23 岁，1986 年出生，女，汉族）

这里必须指出的是，我们并非是说彝族小姐就一定都具有高风险，与汉族小姐进行性交易便肯定处于低风险，而是说一定是与个体的教育程度、年龄、姿色、身体资本、性技巧、调情能力、场所、职业化程度等因素综合起作用的。即以这位按摩店小姐的安全套使用率而论，相对来说，经过干预和宣传，安全套的使用率相对较高，基本上能够达到 80% 左右。当然，这并非基于科学的防护，而是出于恐惧心理而要求戴几个安全套的做法，自然是荒唐可笑的。只不过的确说明艾滋病恐吓式宣传策略对于特定人群可能是极其有效的。值得注意的是，小姐强调更有感觉，便也有更多风险，因为基本上戴，所以说明还是有不戴的。不管怎么说，很大程度上场所档次决定了安全套的使用率，如小姐所应答的，"最后一次性生活，做生意，戴套"，这与前述白彝小姐的据实回答构成鲜明的对照。

小姐所反映的不愿意使用安全套的根本原因仍然是感觉不舒服，如同地方歇后语形象而生动所传达的：戴套，就像穿袜子洗脚——不舒服。在我们的访谈过程中，问及客人为什么不愿意使用安全套，这是小姐们回答最多的一句经典台词。面对这样的情况，在小姐之中普遍流行经验主义的性实践，如这位小姐所表达的，"10 个客人里有 8 个会用。其他看一看，闻一闻，摸一摸"，似乎有着中医般望闻问切的诊断手法，既是一种自我安慰的排查举措，也是身体不能自主情境下的一种无奈的现实应对。从 KAP 的调查来看，访谈对象对艾滋病的传播途径理解还不透彻，就是最基本的艾滋病三种传播途径都不清楚，认为"吃饭都有可能传播；我认为抽烟的人更容易传染"。这种艾滋病防治知识储备不足的情况，实与场所老板顾虑宣传太多，担心吓跑小姐有关联。既然对艾滋病传播途径和机制不是很了解，那么在日常生活中她们在客人与同居男友之间进行分类实践，便是自然而然的了。之所以与具有亲密关系的人发生性关系不使用安全套，其文化逻辑在于：如果主动提议用安全套，那么就是自我暗示了不健康，有病。因此，用与不用安全套体现的是一种信任关系，还是一种亲密关系的文化表达。如该小姐原先有过一两个男友，同居两三个月、半年，都不用安全套，她的问题，"如果用的话，那他会怎么想"就相当具有冲击力与思考力，自然反映的是男女的性主导与身体的自主性问题。不过，她在做小姐后，就比较注意安全性行为，与在重庆的男友，"性关系每次用套，怕传给他"，尽管并没有尽到知情告知的义务，但显然与吸毒小姐（或艾滋病病毒感染者）不同，还是有一些避险责任意识，并且在事实上利用这样的方式暗示了她所从事的职业性质。

就此而论，这一客人与男友分类学意义上的性实践，不管是商业性的交易行为，还是亲密关系的文化表达，都是在男性的性主导下社会关系的镜像。其实质要旨，正如美国学者所指出的，作为个人艾滋病风险感知与安全套使用的决定性力量，高危行为的社会意义与性传疾病的分析，指向性关系社会建构的重要性。对静脉注射人群的研究表明，这一人群少有安全性行为（安全套使用率低或拒绝使用），尽管他们事实上拥有普遍的性传和垂直传播方式的知识与广泛而普遍的以及目标导向的减少高危行为的教育项目。这些发现对于艾滋病传播的意涵在于：第一，并无理由假设这些静脉注射吸毒人群与那些男女在算计性传艾滋病风险或其他性传疾病方面，或安全套使用模式方面有什么不同。在不必太重申社会纽带的关系之中，才有可能强化安全的性行为，然而，在重要的社会关系之中，将难以获得增加个人风险察觉与安全性实践。如果仅仅探讨个人话题，而不是社会问题，这方面的成效就非常有限，即使他们具有高危行为干预所宣传的知识。更具悖论的是，更安全的性是不安全的，假如它具有潜在挑战重要伙伴关系的话。最需要做的就是帮助那些处于艾滋病风险的静脉注射吸毒人群维持满意的关系、角色与价值，而同时在这些关系的性肯定中作出急剧变化。[1]

当然，除了上述认知偏差或认知障碍所带来的危害之外，其实，最令人感到震撼的还是故意、恶意或报复性、仇恨性的拉下水，尤其是艾滋病的恶意传播。我们在天外天田野调查期间，2008 年 8 月 1 日临近午饭时间，我们项目的同伴工作者，也是我们的关键报道人，告诉我说，今天晚上一个成都的律师来金沙江看她，要请她一起吃晚饭。但她又说，她不想陪他玩，想让

1　Sibthorpe, B.，"The Social Construction of Sexual Relationships as a Determinant of HIV Risk Perception and Condom Use among Injection Drug Users", *Medical Anthropology Quarterly*, 1992（6）：255-270.

我们项目的另一位同伴工作者（32 岁，艾滋病感染者，详情可参看第八章的相关访谈个案）去陪玩。当然，吃晚饭，玩，都不是简单或单纯的吃喝，主要的内容在于玩乐。而我们 35 岁的同伴工作者、关键报道人可是自嘲为"社会大学无理系"毕业，14 岁开始闯荡江湖，性格爽朗，反应机灵快捷，说话虚实之间，弥漫着风尘女子之气息。那位成都律师非常喜欢她，显然之前有过交集，只是没有满足她的某些要求，所以她说要改由艾滋病感染者去陪伴他，让老色鬼受到惩罚——感染艾滋病病毒。其算计逻辑在于女性受害者通常将个体加害者的特征归结为群体性特征，正如我们经常听闻的那句话所表达的：男人没一个好东西！这种仇视性地利用恶意传播艾滋病作为报复手段，的确令人感到恐怖和震惊。好在她还听我好言相劝，终止了她那充满邪恶而违法的损人害己计划，给那位知法犯法的律师放了鸽子。由此可见社会之纷繁，人性之驳杂，江湖之险恶，人生多风险，稍有不慎，便输掉一生。此并非虚言，而是案例颇多，如第三章就已完整呈现过这类个案，作为新型毒品吸食者的艾滋病感染者是如何带有某种恶意进行事实上的艾滋病病毒传播的。

第八章
毒品成瘾的公共卫生后果

在第四章至第七章，我们分别从吸毒的社会根源及其社会后果、毒品的药理效果与文化建构、吸毒成瘾的风险意识、高危行为的风险认知及其人群差异以及认知偏差等层面进行了描述和分析。具体而论，第一，从女性吸毒者视角，深入分析了吸毒的社会根源、深层原因、直接原因或偶然因素，在考察其社会后果的基础上，提出了社会性成瘾这一分析性概念。第二，从男性吸毒者的角度，重点洞察了有关毒品药理的主位感知与毒品主观感受的文化建构，回应当下禁毒教育中恐吓式、妖魔化宣传策略的弊端与不足。我们坚信若不能进入吸毒者的内部视角理解毒品及毒品问题，那么要想有效应对这个世界性难题显然是不可能的。第三，在深度探究高危行为的风险认知、认知偏差时，我们在知识社会学的意义上追问谁没有相应的知识，为什么没有，更在批判医学人类学的学理与道义上拷问即便拥有正确的知识和态度，就必然会采取恰当的行为或实践吗？或者说，何以能够做到行为自主而不必依赖社会关系？

本章将聚焦于毒品成瘾者的高危行为所导致的公共卫生后果，对那些作为艾滋病感染者的静脉注射吸毒者之感染途径进行溯源研究，探寻易感人群的社会文化行为方面的信息，着重考察社会人口学特征、吸毒史（吸毒原因、吸毒方式、吸毒药量、多药物滥用情况）、性行为学特征以及艾滋病防治的KAP调查。

第一节 三角梅下的病痛叙事

一 三角梅下的田野

本章的 8 个深度访谈个案，除 2 个访谈个案是在天外天社区"向日葵小组"咨询点进行之外，其他 6 个访谈个案均在金沙江市美沙酮维持治疗门诊点外的小亭子里开展的。[1] 该门诊点位于华山村的一个小山坡的西北角，仅仅是一排极为简便的 3 间小平房，进小院子的小门后，分别为卫生间、办公室、喝药室、保安室，门诊条件极其简陋，几乎就是一处废弃的危楼小平房。离门诊点往东 50 米左右，有一处小花坛和小亭子，与小亭子相连的则是一条缠绕着紫藤架的走廊，紫藤间杂着常绿攀援的一簇簇三角梅。这里便是参加美沙酮维持治疗的吸毒人员喝药（美沙酮）后，偷嘴时集中打针吃药（海洛因）的地方，地上脏乱地扔着注射后的针头、棉球、各种包装袋、烟头等，以及吃药抽烟后乱吐的痰液，偶有路人经过，大多掩鼻而过。尽管亭子旁的三角梅在璀璨的阳光下繁花似锦。燕草秦桑，在金沙江特殊的气候条件下，姹紫嫣红的三角梅一年四季都在明媚的阳光下艳丽绽放，绚丽多姿。这些三角梅，显得奔放而热烈，充满勃发的活力，更显绚烂的风采，自然与那些不阳光的吸毒人群构成鲜明而强烈的比照。

起初，我连续多天在门诊点做环境观察，静脉注射吸毒者和贩毒者开始怀疑我的考察动机，以为我是公安卧底的，他们反过来对我进行观察，让我第一次真正体验到观察者被观察的切身感受。当然，这些参加美沙酮维持治疗的吸毒人员之所以最担心有公安卧底，就是因为他们参加美沙酮维持治疗

---

[1] 详情可参阅兰林友《常在金沙江边走》，《读书》2010 年第 1 期，第 129—136 页。

的同时，许多人还偷吸海洛因，而且就在门诊点附近的小亭子或任何稍微隐蔽之处公然吸毒，形成贩毒、吸毒、注射等一条龙服务，周边就是居民区，周围市民对这一吸毒现象很有意见。因我的现场观察已经影响到他们的毒品交易，在近一周的时间内未能进行任何访谈或简单攀谈。之后，他们逐渐发现我对他们并没有构成什么实质性的潜在危害，加上我的一位访谈对象又帮我就调研目的进行有效解释，我还针对美沙酮的副作用给他们进行咨询，而这些副作用是他们非常关心而门诊点有意忽略不告知的。[1]

当然，在吸毒人群之中从事田野调查是极具挑战性的，有时会遭遇感染HIV及其他血液性传播疾病的职业暴露风险。这绝非危言耸听。有时做完半结构式访谈，刚好是午餐的时间，还得请访谈对象一起共餐，想到与可能感染各种血液传染疾病的病人一起用餐，尽管从知识层面上说绝对没有问题，但终究还会有发生各种意外或突发事件的顾虑！一般而言，注射吸毒人群大多患有各种传染疾病，如HIV、乙肝、丙肝等，参与美沙酮维持治疗的病人中，如全面抽血573人次，其中丙肝阳性人数157人，比例不可谓不高，并有一定数量的艾滋病感染者，访谈期间，参加美沙酮维持治疗吸毒人员中至少有22个艾滋病感染者，做过访谈的至少有10个。其中，8个深度访谈个案有完整的信息，有的访谈对象没有明确告知感染情况，或我们的关键报道人不掌握具体情形，便也没有反映出来。此外，金沙江市强戒所的一份艾滋病感染者名单清楚地表明在所有戒毒学员中10%为艾滋病感染者。

需要指出的是，作为减轻危害的公共卫生研究项目，在探析毒资来源、违法犯罪行为、性行为学特征时，因性别不同，同时也为了避免不必要的麻烦，保护访谈对象的利益，采取不同的处理办法，在触及男性吸毒人员的违法犯罪行为时，无论其行为造成多么大的社会危害和社会公共安全问题，但

---

[1]　该门诊已经不复存在，2016年11月30日重访此地，发现已改建为金沙江市全科医生临床培养基地。

对其行为和过程的描述，大多只是点到为止，并不做过多的分析和探讨，尽管这难免会陷入职业伦理两难的境地。当然，如果涉及获得毒资后请吸毒人群一起共享或导致多性伴行为，即具有公共卫生意义，自然要加以洞察。另外，女性涉及违法犯罪的找钱行为，通常都具有公共卫生的意义，所以会进一步探索性实践的行为学特征，尤其是对于艾滋病防治具有重要意义的细节。但如果已经退出性产业，而从事诸如贩毒这样的违法犯罪行为，也只好从略，只是简单关切依附男人（如同居、被包养）的以性交换毒品或以性换取毒资与资源以及同居所发生的性行为学特征而已。

　　毕竟进行毒品、毒品使用模式、多药物滥用及新型毒品流行趋势的考察，进而分析以性养吸或同时以性养吸和以贩养吸的静脉注射吸毒小姐的性行为学特征，其目的仍然主要在于探测所蕴含的公共卫生意义。因此，在田野调查过程中，一项重要工作就是艾滋病感染途径的追踪溯源，深入的田野调查发现，最重要的感染途径是性交易过程中的高危性行为或与同居对象的不安全性行为，且多静脉注射吸毒共用针头的高危行为。每次重读访谈素材，依然感到触目惊心，极具警示意义，有的基本上男女双方同时感染艾滋病，同时具备毒性共生的两种艾滋病感染途径，呈现一高一低特征：吸毒（共用针头率高）与性行为（安全套使用率低）。

二　如怨如诉的病痛叙事

　　然而，与在强戒所等强制空间不同，在真实的自然吸毒环境中进行田野调查，必然要直面各种意想不到的困难、风险和挑战，故而要想获得一个完整的深度访谈个案素材实非易事，如突然遭遇缉毒警察的抓捕而四处逃散，或长时间在烟雾缭绕的房间内窒息得头昏脑涨，或访谈过程中因访谈对象吸毒过量而沉静入睡，难以继续。下述个案即可窥其一斑：

原籍武汉。未满月时，亲生父亲去世。8 岁时，母亲改嫁。有同母异父的兄弟姐妹 3 个，但不来往。中专毕业，护士专业。喜欢看《知音》、兵器类图书。当过兵，爱打篮球。

1995 年，第一次口吸海洛因。1995 年计划结婚时，男人吃药死了，男的学医，在一起 4 年。当时，男的死了，未当新娘，男人就死了。他妈还骂我，说我给他钱吃药。我在会东开矿，有钱。他妈骂我，大年三十，都不让回家。我就想不开了，我就想打针，算球了。口吸了两三口，吐了，不舒服，发痒，还去喝酒，几天起不了床。心情苦恼。一直口吸，最高药量一天 125，一直口吸到 2005 年。自从检测出艾滋病以来，现在谁都知道。改为静脉注射，兑安定、异丙嗪各一支。

毒资的来源，开始有钱。三四年，百万家产全部吃垮，至少一百多万。原先开矿，买了两辆小车。后来，只好做小姐。1998 年，开始在炳草岗坐台。将近 30 岁，别人说，"十九冶的一枝花，现在成了瘸哑巴"。在市区串台，老板多。客人都不愿意戴，都说，戴套子，像穿袜子洗脚——不舒服，还不如我自己的婆娘。10 个客人有两三个戴，就不错了。只有那些有家、有孩子的老板，才会戴。一般人都不戴，还跟我说，"我花钱出来要，就是为了换口味，不做，就算了"。客人不戴，我们找钱也没办法。1998 年，做全套服务至少 300 元。

遇到过一个变态的中年老板，开个桑塔纳。我在渡口桥那儿站街，只要挣钱就去，不管哪儿。那个老板变态，看上我了，叫我上车，价钱还没谈好，他说，"先拿一百元，去开宾馆"。到了宾馆，开始要，但他却不要，叫我到吧台拿一支蜡烛来，但吧台没有蜡烛，他又给我一百元钱到（宾馆）外面去买一支蜡烛和一包玉溪烟。买回来后，他说，"我不要，只要配合好了，还给你钱"。点上蜡烛后，他要我将点燃（后流）的蜡烛水滴在他的阴茎上。我说，"大哥，我们小姐没办法才做小姐，你好好的，为何还这么折磨自己呢"？滴完了蜡烛油，他又叫我用烟灰缸打他脚底，他说，"舒服"。接着又叫我用皮带抽他全身，抽完了，他又让我给他打飞机。我先将蜡烛油从他阴茎上轻轻地拿掉，他还嫌我太轻，说，"做好了，出水了，再给三百元钱"。我给他做出水了。他高兴了，果真又给我三百元钱，总共给我将近五百元钱。在宾馆，他想休息了，让我走，临走，又给我 70 元打车费。后来，又遇到一个 40 多岁的男人，是个老板，说让我给他找个脚臭的小姐，说，"先给你一百元，找到一个再给 50 元"。我还真的帮他找到了一个脚特别臭的婆娘，半个小时不到，那个婆娘就回来了，她说，"只做了半个小时，那个老板先闻了闻臭脚，就特别兴奋，然后又让我用脚给他搓阴茎，一会儿就出水了"。

有一个 70 多岁的老人，身体好得很，天天出去捡破烂，吃饭馆的剩饭。有一个女的，30 多岁，个头矮小，是 HIV 感染者，又吃药（海洛因），又喝药（美沙酮），还是一个尿毒症患者。女的没地方住，就住老头那里，老头喝她的尿。我亲眼看过他喝。不然，我还不相信呢！

1996 年第一次进强戒所戒毒。后花钱转为自愿，一个多月。去市三院喝药很多回，至少花了几万元。1997 年，武警医院开了戒毒所，在那里戒，还当了护士，但因遭别的女人嫉妒，没干多久。2005 年，第一次听说（美沙酮维持治疗）门诊点，听这些吃药的朋友说的。2005 年生孩子满月后，自己来办卡。那时不好办，自己来喝药，当天喝 35mg，不够，犯瘾，打了一针，125 的一半。（访谈至此，访谈对象忙着给别人打针去了，她原是一位护士，打针自然打得好，打针一次收费 5 元。之后，要么是她给人打针，要么她自己打针打得晕乎乎，流口水，说话说不清楚，处于昏睡状态，想不起来想要说的事情，几次访谈都无功而返，目睹特殊人群的这种生存状态，我不得不学会放弃做完整访谈个案的想法）。（访谈时间：2009 年 1 月 20 日 10：00—11：30；访谈地点：金沙江市疾控中心美沙酮维持治疗门诊点外小亭子；访谈对象：42 岁，1967 年出生，女，汉族，艾滋病感染者）

这位报道人是我们长期的田野调查过程中所遭遇到的令人最为压抑、最为震撼的访谈对象之一。其悲惨的人生之路与凄惨的一生结局，对我造成长时间的心灵冲击，曾经数度令人心理崩溃。我们需要洞察或从社会文化轨迹上追问的是，当年颇有姿色的一枝花何以落得如此不堪的凄切下场与黯然的人生落幕。从原生家庭来说，1967 年出生的访谈对象未满月而亲生父亲去世，8 岁母亲改嫁，这一致命的家庭文化创伤不可避免地给她的初始人生路带来巨大的影响。当然，即便这样，毕竟她还是中专护士专业毕业，又在部队接受过锤炼。这就是说，既有生存的基本职业技能，又有部队当兵的历练，更在会东开矿，1995 年便拥有百万财产，假如她当初能够把握好人生的方向，特别是解决好个人的婚姻大事，那么本可有精彩的人生。然而，似乎偶然，实则必然，对于可能缺乏安全感的她来说，越在乎婚姻，越在婚姻大事上栽得狠，不管是遇人不淑，还是命运多舛，总之，她在筹划结婚的人生重大时刻，她那学医的男人竟然吸毒死了，与准婆婆又闹翻了，于是她的世界瞬间就坍塌了，开启自我毁灭模式，因为心情极度苦闷，所以她寻求毒品作为人生苦难的解药，最为恐怖的是，口吸海洛因后，她还去喝酒，借用她本人的话说，"算球了"。因为研究表明，就如酒精与抗组胺药物有协同作用，高剂量并用可能致命，海洛因与抗组胺药物的组合使用能增强麻醉药物的快感，但极容易造成死亡风险。

她这一负气吸毒，尝试将海洛因作为摆脱人世忧烦的神药，她不得不为她的任性、赌气、冲动、无知付出沉重的代价，那就是吸毒三四年便将百万家产全部吃垮，让我们深刻体会到吸毒为什么会让人家破人亡。后来，将近30岁只得坐台做小姐，甚至沦落到在渡口桥站街，"只要挣钱就去，不管哪儿"。毋庸置疑，在渡口桥站街做小姐，更容易采取高危性行为。因此，从她掌握的性知识、表现出来的性行为学特征，以及对待特殊性行为，如性虐行为之类的态度来看，访谈对象感染艾滋病病毒并不是偶然。1995年28岁涉毒，原本一直口吸，到2005年确诊感染了艾滋病病毒，她烫吸了10年后终于破罐子破摔，改为静脉注射，并加兑安定、异丙嗪各一支。2005年，38岁的她因做小姐而生下一子。

在深度访谈个案的记述中，之所以比较完整地记录访谈对象的叙述，自然并非出于猎奇，而是因为访谈对象是艾滋病病毒感染者。当时她的精神和心理都处在极度压抑状态之中，她是主动找我做访谈的。在问及特殊性技巧和特殊性行为时，她就讲述了这些轶事性的遭遇或见闻，因为我没有能力帮助她做一些事情，所以只有耐心倾听她有些杂乱的叙事，以便她能够获得暂时的心理释放吧。当然，从中可以清楚了解到该吸毒小姐所掌握的性知识、表现出来的性行为学特征以及对待特殊性行为如性虐行为之类的态度。当时，她的孩子才4岁，是做小姐时所生。其他参加美沙酮维持治疗的吸毒人员都说这个小男孩也是艾滋病病毒感染者，但访谈对象本人否认她的孩子已经感染。不管是否已经感染艾滋病病毒，就是孩子天天跟在她身边，穿得脏兮兮的，整天看着吸毒人员吸毒、打针，让人倍感无奈与沉重。有时，参加美沙酮维持治疗的吸毒人员还利用他的童尿作为成人尿检的尿样，孩子真的非常可怜！在田野工作过程中，我亲眼看到这一可叹可悲之场景。因是不定期的突击尿检，几个吸毒男女情急之下，竟然找这位HIV感染者的4岁儿子让他赶紧撒尿，拿他的尿液做他们的尿样，后面进去而关系又好的几个朋友就每人倒一点来应付尿检。数个成年人拿4岁幼童的尿样去对付尿检，虽说令人哭笑不得，滑稽之极，但更无情映衬了小男孩人生无所依的悲情与命运浮沉的未来。

2009 年 4 月 9 日，我的关键报道人加同伴工作者给我发来电子邮件，告知该访谈对象已在 10 多天前死了。也就是说，刚与她做那个不完整的深度访谈不到两个多月时间，她便黯然离世了，转瞬之间，黄尘白骨，再没有机会，探知她感染艾滋病病毒的具体途径与细节。凤鸟啾啾，九雏失群，但不知，她那 4 岁儿子的命运将会是怎样？又能怎样？

第二节　艾滋病的性传播感染途径

一　静脉注射吸毒小姐的艾滋病感染路径

人类学民族志研究的魅力在于秉持文化相对论的原则，对所描述和探讨之事，暂不做道德和价值评判，通过白描式叙事，尤其是透过地方性词汇或行话，无需做任何文字方面的修饰与润色，让素材说话，自可原原本本呈现社会之底色，事情之原委，一如第三章所分析的，经由深度访谈个案的素材解读，我们便可直观体察走向吸毒不归之路的社会根源（原生家庭之残缺或情感创伤）、深层原因（精神的空虚无聊）以及偶然性或场景性的因素（治病、减肥、无知和好奇、诱惑、催情、壮阳等）。即便是详略不一的个案，背后一定是无数个个案的复合表征，有时看似是一次访谈，实际上是数次访谈或多场合的观察所得，最大的感受便是接地气，较为真实地反映了复杂社会的场景，所记录的文字必定带有温度体验和血汗泪戚戚之人文情怀，即使身处社会最底层的艾滋病感染者的静脉注射（IDU）吸毒小姐，我们依旧将其还原为人之为人的原色：

就金沙江市的。结婚一年多[1]。有一个哥哥，一个姐姐，在家排行老三。在我 9 岁那年，父母离异，我被判决给母亲。母亲离异后，开了一家餐馆，雇佣一个厨师（农民），与那个男人居住在一起，一直没有办理结婚手续。而那个男人又在外面包养一个小女人，多次被母亲赶出去，但他还是赖着回来与母亲居住在一起，主要贪图她的钱财。如今，母亲将餐馆转包给别人，只收租金，在家帮助哥哥带孩子。

父亲嗜酒，脾气暴躁，因不同意姐姐谈恋爱，将姐姐划了一刀。姐姐跑到男朋友处，父亲又将姐姐后背扎了一刀，而她男朋友是刚从监狱出来的，就出主意说，告父亲强奸。在审讯中，屈打成招，父亲进监狱10 年。而姐姐嫁人一误再误，陷入不幸，又是吸毒，又是挨打。但最后与在金钢工作、也是离异的高中男同学结婚，各有孩子，重组了家庭，还算幸福。

我个人被判给母亲，但母亲管教严格，不愿意让我离开，小时候母亲经常打人。因哥哥内向，性格懦弱，母亲觉得依靠不住，不会有出息，所以母亲就转而指望我有出息。那时我比较活泼，很漂亮。

在成都一家中专学校学习电子专业三年。毕业后，因没有社会关系，未能留在成都，于是 1996 年去了温州瑞安，在一家服装厂打工两年，并与一位当地人谈恋爱，与男友同居近两年，住在男方家。但后来家中母亲不同意，母亲赶到瑞安，将自己带回金沙江市。

从瑞安回来后，我学会了驾驶，母亲给我买了一辆出租车，但没挣什么钱。小时候的女性朋友在吸毒，在坐月子时，我去看望她。她知道我家有钱，想骗我钱，就利用我的出租车买毒品，并将我拉下水。我出

1　其实，就是同居，并没有办理法定手续，后面很清楚地多次提及男友，且是找小姐时相识的。

生时才 3 斤多，从小身体不好。因母亲本不想要孩子，一直吃打胎药，但没有打掉。我生下来后，身体素质差，经常吃药、打针。一次，因牙疼，我那女性朋友说，吸两口海洛因，就不疼了。吸海洛因一两次没关系，经常吸才会上瘾。又说，吸毒后，什么烦恼都没有了，会很快乐。因我本人不愉快，当然好奇，就想尝试。在她家就吸了几口，是她教我吸的。吸后，头疼、脑涨、呕吐。因她是我从小的朋友，又居住在一起，也知道她吸毒，就是离不开她，都是她教我吸的。过了大半个月，就上瘾了。我妈知道我吸毒后，大吵一架，收缴了出租车，交给她男人开了。

我那时有感冒的症状，又很烦躁，就破罐子破摔，主动要求吸了，负气到外面租房居住了。去找那个女性朋友，她已经在做小姐。她母亲曾带她在广州、东莞等地做小姐。我那女性朋友带我去做小姐，就在炳草岗一带的夜总会。

要吸毒，就得找钱。获得毒资的途径，主要靠做小姐，但不以贩养吸，从来没有偷盗行为。

在炳草岗做小姐将近一年，出于从业的新鲜感考虑，然后转移到五十四广场。一年多后，又到华山村附近[1]，从业两三年。前年结婚，老公是找小姐时认识我的，在金钢工作，大我 3 岁。当时，他赌钱输了十几万，骗朋友钱，别人都不理他了，情绪十分低落，但与我很谈得来。

从朋友（小姐）处听说性知识的，有的看杂志知道的。我只担心会怀孕，不知道艾滋病。现在性生活正常过，但一直没有怀孕。从瑞安回来后，到医院检查，确诊是卵巢输卵管有问题，不能怀孕。所以，做小姐基本上不用安全套，少数客人会提出用。炳草岗、五十四广场、华山村三地比较，炳草岗会所的客人 10 个有 7 个要求用安全套，其他地方很

1　炳草岗，金沙江市的市中心，乃是最繁华的地段。五十四广场、华山村都是金沙江市东区繁华热闹的街区，人来人往，鱼龙混杂。

少。只要客人不提出，我从来不要求客人戴套。

　　我并不会什么特殊性技巧，听说过冰火九重天，但不懂。会吹箫，在华山村一家洗浴中心上班，客人要求吹的多。第一次吹箫，觉得很恶心，但为了挣钱，要吸毒，别的小姐能做，自己也就做了。听别的小姐说过肛交，我怕身体受不了，又有点怕脏，肛门多脏啊！在华山村期间，遭遇过一次做小姐的特殊经历。有客人说要接我去过夜（包夜），一辆面包车开到密地桥那边，半夜里，开了一段路，停在金沙江边，又出来3个人，轮流干，还不给钱。干完了，他们扔下我，就不管了，他们开车走了。后来，我自己走了一段路，打出租车回去，到了住处以后，找人给钱付的出租车费。

　　但吸毒都是口吸，2001年以后才改为针头注射。吸毒10年了，静脉注射海洛因，不共用针头。原先，每天0.5克，一天分4次注射，量中等。没有尝试过其他毒品。

　　进过戒毒所3次，每次3个月，都是被抓进去的，没有转为自愿。3个月太短，出来瘾大，心理有瘾，身体没瘾，加上周围的人会找我，没能隔绝。出来后，因没有毒品很难受，就想复吸。吸毒的最大问题是金钱，毒源没有问题。

　　如有麻烦或心情不好，没有地方去诉说。与男友经常吵架，男友将我个人的情况到处乱说，不尊重我。因我在戒毒所已检测出患了艾滋病[1]，男友担心他已感染，又担心同事用他的水杯会感染，所以经常开玩笑说，"我有艾滋病，不要用我的水杯"。性生活，每周一次，但他不想用安全套，觉得反正已经得了艾滋病，但要到9月份才能去检测。我感觉他有别的女人，经常在外面做按摩，但不知道他和别人性交是否戴安

1　访谈对象自己如此说，准确说法，应该是感染了艾滋病病毒，因为当时她并没有发病。

全套。有时，周末在家看毛片，他自己打飞机。我们两人在家基本上不说话，没话可说。

（访谈时间：2008 年 8 月 1 日 10∶00—13∶00；8 月 8 日 15∶00—17∶15；访谈地点：金沙江市天外天社区"向日葵小组"咨询点；访谈对象：32 岁，1976 年出生，女，汉族[1]）

就访谈对象的个人身体特征而言，身材苗条，鼻梁高耸，又有一双大大的、清澈的眼睛，看起来很娴静。当初差点给那位成都律师拉下水的，就是这位袒胸露背，穿着颇为性感的静脉注射吸毒小姐，据她自己说过去很漂亮，如今因抽烟、吸毒，牙齿黄黑黄黑的，几颗已掉落。

无论访谈多少个访谈对象，吸毒的社会根源大多指向不幸的童年。从原生家庭来分析，她的父亲嗜酒，脾气暴躁，9 岁那年父母最终一拍两散，父母的不幸婚姻，必然导致其成长环境的急剧改变，她母亲离异后与一个厨师同居，而这位厨师又在外面包养一个小女人；她哥哥则内向而性格懦弱，不堪大任，故其母转而对她有不切实际的男性角色期待。起初，其姐姐找的男友是监狱出来的，与她姐姐一起串通诬告她父亲强奸，其父屈打成招，被判进监狱 10 年，而她姐姐嫁人一误再误，"又是吸毒，又是挨打"，最终与同样离异的高中同学再婚，还算幸福。显然，生活在这样的家庭氛围里，父母自己都不幸福，故对子女会有更多的期望，所以管教格外严格，甚至相信棍棒教育的信条，期待子女有出息，处处插手，事事干涉，这又导致子女难以有自己的主见。本来，尽管父母的离异完全改变了她的生活轨迹，但还算是比较幸运的，毕竟在成都的一所中专学校学习电子专业 3 年，性格比较活泼，人又长得"很漂亮"，若不是在温州打工两年期间，被她母亲强行带回金沙

1　2017 年 10 月 1 日的追踪调查表明，该访谈对象早已经去世多年。

江市，与温州瑞安当地人恋爱同居近两年，或许就改变命运了呢！然而，花残怨不得东风，时光不可倒流，人生没有假设。

在某种程度上说，漂亮无脑的她自母亲孕育其生命始，便也已注定此生的困顿与多舛，在如花的岁月感情又受挫，交友不慎，竟被发小杀熟而拉下水，实乃人生之悲剧，但又合乎其生活轨道之逻辑。第一，从社会关系网络来看，发小图财而有意将她拉下水，亲友杀熟于无形之中，"因她是我从小的朋友，又居住在一起，也知道她吸毒，就是离不开她"。第二，就她的吸毒原因而论，精神空虚，自身苦恼不愉快是内因，利用海洛因排除烦恼，减轻痛苦，的确如其闺蜜蛊惑之言，"吸毒后，什么烦恼都没有了，会很快乐"。事实上，所有阿片类药物都能引发愉快、昏昏欲睡的梦幻般状态，让人忘掉一切烦恼与忧虑，并降低痛觉，甚至获得一种可与性快感相比拟的快感。正因为如此，一般生活本就不愉快的人们很难抗拒这样的诱惑，更无法预料因好奇或一时冲动而导致的药物成瘾及戒断痛苦，最终不得不将毒品作为解脱人间疾苦的麻醉剂，以求获得哪怕是短暂的飘飘欲仙之快感体验。当然，直接的、偶然的诱因则是"因牙疼，我那女性朋友说，吸两口海洛因，就不疼了"，算是一种自我用药的治疗行为，就海洛因的药理学功效而言，本就是镇痛剂，阿片类药物至今依旧是止疼类药物的主力，在减轻疼痛的功效方面，目前尚无任何药物可以替代它。此外，初次吸毒者通常是对毒品的无知，或被误导，不了解海洛因的药理学特性，以为吸一两次不上瘾，如其发小怂恿说，"吸海洛因一两次没关系，经常吸才会上瘾"。所以，涉毒看似偶然，其实有着多方面的因由，既然能够治牙疼，又可忘忧快乐，还不上瘾，不开心的她自然"好奇，就想尝试"。于是，她干脆"破罐子破摔，主动要求吸了"。然而，正如她所明言的，"吸毒的最大问题是金钱"，为了获取毒资，必然要找钱，于是以性养吸就成为首选手段，而她那位所谓的发小、闺蜜、吸毒小姐，除了示范、手把手地教她吸毒，又开始引领她进入性产业，"我那女性朋友带我去做小姐，就在炳草岗一带的夜总会"，而她发小风月场的经验丰富，转战多地，"她母亲曾带她在广州、东莞等地做小姐"。她有这么一位做吸毒小姐的发小，是人生之幸，还是一生之祸呢？可悲的是，仿佛是命中注定，与她很谈得来的同居男友，又是找小姐时相识的，赌钱骗钱的男子，黄赌毒全沾，两人很有臭味相投的感觉。

不过，多次戒毒而难以摆脱毒品，提供了她为什么复吸的关键信息，"心理有瘾，身体没瘾，加上周围的人会找我，没能隔绝。出来后，因没有毒品很难受，就想复吸"。这一情况再次回应了海洛因的药理学和生物学成瘾的建构问题，显然复吸的原因是多方面的，不可否认的有心瘾，再加上毒品环境的影响，主要是很容易买到毒品，难以隔绝吸毒者的社会关系网络。当然，还有事实上的社会排斥与歧视性隔绝，而家庭亲人的彻底放弃，通常是压倒人生的最后一根稻草。[1] 自然，她也没有珍惜最后的机会——参加美沙酮维持治疗，因为她参加的动机不纯，"做小姐年龄大了，不好挣钱了"，即是经济（客观）的原因，而非主观意愿和对毒品的认识。

当所有的人生回头通道都逐渐关闭之时，她一生中最大的危机自然应时而来。她从事性交易的场所越多，自然各种风险就越大，问题的关键是，"我只担心会怀孕，不知道艾滋病"，恰巧，经医院检查确诊她是卵巢输卵管有问题，不能怀孕，所以既然不能怀孕，她自然就根本没有任何预防艾滋病的风险意识，所以只担心会怀孕的她，当然就放开手脚了，"做小姐基本上不用安全套。只要客人不提出，我从来不要求客人戴套"，可以想见，其从业风险有多高，卑微如静脉注射吸毒小姐，即使身体受到不法侵害，如轮奸，既不懂，也不敢报警寻求公安警察的保护——毕竟，做小姐的，平时最怕警察抓。此外，她与找小姐时认识的同居男友做爱，自然也不戴套。

1　每次做完深度访谈，我通常都与艾滋病病毒感染者的静脉注射吸毒小姐拥抱，所以她们能够深切感受到研究者的真诚与平等相待的不歧视态度。

当然，除了性传播感染的途径，她还具备共用针头的感染途径。尽管报道人头两次访谈只叙述了静脉注射海洛因，声称不共用针头，但半年后（即 2009 年 1 月 10 日）第三次与她做访谈，追溯其艾滋病感染途径时，她才承认多次共用针具的具体细节，按她所述，"前后与两名好朋友共用过，仅仅用凉水冲洗针头，然后将海洛因压成面，放入针管，加水，任何水，溶解后，就注射。还有一次在收容所，用过别人带进来的针头，不明来历的，有许多彝族共用，很脏。这几次都有可能感染 HIV"。她担心男友已经被感染艾滋病病毒，"好在同居的男友经检测，HIV 呈阴性，感到很欣慰，原先很担心男友被我感染，心情压抑，两人不说话，现在他没事了，我就放心了，心情好多了"。

事实上，后面深度访谈个案的报道人也反映了这种情况。这里涉及艾滋病防治宣传策略的话题，也是许多小姐很好奇、多次咨询过我的问题：为什么她们感染了艾滋病病毒，而做爱从不戴套的男友却没有被感染？

二　男性静脉注射吸毒者的艾滋病感染路径

下面我们切换到男性艾滋病感染者视角，感受一下他们被女友感染后的复杂心情及其冷漠态度：

父母健在，有姐姐，没怎么来往。一直没结婚，以前有女友同居。大专未毕业，说起来都丢人，因打架被开除。喜欢看《知音》、《读者》、武侠小说。

1990 年，第一次口吸海洛因，顶多四五口，呕吐，昏沉沉，就想睡觉。晚上吸的，第二天上午十来点钟就没事了。当时，有朋友在跑火车，带回海洛因，给我看，他要吃。我就想尝一下，吃了一次，一直没有吃药。1994 年，一起上班的，又要得好的朋友在吸毒，加上我们家搬到大渡口，买药很方便，就跟朋友口吸。最多一天半克，一直口吸到2002年，改为静脉注射。当时，3个朋友在一起，买的药不够，另2个是打针的。给我的药不够，就劝我打一针，说舒服得很。各自用针头。最高药量一天二分五，分3次，早中晚，有钱多打，没钱少打。2004年，又开始加兑安定、异丙嗪，开始半支，目前各一支，一直打到现在。不过，没有尝试其他毒品，我是典型的海派。

毒资的来源，我工作时有工资，去年买断工龄。因为吸毒，别人都以异样的目光看我，在去年11月就干脆买断了工龄，不到5万元钱。

1997年，到成都自愿强戒3个月，交了5000多元，但里面的人欺生，只待了6天就回到了金沙江市，当天就吃药。1998年，在成都打工半年，一点儿都没吃，因为找不到药。后来，回金沙江市，过了一个月，因交了吸毒的朋友，经济上没有原先管得那么严了，心想吃一回，吃一次不会上瘾，就吃药。一个月后上路了，跟上回儿差不多量的药，又打回原形。2001年，在炳草岗那个门诊点喝药，喝了9天，花了1000多元。2003年，大年初八，家人送我到老戒毒所自愿戒毒3个月，交了3560元左右，好像，又延长一个月，交了1000元，总共4个月。因我妈盯得紧，没机会，一直没吃药。过了几天，厂里有事，毕竟有工作，出去第一件事情就想过一把瘾，就这一回，就过到2005年。其间，被抓七八次，都被罚款了事。

最后一次过性生活，前年与同居的女友，没有用安全套。

感染艾滋病病毒的途径，不存在共用针头的途径，肯定是性生活的途径。2005年底，在喝药的时候，同居的女友也在喝药，已经怀孕，到门诊点咨询喝美沙酮对孩子有没有影响，所以门诊才告知她已感染HIV。我马上到中英项目小组检测，2006年确诊我已经感染。与女友同居期间，性生活过得多，不戴套。她告诉我只是坐台，不出台，没想那么多。

事实上，女友吃药，共用过针头。做小姐肯定出台，但她不肯告诉我。我提出分手，我恨她，我也恨刘主任他们，为了收取 10 元钱的喝药费，没有及时告诉我们我女友感染 HIV 的情况。现在，她与我一个患肝癌的朋友扯了结婚证。（访谈时间：2009 年 1 月 18 日下午 16：30—17：45；访谈地点：金沙江市疾控中心美沙酮维持治疗门诊点外小亭子；访谈对象：36 岁，1973 年出生，男，汉族）

尽管为了保护报道人的隐私，避免对号入座，所以尽量对访谈对象不作过多身体特征的描述，但对本访谈对象不得不略作刻画，他身高 1.70 米，戴一副近视眼镜，穿一件夹克衫、一件条纹衬衣、一双黑色皮鞋，全身上下，干净、整洁，与其他吸毒者的邋遢形象构成鲜明对照，清秀而斯文，与前一位娴静的、中专毕业的访谈对象类似，都是静脉注射吸毒人群中少见的穿着整洁干净之人，根本无法想象他会与吸毒者、HIV 感染者联系在一起，所以在艾滋病防治知识的 KAP 调查中，我们经常设问：一个看起来健康的人，能看出会是艾滋病病毒感染者吗？虽说访谈对象大专未毕业，但与大多低学历的其他吸毒者相当不同，有高自尊需求，"说起来都丢人，因打架被开除"，比较在乎别人的评价，"因为吸毒，别人都以异样的目光看我"，其实，初看起来他并不像是一个吸毒者，更无法想象 36 岁的报道人已有 19 年的吸毒史。

从他 17 岁第一次吸毒到再次吸毒相隔 4 年，说明他的海洛因奖赏记忆没那么强烈，即使静脉注射吸毒后，他仍然可以做到"有钱多打，没钱少打"，表明他的生物学成瘾性戒断反应并非不可忍受，只是为了打得晕一点，便也加兑了安定、异丙嗪。换言之，他这是为了愉悦或沉醉而加量，并非是戒断症状的不可忍耐，即使在参加美沙酮维持治疗的过程中，依然是有钱就偷嘴（注射海洛因），没钱就喝药（喝美沙酮），完全证实是经济原因而非生物学的取舍，犹如前一个个案所表达的，身体上没瘾，长达 19 年吸毒史的他更是这样，且自称是典型的海派。这也是非常重要的一条信息，没有尝试其他毒品的人，吸食海洛因时间越长，就越容易对海洛因产生可有可无的需求状态。他之所以无法摆脱毒品，一再复吸而被打回原形，还是因为社会、环境因素，即毒品环境的两大要素：社会关系网络与毒品的易得性，如同我们利用社会性成瘾概念所探讨的。

就他的吸毒与复吸的主要原因而论，第一，从社会关系网络来看，与吸毒朋友交往，最容易涉毒，导致复吸。17 岁初次吸毒就是因为跑火车的朋友带回海洛因，所以他看朋友吸毒，就好奇想尝试一下。4 年后再吸，又是因为一起上班而又要得好的朋友在吸毒，他就跟着朋友口吸。1998 年，在成都打工半年，一点儿都没吃，后来，回金沙江市，过了一个月，因交了吸毒的朋友，马上又复吸了，12 年后从口吸改为静脉注射，还是因为受到朋友的诱导。当时，因 3 个朋友一起吸毒，但买的海洛因不够 3 个人的份额，而另两个朋友是打针的，"就劝我打一针，说舒服得很"。由此可见，如果不断绝毒友的来往，那么想戒毒是极其困难的。然而，他们又通常被困在毒友的圈子之中，完全难以脱身。第二，毒品易得性与诱吸环境，是复吸的重要原因。如他在 4 年后复吸的一个直接诱因就是"加上我们家搬到大渡口，买药很方便"，又 4 年之后在成都打工半年，他因找不到海洛因，就半年没吸。又如，他参加美沙酮维持治疗，"在门诊点看到别人偷嘴，心里就痒"，门诊环境的诱吸因素是非常明显的，许多报道人都提到这一点。第三，对于毒品的认识与复吸的关联，如他本人——其实，这也是许多吸毒人员经常认为的——所说，"心想吃一回，吃一次不会上瘾，就吃药"，然而，往往因吃一次，上路了，就又打回原形。正如其他许多深度访谈个案所反映的，有第一回，就会有第二回、第三回、第四回。不仅对毒品的认识存在问题，而且对美沙酮维持治疗的认识同样如此，典型地表现为有钱吃药、没钱喝药的自我放纵状态。然而，即使如此，与口吸的一天半克，注射的一天二分五药量相比，喝药后偷嘴只是打零包，125 的一半，总体药物需求是呈下降的趋势。第四，生物成瘾无疑是最根本的原因，如他本人所言，"第一件事情就想过一把瘾"，但通常就这么过一次瘾，就会过上几年。

就艾滋病感染途径而论，他断定自己没有共用过针头，最可能的肯定是性生活的途径。理由是，与其同居的女友做小姐，吸毒又曾与他人共用针头。2005 年底，同居的女友被确诊感染 HIV，他与女友发生性关系并不戴安全套。KAP 的调查也表明，"最后一次过性生活，前年与同居的女友，没有用安全套"，不用套的原因是，"她告诉我只是坐台，不出台，没想那么多"，2006年他也确诊感染艾滋病病毒。由此可见，他的确是与同居（静脉注射吸毒小姐）女友发生性行为而感染的。因此，他对同居女友不如实告知做小姐和共用针头的真实情况耿耿于怀，"事实上，女友吃药，共用过针头。做小姐肯定出台，但她不肯告诉我"，由爱生恨，"我恨她"，提出分手。然而，生恨又如何？悔恨又怎样？这一个案的警示意义在于——如同上一个深度访谈个案的情形，与找小姐时认识的吸毒女友同居极具公共卫生风险，极有可能同时具备两种艾滋病感染途径：高危性行为与共用针头。

第三节　高危性行为与共用针头

一　毒性共生的两种感染途径

一般人因没有机会接触，无法了解艾滋病传播的真实情景，也难以想象艾滋病传播到底有多严重或多可怕。毋庸讳言，在某些特定的省份、特定的地区、特定的族群或人群中确实存在较高的艾滋病感染率。至于有些专门收治艾滋病病人的医院，如北京的佑安医院、天坛医院，或如四川、河南等地专设的收押艾滋病犯人的监狱，艾滋病感染者自然相对集中，甚至像河南省的一个监狱就有 400 多人。当然，省市各级疾控中心便是掌握这类数据的重要机构，而参加美沙酮维持治疗的病人中感染者比例自然也比较高，从我们的关键报道人加同伴工作者的日志文字描述中，便可窥见一斑：

> 昨天（2008 年 11 月 13 日），东区疾病控制中心把我叫去，希望我可以帮助他们找到参加美沙酮维持治疗的 HIV 感染者。我去了以后，看见一大串名单，真是把我吓一跳。这次 200 个抽查者里，竟然就有 40 多位感染者，而且，美沙酮维持治疗门诊占了感染者名单里的百分之八十以上。我真的很担心我身边的这些毒友们，我也不知道，现在他们是否已经知道自己感染了？如果还不知道的话，如果，当他们知道结果的那一天，是否他们已经做好了心理准备？我想，只要是注射吸毒的人，特别是共用过针具的人，一定早就想好了迟早自己也会有这样的一天。（同伴工作者日志）

事实上，有的访谈对象（大多是临时的同居关系。当然，也有结婚的）基本上男女双方同时感染艾滋病病毒，相当普遍地同时具有毒性共生的两种感染途径：

> 原籍重庆，父亲健在，无职业，母亲去世。自身一直未婚，与男友同居 7 年。2004 年，同居男友已确诊为 HIV 感染者，2006 年我也已确诊感染 HIV。初中未毕业，喜欢看《知音》《故事会》、小说，没有其他什么爱好，看点书、电视。
>
> 1989 年，第一次吸海洛因。口吸三四口，或四五口，呕吐，头晕。好后，又有想吸的感觉。3 个月后，上路，还是口吸，最高药量一次 125。1997 年改为静脉注射。因当时关在看守所，人很多，不能口吸。

用别人送进来的针管，所以大家三四人一起共用，别人帮我打的，药量小，20元的。注射后，最高药量二分五，加安定、异丙嗪、三唑仑各一支，兑在一起打，达到晕的感觉。一直打到1998年。

2001年，为了吸毒，在天外天开始做小姐找钱。做小姐时，很少客人愿意戴安全套的，10个客人中有2个戴，就不错了，都不愿意戴。客人说，戴套，就像穿袜子洗脚——不舒服。只有那些给得起钱的人，才会戴。做全套，就是先吹，（阴茎）硬了，就直接做。吹的时候，（精液）没有射到嘴里，我觉得太脏了。肛交什么的，从来没有做。三通（口交、性交、肛交）小姐，觉得疼、脏。我老公要求过，我都没答应。毛片看得多。做小姐到2004年8月。后来就没有经济来源了。

1996年，进戒毒所1个多月，出来当天就复吸。3天不到，就打回原形。1998年1月，又进戒毒所1个多月，马上又劳教2年，所以没有吃药。2000年回来，刚回家几天，没钱就没吃。1个月后又吃药，了了心愿。3天后又注射，一直吃到2003年3月份。老公带我回老家，只带了三唑仑，吃了几天，吃了像傻子，不知道痛，又吐又拉，自己都不知道，都是老公帮助收拾的，把瘾扳过去。一个星期后，好了，吃什么，吐什么。3个月后回金沙江，火车一过西昌，看到金沙江，心就开始慌。10个月不沾之后，与老公吵架，又开始吸，两三天后注射。2005年9月被抓，送到昆明长坡戒毒所，那里名额未满，和金沙江交换，所以去了昆明，3个月后又被遣送回来，放了，当天了了心瘾。马上去天津，天津一个男的给我钱，让我去天津。2006年3月，回金沙江，马上吃药。

目前，给东区疾控中心做同伴工作，也帮人在这里打针，打一针，收费5元。

我父亲低保，我自己也低保，因为感染者必须办的，经济上喝药觉得是负担。天天来喝药，没缺过一天，最主要原因是经济负担。打针的原因是看到别人打，就想打，没有理由。要想做到不打针，我也不想打，就是控制不住，我也说不出来，心瘾吧！无聊，空虚。

　　与老公（同居男友）做爱从来不戴套，反正他在2004年已确诊感染了HIV，我们没有埋怨谁感染谁，都已经得了，（互相埋怨）只能徒增烦恼。2006年在戒毒所、劳教所，我都做过HIV检测，确诊感染了HIV，死的心都有了，不在乎告诉别人（感染艾滋病的情况）。在我住的地方，老两口七十多岁了，都已经感染了HIV，他们也在服抗病毒的药，和我一样的药，肯定是男的先得，女的被传染了。（访谈时间：2009年1月18日上午11：00—12：15；访谈地点：金沙江市疾控中心美沙酮维持治疗门诊点外小亭子；访谈对象：40岁，1969年出生，女，汉族）

　　这位访谈对象20岁开始吸毒，已有20年的吸毒史。这就是说40岁的她人生一半的时间都在吸毒，口吸的最高药量一次125，口吸8年后改为静脉注射，注射的最高药量一天二分五，属于典型的"海派"，多药物滥用，追求的是经济而上头快，也是极其有危害的吸食方式，"加安定、异丙嗪、三唑仑各一支，兑在一起打，达到晕的感觉"。

　　从她12年的戒毒史来看，除了没钱吸毒，不得不参加美沙酮维持治疗，或者暂时隔绝金沙江市的吸毒环境之外，基本上都是从戒毒所、劳教所出来当天，或从外地一回到金沙江市，就复吸，显然她要想战胜生物成瘾性无疑是相当困难的。这从后面喝药过程的偷嘴原因就可以看出，复吸的根本原因自然是心瘾，还有诱吸场景以及极度的空虚与无聊。所有访谈个案一再说明，门诊点的喝药环境是导致偷嘴和脱失的重要原因之一。从减轻危害的意义上说，无论美沙酮维持治疗存在多么大的不足，但显然还是大大减少了毒品市场的需求。

　　对深度访谈的关键信息进行个案核心要素分析，无疑具有重要的反省意义与警示意义。第一，在考察地方性毒品问题与公共卫生问题时，对于那些地方性词汇和行话的洞悉实有特别的价值，如上路，上头，打回原形，压不住，硬扳，了了心瘾（心愿），"看到金沙江，心就开始慌"。这些行话形象而生动，较为深刻地反映了毒品成瘾的状况与戒断后果，当然是精确地理解毒品问题的核心词汇，成为解读文化符码的密钥。第二，在隔离毒品环境的情况下，进行戒毒的硬扳，或者叫干戒，也是通常的实践。一般而言，海洛因的强烈戒断反应将持续 48—72 个小时，在吃三唑仑（镇静剂）的情况下，还应考虑服用治疗腹泻的药物，如复方地芬诺酯片，若能得到足够的心理和社会支持，大都能硬顶过去。第三，显然在跨省之间存在着互相调剂戒毒名额以满足考核绩效要求的现象。这对于我们深入考察强戒效果和戒毒率，也是必须洞察的方面。

从感染 HIV 的具体途径来看，根据她的吸毒史与做小姐找钱和同居男友的性行为特征分析，显然，访谈对象同时具备两种感染艾滋病病毒的途径：第一，为了吸毒，32 岁开始在天外天社区低档场所做小姐找钱，2001—2004 年做小姐期间，10 个客人中只有一两个戴安全套，而且做全套，不愿意使用安全套的原因，正如金沙江很流行的一句歇后语所表达的，"戴套，就像穿袜子洗脚——不舒服"。虽然她没有承认其他高危性行为，如三通小姐的高危性行为，也许事实上真的没有做过。因为毛片看得多，显然比较懂一些特殊的性技巧，而在天外天社区环境中的性行为，大多是没有保护的。不管怎样，做小姐安全套使用少，是访谈对象导致感染艾滋病病毒的可能原因之一。第二，在做小姐的同时，她与同居的吸毒男友做爱，从来不戴套，同居男友在 2004 年就已检测出感染 HIV，她在叙述这一事实时，出奇的平静，悲凉地接受了命运的安排。2005 年底或 2006 年初，她前往天津，虽未明说所行何为，既然是一个男人给钱招去，3 个月后返回，显然极有高危行为的风险。在某种意义上说，明知已是艾滋病病毒感染者的情况下，依然受邀北上，便存在恶意传播艾滋病的嫌疑，尽管可能是为了找钱。更令人震惊的是，如她所反映与其同住一起的 70 多岁的老两口，都已经感染了艾滋病病毒，在服用与她相同的抗艾滋病病毒的药物，说明当地艾滋病感染者老龄化趋势明显。第三，被关看守所期间，有过确切的共用针头的高危行为，在这种紧急情况下，既没有条件单用针头，也无法对注射针具进行消毒，显然这是极具风险的高危行为，多位访谈对象都报道过这一强制空间发生的情况，如前述那位艾滋病感染者的静脉注射吸毒小姐就有过同样的共用针头的经历。事实上，在看守所、劳教所等这种有较为严密的监管空间，最容易发生共用针头的高危行为，诚如哈佛医学院的玛格丽特·康诺尔（Margaret M. Connors）所论，戒断症状之所以与感染艾滋病风险关联，是因为摆脱病痛的冲动比起愿意忍受更强烈。[1]

由于她在戒毒所、劳教所，都做过 HIV 检测，2006 年已经确诊感染了 HIV，死的心都有了，所以她并不在乎告诉别人她已经感染了 HIV。当然，她和我谈得相当坦然，提供的信息量大而真实，最主要的是她寻求我的帮助能够免费喝药。不过，虽说她的父亲领着低保，她本人也没有正式的收入来源，但她抽的香烟并不便宜，她在给东区疾控中心做同伴工作，又在美沙酮维持治疗门诊外给吸毒者打针注射，打一针收费 5 元。此外，她应该还有一个隐含的身份——缉毒警察的线人（小鱼）。

即使 13 年后重新阅读这一当年的田野记录，也依旧感到一种强大的震撼力和一股强烈的冲击力，依据她当时的病情和身体状况，这个访谈对象也许早已不在人世。也许，与她已经确诊感染了 HIV 的同居男友真的可以做到两不相欠，互不埋怨了。

1　Connors, M. M., "Stories of Pain and the Problem of AIDS Prevention: Injection Drug Withdrawal and Its Effect on Risk Behavior", *Medical Anthropology*, 1994（8）: 47—68.

二　高危行为的一高一低特征

如果说上述访谈对象已经无力埋怨是谁感染了谁，早已处在哀莫大于心死的状态，既感来日无多，又何须自寻烦恼，那么下面这个访谈对象在访谈过程中则对过往追悔莫及，她是属于为爱而以身试毒的典型例子，从而付出沉重的青春代价，赌上整个人生。这种赌气吸毒的经历，往往不堪回首，所以叙述时更是梨花带雨，怨之深，悔之切，凄切之至：

> 父母均在，有一哥哥，都有来往。已结婚，2007 年结婚，男的坐牢。中专毕业，喜欢打游戏，会钢琴、手风琴，喜欢歌舞。
>
> 1996 年，开始耍朋友，不满 16 岁。那时很漂亮[1]，但男友不珍惜我，在他朋友的怂恿下，为了证明我是处女，就强奸了我。但那个男友吸毒，我帮他戒毒 3 年。当时，连续守了 5 天，结果发现男的还是吸毒，我都崩溃了，我生气了，干脆要吸毒。一年半以后才上瘾，口吸量 7 分药，半克多。三四年后，开始静脉注射，第一次加半支安定。去年，加安定、异丙嗪、注射液。溜冰、扯麻果、吸 K 粉各一次[2]。
>
> 1998 年底，开始做小姐找钱，主要坐台，装可怜，客人会多给钱，但只坐台，在五十四华山村，不做荤的。耍过 3 个朋友，都有性关系，都没有用过套子。当时，他们 3 个都是健康的，觉得离艾滋病很远的，所以，还去检测过。后来，要出台，要求戴，能够做到的。口交的不做，觉得恶心。肛交的，不做，我有洁癖。听说过观音坐莲、打手铳、打炮、做快餐。能做到戴套，主要靠会说，懂得对方心理，先聊聊，实在不行

1　许多吸毒小姐都会不由自主地提及自己年轻时如何漂亮，也许是后悔心理在起作用。
2　在叙述这些吸毒经历时，访谈对象不停地伤心哭泣，真是泪如雨下。

就不做。在炳草岗的紫荆花夜总会，大概10个客人里有2个不用，那些人主要怕性病，而不是艾滋病。另一个场所金狮夜总会也待过。

2007年，我确诊感染了艾滋病病毒。结婚前的最后一个男朋友，云南文山人，相处大半年，但后来才知道，那个男的，又吸毒的。共用针头，我与他共用。他先用，我后用。发生性关系时，都不用套子。与老公结婚时，我告诉他我是艾滋病病毒感染者，但他不相信我是艾滋病病毒感染者，所以结婚后，一直没有用套子。不过，他没有感染，大概是他身体特别壮，免疫力强。（访谈时间：2009年6月30日16：20—17：55；访谈地点：金沙江市疾控中心美沙酮维持治疗门诊点外小亭子；访谈对象：29岁，1980年出生，女，汉族）

该访谈对象已经感染艾滋病病毒，瘦小如柴，尽管她告诉过我她的真实名字和手机号码，并且她声明不怕人家知道，但是为了保护访谈对象与艾滋病感染者的隐私，这里还是严格遵循人类学的职业伦理规范，没有写上真实的姓名。虽然她是一名艾滋病病毒感染者，但是中专毕业的她穿着十分整洁得体，待人接物落落大方，而瘦弱的她用连串的方言骂人时，更像是展示一种语言表演艺术，很带乐感。当然，她一再声称要还我所借的20元钱[1]，最终并没有主动与我联系，或许这正是吸毒人群的人格特征吧？

毫无疑问，该访谈对象的KAP知识掌握得较好，除了教育程度较高，应与她本身是艾滋病病毒感染者的身份有关，因为她特别注意了解和查找有关病情的信息。同样，我们的田野调查证实，许多吸毒人员有关毒品的知识有些是通过网络获知的，实为久病成医的知识积累实践。然而，这些补救性知识获得显然已经对感染艾滋病的不幸后果于事无补了，就我们调查的所有感

---

[1]　在田野调查过程中，吸毒者经常以各种借口找我借钱或索要毒资，出于合法公民的考虑，通常拒绝给访谈对象提供现金。

染艾滋病的访谈个案来看，基本上兼备共用针头（风险高）与不安全的性行为（安全套使用率低）两种感染途径，甚至长期具有这两种高危行为，呈现一高一低的典型特征，通常又存在多药物滥用、多性伴的情况。从感染艾滋病病毒的途径而言，该访谈对象显然具备两种感染途径，即共用针头与性传播。在追述吸毒经历时，访谈对象不停地哭泣，真是泪如雨下，撕心裂肺，数度中断访谈，的确不堪回首青春年少时！很漂亮的她不到 16 岁开始要朋友，人生的跌落注定从这一刻起始，让她追悔莫及地体会到什么叫交友不慎，跌倒才发现幼稚的少女心是多么荒唐可笑，这一稚嫩的为爱而赌气吸毒的后果当然是毁灭性的。

伴随成瘾产生的另一个严峻后果是，为了吸毒必须做小姐找钱，即使青春靓丽又多才艺，17 岁的她也只能委身于各种娱乐场所装可怜挣钱。显而易见的是，娱乐场所的档次、身体条件以及劝说能力决定了安全套的使用率。然而，就是在金沙江最繁华的、档次较高的市中心紫荆花夜总会，如小姐所反映，仍然大概 10 个客人里有 2 个不采取安全措施，这又是与对危险行为的认知相关联的，因为他们并非是害怕感染艾滋病，而是怕感染性病。在从事商业性交易的同时，她与男友发生性关系，从来不戴安全套，这自然与分类学和危险行为认知有关。可见，即使她在商业性交易行为中还比较注意安全行为，但是依旧与仿婚对象实行区别对待的性实践，即客人与亲人的分类学。等确诊感染了 HIV，她才明确而清晰地追溯感染的源头。更致命的问题是，即使告知是 HIV 感染者的情况下，她那婚恋对象也不相信她是感染者，而不采取任何安全措施和安全行为，所以艾滋病最容易向普通人群扩散。不过，自感来日不多的访谈对象十分疑惑，为此向我咨询为什么她老公没有感染HIV？她猜测"大概是他身体特别壮，免疫力强"，而我也无法或者说不便说透，这涉及艾滋病防治宣传策略的问题。

然而，为爱而不惜亲身试毒的情况还是挺多的，大多因对毒品药理学的作用机制不甚了解，往往单纯凭借爱的力量或美好的愿望尝试毒品以便为其亲友树立摆脱毒品的榜样，更多的人只是简单认为自己就吃一次，试图证明自己绝对不会上瘾。当然，也有恨铁不成钢或我本将心照明月的情况，所爱的人不是诚心戒毒，干脆自己怄气也吸。下述访谈个案就是如此，其人生遭遇亦是凄惨至极：

去年，男的得艾滋病死了。儿子中考，上技校。现在吃低保。都想死了，但想到娃儿，不可能不让娃儿读书，以后上班。不然的话，死都无所谓。

1998 年、1999 年大概这样子，老公劳改，娃儿上幼儿园，老公吃药，我对老公生气，干脆我也吃了。一年后上瘾，口吸最高药量一天半克，与老公合用，不知道打针。针头分开用，各自用，没有和其他人共用过。没有吃其他毒品，但吃过鸦片。的确没有找钱，但在渡口桥只做过一次小姐[1]，因与老公吵架，那会儿不知道他已得艾滋病。当时，怕怀孕，偶尔戴，一般不戴。后来老公检测出已得艾滋病，但我自己检测多次，没有确诊，但防疫站的人说我有，很生气，我想到派出所告他们诽谤。

公安骂我碰电线杆，我只是吃药，没有做小姐。大渡口派出所的公安还用脚踹我老公，对吃药的人太歧视了，我希望公安不要骂我们，歧视我们。

目前，喝 65mg，没钱吃（药），但有朋友请，有时没钱就不去喝药，有时停喝，硬顶七八天，有钱再去喝。有时，心情烦闷，买点 10 元的小零包解解闷。（访谈时间：2009 年 7 月 7 日 12：10—13：10；访谈地点：

1　该访谈对象不愿承认做小姐的经历和事实，但据其他吸毒人员说，她做过小姐。

金沙江市天外天"向日葵小组"咨询点；访谈对象：39 岁，1970 年出生，女，汉族）

在做深度访谈的过程中，报道人提起往事有时不停地伤心哭泣，几乎难以进行访谈，加上长期吸毒造成的身体伤害，说话、交流十分艰难。因此，访谈个案记录的信息不完整，有的存在明显的冲突之处。不过，我们还是可以大致刻画出她的染毒过程与缘由，在 30 岁左右的时候，她老公坐牢，又吸毒，既然老公不好好地过日子，所以她一生气和赌气，索性也吸了。尽管毒品与老公合用，但她说"针头分开用，各自用，没有和其他人共用过"，既然她否认有过共用针头的行为，那么就只有一种感染路径——性传播，借用她的话说，"那会儿不知道他已得艾滋病。当时，怕怀孕，偶尔戴，一般不戴。后来老公检测出已得艾滋病"。

虽然该访谈对象不承认做小姐的经历和事实，或者说，仅认可一次因与老公吵架而做小姐的事实，但是毕竟有十多年的吸毒史，而她的男人又是因吸毒感染艾滋病死亡的。同样，即使她本人不认可感染艾滋病的检测结果，像她所抱怨的，甚至"我想到派出所告他们诽谤"。然而，无论她怎样不承认、不认可，但丝毫也无法改变残酷的社会现实，其男人因静脉注射吸毒感染艾滋病死亡，而她本人事实上有着高危行为的一高一低的特征，显然同时具有两种艾滋病感染路径。从 KAP 调查来看，虽说她自称比其他吸毒者稍微懂一些，但是她对艾滋病的防治知识并未理解透彻。

在美沙酮维持治疗的过程中，因她没钱去喝药，容易造成脱失，导致偷嘴的主要原因就是心情烦闷。应该说，她的状态已经处于极端绝望的边缘，多次提及，"都想死了"，"死都无所谓"，确实是几乎生无所恋，唯有念其一子而已。

第四节　知识与行为分离

一　阳光难以照耀的角落

在长期的田野调查中，我们一直坚持对访谈对象所做的、该做的、实际做的进行比较严密的证伪与测谎，从而探测出敏感而关键的公共卫生信息。毕竟，无论是小姐还是吸毒人群，他们大多敏感而多疑，若非有深入交往与深度互动，这些坚称"社会大学无理系"毕业的人时常张口就来的便是谎话，出于可以理解的原因，他们中的许多人从事着违法犯罪的行为和活动，自然不可能轻易敞开心扉，言其过往及日常。不过，最终无论是场所的老板还是访谈对象，都感佩于我们持之以恒的坚持与担当，感动于我们对弱势人群的人文关怀与平和相待。当然，我们也坦承说明只对事不对具体的人进行社会科学的探究，娴熟运用开放式的半结构访谈技巧，抽丝剥茧般细抠隐含社会文化信息的细节，在细微的言行中，更是体现出人类学的温度与质感，如做完艾滋病感染者的深度访谈，我们通常给他们一个信任而不带歧视色彩的温暖拥抱，嘱咐他们该注意的事项，通过这样的身体接触行为，清晰表明我们对于疾病的认知、态度与行为。

正因为经历长期的深度互动与追踪性访谈，所以所获田野素材十分接地气，所言所议直面受访人群的要害，言其所欲言，真切反映了他们的现实生存境遇与社会文化根源，我们的田野调查研究一再表明，这些吸毒人群大多存在着知识与行为分离的社会事实。前述许多个案都例示了这些社会事实，如因爱而试毒，或懒得动而共用针头。虽说有的尚未确诊感染艾滋病病毒，但是性实践上更多高危行为，如做全套、肛交、打青山、包夜，完全具有两种艾滋病感染途径，或明知已感染艾滋病病毒与同居对象性爱而仍然不用安全套，或知晓性传播艾滋病病毒的风险而依旧作出高危性行为等，自然有的纯粹出于无知或好奇，所有艾滋病病毒感染途径的溯源研究凄切而沉重地证实了这一知识与行为分离的社会后果与公共卫生问题：

> 父母过世，有一个姐姐、一个弟弟，在外地打工。1992 年离异，有一个 12 岁的女孩子，由前夫抚养。初中毕业，中专考上了，没有录取。喜欢看《知音》，爱好侦破类小说，现在不看。
>
> 2002 年 12 月，第一次口吸海洛因。吸了两三口，吸后，就想吐，昏睡，昏迷过几次。当时，在住院，我姐答应出钱做手术，要做换肾手术，效果不好，我就不想做了。我隔壁住有发药的人，买药方便，发药的人告诉我说，尿毒症吃药就不痛了。口吸的最高药量一天半克。2003 年，上瘾后，我想戒药。我那发药的朋友告诉我先打两针，两天后，再去戒。一打，就刹不住车。别人帮我打，单用针头。只有一次共用过（针头），我有一个吃药的朋友，我请她吃药，她拿出一个针头，给我用，她说没用过。事实上，可能是她用过的，就这么一次共用。静脉注射的最高药量一天 125 的一半，兑安定、异丙嗪各一支。其他毒品只用过杜冷丁。
>
> 找钱，开始是偷点废铁、铝之类的去卖钱。2004 年底，开始在天外天社区旅馆做小姐。客人中 10 个有一两个会用，劝也劝过，不管用（不停地摇头）。我一劝，客人就说，你是不是有病啊！有的偷偷把安全套给扯掉了。全套也做，几乎天天做，有些客人认为口交不会传染艾滋病，所以都喜欢做，有时就直接射在嘴里。肛交，觉得脏，还会传播艾滋病，同伴工作者她们教的。[1] 有病（已经感染 HIV），不害人了，不做小姐了。
>
> 2007 年 11 月，中英项目做的检测。

---

1 访谈对象提到具体名字，但为了保护同伴工作者的隐私，隐去她的名字。

最需要的服务，不知道如何办低保（手续），没有吃免费抗艾滋病的药。

感染 HIV 的途径，共用针头的经历，做小姐的经历，不戴套，都有可能。

至于别人提到的那个喝尿老头，74 岁，我认他干爹，同住在桥洞里。因患有哮喘、肺炎，他就喝尿，自己的，也喝别人的，也要我的尿，喝过很多次，几乎天天喝尿。现在我不准他喝，吓唬他说，要是再喝，就要和他翻脸了。现在没有给他了。确实和他没有性关系。（访谈时间：2009 年 1 月 20 日 15：30—16：25；访谈地点：金沙江市疾控中心美沙酮维持治疗门诊点外小亭子；访谈对象：39 岁，1970 年出生，女，汉族）

从感染 HIV 的途径分析，这位访谈对象有可能是因共用针头与做小姐的高危行为导致的。应该说，这位报道人父母过世，22 岁离异，身世比较凄惨。命运的重大转折在就医过程中来临，在人生的美好年龄 32 岁那年，因患尿毒症在住院准备换肾的进程中，刚好隔壁住着毒贩而被毒贩轻易地忽悠诱骗，让她拿海洛因治尿毒症止痛，"发药的人告诉我说，尿毒症吃药就不痛了"，这个被诱吸的理由绝对是难以拒绝的，而且通常自我用药的效果又是立竿见影的，更可悲的是，等她上瘾后想戒毒，而她又被毒贩所误导，"我那发药的朋友告诉我先打两针，两天后，再去戒"，可见她完全处于病急乱投医的无主见状态，被毒贩诱使静脉注射打针后，从口吸的一天半克的药量减少到注射的最高药量一天 125 的一半，但要加兑安定、异丙嗪各一支，这清楚说明她根本就没有经济条件吸食海洛因。然而，不幸总是接踵而至，尽管她承认只有一次共用过针头，但是毕竟共用过，也许就这一次便中招也不是不可能。

当然，假如事实果真如她所说的，那么她感染 HIV 的途径更可能是性传播，从 2004 年底开始，34 岁的她在天外天社区的小旅馆做小姐找钱，10 个客人中只有一两个会用安全套，几乎天天做全套。从性知识和艾滋病传播的视角分析，有些客人的确认为口交是不会传染艾滋病的，所以都喜欢做，甚至有时就直接射在嘴里，但目前的相关研究表明，口交也存在机会性传染的风险，直接射在嘴里是一种危险的性行为。显然，在最为低档的场所从事性产业，的确多高危行为，如 KAP 调查中她所坦承的，"最后一次过性生活，很久以前，一年半以前，跟客人，没戴安全套"。值得特别指出的是，这位访谈对象几乎是唯一明确告诉我，因有艾滋病而退出性产业的，不管是她的法律意识，还是的确难有生意导致她及时收手，没有恶意地报复性传播艾滋病，都表明她良心未泯，尽了法律义务了。

不过，在美沙酮维持治疗过程中，该访谈对象因经济困顿，除了帮人打针收费外，她还明确承认包嘴，存在私自贩卖美沙酮的违法犯罪行为。这个情况说明，的确有一些喝药的病人在私自贩卖美沙酮，门诊点需要采取有效措施加强药物的监管工作。

然而，她的凄惨境遇的确让人不胜慨叹，无家可归，寄居在渡口桥下的涵洞里，也无从得知如何办理低保手续，或如何才能得到艾滋病免费治疗的机会。田野期间，每次见到她，一身针眼，浑身脏兮兮，打得昏沉沉的，蜷曲着瘦弱的身子，昏睡在脏乱、满地是口痰和烟头的小亭子一角，偶尔睁开一眼，惨不忍睹，又有谁知其明日在哪里？

二 嫦娥应悔偷灵药

问题是，上述个案的境况并非孤例，有的或许更具警示意义：

父亲去世，有 6 个兄弟姐妹，没有来往。未婚同居。初中未毕业，喜欢看《知音》《故事会》和时尚杂志。不会上网。

1997年开始吸毒。第一次十多口，一个多月后就上瘾了。吸毒的原因是耍的男友又吸又贩，我不相信就戒不掉，就自己试了。口吸的最高药量一天半克。1998年1月1日开始静脉注射。当时，口吸来不及，就打一针。最高药量一天半克，有时根据钱多钱少，125顶着，注射要兑安定、异丙嗪。溜过一次冰，觉得没意思，没什么感觉。整过K粉，也觉得没啥意思，就是蹦。住院时用过杜冷丁。其他没有了，没有条件吃。以前，耍得特别好的朋友，女的，我们也共用。一般我先打，别人后打，还比较注意的，基本上都是我先打的。但有一两次有可能用混的，有时来不及去买，溶液也是共用的。

2006年开始找钱，在倮果[1]一个星期，找不到钱，就到渡口桥打街，一直到现在。10个客人里有六七个会不用。有的要戴，那些比较有钱、有家庭的、对家人负责任的，还会主动要求戴。不喜欢戴的是打工的人，民工嘛！还有一些小伙子不喜欢戴，但会直接问有病没？有些来检查，用打火机照一下，个别的人用手翻开看，摸一摸，还说如果有病，来找你。我也有检查出有性病的情况，摸一摸，没有什么乱七八糟的，尖锐湿疣的，客人就说多戴两三个套子，给他吹。10个客人里有8个要求做全套，光吹的，有三四个。打野战时，只是用矿泉水洗一下，但不戴套子。喜欢吹的原因是怕得病，就喜欢吹。有的做多了，觉得没意思，就想吹，很多就射到嘴里。有时吹后，又想做。不想戴套子的原因是客人觉得隔着一道。我没有做肛交，但我朋友有做的，有的觉得紧呗！干碟，包夜时，带到家里做，两个女的一起做的，只是一起洗了澡，就没有戴。与同居的男友，从来不用，耍过七八个，都不用。

1　彝族集聚地之一，多毒贩，附近就是密地桥。

喝了一年美沙酮。过年偷嘴十多天，偷嘴了就不去喝。找不到打的部位，晕不了，没意思了。就是放在我面前，都不想了。昨天有人请我，我也不要了。目前的男友吸毒，又喝药，但性关系不戴，一星期 4 次。[1]

（访谈时间：2009 年 7 月 3 日 11∶05—12∶30；访谈地点：金沙江市天外天"向日葵小组"咨询点；访谈对象：32 岁，1977 年出生，女，汉族）

这又是一个在 20 岁的年龄为爱而赌气试毒的悲剧性访谈对象，在最美好的青春年华幼稚地相信爱情的力量可以改变一个人的恶行。当然，她这一试不仅未能帮男友戒毒，而且她自己陷进去之后再也没有出来。她属于典型的"海派"，多药物滥用，如注射海洛因加兑安定、异丙嗪，还尝试过冰毒、K 粉，住院时合法（即医学用途）使用过杜冷丁。不过，她很快就从烫吸转换为静脉注射，为了止瘾，来不及口吸，就打了一针，存在着与人共用针头的高危行为。尽管她声称"还比较注意的"，但是与关系特别好的女性朋友就共用针头，包括溶液。当然，有时是因为来不及购买针头，于是共用或混用了。事实上，共用针具的情况还是挺常见的，前几章已经有所探讨。

同时，该访谈对象做小姐还是最低层次的小姐——打街，在地方又叫碰电线杆或打野战、打青山，自然更多高危行为，其打野战的卫生安全措施，如小姐本人所言的，"打野战时，只是用矿泉水洗一下，但不戴套子"，在玩双飞时，明确承认也都没有采取安全措施。当然，客人与小姐都流行看一看、摸一摸的经验主义性实践。此外，她与七八个同居过的男友，都从来不用安全套。除了最初的男友又贩毒又吸毒之外，目前的男友吸毒又喝药（美沙

1　该访谈对象已经检测出感染了艾滋病病毒。

酮），但性关系不戴安全套，KAP 调查更是直接确认，"最后一次性生活，与
耍的男友，没有用套子"。

因此，如果毒性共生的静脉注射吸毒小姐同时具备两种艾滋病感染途径
的话，那么最后大多走向不归路，正如关键报道人加同伴工作者的日志所呈
现的：

娟，死了！一个星期了吧！原因，当然和吸毒有关。听说，死的时
候很惨，死在渡口桥，那块最大的广告牌下，一身很脏。而且还听说，
当时发现时是一丝不挂……娟，死的原因，我不是很清楚，告诉我这事
的人，说话时都不是很能清楚地表达自己想要表达的意思，因为她自己
说这事时，可能打针（注射毒品）已经过量了。说话时，都是闭着眼，
嘴角满是白口沫，说的也是前言不搭后语。我也不可能要求她给我表达
清楚，因为我也不想彻底地了解娟死亡的真相，告诉我的人，她也不可
能真正地了解，相信也是道听途说罢了。

我只是大概知道，娟的死，和毒品、卖淫有直接关系。……她全身
打针都打烂了，大腿上除了疤痕，就是针眼和流脓的伤口，脸上除了痘
痘，就是些黑斑。她已不能在什么高档娱乐场所坐台了，低档的旅社老
板也不让她在那待，说她现在不再是嫖客抢着要，而是在哪儿都像永远
没有睡醒似的，再也没有嫖客愿意找她了（可能还加上她身上烂了有
关）。所以，她只有到渡口桥下站着打街了（女人卖价最便宜的地方）！
因为只有在那里，才有些农民工或是下苦力的男人为了便宜到那去，找
最低档的女人……现在听说她死了，我一点儿也不惊奇，我知道，只要
她的毒戒不掉，这就是她必然的结局（同伴工作者日志）。

极为不幸的是，就是我们竭力想挽救、拉回人间正道的这位关键报道

人加同伴工作者，最终也彻底沦落为她笔下的同伴一样的下场。2016 年 11 月 28 日与她再次相逢，6 年一别离，瞬息恍如隔世，亦是天壤之别，不复见那个爽朗、机警、通达的女人，如今已是完全依赖毒品度日的成瘾者，因长期吸食冰毒而导致满脸黑痣，眼神呆滞，身材瘦小，走路都已趔趔趄趄，感觉随时就要晕倒在路边。眼下除了每天独自注射海洛因 4 针（一针 125，价值 50 元），共半克之外，还与一帮毒友昼夜不停地溜冰，周旋于数个吸毒男子之间，其暂住处就是一个吸毒的据点，也是一处贩毒的窝点。瞄一眼她床边那一整箱一整箱的废弃针管，便会领会到何为触目惊心，更加深刻地领悟海洛因生物成瘾性给人生造成的摧毁性打击。其实，从社会病因学而论，她早在 5 岁的童年，即已被推入毁灭性的人生之路。那一年她被比她大 13 岁的亲叔叔乱伦强奸，后来又多次被强奸，当然是利用辅导她学习的机会。初二辍学，14 岁外出做小姐，开始吸毒，偷窃，行骗，练就社会江湖经验。

　　然而，根据她目前的状况，可知来日无多[1]，令人唏嘘不已。其自白心迹亦明示："现在心都死了，根本就看不到任何希望。注射完（海洛因）之后，就会有作用。根据自己的感觉扎针，有时扎针，也按照自己的心情，海洛因犯瘾，就会昏睡，有好几次差点就醒不过来。现在基本上七八天睡一次，最多的一次连续熬夜 17 天，因为自己心里有事，不想睡觉。昨天晚上一夜没睡，但是正常的话，如果我有肉吃[2]，有冰吃，我就不会犯困。我倒是不担心冰毒犯瘾，只是担心海洛因，因为有时候海洛因犯瘾，我就会醒不过来"（访谈时间：2016 年 11 月 28 日 12：30—20：30；访谈地点：金沙江市五十一出租屋）。

1　她的经历和遭遇，不由得令人想起美国脱口秀女皇奥普拉，同样有过 9 岁被表哥强奸，14 岁生子，卖淫，吸毒的不堪过往。然而，人生境遇更是天地之迥殊。
2　肉，或猪肉、猪油，均指冰毒，又被称为天山雪莲、珍珠、象牙等。

2017 年 6 月 6 日，她因吸毒贩毒又被抓，需要强戒两年。2017 年 10 月 1 日，我们又在金沙江市强戒所做了简单的访谈。2019 年 1 月 6 日，在强戒所和她做了最后一次深度访谈（具体详情可参看第十章相关内容），发现她基本上已经彻底放弃了戒毒的最后一切努力，任由命运的安排，她的此生，如同飞蓬，或就此飘零，不知谢幕在何处。她的人生境遇再次强烈警示人们，若是触碰传统毒品海洛因，一旦毒品成瘾，大多数人的生命轨迹便无可奈何地偏离了正常的航道。

第九章
美沙酮维持治疗的脱失问题

本来，在某种程度上说美沙酮是治疗阿片类药物成瘾的最后选择。当然，丁丙诺啡也能刺激阿片受体，不会带来欣快感，因此同样可作为成瘾者的替代药物。不过，它与美沙酮的不同之处在于能够阻止海洛因等致效剂与受体结合，因此既能够消除戒断，也能让成瘾者无法从海洛因获得欣快感。[1] 从全球药物的视角来看，显然中国采取的是大多数国家所实施的美沙酮维持治疗路径。

文献表明，美沙酮维持治疗的总体有效性是确信无疑的，美沙酮维持治疗提供了远比开设门诊花费所带来的多得多的益处。研究发现，与门诊相关的特定因素可以提高美沙酮维持治疗门诊的有效性，特别是门诊聚焦将个体留在门诊必定增加正面结果。这些因素包括门诊以病人为中心的路径，并运用综合服务模式来解决阿片类药物依赖者个体的多种需求。当然，对提高保持率和治疗结果起着重要作用的其他关键因素还有：入组标准、评估、足量个体化的剂量、无限期治疗周期、治疗过程的药物滥用医疗监管以及以病人为中心的递减路径。此外，医疗人员培训和门诊环境是有助于治疗过程与取得积极治疗结果的关键因素。[2]

1　〔美〕辛西娅·库恩等：《致命药瘾：让人沉迷的食品和药物》，林慧珍、关莹译，生活·读书·新知三联书店，2016，第224—237页。

2　见加拿大卫生部药物战略办公室于2002年发布的《文献综述：美沙酮维持治疗》（*Literature Review-Methadone Maintenance Treatment*）第70页。

然而，从国际美沙酮维持治疗实践来看，脱失率很高，脱失原因又非常复杂。

第一节 美沙酮维持治疗门诊

一 门诊环境与脱失问题

即以金沙江市美沙酮维持治疗门诊为例，其物理环境和工作条件非常简陋。当初只是一座低矮的一层几近废弃的简易楼房，一排三间房间，附带一个脏乱差的厕所。因为隐藏在原疾控中心旧大院的一处不起眼的角落里，医学空间非常狭小，又没有设置在临街位置，缺乏社会监督，所以容易产生吸毒环境。当然，就是目前的两处美沙酮维持治疗门诊延伸点，条件依然很差，空间狭窄，只是加强了保安的蹲守和物理隔断措施，较好实施强制性喝药的规范，完全杜绝了包嘴现象。不过，这里不从门诊治疗行为、门诊系统因素的角度探析，而仅仅从个体行为特征视角进行分析。因此，聚焦于考察如下话题：社会人口学特征；吸毒史、吸毒原因、吸毒方式、吸毒药量、多药品滥用情况；毒资来源、违法犯罪行为、性行为学特征；戒毒史、复吸原因；美沙酮维持治疗的知识传播、维持治疗剂量、复吸和脱失率高的原因；门诊服务态度、入组条件、可及性、分布合理性、经济负担以及艾滋病防治的 KAP，更强调主位视角反映的脱失原因：吸毒被抓、心理（心烦、无聊、空虚）、心瘾、可及性（交通不便、异地流动、经济负担、时间冲突、政策冲突、警察门诊抓人、场所安全）、替代（有钱吃药，没钱喝药）、偷嘴、美沙酮知识误解（担心副作用的有害论、偶尔偷嘴的无害论、美沙酮不如海洛因的找感觉论、有钱吃药没钱喝药的替代论）、自主停药、动机、毒品易得性（喝药不如吃药方便）、环境诱吸（尤其女性）、毅力、毒友交往（聚会、庆祝节日或生日）、替人包药、社会排斥与隔绝、被人控制做小姐等。

当然，在考察脱失的原因时，我们还需要关注到偷嘴/复吸的原因与脱失原因的某种契合。实际上，与复吸的原因基本上相同，或者说脱失原因是与复吸的原因高度重叠的，复吸的原因就是造成美沙酮维持治疗门诊脱失率高的最主要原因。

就金沙江市吸毒人群的复吸和脱失原因而论，在提供了复吸和脱失原因的 34 个深度访谈个案中，导致复吸和脱失的明确或具体个体原因（多项或重叠）分别为：心瘾，27 个，占 79%；毒品环境（易得性和经济性），11 个，占 32%；心理空虚，11 个，占 32%；毒友交往，9 个，占 26%；家庭冷落，4 个，占 12%；社会歧视，3 个，占 9%。从参与观察和深度访谈来看，在美沙酮维持治疗过程中，偷嘴是最常见的一种现象，也是国际上美沙酮维持治疗门诊通常存在的一个现象，所有提供了偷嘴信息的访谈对象，几乎 100% 都偷嘴过。其中，有些吸毒人员往往是有钱吃药，没钱喝药。有的是一边天天喝药，一边天天吃药。当然，一般而言，病人偷嘴，也就脱失了。

二　心理与社会的支持与渴求

根据国际美沙酮维持治疗的实践经验来看，结婚的或社会支持网络完整的病人参加美沙酮维持治疗的效果更好，成功的可能性更大。[1] 自然，不与家庭或伴侣生活的病人，就更容易导致脱失。道理很简单，如果家庭支持，全程监督喝药，当然就会降低脱失率。总体而言，就多年的田野调查经验说

1　见加拿大卫生部药物战略办公室于 2002 年发布的《文献综述：美沙酮维持治疗》（*Literature Review-Methadone Maintenance Treatment*）第 18 页。

明，无论男女，也无论原生家庭，还是自身的家庭，吸毒人群的婚姻家庭状况大多不完整。深度访谈表明，除了少数 25 岁以下，尚未结婚的，或者同居的，或被包养的，其他基本上都是处在典型的家破人亡、妻离子散的凄惨境况。我们依然以深度访谈个案来例示这一吸毒社会后果及难以摆脱毒品的家庭因素：

父母家庭有三个姐姐，一个哥哥，现在有来往。离异，有一个孩子，由女方带。小学毕业，打发时间的休闲方式，打麻将、打牌、喝茶。

吸毒 15 年了。1993 年第一次口吸海洛因。当时几个朋友在吸，和他们在一起，自然就好奇，就跟着他们吸了。半个月后上瘾。口吸七八年后改为注射，单用针头，每天两三份药。最近吃过一两次麻果，也贩过毒，以贩养吸。因贩毒，进过监狱，被判两年。上班打零工，不吸毒了。

去年七八月份开始喝药，刚喝药时，40mg，第二天加 10mg，最多加到 90mg，后递减到 70mg，又加到 80mg，目前稳定在 80mg，一个月时间，觉得目前这样可以。一个月有两三天不去喝，时间不合适，没去。喝药后，状态好些，有时候是没钱去喝药，个把月会偷嘴，主要原因是心情烦，郁闷，就想吸毒。因为心情不好时，没有朋友、家人可倾诉。最近一次偷嘴是一个月前，因为烦恼。

美沙酮维持治疗门诊是听吸毒的朋友说的。办卡没问题，用暂住证就可以了。美沙酮维持治疗的好处，是听朋友说的，因有朋友在喝药，觉得各方面都好。门诊点的服务态度还可以，因家住得近，所以不觉得远，相对距离近。喝美沙酮的经济负担不觉得重，还可以。门诊点的门口有打针、吸毒、打架的。看不惯，不看，喝了药，就走。尿检，我不用别人的，不需要。个人觉得还是喝药好，经济上便宜，家人、朋友都支持。有些人上夜班，时间不合适。最好的办法是，尽量让吸毒的朋友互相劝告，不要吸毒，尽量喝药，说喝药好，吸毒不好。家人、朋友支持，看得起。如果吸毒会被看不起，还花钱，又可能被公安抓。

目前，和女朋友住一起，女友是贵州的，做小姐。几年前，听说过艾滋病，以前找过小姐，都用安全套，吸毒后不找了。[1] 但与女友在一起，一般不用。（访谈时间：2008 年 8 月 7 日；访谈地点：金沙江市天外天社区"向日葵小组"咨询点；访谈对象：36 岁，1972 年出生，男，汉族）

这位报道人小学毕业，又离异，访谈之时与做小姐的女友临时同居，其实质是，显然以谈恋爱的名义控制小姐获取毒资而已，这样的一种社会关系自然是不稳定的，亦难以成为郁闷时刻的倾诉对象。不过，他与父母、兄弟姐妹尚有来往。21 岁初次涉毒是因为社会关系网络的影响，加上无知与好奇，口吸七八年后改为静脉注射，除了尝试过一两次麻果，他单纯吸食海洛因，他的毒品供应有保障，就在于他贩毒，属于典型的以贩养吸，所以因贩毒进监狱两年。可见，在他身上有着许多被社会所标签的身份，其渴望与需求自然会明显表达出来。

从他所总结的个体脱失原因来看：（1）喝药时间不合适，如上班，或夜班。（2）有时候，没钱喝药。（3）心情烦，就偷嘴。（4）心情不好时，难以获得情感支持。就其个体的主要脱失原因而论，涉及时间、经济、心理、社会支持层面，故而他所提出的防止脱失的办法是：（1）对吸毒人群进行宣传教育，营造不吸毒的氛围。（2）如果不吸毒，家人、朋友支持，看得起，赢得尊重。（3）经济上，吸毒还花钱。（4）违法犯罪又可能被公安抓。因此，我们从他反复强调的这些话语中，不难解读出其对家人、朋友在心理满足、情感抚慰、社会支持方面的强烈渴求。换言之，若想提高美沙酮维持治疗的

---

1 据访谈对象自述，吸毒后，性功能丧失，基本没有性需求。所谓吸毒后，两口子变为两姐妹。

依从性，降低脱失率，那么除了医学的治疗之外，极其重要的层面就是心理学与社会学的支撑。案例如下：

　　原籍河北保定，父母离异。独生女，已婚，目前与（法定）丈夫还没办理离婚手续，与第二个男人同居，生育有一个一岁多的女孩。高中未毕业，喜欢看言情小说，唱歌跳舞，玩电脑游戏，看电影。

　　2001年，第一次吸食海洛因，口吸了五六口，吐了，很不舒服。当时，要了一个对象，他坐牢了，心理很不平衡，烦恼，就想吃药。半个月后，就离不开了，天天吃药，还是口吸，最高药量一天半克，从来没有注射，不用安定、异丙嗪，其他毒品没有沾过。

　　2005年，没钱了，就开始做小姐找钱，在盐边新县城。客人10个里面有7个会戴安全套，已经在宣传预防艾滋病了，真是已经知道，包括共用针头都会得艾滋病。没戴的也没办法。那里不兴全套，只出台，或者包夜。有客人要求做肛交的，没做。金嗓子喉宝、冰火九重天，没有听说过，不懂。

　　戒毒，起码戒过10次，都是自戒。戒毒所没有进去过。都是回到河北保定老家，在家戒，几乎每次都是一年半。第一次自戒，在河北老家，一年半，硬扳。第二次，也是一年半，但回金沙江市，就又吃药了。最后一次，2005年，还是一年半，回金沙江，就完了。一直吸到去年，2008年8月。

　　第一次听说（美沙酮维持治疗）门诊点，是听吸毒的朋友说的。2007年底，我妈陪我办卡的，当时办卡很麻烦，要到社区派出所开证明。第一天喝药40mg，压得住了，回去就想睡。但一个礼拜以后，又偷嘴。唉，住西区太远，有时不想来，实在太远了，不方便，还不如拿喝药的钱来吃药。有一回偷嘴，就会有第二回、第三回、第四回，又上路了，打回原形，就不来（喝药）了。一个月后，又来喝药，一是没钱了，二是我妈发现我不对，就要求我来喝药。又隔了一个礼拜，又偷嘴，和西区的吸毒朋友在一起，口吸了。反反复复，我都数不清了，我自己都觉得没有意思了。2007年12月27日生孩子还在偷嘴，怀孕过程也偷嘴。2008年8月以来，一直天天喝药，喝药最高剂量70mg，递减至50mg。没有偷嘴，因为有动力，我又找了一个男人，他不沾毒，要与原来的男人离婚，为了这个男人，说白了，他驱使我不再沾毒，他不嫌弃我，吃药都吃烦了，丢人都丢到家了，我那里谁都知道我吸毒，全家人的脸都丢尽了。目前，不喝也没事儿，也不偷嘴。做到天天喝药，一个靠个人，一个靠家人。

门诊点的服务态度一般。最烦的是时间不守时，他妈的，上班晚，下班早，超时一分钟都没得行，真是恼火得很。来喝药，不方便，住西区，要倒几趟车，三四趟车，太远了。遇到有时堵车，上下班高峰期，就赶不上喝药。经济上，光拿10元喝药不贵，但加上交通费，来回就是10元、20元钱。

（访谈时间：2009年1月20日上午11：32—12：50；访谈地点：金沙江市疾控中心美沙酮维持治疗门诊点外小亭子；访谈对象：31岁，1978年出生，女，汉族）

这是一个暂时戒毒成功的个案。31岁的访谈对象父母离异，乃是家中的独生女，高中未毕业的她未离婚，又与他人同居。说来又是很老套的故事，23岁因交友不慎导致她心情烦闷，就想吸毒解闷。半个月后，就上路了，好在她一直口吸，从来没有注射，最高药量一天半克，既不像许多吸食者加兑安定、异丙嗪，也没有沾染过其他毒品。

2005年，27岁开始做小姐找钱获取毒资，10个客人里面，有7个会戴安全套，戴套多的原因，是已经宣传艾滋病防治知识了，如她所说，"真是已经知道"，从艾滋病防治的 KAP 调查看，基本具备防治知识和正确的态度。个案表明，近年来的艾滋病防治宣传教育和行为干预还是相当有效果的。尽管她也坦承，"没戴的也没办法"，但她不愿承认目前仍然在渡口桥、天外天社区的小旅馆做小姐。当然，就性知识与性技巧而言，显然懂得不多。

访谈对象起码戒过 10 次，但都是自戒，即回原籍河北保定，在家戒，硬扳，每次都是差不多一年半左右的时间。其实，也有许多类似的个案，只要返回父母的原籍地，大多可以戒掉，效果有时比强制空间的戒毒所可能还好，就在于彻底摆脱原先的毒品环境，在陌生的环境里，不容易买到毒品，没有那么多毒友的来往，也不会受到身边人的歧视与隔绝。其实，还有一个非常关键的原因是她的毒品使用模式，一直口吸，没有静脉注射。然而，每次返回金沙江市，就又复吸，而复吸的直接原因自然是金沙江市的毒品环境，正如她本人所感叹的，"回金沙江，就完了"。直到 2008 年 8 月，才暂时性地完全告别海洛因。

从她参与美沙酮维持治疗的情况来看，第一次初始服药剂量 40mg，就压得住瘾，从个体的调整阶段剂量来看，第一次 40mg 就合适，抑制住戒断症状，明显与吸毒史、吸毒方式、吸毒药量、多药物滥用情况存在必然联系，如她的毒品使用模式是一直烫吸，又不存在多药物滥用的情况，所以连续喝了 4 个多月后，"不喝也没事儿，也不偷嘴"。不过，第一次服药一个星期之后，也曾经偷嘴，根据个体叙述，造成偷嘴和脱失的原因是：第一，门诊的可及性问题，因为住西区，来喝药，要倒三四趟车，有时，遇到堵车，或上下班高峰期，就赶不上喝药，造成脱失。第二，是毒品环境问题，在毒品的易得性上，喝药不如吃药方便；经济上，"还不如拿喝药的钱来吃药"。尤其令人震惊的是，她在怀孕期间偷嘴，甚至生孩子的时候还在偷嘴。"有一回偷嘴，就会有第二回、第三回、第四回"，就又上路了，马上打回原形，就不来喝药了。第三，社会关系网络与社会交往的问题，一旦与毒友在一起，就会继续吸毒。

2008 年 8 月以来，她一直天天喝药，没有偷嘴，能够做到不脱失/偷嘴的原因是：第一，经济上，吸毒没钱了。许多个案都表明，严酷的经济条件暂时抑制了毒品的渴求，最典型的话，就是有钱多吃，没钱少吃。第二，家人的支持和监督是关键因素。第三，最重要的是，戒毒/喝药动力上，除了她母亲的监督喝药，又与一个不吸毒的男人同居在一起，具有比较强大的戒毒动力，就算是爱情动力学在起作用吧。第四，动机上，准备为爱情重新做人，个人的戒毒意愿和毅力十分重要。一言以蔽之，如她明确指出的，做到天天来喝药，不复吸，"一个靠个人，一个靠家人"。只要坚持每天喝药，应该说，美沙酮维持治疗的效果是非常明显的。然而，她依旧存在复吸的风险，一种合理的推测是，倘若缺失了戒毒的动力，假如又与这位新交的男朋友关系破裂，那么她很可能再次陷入戒毒—复吸—戒毒—复吸的恶性循环之中。毕竟，她当初就是因为所交往的男友坐牢导致心情烦躁而吸毒的。应该说这种情况是相当普遍的，而且借助外力来戒毒，持久力方面通常比较脆弱，有时瞬间便落入破罐子破摔的困境。

事实上，这种复吸的情况与当初走向吸毒路的社会根源和深层原因基本上是一致的，唯一的不同无非是不再有偶然性或场景性的因素而已。故而，如果没有心理学的、生物医学的、社会学的综合性应对策略，那么吸毒者无疑很难走出这一困境，彻底功能完善地回归社会。除了药物的生物成瘾性，社会性成瘾是最为艰难的出走，因为原初的家庭未能提供强有力的支持，自然包括没能获得较好的文化教育与生存职业技能，相应的，得到的社会支持与能够获得的社会资源便也极其有限。

第二节　有钱吃药，没钱喝药

一　职业技能与经济条件

深度访谈表明，教育与就业同毒品的复吸率与美沙酮维持率之间存在着内在关联性。换言之，就业状况是导致脱失的一个关键因素。第一，因为吸毒，该人群的原有工作大多已经丢失，或者即使有工作，事实上，处于冻结状态，仍然从事违法犯罪行为，或者已经买断工龄。第二，因社会歧视，就业环境，加上年龄、学历、工作技能等诸多因素，吸毒人群根本无法谋得正当职业。第三，因长期吸毒导致的对脑神经、行为、人格等损害，吸毒人群很难或不愿意从事正当职业。第四，正因为没有正式的职业，所以原本就无聊透顶的吸毒人群感到更加无聊、空虚、寂寞，最可能以毒品来打发寂寞时刻，极容易导致复吸和脱失。此外，因为没有正规的职业和必要的技能，即使戒毒成功后，被污名和标签化了的吸毒人群也很难重新融入社会之中。因此，有没有正规职业就像横亘在吸毒人群与社会之间的一根标杆，造成回归社会的极大障碍。在这方面，男性吸毒者最为强烈地反映了这一困境，而女性吸毒人员本来就处于就业的不利地位，如下面这个个案就十分典型地呈现了没有获得过教育的女性吸毒者通常依靠打工和男人贩毒获取毒资，从反面证实经济条件有时会暂时抑制其毒品渴求，然而一旦有机会吸食，便又很容易复吸，从而造成脱失：

父母离异，有一个姐姐，保持来往。继父的儿子，没得来往。男人劳教15年，2008年离异。小学二年级未完成，不看什么杂志，也没有什么爱好。

1990年，在格里坪，第一次口吸海洛因。对海洛因好奇，加上当时心情不好，因为跟男人父母烦，他父母虐待我，烦了，就吸了10元钱的，口吸了几口，大概 10 口，听到别的响声就烦。吸了可能 10 天左右上瘾，就觉得难受，想吐，一直口吸到 2004 年。原先的药没有现在的好，以前一直吃二分五。2000 年以后，125 就够了。2003 年，打了半个月的针。没钱就打针，一个女的帮我打，打一针，收费 5 元钱，海洛因 125 的一半，兑安定一支，就够了，不敢多打，怕（过量）打死。

找钱，靠打工，男人给钱，男人本来就是贩毒的，他被判刑就是因为贩毒。没做过小姐，没得。

2004 年，或 2005 年，记不得了，我生日，一个朋友说，晕一会儿。过了 3 天，帮我买安定、异丙嗪，没买到，被缉毒队抓了，被送到棉纱湾的强戒所 6 个月。出来快两三个月了，因恼火，又吃了，口吸的，连着吃了 10 天，觉得又上瘾了。

2005 年，（美沙酮维持治疗）门诊点刚开诊，就来喝药了。一个吸毒的朋友在喝药，他跟我说的。我自己找刘主任问清楚了如何办理（喝药）卡，觉得还是好办，我是金沙江市本地的。第一天喝 40mg，不够，觉得全身不舒服，全身像蚂蚁爬，像在骨头上爬来爬去，怪不舒服的。第二天加了 5mg，将就着点，靠自己控制，压住瘾。后来递加到 90mg，够了，跟正常人一样。90mg 喝了四五个月，后来减了 5mg，85mg 喝了几个月。目前，还是 85mg，喝了跟正常人一样，天天来，一个月减免喝药费 3 次，年终还发了一袋大米。

偷嘴不多。老彝胞抢我的包包、手机、钱，打了脑袋，现在还有两个口口。几个朋友在一起很高兴，像过节一样，就吃药。偷了嘴，还是来喝药。母亲 60 岁了，老畜生[1]的儿子打我妈，我妈报了案，等我伤好

1　突然听到访谈对象称继父为老畜生，显然存在隐情，于是，又追问了这方面的情况，她自述如下："继父与我妈结婚 33 年，在我 13 岁时，在家里强奸了我，当时就我们两个人在家，我打不过他，强奸后，威胁我不许跟我妈说，否则杀了我们。后来，又一次想强奸我，我不干，用棍打他，又将门拴上，没有得逞。看在家待不下去了，就出去到格里坪打工。小学二年级都没有读完。"

后，回福天（？）看我妈，看看如何处理，否则到（上）法庭。

　　门诊点的服务态度挺好，因为他们开单子，刘主任、李阿姨对我们最关心，对我们病人像一家人，还谈谈心。来喝药，坐车一个多小时，不方便，也要来喝。经济上，喝药还是不贵，买海洛因多贵呀！许多人包药拿去卖，存到 500mg，卖 500 元钱。办卡也容易。喝药的环境不好，看到那么多人打针，真的不舒服，不想走这里。怎么做到天天来喝的？不来喝药不行，美沙酮（的药效）只管 24 小时；不偷嘴，每天必须来，不来不行。不像偷嘴的，就不来了。自己如何做到不偷嘴？靠自觉，经济上负担不起。

　　（访谈时间：2009 年 1 月 19 日 17∶15—18∶25；访谈地点：金沙江市疾控中心美沙酮维持治疗门诊点外小亭子；访谈对象：35 岁，1974 年出生，女，汉族）

　　该访谈对象的身世亦凄惨之至，父母离异，没读完小学二年级，13 岁的幼年即遭继父强奸，按照目前的法律裁定，强奸幼女属于需要从重处罚的重罪——刑期通常是 3 年以上 10 年以下。她本身也是离异，其男人因贩毒被判刑 15 年，可见是重罪，显然贩毒的量并非小数目。

　　35 岁而有 19 年的吸毒史，说明涉毒很早，1990 年在当时有"小香港"之称的格里坪，16 岁的她第一次口吸海洛因，其实，最初吸毒的原因极其简单：第一，对海洛因好奇。第二，当时很烦恼。尽管只是吸了 10 元钱的量，好像并不多，但是 10 天左右便上瘾了。根据她的叙述，一直口吸到2004 年，一直吃二分五的药量，不过，2000 年以后，吸食 125 就够了。其中，在 2003 年，因没钱吸毒，曾经静脉注射半个月，打 125 的一半，兑安定一支，就够了。然而，访谈对象的陈述稍微有些混淆不清之处：第一，吸毒方式从口吸转换为静脉注射的时间，前后陈述存在误差，但并不影响大致的判断。第二，认为原先的海洛因没有现在的好，以前要吃二分五，后来吃 125 就够了。实际上，一般公认原先的海洛因纯度比现在的要高。因此，她认为现在的海洛因好，药量小了，很可能是因为打针后——吸毒方式改变的感受，吸毒史漫长带来的无感，一般而言，具有较长吸毒史的人，通常对毒品不敏感，更可能的则是打针兑安定增强了药效的缘故。至于改变吸毒方式的原因也很简单粗暴，因为"没钱就打针"，不敢多打的缘由则是怕打过量打死。此外，第一次口吸的量多，似乎的确与上路快存在着某些内在关联。

就她具体的、直接的复吸原因来看，颇为简单：第一，许多吸毒人员只要是值得庆祝的任何事情，都是吸毒的由头，如我们常人喝酒以示庆贺。第二，普遍的苦闷心理状态，纯粹因为烦恼，就吃药。应该说，将海洛因作为抗抑郁的药物，从全球来看都是比较常见的，也是戒毒难的原因之一，就在于急切摆脱烦恼的路径依赖。这就说明像本访谈对象这样依从性较好的美沙酮维持治疗病人，即使维持阶段的剂量已经合适，而且做到天天坚持喝药，甚至享受到了一个月减免喝药费 3 次的政策，领过一袋大米的年终奖励，即便依从性较好的个体，也有偶尔偷嘴的时候，如遭遇被盗意外后，几个朋友聚在一起，"很高兴，像过节一样，就吃药"。就是偷了嘴，还是来喝药。毫无疑问，如何看待服药过程中的偷嘴现象，目前在学界仍然是一个极具争议的话题。偷嘴的原因，有时是喝药环境的诱惑。从她的情况看，做到天天不脱失的个体原因是：第一，美沙酮的药理学作用，不来喝药不行，美沙酮的药效只管 24 小时。一旦戒断症状出现，自然难以忍受，"觉得全身不舒服，全身像蚂蚁爬，像在骨头上爬来爬去，怪不舒服的"。这就验证了即使美沙酮维持治疗门诊的可及性差，她也坚持每天来喝药的原因。第二，毒品的替代方式，要是不偷嘴，就必须每天来，不来不行。但要是偷嘴，自然造成脱失。因此，在她看来，要想做到不偷嘴：其一，靠自觉，这就是说戒毒的主观意愿、动机、毅力很重要。其二，更实在的原因是经济条件限制，买不起毒品，暂且压制了吸食毒品的渴望。

二　寻找毒资与违法犯罪行为

从所有访谈个案反映的情况来看，无论吸毒者原先家境多么丰厚，甚至在 20 世纪 80 年代就拥有百万家产，但沾毒之后，几乎无一例外都是人财两空，家破人亡，如果要维持吸毒行为，那么就只有找钱。在他们看来，无论找钱行为正当与否，只要来钱就行。找钱行为男女有别，无非是男人从事偷盗、贩毒、诈骗、抢劫，或者帮人收回烂账——吸毒或感染艾滋病病毒竟然成为詹姆斯·斯科特意义上的"弱者的武器"，有的男人还做鸡头，控制女人做小姐找钱。女人大多从事做小姐（以性养吸）、以贩养吸、以性换毒，或者以性交换住所，或者被男人包养等，其他还有偷窃、行骗（如杀猪盘）等。所有这些违法犯罪行为，对社会公共安全与公共卫生造成极大的危害，同时，又是造成复吸和脱失的重要原因。许多访谈对象都谈到脱失是因为吸毒被抓，进了强戒所，或因其他违法犯罪行为进了劳教所、拘留所。因此，从减轻危害的意义上说，放宽参加美沙酮维持治疗的入组条件和扩大美沙酮维持治疗的覆盖面，对于解决因静脉注射吸毒造成的社会问题和公共卫生问题是十分关键的。

在田野调查过程中，一个重要发现是，只要男性吸毒者坚持健身，那么通常比普通吸毒者更容易经受毒瘾或忍受戒断症状。然而，还是因为教育程度低，没有什么技能，只能从事最低档次的工作，经济收入很低，即使做到坚持去喝美沙酮，但也往往难以抵挡毒品的诱惑，最致命的是，在认知上认为偶尔吸毒，并不觉得有什么问题，其实质就在于空虚、无聊与寂寞，这在吸毒人群中是相当普遍的心理状况：

离异。有一个 9 岁的女孩，由女方抚养。自己有一个弟弟。从小练武，高中毕业，喜欢看现代军事题材的小说、《读者》，军事题材的都爱看，如中央台第 7 频道、第 12 法制频道，很少上网。

1995 年开始吸。因当时求亲时，老丈人不同意，嫌我地位低。心情烦，不想回家，就去了一个朋友家。让我吸海洛因，朋友说，只吸一两口没事，不上瘾。于是，吸了 7 口，昏沉沉，头晕。4 年后，上瘾，改为注射。因毒品涨价，太贵了，只好改为注射，一克的十六分之一，一天就一次，控制得好。从来没有共用针头，都知道共用的危害，不敢共用。没有尝试其他毒品。

毒资的来源，起初帮老板收烂账，有分成。从小练武，所以能收烂账。不贩毒，不偷不抢。尽管收入低，但有稳定的工作。目前，不与其他吸毒的朋友来往，空闲时间主要看书，打麻将，很少喝酒。

1998 年或 1999 年底，第一次听说美沙酮治疗，从吸毒的朋友处知道，市三院有美沙酮治疗。从知识的角度看，吸毒人员都知道，但办卡不方便，办卡是去年底，托人去办的。自己有工作，不敢去，办卡要经过派出所开证明不好，会告诉单位，不敢去办卡，顾虑多。连续喝了两三个月，第一次喝药的剂量是 35mg，最多 80mg，递减到 40mg，这个剂量够了。因怕人家知道，每次喝药都偷偷摸摸的。大夫的服务态度挺好，主动要求递减。

但心瘾很重，就偷嘴，怕被抓，就没再去喝了。奥运之前，抓得紧，本人有正式的工作，怕单位知道，怕工作给丢了。最反感，最容易导致脱失的最大原因就是门诊点门口抓人！其实，有心瘾，偶尔偷嘴，不算什么。偷嘴被警察抓，其实，心瘾不是问题，这是一个漫长的过程。但警察在门诊点门口抓人。

费用不是大问题，说不高，费用还是负担。交通费用每月 90 元，喝药 300 元，一个月总共就 390 元，还要吃饭、抽烟什么的，一个月的收入就 1000 元左右，负担还是有点重。家里人支持，但不给钱。

服药时间与上班时间冲突，延长到晚上 6 点钟就比较好。

对于喝药的危害，自己没看出来，但看有些材料说，危害还是挺大的。

遇到烦恼的事情，或者不开心，自己看战争/武打小说。今年 9 月份准备又去喝药，现在准备好钱。（访谈时间：2008 年 8 月 9 日；访谈地点：金沙江市天外天社区"向日葵小组"咨询点；访谈对象：36 岁，1972 年出生，男，汉族）

该访谈对象在 1995 年 23 岁时开始吸毒，已有 13 年的吸毒史，最初吸毒的直接导因是因当时求亲，女方家长不同意，嫌弃他的地位低，条件不好，结果导致他心情烦闷，不想回家，就去了一个朋友家诉苦，他的朋友让他吸海洛因，诱劝他说，"只吸一两口没事，不上瘾"，于是他在心情郁闷之下就吸了。这里很清楚地表明，最初导致吸毒的便利条件通常是因为社会关系网络，身边有吸毒的亲友，而初次涉毒的人一般的确容易相信亲友的劝说，只吸一两口没事，不会上瘾，这对没有多少毒品药理学知识的人来说，当然极易轻信。不过，就毒品使用模式而言，这是一个非常特殊的个案，他在口吸 4 年后成瘾，因毒品涨价，他只好改为注射，注射的药量只有一克的十六分之一，即 125 的一半，且一天就注射一次，也没有尝试其他毒品，使用量控制得很好，又知道共用针头的危害，所以从来没有共用过。就他的情况而论，因他的经济条件有限，如他本人所陈述，"不贩毒，不偷不抢"，但从小练武，能够以吸毒者的身份作为詹姆斯·斯科特意义上的"弱者的武器"，在法律的边缘或灰色地带帮一些老板收取烂账，得到一些分成。毒品太贵，显然极大地抑制了他的毒品渴望，然而，他能够做到一天只吸一次，而别人却难以做到，确实跟他的毒品使用模式、从小练武的身体素质有关联，自然还与他生活比较自律，如空闲时间主要看书，打麻将，很少喝酒、很少上网，有稳定的工作，竭力避免与其他吸毒者来往均有密切关系。因此，在他看来，最佳防治脱失的办法就是环境隔绝。在某种意义上说，他便是一个隐形吸毒者，因有一份正式的工作，所以他每次喝药都是偷偷摸摸的，怕单位知道，怕丢工作，怕别人知晓，怕去派出所办卡，更怕偷嘴被警察抓。显然，社会支持系统和心理干预是极度缺乏的。

根据他的总结，脱失的个体原因主要有：（1）生物成瘾性，"心瘾很重，就偷嘴"。（2）因吸毒，"怕被抓，就没再去喝"。（3）门诊点与公安、缉毒等部门之间的协调问题。（4）服药时间与上班时间冲突，延长到晚上6点钟就比较好。（5）对毒品的主观认识问题。（6）经济条件，仅靠正当职业维持是比较困难的。（7）遇到烦恼的事情，或者不开心，自己看战争/武打小说，说明很难得到心理干预与支持。（8）关键在于解决好婚姻与家庭。

从许多访谈对象的脱失原因分析来看，心理压抑和苦闷无疑是一个极为重要的原因，何况因社会歧视而导致社会隔绝，他们的社会交往通常被局限于吸毒人群之间，而吸毒人群相聚在一起，自然更容易寻求通过吸毒来排解生活苦闷和社会苦难。在这个意义上说，对于这些家庭功能缺失的吸毒人员来讲，苦恼时，有地方说话，能够获取适当的心理干预就成为一种非常渴望的需求。然而，社会现实是残酷的，常人寻求恰当的心理咨询尚且难以满足，几乎已被家庭和社会抛弃的吸毒人员自然更无缘获得这样一种近似奢侈的服务。

第三节　心瘾、社会苦闷与自我疗愈

一　心理压抑与社会苦闷

如上文所述，在吸毒人群中心理压抑是很常见的现象，而心理问题则会影响美沙酮维持治疗率。美沙酮维持治疗有助于减轻病人的压抑和焦虑症状。不过，病人的精神疾病的严重程度与治疗结果差关联。研究表明，有其他精神健康障碍的个体在维持治疗过程中药物滥用率更高，治疗后继续药物滥用以及其他药物滥用行为。[1] 如有的访谈对象就特别指出，"还有一个偷嘴的重要原因是无聊，没有工作，没有事做，很无聊"。像下面的报道人便直言空虚寂寞无聊，还不如吸毒解闷：

　　老家南充，父亲在，兄弟三个，老大。1995 年结婚，2003 年离异。有一个女孩，13 岁，由女方抚养，每月给抚养费 300 元。高中毕业，在云南河口当过 3 年步兵，原来喜欢看军事题材的书。

　　1998 年 11 月，第一次吸毒，吃鸦片。当时吃了两个烟枪，马上呕吐，头昏，但胃口还挺好。为了治哮喘，当时把病治了。7 个月后，朋友叫吃海洛因，当时并不知道海洛因是什么，说可以治哮喘。吸了 3 口，心慌，想吐，其他没有什么症状，吐了以后就舒服了。20 天后上瘾，一天二分五（半克的一半），分 3 次，口吸。2006 年，开始静脉注射，打 125，分 3 次，一般不兑其他药物。买一次性针头，没有用过重复性针头。最高药量一天 3 道 125，一直到 2008 年 4 月，喝美沙酮。

　　毒资主要靠开副食店、餐饮店。父母出钱开的，生意还可以。有时，从朋友那里拿点钱买药。2006 年，买药时，当场被抓，送到强戒所半年。出来后到老家南充打工 5 个月，没有朋友，没得想吃药。后来，回到金沙江市，第三天碰到朋友，一起买药吃，刚吃一次，又被抓，尿检呈阳性，强戒 9 个月。出去后，回南充一直没吃。去年，"五一二"大地震，5 月 18 日回到金沙江市，又碰到朋友，又吃了一个月，又被抓，来

　　1　Strain, M. L., "Methadone Dose During Maintenance Treatment", In Strain, E. C., & Stitzer, M. L. (eds.), *The Treatment of Opioid Dependence*, The Johns Hopkins University Press, 1999: 89–118.

这里。2008 年 6 月 16 日来的，签了两年。没有尝试其他毒品，只有鸦片、海洛因。

喝美沙酮是吸毒的朋友介绍的，2007 年办卡，托朋友办的，花了 150 元。办卡不严格，好办，基本上能办成。第一天喝 45mg，自己要的 45mg，觉得够了。第二天减到 40mg，觉得挺好，后来一直喝 40mg，喝了 6 个多月。喝药过程，偷嘴七八次，口吸，125 的一半/35 元，几个朋友在一起，说偷几次嘴没事。后来，把海洛因、美沙酮都戒了，没有什么不舒服。父亲年纪大了，小弟弟又犯事，判刑 20 年，本想从南充回金沙江市照顾父亲，结果一回金沙江市，就又吸了，进了这里。当时，能戒掉，主要是回南充，没有那个环境。

门诊点的服务态度挺好，还可以。喝药过程中，没有包药。喝药方便，我家住炳草岗。经济上，我不觉得贵，负担得起，抽烟还要 10 多元一包呢！喝药环境，看到打针、吃药、发药，有时能控制，有时就想吃药。无聊、空虚时，就想吃药。闲时，一个人逛街，觉得一个人寂寞时，没有朋友，就空虚，还不如买点海洛因解解闷。要想坚持喝药，时间没有问题。碰到吃药的朋友，干脆不去喝药，就一起去吃药了。看不顺眼的是，公安到那里抓人，碰到被怀疑，要求尿检。没偷嘴，就放了。

（访谈时间：2009 年 1 月 16 日 18：00—19：10；访谈地点：金沙江市强戒所；访谈对象：38 岁，1971 年出生，男，汉族）

这位报道人似乎又是以自我用药的由头在 27 岁时开始吸毒的，为了治疗哮喘，吃了两个鸦片枪，7 个月后，他吸毒的朋友又说海洛因可以治哮喘，他又吸了海洛因，20 天后成瘾，口吸一天二分五，分 3 次吸。2006 年，开始静脉注射，最高药量一天 3 道 125，一直到 2008 年 4 月。只吃过鸦片和海洛因。

从他复吸的原因来看，2006 年第一次进强戒所戒毒半年，出所后返回老家南充打工 5 个月，因为不认识当地吸毒的朋友，所以他就没吸。然而，后来回到金沙江市，碰到朋友，一起买药吃，又被抓，强戒 9 个月。出去后，回南充一直没吃。2008 年，回到金沙江市，又碰到毒友，又吃了一个月，又被抓，2008 年 6 月 16 日，进强戒所，签了 2 年。从个案看，复吸的主要原因是毒品环境和交往的吸毒朋友。因此，只要回南充老家，没有毒友，没有毒品，就没问题，他非常明确地认识到问题的关键之所在。因此，在某种意义上说，假如访谈对象彻底离开金沙江市，隔绝毒品环境，摆脱自身空虚、无聊、寂寞的状态，那么相信他能够戒掉海洛因。因为他毕竟没有违法犯罪行为，毕竟还有责任感，承担女儿每月 300 元的抚养费。然而，人生没有这么多假如，他在参加美沙酮维持治疗的过程中，半年多时间，偷嘴七八次，口吸，125 的一半，这就是说，每个月都要偷嘴，但药量明显减少。那为什么还要偷嘴呢？根据他本人的总结和概括，主要原因无非是：（1）直面门诊点的诱吸环境，看到打针、吃药、发药，有时能控制，有时就想吃药。这就说明门诊环境的确存在诱吸场景。（2）空虚、寂寞与无聊的心理和精神状态。（3）社会关系网络。（4）美沙酮维持治疗知识在认识上存在误解。（5）缉毒警察到门诊点抓人，容易造成脱失。（6）自主停药，他自己认为，把海洛因、美沙酮都戒了，没有什么不舒服，就没有坚持喝药。

然而，就其行为特征而言，在部队锤炼过 3 年的 38 岁男人似乎必须依赖外力或强制力才能作出行为约束。因此，吸毒后的许多行为不可以常理论。通常吸毒人群的年龄主要处在 26 周岁至 40 周岁之间，36 周岁至 40 周岁所占的比例最大，从所接触的访谈对象看，最大年龄为 50 岁。田野工作证明，"海派"与美沙酮维持治疗存在内在关联。从参加美沙酮维持治疗的病人中捕捉到的样本大多是所谓的"海派"，特别是年龄在 30—45 岁之间的吸毒人群，除了偶尔尝试新型毒品，基本上是单纯的海洛因静脉注射。这种情况表明，加强美沙酮维持治疗策略推广是地方艾滋病防治的优先选项。然而，美沙酮维持治疗策略推广情况不尽如人意，如脱失率太高，覆盖面太低。

二　逆反与赌气

本来，就个体的脱失原因而言，年龄大通常与较好的维持率相联系。[1] 换言之，年龄大的维持治疗病人相对不会脱失，年龄小的就容易脱失。如有的访谈对象吸毒史长达 20 年，尝试过多种毒品，也有过反复戒毒的经历，从多药物滥用、吸毒方式、喝药剂量来看，访谈对象属于典型的海派，虽然尝试过大麻、麻果等，但都没有找到感觉，所以吸食其他毒品并不严重。吸毒方式由口吸转为肌肉注射，最后因找不到打针的部位，又改为静脉注射，但海洛因要加兑安定。最终，对海洛因已经没有兴趣了，借用他本人的话说，"伤得太深，没意思了"。因此，他参加美沙酮维持治疗后，喝药戒毒的主观愿望强，意志强。相应地，在喝药过程中，依从性好，不脱失，服药效果好，不偷嘴，尿检不作假。然而，年龄大，并不见得都会做到不脱失，即便号称吸毒已经伤及心灵，但其行为往往呈现与年龄不相称的幼稚心理特征。如有一位访谈对象在 2008 年夏天做访谈时，一直坚持喝药不脱失，不偷嘴，尿检不作假，但 2009 年春节再调查发现，他因诈骗得钱，有钱后又开始复吸成瘾，且是玩兵马俑，以致天天喝药，天天偷嘴，尽管没有脱失。

有的访谈对象谈到偷嘴的原因时，说得更直接和干脆，"打针的原因是看到别人打，就想打，没有理由。要想做到不打针，我也不想打，就是控制不住，我也说不出来，心瘾吧！无聊，空虚"。除了吸毒者所普遍具有的不平衡心理之外，其实，她这一番话语已经触及医学、社会学、心理学三个层面的内核。显然，美沙酮维持治疗并不解决所有问题，如精神卫生、心理问题，

1　Strain, M. L., "Methadone Dose During Maintenance Treatment", In Strain, E. C., & Stitzer, M. L. (eds.), *The Treatment of Opioid Dependence*, The Johns Hopkins University Press, 1999: 89-118.

需要采取其他医疗措施才能处置。然而，所有访谈个案都说明，心理状态是导致脱失的重要原因之一，故而防治脱失的最好办法，正如病人自己所总结的，"不要跟吸毒的人接触，有事做，不空虚"。有的访谈对象甚至直言，并没有什么毒瘾，最根本的原因是无所事事，生活无聊透顶，难以获得其他家庭成员的理解和信任：

出生 13 天，父亲去世。母亲再婚，有一个哥哥、一个姐姐。[1] 一直未婚，没有同居。高中毕业，喜欢看《诗经》、外国文学作品，如杰克·伦敦的《简·爱》[2]《麦田的守望者》《荆棘鸟》等，有时上网。

1991 年 5 月，第一次口吸海洛因，吸了 4 口。那时的海洛因纯度高，含量比现在的要高一些。吸了，就想躺在那里，睡不着，满脑子乱转。当时，在西昌，有朋友在吸海洛因，他说吃一两口不上瘾。感觉挺不错，躺在那里胡思乱想，有种飘飘欲仙的感觉。口吸 4 年，一天一两克，反正有钱多吸。1997 年改为静脉注射。当时 4 个人 4 份药，不够用，大家分了药，只能用针管打，才够。兑了自来水，稀释，放在各自的针管，自己打，不用第二次的针管。注射最高药量一天一克，压得住，没有兑安定、异丙嗪。1997 年底，为了节约药，让人打得昏得多，就开始兑安定、异丙嗪各一小支，一直到现在，身上血管，都找不到打针的地方。

吸毒的钱，一起做生意的朋友给一点。不偷不骗，不抢不偷。80%的炳草岗夜总会的老板都认识，原先有业务来往。别的朋友给钱，能打架[3]。

1994 年，被抓，罚款 3 万元，放人，继续吃。后来，抓过无数次，

1　刚开始访谈，访谈对象有点瘾了，拿着一支针管打针去了。
2　作者应该是夏洛蒂·勃朗特。
3　指能够帮别人收烂账。

罚款 4000 元、几百元、一百元都有过，都是罚款。1997 年，在强戒所待了 3 个月，出来当天了了心愿，又上瘾。2000 年，在强戒所待了 8 个月，又是出来当天了了心愿。2003 年，自愿到戒毒所戒毒 3 个月，交费 3530元，但一出来又吸。2004 年底，自愿到戒毒所戒毒半年，稳了几个月，家里人让我天天喝散酒[1]，结果我没事儿。3 个月，门都没出。但因家人不信任，怀疑我复吸，如有时坐在沙发上困了，就误以为我又吸了。受不了，干脆就吃药了。2006 年，在劳教。为了与家人赌气，故意买了一包 40 元的药，125 的一半，坐在派出所门口吃，结果判了一年半。2008年 2 月 6 日，解教。一直待在家里不出门，但家里一点不给钱。其实，戒药，完全看个人。家里不信任，受不了这个委屈，还不如不戒了，继续吃。8 月 30 日开始偷嘴，隔 10 天，没有大的瘾。

2005 年，这里才办的时候，就来喝过一两个月。办卡不好办，写派出所证明，所长盖章，那时麻烦。第一天喝药的剂量记不得了，大概85mg，反正最后递减到 15mg。停了，不喝了，不想喝了。快 40 岁了，让老母亲陪着。不再喝药，不来，就吃药，每天两针，一包 40 元，一天分两次。其实，不喝也没事，顶多打哈欠，流眼泪，没有什么瘾。最主要是没事儿干，无聊。家里不信任。

门诊点的服务态度，极个别年轻的有歧视的态度，大部分好的。方便，坐车方便。经济上，10 元还是贵，一个月 300 元，加上车费，还是不少。

（访谈时间：2009 年 1 月 19 日 14：35—15：50；访谈地点：金沙江市疾控中心美沙酮维持治疗门诊点外小亭子；访谈对象：39 岁，1970 年出生，男，汉族）

1　指白酒，家人让他喝酒的目的是为了预防他吸毒，因为要是吸海洛因，又喝酒，起组胺效应，很容易吸毒过量死。

　　该报道人身世凄切，"出生 13 天，父亲去世，母亲再婚"，这种原生家庭成长环境，某种程度上先天性地决定了他的性格与人生。所谓交友不慎，但一直未婚的他择友有可选择余地吗？1991 年 21 岁时，与吸毒的朋友混在一起，一位原本高中毕业而曾经喜欢看《诗经》、外国文学作品的青年，没有任何特别理由地就听信了那熟悉的"吃一两口不上瘾"的鬼话，跟着吸毒朋友就吸了，竟然第一次就找到了吸毒的感觉，"感觉挺不错，躺在那里胡思乱想，有种飘飘欲仙的感觉"。当然，他反映了一个非常重要的事实，那就是当年的海洛因纯度高。人生实在是无聊，口吸 4 年，每天一两克，寻欢作乐。他口吸 6 年后，又是出于经济的原因被迫改为静脉注射，因为当时 4 个人一起吸毒，但药量不够，只能用针管打，才够 4 人分。即使改为注射后，他的药量依旧还是很高，一天一克。最后，为了省药省钱，打得更昏，兑安定、异丙嗪各一小支。他倒是没有吃别的毒品，很纯粹的"海派"。

　　就毒资来源而言，他也强调没有任何违法犯罪行为，自称"不偷不骗，不抢不偷"，吸毒的钱，原先一起做生意的朋友给一点，因为他跟前述报道人一样"能打架"，也是利用吸毒者的身份作为詹姆斯·斯科特意义上的"弱者的武器"，在法律的边缘或灰色地带帮一些老板收取烂账，甚至自夸认识市中心 80% 夜总会的老板，都有业务来往。

　　因吸毒被抓过无数次，但大多罚款了事。无论强戒、劳教，还是自愿戒毒，每次都是出来就复吸，几乎当天就了了心愿。即便参加美沙酮维持治疗后，也很快偷嘴，究其复吸的个体原因主要有：（1）有心瘾，为了了心愿。（2）家庭原因，家人在监督戒毒上存在问题，尤其是不信任，让他感到委屈，导致出现犹如逆反期的青少年般的赌气和破罐子破摔逆反心理。比如家人防范他复吸，就要求他每天喝白酒，他觉得家人不信任他，怀疑他复吸，于是他感觉很委屈，干脆赌气就买了一包 40 元（125 的一半）的海洛因，并且故意坐在派出所门口去吸，这一挑衅性行为的后果就是被判劳教一年半。

不过，说来容易做起来难，"其实，戒药完全看个人，家里不信任，受不了这个委屈，还不如不戒了，继续吃"。（3）主观认识与自主停药，如他本人所言，"其实，不喝也没事，顶多打哈欠，流眼泪，没有什么瘾"，的确说明戒断症状本身不严重了，就自己停止喝药了。（4）歉疚心理，觉得快40岁了，老母亲还陪着（监督）来喝药，于心有愧。（5）他虽说不喝也没事，没有什么瘾，但是他仍然不喝药，就每天打两针125的一半。（6）最为关键的，如他本人所总结的，"最主要是没事儿干，无聊"。

如果说一个男子马上四十不惑的年龄了，仅仅因为家人监督戒毒而有时怀疑其吸毒，便感到委屈而导致赌气和逆反心理，就破罐子破摔复吸，参加美沙酮维持治疗，尚且需要老母亲的陪伴与监管，那么一般而言女性吸毒者应该说意志力更弱，更缺乏戒毒所需的毅力，如有的个案从反面典型例示了坚持维持治疗的动力来源，觉得能够坚持天天喝药不脱失是因为有动力，这说明，除了吸毒者自身的努力之外，家人的支持和监督是非常关键的，正如前述报道人所反映的，"一个靠个人，一个靠家人"。然而，更多的女性吸毒者则是一有机会或一有钱就想吸毒，以寻求那种昏睡什么都不想，人生无烦恼的感觉。换句话说，有时是经济条件暂时抑制了她们的吸毒渴望，视吸食新型毒品为消费时尚，甚为爱慕虚荣的她们很容易畸形地认为吸毒是有钱和有社会身份地位的象征性表达：

　　原籍重庆，父母婚姻正常。离异，目前与人同居。高中毕业，喜欢看《知音》《故事会》《法制报》，以前喜欢跳舞唱歌，现在没有什么爱好。

　　2003年，第一次口吸海洛因，吸了十多口。吃了，就吐，就昏了，浑身痒，第一次很舒服。跟朋友在一起，没事干，好奇。第一次后三四天，就想吸。口吸了一两年，最高药量一天二分五。后来，改为静脉注射，第一次李姐帮我打的，一次性针头，没有共用针头。注射了两年多，最高量一天 125。后来，兑安定、异丙嗪各一小支，就想这种昏睡的感觉。没有吃过其他毒品，有钱人才吃冰毒、麻果。

一般不出来找钱。在广州打工积攒了一些钱，开了一家美容美发店。我从未做过小姐。

2004 年，只去了一次市三院戒毒，一个星期，花了 1000 多元。后来，在老家戒。一个星期没得，就回金沙江市。我自己都不知道什么原因，还是有心瘾，但不如别人那样痛苦。2005 年，第一次听说美沙酮，开始听喝药的人说有这个门诊点，自己去办卡，好办，利用暂住证就行，到派出所开证明。第一天喝 30mg，不够，感觉很早就醒了，很恼火。第二天加了 10mg，管不到，最高加到 80mg，够了，不得瘾了。一个月后，递减到 45mg，目前还是 45mg，够了。喝了一两个月，喝药过程中，不沾毒。后来，因为几个人没事，认识了一些吸毒的人，过节什么的，就有吸的想法，偶尔偷嘴[1]，同时打安定、异丙嗪，偶尔打。偷嘴的原因，有钱就想吃药。

门诊点的服务态度不好。有时候喝水，就喊，前天没有包药。想包点药，要过年了，我想包点过年，不用来喝药。来喝药，方便，还是方便，但住得远，车费 7 元，加上药费 10 元，每天共 17 元。经济上，喝药当然贵，希望不要交钱。

（访谈时间：2009 年 1 月 19 日 11：45—12：50；访谈地点：金沙江市疾控中心美沙酮维持治疗门诊点外小亭子；访谈对象：33 岁，1976 年出生，女，汉族）

1　在田野工作过程中，实际观察到，别人帮她在脖子部位注射。

该报道人 27 岁第一次口吸海洛因十多口，因为第一次吸的量大，第一次就找到吸毒的那种感觉，"就昏了，浑身痒，第一次很舒服"，所以很快上瘾，最初吸毒的原因是无聊，又好奇，又与吸毒的朋友在一起。在口吸了一两年后，改为静脉注射，最高药量从口吸的一天二分五，减少到注射的一天 125。当然，后来又加兑安定、异丙嗪各一小支。她没有吃过其他毒品，认为有钱人才吃冰毒、麻果。这一情况说明，一些吸毒者在毒品亚文化的意义上将吸食新型毒品视为一种时尚的消遣方式，认为只有那些有钱、有身份的人才消费得起。这无疑是一种畸形的消费时尚观。

虽然她强调并没有做过小姐，但开美容美发店，显然很可能会养小姐，只是本调研不做深究而已。2004 年，她在市三院喝药戒毒一个星期。后来，回老家戒，但一个星期没到，就跑回金沙江市。提及她复吸的原因，"还是有心瘾，但不如别人那样痛苦"，说明她的戒断反应不是十分强烈，因为她每天才注射 125，加兑安定、异丙嗪各一小支。不过，参加美沙酮维持治疗一两个月后，开始偷嘴，具体原因是：第一，没事无聊。第二，认识一些吸毒的人，为了庆祝过节之类的，就会偷嘴。第三，有钱，就想吃药。这说明经济条件暂时抑制了心瘾，一有条件就会吃药。此外，从艾滋病防治的 KAP 调查看，基本具备防治知识和正确的态度，但与老公，包括同居的男友，从来不戴安全套。这是典型的知识与行为分离行为。

通盘考察这位报道人的复吸原因，我们不难看出，生物学的药瘾、心理学的心瘾、社会学的社会交往与隔绝以及毒品环境易得性所起的作用。就戒毒的动机来说，美沙酮几乎事实上成为无钱吸毒的替代品。所以，有钱吃药，没钱喝药，就是极为普遍的现象，也是造成美沙酮维持治疗门诊脱失率高的一个主要原因。不仅认知上认为偶尔吸毒不是问题，而且经常找理由如节日聚会等作为吸毒的借口，故而根本上就没有想彻底戒掉的思想认识，而是一有钱就想吸毒。因此，要想将她们拉回社会正道，可以说是相当困难，何况她们通常有着较长的吸毒史，极难打破固化的社会交往网络。

第四节　毒品环境、关系网络与个体行为

一　社会关系网络

研究表明，门诊的组织方式是有效性的重要组成部分，因为结构化治疗路径提供了几个优点：第一，公正，连贯/可靠性。确保病人和医疗人员的安全，免遭医疗人员和其他病人受到骚扰。第二，要求强化安全限度，清晰连贯地适用清楚的规则和期待。第三，结构化路径要求每天去喝药，这在早期治疗阶段尤为宝贵。第四，结构化路径提供了犯罪和觅药活动的替代，促进建立医患关系，并因减少其他分心、注射等危险行为而使治疗更安全。第五，结构化路径也提供了一些获得重要信息的机会。尽管如此，但目前对门诊的环境缺乏研究。实际上，从门诊系统因素考察，就会发现影响门诊效果和导致脱失的环境障碍主要有：态度障碍，包括关于戒断的假设，有关症状减轻的负面态度；设置治疗障碍来验证动机；美沙酮的低剂量；治疗的时间限定；戒断取向；导致敌对医患关系的控制取向的条例和政策；紧张的工作环境、治疗目标的冲突以及缺乏团队路径、资金不足、维持设施差等；医疗人员道德低下。[1]

显然，清晰的门诊政策和程序是与更长的维持相关的。这就是说，门诊政策和程序是影响脱失的最重要因素之一。有些研究表明，门诊提供方式是非常重要的，治疗过程的时间是保持治疗的关键因素，一些门诊特征或因素更易导致病人的脱失问题。在美沙酮维持治疗门诊中，强调病人维持（指不

1　Bell, J., "Delivering Effective Methadone Treatment", in Ward, J., Mattick, R. P., & Hall, W. (eds.), *Methadone Maintenance Treatment and Other Opioid Replacement Therapies*, Harwood Academic Publishers, 1998: 161–176.

脱失）最为关键，因为研究证明，门诊时间越长，治疗效果越好。一般而言，影响治疗效果的特征主要有：美沙酮剂量、治疗周期以及辅助服务。[1] 研究分析表明，最有效的门诊是多尔和尼斯旺（Dole and Nyswander）模式，即高剂量和以维持而不是戒断为目的的综合治疗。[2]

不过，从深度访谈个案分析来看，门诊系统因素导致的脱失原因更为复杂多样。根据我们在美沙酮维持治疗门诊的田野观察，医生对病人的行为干预基本上不起作用，病人大多还是我行我素，无论是打针贩毒，还是包嘴、尿检作假，几乎没有观察到因干涉或干预而改变行为的。究其原因，最主要的是医生根本不敢对病人有实质性的干预或管理。目前运营的门诊仅仅简单提供美沙酮维持治疗服务（详情可参阅第一章田野点相关内容介绍），而较少投入精力和资源深入了解戒毒人员的吸毒史与多药物滥用情况，更遑论心理咨询和其他社会服务了。

从美沙酮维持治疗门诊和强戒所获取的访谈个案来研判，大多数吸毒人员都至少有 5 年以上的吸毒史，普遍在 8—15 年之间，其中 39 个个案中，吸毒史在 10 年以上的有 28 个，占 72%；14 年以上的有 19 个，占 49%；长达 20 年以上的有 3 个，占 8%。如有的报道人不仅吸毒史较长，多药物滥用，大多有违法犯罪事实，且所结交的同居男友或结婚对象均是吸毒者/贩毒者，所以在这样的社会关系网络之中，深陷吸毒—戒毒—复吸的恶性循环之中，极难戒除毒瘾：

　　　　父母健在，4 姐妹，2 个姐姐，1 个妹妹，没有来往。今年上半年刚

1　Hall, W., Ward, J., & Mattick, R. P., "Introduction", in Ward, J., Mattick, R. P., & Hall, W. (eds.), *Methadone Maintenance Treatment and Other Opioid Replacement Therapies*, Harwood Academic Publishers, 1998: 1-16.

2　Ward, J., Mattick, R. P., & Hall, W., "The Effectiveness of Methadone Maintenance Treatment 1: Heroin Use and Crime", in Ward, J., Mattick, R. P., & Hall, W. (eds.), *Methadone Maintenance Treatment and Other Opioid Replacement Therapies*, Harwood Academic Publishers, 1998: 17-58.

结婚，又被迫离婚，男的也是吸毒的。初中毕业，原先喜欢绘画和文艺，现在没有爱好。

1988 年开始吸。当时在昆明，收留了一个（大理）下关来的吸毒女人。我当时痛经，在床上滚来滚去。她问我怎么了？她叫我吸几口，就不痛了。我就吸了两口，但相当于人家的五六口，因为中气足。一个月后上瘾，口吸的最高药量一天半克。2003 年开始肌肉注射，不久兑安定、三唑仑、异丙嗪。静脉注射的最高药量一天一克，广州的药不纯，加兑安定、三唑仑、异丙嗪。一般不加。

1988 年，第一次去昆明找钱。当时，认识几个社会上的女孩。我父亲粗暴，打我，生气就跟她们去了，在昆明待了一年。之前，有过差点儿被强奸的经历，但是要朋友的时候见血，发现还是处女。怀孕之后 6 个月，被家人强行拉去引产，对我影响很大。于是，离家出走昆明，那会儿在车上偷窃，还有就是做割死猪，就是骗有钱的老板说，这里有处女，先有人冒充处女去引诱，谈好价钱，先给钱，然后叫老板去洗澡，趁机偷走老板包里的财物，楼下有车等着，并将老板的衣服扔下楼，这样有时间跑掉。后来，回金沙江待了几年，要了男友，3 年多。后来，合不来又分手。又遇到在昆明的朋友，她们说我手艺好，胆子又大，不做生意可惜了，所以在她们的劝说下，又到昆明去了，一直到 2000 年被抓。

没有被包养。2002 年，在广州，父母开餐厅。我们半年又遇到非典，打钱给他们，父母回家。自己在广州找师傅学按摩推拿，在一家大型按摩中心做工，做钟点按摩，做了 5 年。前年回来，太想家，一个人在那里很孤独，又沾上了那个东西（毒品）。谈的对象又是吸毒的，不想真正来往，又不想伤害他。他生存能力很差，结果他自杀了，注射海洛因过量死了。死的时候，他手里还攥着我的照片。我为了躲避，就回金沙江。

2007年、2008年，在西昌打工，在那里的一家按摩店，朋友叫我去管理那些小姐[1]。年前，碰到初恋的对象。

去年底，开始喝药，因打3道125，所以开了60mg，当时，压得住。但怕压不住，第二天，加了10mg，记不住了。后来因担心感染艾滋病病毒，所以每天偷嘴。喝药加量115mg，好压住。后来，又减少至95mg，脱失了十几天，天天打，不来喝。昨天心里烦，老公在强戒所。今天都偷嘴，125的一半，还少一点，30元，兑安定、异丙嗪。同时，也去喝药，70mg。

（访谈时间：2009年7月5日15：30—17：40；访谈地点：金沙江市疾控中心美沙酮维持治疗门诊点外的小亭子；访谈对象：40岁，1969年出生，女，汉族）

这位1969年出生的访谈对象是很有经历和比较有故事的吸毒者，因为她觉得我们没有能力解决她的现实问题，所以许多话题也不愿意多谈，虽说如此，但毕竟通过她的叙述，我们大致可以还原她的人生轨迹，洞察其吸毒的社会文化根源。应该说，为什么是她出道做小姐？还是可以探寻出根由的，那就是差点被强奸的经历，接着便是未婚先孕的事件，怀孕6个月之后，被家人强行拉去做人工流产——这无疑对她的人生是毁灭性的打击，而她那简单粗暴的父亲又打她，于是生气一怒之下，在1988年，19岁的她与认识的几个社会女孩一起到昆明做小姐找钱。从她选择性的自述来看，其违法犯罪的事实主要有：一是在公交车上偷窃；二是搞"仙人跳"骗局趁机盗窃财物。正是在美丽的春城昆明，在她一生最美好的青春年华，她真正的人生悲剧开始了，那就是1988年开始吸毒，起因或许又是简单而真切，老套而熟

---

[1] 该访谈对象不承认做小姐的经历，但又担心感染艾滋病病毒。她说，因为我们无法解决她的问题，所以不愿意多谈。

悉。本来，人生的命运有可能改写的，若是她回金沙江市耍朋友成功的话，结果耍了 3 年合不来又分手了。可偏偏这时，"又遇到在昆明的朋友，她们说我手艺好，胆子又大，不做生意可惜了，所以在她们的劝说下，又到昆明去了，一直到 2000 年被抓"。

2002 年，她南下广州，说是从事按摩工作，但对一个吸毒者来说，显然不是那么简单，因为她父母在广州开餐馆，在非典的特殊时期，由她打钱资助他们回家，所以可以想见在毒资需求极大的情形下，还能经济上接济父母，显然并非普通按摩工作所能提供的。这里反映了三个值得关注的问题：一是在广州静脉注射的最高药量一天一克，至少每天需要毒资 600—1000 元，这当然不是普通人能够承受的沉重负担。换言之，若不是以性养吸，那么根本就无法保障她的毒资需求。二是她提及广州的海洛因不纯，需要加兑安定、三唑仑、异丙嗪，采取极其有害的吸毒模式。三是她交往的男友也是吸毒的，而且吸毒过量死了。可见她的社会关系网络很容易被局限在毒友的范围之中，因为即使她又返回金沙江市，"今年上半年刚结婚，又被迫离婚，男的也是吸毒的"，"老公在强戒所"。因此，2008 年底开始喝药，她因心情烦闷，又害怕感染了 HIV，便干脆放纵享受吸毒做神仙的日子，"后来，因担心感染艾滋病病毒，所以每天偷嘴"，或"脱失了十几天，天天打，不来喝"，或是偷嘴的同时，仍然去喝药。

她这一情况表明的确如生物医学所建构的那样，海洛因成瘾确实是一种慢性、易复发的脑病，具有典型的不顾后果的觅药用药行为，要戒断毒品是一件非常艰难的事情，具有长期性、顽固性、艰巨性等特点。在某种意义上说，对于用尽各种戒毒方法的吸毒人群来说，美沙酮维持治疗几乎成为最后的选择。可问题是，他们大多没有珍惜这样的机遇。

多年的田野工作证明，吸毒方式与经济条件、毒品成瘾程度、共用针头以及戒毒成功存在内在关联。首先，在金沙江市，一般吸毒人员都是从口吸海洛因开始的，从口吸的方式转为注射方式的最主要原因是经济原因和起效快，而转为注射方式又无非是肌肉注射和静脉注射，但因注射部位难找，即使开始是肌肉注射，大多最后还是改为静脉注射。其次，吸毒方式的改变，自然与成瘾程度关联，假如成瘾程度浅，或者坚持口吸的方式吸毒，那么口吸的人群比较有希望彻底戒断毒品，从有的访谈对象戒毒成功的情况说明，应该与口吸的方式存在关联。再次，如同前述，就金沙江市的吸毒方式与毒品流行趋势而言，在2012年之前，尽管偶尔有人尝试新型毒品，如麻果、冰毒、K粉、摇头丸等，也有34%的吸毒者存在吸食多种毒品的情况，但吸毒人员大多认为吸食新型毒品找不到感觉，最主要的毒品仍然是海洛因，并且以静脉注射方式为主，在39个访谈个案中，31个访谈对象为静脉注射，占79%，肌肉注射很少，只有2个，占5%，口吸的3个，占8%，3个吸毒方式不详，占8%。这说明静脉注射已经成为当时吸毒人群最常使用的吸毒方式，因此吸食海洛因者自称"海派"。正因为以静脉注射为主，所以产生一个与之关联的问题就是，静脉注射容易存在共用针具等问题，在静脉注射吸毒的人群中有47.7%的吸毒者存在共用针具的情况。这种情况的存在无疑增加了感染艾滋病病毒和其他血液感染疾病的风险，极易产生严重的公共卫生问题。

　　然而，就深度访谈反映的实际情况来说，共用针头是一个非常敏感和复杂的问题。第一，不同年龄段，因艾滋病防治知识传播的不同影响，存在明显的差异，接受过艾滋病行为干预的个体，显然比较注意共用针头的危害问题。第二，早年共用针头的吸毒人群，有些已经得艾滋病或注射过量死亡，自然难以反映在问卷样本和访谈个案之中。第三，毫无疑问，不同社会阶层对于共用针头的危害认知是不同的。换言之，某些特定人群表现出更多的共用针头的高危行为，而有些自然比较注意规避风险。

　　在美沙酮维持治疗过程中，多药物滥用行为是很常见的。有研究表明，高达60%的美沙酮维持治疗者会继续滥用海洛因。在美沙酮维持治疗过程中，如果继续滥用药物，就会存在一些医学、心理和行为危险。例如，继续海洛因注射吸毒的话，就易感染 HIV、乙肝、丙肝、脓肿以及其他传染病——这正是有些访谈对象所一直担忧的，增加身体依赖和增加戒断不舒服水平。又如，继续使用苯丙胺类药物的话，就会产生以下危险：镇静；记忆损伤（增加高危行为）；过量（与其他镇定药组合滥用）；自杀；身体依赖和戒断症状（焦虑、易怒、失眠、紧张、冒汗、颤抖、耳鸣等）；交通意外（又喝酒的话）。这些情况表明，还需要动机干预，或外部强制。因此，考虑到涉及持续的多药物滥用的风险，即使在美沙酮维持治疗过程中，病人仍然滥用药物，但依然允许留在门诊。美沙酮维持治疗是一种有效的治疗方式，但并非是治好阿片类依赖药物。所以在治疗过程中仍然滥用，且允许留在门诊，这是减轻危害策略的重要考虑因素，可以减轻社会危害，并有机会让他们获得针具、安全套、艾滋病防治知识等其他服务。实际上，在美沙酮维持治疗过程中，不听从医疗人员劝告而脱离门诊或治疗过程并无行为改变的病人，一旦脱离治疗，最可能复吸或从事犯罪活动，从而造成脱失。

二 自主停药

有的报道人除了吸食传统毒品海洛因之外，还不断尝试新型毒品冰毒，又因担心美沙酮的副作用，便考虑自主停药，从事违法犯罪的骗钱活动，自然导致脱失而复吸，尽管他也曾多次信誓旦旦地表达为儿示范肩负责任而戒毒的决心：

> 离异。有一个12岁的男孩，读初中，由父母照看。目前，与一个女人同居，但找一个合适的结婚对象不容易，因吸毒遭社会排斥。高中毕

业，喜欢阅读《家庭》《读者》《金沙江晚报》《成都日报》《华西都市报》等。

1989 年底或 1990 年初，第一次吸毒是因为连续打麻将一天两夜，想睡觉，但睡不着，看到别人吸毒，就跟着吸了，口吸，一吸，就好睡觉了。之后，想睡觉，就想吸，当作安眠药来吸了。1998 年，开始注射，单独用针头，一般二分五，分两三针打。冰毒、杜冷丁吸过无数次。

为了获取毒资，开过饭馆，办过食堂，骗过钱，都不成功，但没有贩毒。我有乙肝、小三阳，找工作不好找，只能骗钱。每次吸毒被抓，罚款了事，没有进戒毒所。

第一次听说美沙酮维持治疗是听吸毒的朋友说的，在市三院自愿喝美沙酮。去年 11 月，就办卡喝美沙酮，主要原因是儿子学习很好，要为孩子考虑，又考虑到父母年龄大了，总有要走的一天，将来儿子要是考上大学，孩子得靠自己。从去年 11 月份到现在一直坚持每天去喝药，即使要到外地，也事先私下买好美沙酮，没有偷嘴，尿检都用自己的尿。喝药后，精神明显比原先好。目前自己住，儿子在父母处，照顾他学习。

第一次去喝 30mg，第二天加 10mg，最多加到 100mg，两三个月后递减。目前 20mg，已经半个月了。最近一个月 5 天去一次，保证不脱失，但怕有伤害，准备不喝了，因为心脏、血栓有问题，其他都没问题，自己想不喝了。听吸毒的朋友说，喝美沙酮对人体有伤害，但我自己不知道有什么危害，所以现在又不想喝美沙酮了。即使不喝，也能做到不吸毒，靠毅力，确实觉得吸毒没有意思了。如果有烦恼，不会跟别人说，因为没有知心朋友。只有去喝酒，唱卡拉 OK，经常喝醉，醉了，就睡觉。反正没有偷嘴，觉得没意思[1]。因为我住得近，门诊点方便，门诊点

1　2009 年 1 月 10 日田野调查获知，该访谈对象已经复吸，并且玩兵马俑，尽管并未脱失。

的服务态度还行。有些人经济不好，一天 10 元钱还是有负担。也劝吸毒的朋友别再吸了。预防复吸的最好办法，不要跟吸毒的人接触，有事做，不空虚。

（访谈时间：2008 年 8 月 7 日；访谈地点：金沙江市天外天社区"向日葵小组"咨询点；访谈对象：45 岁，1963 年出生，男，汉族）

该访谈对象有近 20 年的吸毒史，就其最初的吸毒原因而论，在 1989 年底或 1990 年初，26 岁左右，因为连续打麻将一天两夜，想睡觉，但睡不着，看到别人吸毒，就跟着吸了，就好睡觉了，之后，想睡觉，就想吸，当作安眠药来吸了。显然，能够打牌一天两夜，既说明很空虚无聊，又表明生活不规律，更不自律。故而，将儿子扔给父母照料而不管不顾，这是离异的原因，还是离婚的结果，一叶知秋，他虽与一个女人同居，但明言"找一个合适的结婚对象不容易"，这不是很正常的事情吗？一句话：看到别人吸毒，就跟着吸了，自然说明平时交往的就是一些所谓的毒友，一个人最初涉毒通常就是因为社会交往的缘故。至于将海洛因作为自我用药的安眠药，那更是常见，更因效果明显而证明其特效。差不多吸毒 9 年后，他从口吸改为注射，吸食过杜冷丁、冰毒。不过，他吸毒这么多年，但没有进过戒毒所，据他说每次吸毒被抓，都只是罚款了结。为了获取毒资，主要的违法犯罪行为是骗钱，自我正当化的理由是"我有乙肝、小三阳，找工作不好找，只能骗钱"。

当然，说起参加美沙酮维持治疗的理由，听起来似乎是真的有所考虑，仿佛很有责任感：（1）儿子学习很好，要为孩子着想；（2）考虑到父母年龄大了，总有要走的一天；（3）将来儿子要是考上大学，不能总依赖老父老母，而得靠自己。因此，在一段时间内，他坚持得还是不错的，喝药后，精神明显比原先好。那么，为什么后来又复吸了呢？（1）有关美沙酮副作用的传言，造成他的担心。（2）自主停药，因对美沙酮的副作用有顾虑，因为心脏、血栓本就有问题，他自己想不喝了。（3）一般而言，具有15年以上吸毒史的吸毒者，对毒品的需求通常处于可有可无的状态。（4）空虚状态，因为没有知心朋友，经常喝醉。因此，在他看来，最佳防止脱失的办法：（1）不要跟吸毒的人接触/环境隔绝；（2）有事做/有工作；（3）不空虚/精神健康。

不过，说来可悲，亦感凄凉，45岁的男人本当人生最精壮、最稳健的年龄段，本该支撑起家中一片天，然而，因为吸毒而导致毒品依赖，意志更加脆弱，即便为了戒毒参加美沙酮维持治疗，尚且得由年迈母亲陪同监督喝药，在对吸毒人群充满歧视的社会环境里，又如何能够做到实质性摆脱毒友的交往圈子这一社会支持与社会网络呢？所以，一旦诈骗得手有钱了，马上就与一帮毒友玩兵马俑，便也是自然而然的事情。

从社会支持和毒品环境的意义上说，与这位报道人因担心美沙酮的副作用而自主停止喝药不同，深度访谈发现有些病人在参加一段美沙酮维持治疗后，试图停药，是为了隔绝毒品环境和规避社会交往过程中的诱吸风险，通常选择返回父母老家或祖籍进一步戒毒。

就服药过程滥用海洛因的原因而言，主要影响因素为美沙酮的剂量、治疗时间长度、门诊对行为的容忍程度以及滥用药物的种类。自2008年以来吸毒人群普遍尝试过新型毒品，包括冰毒、麻果、K粉等。从50个访谈个案中分析，39个访谈对象中就有28个存在多药物滥用的情况，占72%，尽管大多数人只是吸食海洛因时加兑安定、异丙嗪、三唑仑。在某种意义上说，许多吸毒人员抱着赶时髦的心态尝试新型毒品，认为消费新型毒品是社会经济地位高的一种象征。总体而言，多药物滥用是一个趋势，尽管吸毒的药量和频率比服药（美沙酮）前要低，但也是导致复吸和脱失的重要原因之一。新型毒品流行则是另一个明显趋势。

这就是说，传统毒品海洛因成瘾问题尚难解决，而新型毒品又层出无穷。毒品无疑始终是人类需要直面的一项严峻挑战与一个全球治理的难题。

第十章

毒品社会性成瘾：体悟与洞察

本章主要从年龄、性别、代际等视角切入，采取自然主义的白描叙事策略，聚焦于关键报道人的日常生活，通过细致观察其吸毒模式、毒品分享行为，并通过对吸毒场合进行场景性直白叙述，强化对吸毒自然场景的在场感，携带震撼的现场冲击体验，从而呈现吸毒人群的社会情境、人生境遇、生活场景、生理和心理状态以及疏离于社会、家庭之外的无奈苦境，进而场景性呈现吸毒者、贩毒者及其社会关系网络、毒品交易行为以及与警方合作的线人。

第一节 多点动态民族志

一 关键报道人：任姐

作为最为隐秘的人群，吸毒人群是世界上公认最难调查的人群，在其中间如何开展田野工作，如何获取关键信息，无疑是一个极具挑战性的学术难题，也是一场充满职业风险与伦理考验的学术苦旅，社会学者苏西耶·凡卡德希、人类学者菲利普·布儒瓦的同行研究均例证了这一点。[1] 然而，庆幸

---

1 〔美〕苏西耶·凡卡德希：《地下纽约：一个社会学家的性、毒品、底层生活观察记》，黄意雯译，八旗文化，2018；〔美〕菲利普·布儒瓦：《生命的尊严：透析哈莱姆东区的快克买卖（第二版）》，焦小婷译，北京大学出版社，2009。

的是，16年前的田野调查之初，经过2年的艰苦努力，我们有幸寻觅到一位在当地吸毒人群中颇具大姐大风范的核心人物，作为我们田野调查的关键报道人，我所实施的一系列公共卫生项目的同伴工作者，地方性毒品知识的启蒙者。这里依人类学的匿名原则与惯例，也是地方习惯性叫法，我们姑且称她为任姐。不过，有关她的最初人生经历与社会江湖地位，我们在第四章的相关章节之中已经有所介绍，此处不再赘述。

任姐利用在吸毒人群中的威望和接受项目培训所获得的公共卫生知识，多年来，一直为我们的一系列公共卫生项目做同伴工作，如发放安全套和一次性针头，宣讲艾滋病防治知识，积极为我联系和安排访谈对象，引领我熟悉各种娱乐场所，向调研对象耐心解释我的研究意图，从而消除他们的种种顾虑。此外，她还同时在吸毒人群中兼做金沙江市疾控中心、东区的同伴工作者。当她在居民小区租房聚众吸毒时，我们较为方便地与她的毒友进行深度访谈，深入探讨吸毒史、戒毒史、违法犯罪的过程以及男女不同的吸毒感受与体验，从而尽可能获取有关毒品的主位视角的理解和感知。当然，我们的访谈尽量还原她步入不归路的真实过程及真切的心路历程。自然，最为关键的是呈现细微的日常生活场景。其中，许多访谈记录都是在她吸毒的间隙所做的断断续续的叙述，简要介绍了她眼里的毒品基本知识、吸食原因、药理作用以及毒品交易等。

2016年11月29日下午1点钟我们来到任姐的出租屋。她正在注射海洛因，注射完后，她说有些不舒服，胳膊有些疼痛感，我们便询问原因。她说，今天注射了80元的量，比以往多出30元，主要是因为今天的货比较好。注射后，就处于一种半昏睡状态，始终都没有精神。不过，等她清醒之后，又告诉我们说，不舒服，其实并不是海洛因的作用，而是自己冰毒的瘾犯了。以下是她的叙述：

　　我 14 岁就离开家了，被人利用到全国各地贩毒。17 岁的时候，开始染上毒品，到现在已经有 20 多年了。最初也曾在金沙江市开过火锅店，但失败了。自己走上吸毒这条路，根本就没想过结婚，后来又被伤得太深。

　　在 20 世纪 80 年代末 90 年代初，金沙江市开始流行海洛因。吸食海洛因的人，一般岁数都偏大，大多是"60 后""70 后"。

　　海洛因，也被称为海鲜。20 世纪 80 年代在金沙江市出现的毒品，颜色有白色、淡黄色的，形状呈粉笔状，或者是一坨坨的，一板板的。内地卖的最为正规的就是板砖，一板砖是 350 克，125 就是 50 元。有的时候还分为 10 元和 20 元的，吸了有些迷迷糊糊、犯困的那种。吸食海洛因后，会产生眩晕的感觉，能够麻痹人的中枢神经。最开始的时候，也是相当于性药，特别是男人会把它当作一种性药，吸完之后来显示男人的威风，所以说，很多不接触海洛因的人，甚至连烟都不抽的人，开始去找来吃，吃了就去找女人，很不得了，男人显得特别有自信。女人吃了，效果不大。男人还是有很大作用的。不过，男的吃久了以后，连女人都不愿意碰。人要是长期吸食海洛因，就会昏昏沉沉的。吸了，就不爱动了。如果不动的话，药的作用就没有了，需求就达不到了。海洛因犯瘾时，症状比较严重，像得了重感冒一样，全身会一冷一热，打哈欠，流鼻涕。要是犯瘾时间长的话，骨头会疼痛。注射方式主要分为静脉注射和肌肉注射，还有腹股沟注射的。其中，静脉注射的效果一般来得比较快。

　　冰毒的形状，有的呈细条状或者块状。根据比例和配方不同，颜色也不一样，有的呈白色，透明无味，也有的呈淡黄色。买卖的时候，一般以克为单位，目前一克为 300 元。后来，由于一些吸毒者经济困难，就出现了 100 元的冰毒。装冰毒的袋子有大有小，主要分为 50 克、20 克和 10 克，现在卖给吸毒的人主要有一克、半克和 100 元的量。做这个买卖的人，大部分也都吸毒。

溜冰的工具叫作水烟壶，网上有卖的。水烟壶里的水会根据个人喜好更换。如果烤糊了，就要换。还要看里面的水浓度，如果浓度高的话，就要倒掉更换。

其实，男人溜冰，主要是将冰毒作为一种性药来使用的。刚开始吸的时候，能够催情，但一两年之后，效果明显下降。女性吸了，也有感觉，一般都是感觉身体发热。买了冰，高兴的话，大家可以一起吃，经常男男女女一起吃。吃完之后，不会感到困倦，比较兴奋，且睡不着觉。有些人吸后，也会产生幻觉，尤其是那些心胸狭窄的、伤感的人。吸完或冰毒犯瘾之后的人极易产生一种不安全感，总觉得背后有人在监视自己。溜冰和吃麻果的人会不信任人，这是毒品造成的，觉得有人害他，所以很多新型毒品出来之后，会出现一些杀父母、杀孩子的事情。

金沙江市很少有大麻，这个毒品不流行，流行的毒品主要有冰、麻果、海鲜。

麻果被称为马儿、豆子、果果、车轮、轮胎等，是人工合成的植物性毒品。颜色一般呈深红色，价格在 50—60 元一颗，最贵的时候能够卖到 80 元一颗。麻果闻起来很香，因为里面掺入了一种泰国的留兰香。吃麻果后，会感觉比较兴奋，并且话比较多，想象力更加丰富。对于女性能够有效增强性欲。

很多人并不是单独地吸食麻果，而是和肉混合一块吃，先把肉放在锡箔纸上飘一遍，让它变成熟的，成为固态后，再把像药片一样的麻果剪碎成小颗粒后，放在锡箔纸上面，然后再飘。因为有冰毒和麻果混合，所以这种吸食毒品的活动就叫作兵马俑，可获得一冷一热的对冲效果。

大麻也是让人兴奋，我抽过几次，没什么感觉。一般会将大麻切成像烟丝一样，再放到香烟里吸食。吸食大麻极易致幻，吸食大麻和冰毒差不多，都是睁不开眼睛，想睡觉。

K粉的话，主要是用身份证或者银行卡将其压碎，成细条白色粉末[1]。吸了，会感觉脑袋变大，任何事情都会变慢，尤其是吃完K粉，必须得嗨出来，别闹了，就是别中毒了，所以就得依靠做爱发泄出来，否则就会中毒。这有点类似冰毒的中毒症状，中毒后会很难受。K粉也属于毒品，但不具有成瘾性。K粉少的很，很少有人会买来吃。吃K粉，金沙江市的K粉一般都在迪吧吸，因为吸K粉的必要条件要有强烈的音乐。在金沙江市，没听说有其他的毒品。

现在一般不会使用现金进行毒品交易，都兴将钱打到上家的账户上，都是直接用微信红包转钱。等到钱转过去了，别人就会告诉你一个地点，如让下家在超市门口等着，采用这种办法主要是为了防止出事。风声比较紧的话，大家都比较谨慎，先把钱在微信上打给他，他会先把毒品放在一个地方，收到钱后，告诉你毒品在哪个位置，他也许会在那个位置的旁边，但不会让你看到他，告诉你他不在那里。

这么多针管都是金沙江市疾控中心发的，让我去发给那些吸毒的人，现在都放在我的床下面，现在针具也不好卖掉了。（访谈时间：2016年11月29日15：30—17：30；访谈地点：金沙江市五十一任姐的出租屋）

正如第四章的深度访谈个案所看到的那样，任姐在当地吸毒人群中的确是一位大姐大式的人物。她之所以具备大姐大的特征与特质，是因为其特殊的、极具悲情的人生经历所造就的。5岁被亲叔叔乱伦的人间悲剧，其后又

1　这就是许多访谈对象提到的打板子。

多次被强奸的人生噩梦，造成一生不可逆转的文化创伤，尤其是对人生设计和婚恋情感充满灰色的、暗淡的负面看法，因过早被推向社会，14 岁即开始闯荡所谓的社会江湖，因装清纯而号称神偷，浪荡社会不久，便涉毒而不可自拔，为筹措生活费用和毒资，甚至还经办过餐饮店（火锅店）和娱乐场所（管理着多名小姐），均因管理不善或不被允许而告失败。于是，人生始终陷入吸毒—戒毒的恶性循环之中。即便多次涉毒（吸毒和贩毒）被抓，也因一个姐夫在市公安局，另一个姐夫在市劳教所，大多数时候并未受到很严厉的惩罚。况且，她个头虽小，但反应敏捷，鬼点子多，获取毒品容易，为人豪爽，慷慨大方，语言风趣幽默，甚至有时表现得人见人爱，在其他吸毒人员出事或需要帮助之时，她会利用她的关系尽力提供各种帮助，她的身边总是围绕着不少吸毒人员。当然，这差不多是 10 年前与她初见的印象了。

十多年来，每次与任姐轻松地做深度访谈，总能从她身上获得许多信息，既能从主位视角叙述许多现象和现实，又相当接地气，所述平和、真切，如谈到男人为什么吸食海洛因，就表达得非常到位，这些信息对于我们理解真实的吸毒原因，无疑是至关重要的、极其关键的。

二　"瘾君子"的日常生活

十多年来，随着任姐不断在强戒所进出，始终无法摆脱毒品的诱惑，婚姻的最终破裂，人生的无所寄托，就是这样一位大姐大式女子，似乎无可奈何地逐渐走向生命的终点。这里呈现的是细微的日常生活场景：

> 本与我们的核心报道人任姐约好下午 5 点钟在金沙江宾馆会面。不过，她晚到了一个多小时。任姐个子不高，身高约有 1.55 米，身材瘦小，脸上尽是因长期吸毒而造成的痘痕黑斑，走路步履踉跄，时有绊倒

在地之虞，但她性格十分开朗活泼，幽默风趣。她左手拎着一只黑白相间的挎包，右手提着一只大塑料袋，里面装着光滑的、大小不一的各色小石子。她说，这些石头都是刚从江边捡回来的，可能含有一定的玉石成分。刚巧已是晚饭时间，我们就近来到一家小饭馆就餐，顺便向她了解金沙江市一些最新的毒品流行趋势。席间，相谈甚欢，因她已数天未曾果腹，吃得很是开心，并给她多点了一些饭菜，打包回去慢慢品尝。饭后，虽已将近晚上 8 点，但考虑到远途前来一趟并不容易，于是趁她与我们重逢的心情不错，前往她的出租屋里做进一步的深度访谈。

我们打了一辆出租车夜行，穿过金沙江大道的灯红酒绿，大约过了20 分钟左右，便从金沙江宾馆来到一个坡度较陡的、漆黑的小巷子里，再向前行驶就到了一栋老旧的四层红砖楼前，这便是任姐的临时租住处。走上暗黑的单元楼梯，来到三层左手边的一个小两居的住处，任姐开了房门之后，热情地招呼我们进去。住处并不宽敞，两室一厅总共约 50 多平方米。进门后，首先映入眼帘的是客厅中摆放的一张破旧不堪的沙发，上面胡乱地堆放着许多衣物、杂物以及用塑料袋装的其他东西。与沙发相对的是一台较新的冰箱，打开冰箱，发现里面没有什么冷藏食物，只有几个鸡蛋和一点早就干蔫了的小白菜。冰箱的旁边是一台旧式电视，罩着一个白色的电视罩，一眼就能看出，显然已经很久没有打开过电视了。电视柜边的地上，杂乱地搁着五六个也许是盗窃来的青花瓷花盆和一些小石子。唯一尚有绿色生命迹象的便是一盆虎皮剑兰。

正对进门口的是一间侧卧，里面有一个衣橱、一张大床和一张桌子，床上整齐地叠放着被褥，桌子上放着两箱安全套。据任姐说，这些安全套都是金沙江市疾控中心发放的，让她把这些东西发放给那些吸毒人员，以便减少艾滋病的传播，因为她是市疾控中心的同伴工作者。同时，还发放一些注射针具，除了一部分她自己留用以外，其余的本该免费的针具都被她以较低的价格卖掉了。

　　进门口的右手边便是任姐的卧室。卧室门框上落下黑墨写就的两行大字：我本将心照明月（竖行，空间不够，被拆分成：我本将，心照明月），不得不说写得还是相当有气势，也许心有戚戚焉，心上人也曾怒其不争，或低估了毒品所具有的生物成瘾性与强大诱惑力吧。这间卧室与侧卧差不多大小，里面有一张双人床，床头柜上放着几本书和几张照片，有集体照，也有她年轻时的单人照，床上的被子铺得比较平整，不过看上去也好像很久没有睡过了。有一只宠物狗趴在床上，时而双脚站立作揖讨要零食。这只名为"小精灵"的宠物狗，乃是白色的小狮子狗，经常依偎在任姐身边，陪伴她。听她说，已经饲养了6个年头，对它的感情特别深，难怪刚回家的路上还记得给小狗买鸡爪之类的。靠卧室左手门边，在电脑桌上有一台新电脑，后面则零乱地散落着黄色网线，电脑上也落满一层薄薄的灰尘。电脑桌上扔着一盒方便面、一根火腿肠和一碗快发霉的色彩斑斓的汤圆，看起来颇有些时日了。电脑桌左边，存放着一纸箱废弃的旧针头，这些旧针具在合适的日期送到市疾控中心可以旧换新。正对卧室门的窗台下，摆放着一个乳白色的小储物柜，黑色的柜面上杂乱地堆放着许多生活用品，如一些不知名的化妆品，还有镜子、茶叶筒、充电宝、一袋水果。在卧室门的右手边，即正对着双人床的位置，搁置着一个与储物柜、双人床配套的大衣柜，柜门和柜门框被刀砍得伤痕累累——这样的刀痕同样布满了双人床头，于是裸露出低劣质量的家具材质纹理，衣柜里塞满了女人的各式衣服。衣柜和床头的这些深深刀痕与卧室门框上书写的我本将心照明月，仿佛刀刀见血，又似血书，无不映照出因吸毒而导致一份感情坚守之明月照沟渠般的无奈与凄切，诉说的是，即使狠心用利刀乱砍那些结婚时购买的象征美满婚姻的新婚家具，又如何能够阻隔与毒品的连接？岂非抽刀断水水更流？卧室的正中间有一张矮小的桌子，旁边放着几个简易塑料小凳子，有的是塑料桶倒扣过来当小凳子使用，桌子上面胡乱放着矿泉水瓶、茶杯、茶叶罐、香烟、打火机、扔满烟头的烟灰缸、几块光滑的小石子、针头、木棒棉签、手纸、装冰毒的小塑料袋、几只碳素笔和一本白色记事本。

当然，最显眼的还是那一个简易的、吸食冰毒用的冰壶（图10-1），初看起来极像一饮料瓶。事实上，这个冰壶就是利用一饮料瓶制作而成的，无非在瓶盖上钻了两个小口，一个小口用来盛放冰毒的塑料硬管，另一个小口放一根细长的绿色塑料软吸管，瓶子中会放三分之二的矿泉水，打火机灼烧冰毒后产生的烟，经过冰壶里的水过滤，然后用那根细长的塑料软管吸入口内。

紧挨主卧的是厨房，里面只有锅碗瓢盆，灶台也许久没人使用过了，积满了灰尘。厨房的地上有两个大塑料盆，盆里用水浸泡着许多小石子。厨房边的阳台上有许多大小不一的各种花盆，但花盆里的植物或花卉大多已经枯萎或枯死。任姐说，自己不会做饭，特别饿的时候就会煮点汤圆，平时家里就自己一个人，无聊的时候就玩玩石头，打打游戏，比较喜欢养花。和厨房相连的是狭小逼仄的卫生间，一眼扫过，从那脏兮兮的蹲坑、

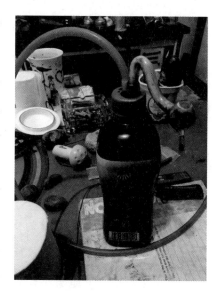

图 10-1　冰壶

管线、淋浴喷头，还有那些斑驳掉落的墙面石灰判断，自然令人联想到也许自 20 世纪 80 年代以来，这个居室仿佛就从未有人居住过似的。

　　我们正闲聊的间隙，进来一位叫老五的中年男子，年纪40岁左右，身材高瘦，戴一副眼镜，斜背一个单肩背包，多少还有点学生模样。进门与任姐闲谈几句之后，从兜里掏出一袋用卫生纸规整地包裹着的冰毒，大约有3克（目前的行情为300元一克），因为事先已经说明我们要到访，并且表明了我们的身份和目的，所以他并不避讳当着我们的面进行毒品交易，直接让任姐将他带来的冰毒分成两份。任姐从桌子上的那本白色记事本里撕下一张干净光滑的纸页，将所有的冰毒先倒在上面，然后用一只红色小吸管小心翼翼地、均匀地分成两堆，分完之后，她让老五先挑一份，挑完之后，装入可开拉的小塑料袋。

　　在任姐分冰毒的时候，老五娴熟地用硬塑料吸管从纸页上的冰毒戳上一点放在冰壶的塑料硬管的烟嘴中，一边用打火机点着烤，一边把另一根绿色长塑料软管放在嘴里吸，在嘴里稍停留片刻，再将烟雾从嘴里吐出。刚开始吸的时候，会出现面部肌肉稍微抽搐的症状，抽完之后，显得神情怡然而舒坦。老五过了几口瘾后，任姐接着抓起长条绿色塑料软管，放进嘴里吸。不过，她的烟雾则是从鼻孔散发出去的。

　　据老五自己讲，他以前杀过人，提心吊胆地在外逃跑10年，后来还是被捕了，在监狱中又待了10年，最近刚刚才刑满释放。他极力反对任姐贩卖毒品，认为这样做非常危险。而任姐则提出了不同的解释，他这么担心，是因为他以前的女朋友也是贩毒的，先后被抓了4次，曾对老五造成极大的伤害，所以他也反对任姐贩毒。老五认为自己对冰毒的把握比较有度，只是为了娱乐才溜冰，并没有太大的毒瘾。

　　后来，老五说家中还有事，就匆匆忙忙地拿走自己的那份冰毒后，离开了出租屋。

　　老五走后，任姐又将原来老五装冰毒的袋子拿出来，里面还残留些许显然是她故意没有倒干净的冰毒，然后又用那根细小的红色吸管小心翼翼地将袋子中的冰毒捅到纸上。任姐跟我们解释说，这次老五拿来的冰毒，吴哥出钱400元买的，其中100元原本要用来买麻果的，但是近来麻果的货源紧缺，不好买，只能够买一克冰毒。然后，她又将纸上的冰毒分成两份，其中一个小袋子反复地装了0.85克，她说这份要卖给吴哥，另一份是留给自己的。

接着，任姐开始拿出一小块海洛因，大约0.062克，价值25元，将其用牙签导入一次性针管中，再抽进大约半针管的矿泉水，用打火机稍微加热一下，使海洛因完全融入水中。以前先是静脉注射，后来注射次数太多，不容易找到血管，就改为肌肉注射。现在肌肉注射的部位是腰侧的臀部上方，她无所顾忌地当着我们的面，很自然地掀开臀部的咖啡色休闲上衣和灰白色牛仔裤，在布满针眼的臀部上方位置，熟练地进行间歇性缓慢注射，注射期间她还抽了两支红塔山牌香烟。她告诉我们，这些烟比市场上的要便宜很多，因为这些都是黑货，是从别人家里面偷来的。注射完海洛因后，她又吸了两口冰毒，大约过了四五分钟，海洛因开始起效，任姐一副做神仙的享受样子，双腿微颤，双眼闭合，说话声音微弱，面部表情放松，一副很满足的神情，虽说神志清醒，但行动迟缓，整个身体呈半睡眠的歪斜状态，大约过了30分钟，这种状态开始减退。

根据任姐的介绍，她曾经沾染过毒品，后来已经在戒毒所戒掉了。3年前又开始离不开毒品，因为家庭不和睦而导致心情悲伤，只好借助毒品安慰自己。现在每天在毒品方面要花费200—300元，只有这样的毒品使用量，才能够使自己不再经受毒瘾的折磨。

在我们与任姐闲聊的过程中，前来买冰毒的吴哥来了。

吴哥年纪不到50岁，中等身材，身体结实粗壮，胳膊上全是肌肉。他带着任姐叫他顺道买的一把香蕉，香蕉还很生，青绿色的，至少得放5

天左右才能吃。按照吴哥自己的介绍和陈述，他年轻的时候，曾在山东烟台当过海军，退役之后，去了瑞丽做公务员，现在经营一些生意。他吸食海洛因 10 年了。最初是在瑞丽，有人送他一包万宝路的香烟，里面混杂着高纯度的海洛因，只是起先他并不知情，后来犯毒瘾，甚至还以为是感冒的症状，就当普通的感冒来治疗。后来朋友打电话告诉他实情，从那以后一发不可收拾，就回到瑞丽寻找海洛因止瘾。当问及人们为什么吸毒，他认为人们吸食海洛因主要有五种原因：好奇、催情、治病、减肥和郁闷难过。根据他的介绍，现在金沙江市的毒品主要有海洛因、冰毒、麻果三种，其他的未曾出现。吃冰又被说成吃肉；麻果又可分为香麻和草麻，现在麻果较少，主要原因是国家对货源控制比较紧。麻果和冰毒一样，都能够使人兴奋，而海洛因不同，能让人镇定，抑制神经。他认为毒品来源较好的地方，主要有瑞丽和昆沙（？），都是一些高纯度的特别能够使人上瘾的海洛因，但是这些东西运到金沙江市，其品质早已经被破坏了，里面添加了一些头痛粉、白糖等之类的东西，所以海洛因的纯度非常低。

本来，5 年前他就已经戒掉了海洛因，其主要戒毒动力来自于孝心。他母亲曾对他说，要老妈还是要他自己，并威胁他要跳江，所以，他从心底就想戒掉海洛因。还有一个帮他戒掉毒瘾的原因是体育锻炼，他平时喜欢健身和自由搏击，这些活动会使他不去想海洛因，充实他的生活。他接着介绍说，还有一种戒海洛因的办法，就是去喝美沙酮。美沙酮完全能够替代海洛因，并通过逐渐减少剂量来达到戒毒的目的。不过，他又坦承，其实，美沙酮的毒瘾比海洛因的还难戒掉，海洛因的毒瘾会让人感觉到好像有千万只蚂蚁一起撕咬你一样，而美沙酮的毒瘾会让你感觉心里绞痛，更加痛苦不堪。在他看来，使人持续吸毒的原因在于标签化，一旦你在社会中被定义成一个吸毒的人，即使你已经完全戒掉了毒品，但你也融入不了这个社会。所以这很容易使人产生一种孤独落寞的悲伤情绪，从而越陷越深。

吴哥本想在任姐这里过夜的，或许任姐嫌他花钱方面太抠门，又好吹牛自己是当官的或老板，前几天在她这里过夜，花钱不大方。因此，任姐在吴哥未到之前，便提前跟我们约好，等访谈得差不多了，就提醒她说还要外出吃夜宵，制造一个不方便让吴哥留宿的理由。我们眼看夜将深，外面万籁俱寂，于是起身与任姐告辞，提议与她一起出去吃夜宵。果然，任姐痛快利落地拿这个借口赶走了吴哥。

在初冬的深夜，我们和走路趔趔趄趄的任姐一起沿着金沙江大道走了很长很长的一段马路，见证她一路见机行窃的行为，倾听她诉说各种人生的苦难与人间的疾苦，也曾听闻她那乐观而爽朗的笑声，在漆黑的子夜上空回荡，直到在渡口桥一条斜坡道上与她挥手告别。

月照城头，霜凄万木。在正常人开始进入温馨的梦乡时刻，在过足了海洛因和冰毒的毒瘾后，过着黑白颠倒生活的任姐，在夜色的掩护下开始进行她的黑色交易，获取她每天需求极大的毒资和毒品。（访谈时间：2016 年 11 月 26 日 20：30—22：30；观察、访谈地点：金沙江市五十一任姐的出租屋）

三　毒品的社会性成瘾

有时，颇感人生如戏。就是任姐这样一位大姐大式的成瘾者，她原先也曾非常努力争取重归久已疏离的社会，组建自身的小家庭，回归正常的家庭生活，感受家的温暖，体验人世间的情感抚慰，向善而走上人间正道，除了偶尔偷嘴，基本上每天坚持参加美沙酮维持治疗，并利用在吸毒人群中的威望和接受培训所获得的公共卫生知识，为我们的一系列项目做同伴工作，还同时兼做金沙江市疾控中心、东区疾控中心的同伴工作者。然而，如今她却已深陷毒品的魔幻世界中无法自拔，甚至为了毒资，现在连我这个她原先的崇拜对象都成为她索取钱财的目标，或以借钱的名义索要现金，或访谈后要求请她的毒友一起外出饭馆吃饭——虽说这自然是无法拒绝的、合乎情理的请求，但显然她已经不可救药地再度滑向深渊，完全沉溺于吸食毒品而导致的虚幻世界之中，追求海洛因与冰毒混合吸食之一冷一热的极致对冲效果，这两种毒品的混合使用对大脑和行为的作用有点儿像两种毒品的综合，但海洛因造成的梦幻状态会削减冰毒造成的急躁与兴奋，故而这种混合吸食可能特别危险，因为极容易存在过量的风险。

我与她在强戒所数次相逢，并在里面跟她做过几次简要的访谈，主要追溯她美沙酮维持治疗脱失和复吸的直接原因，尽可能真实还原她复吸的场景和诱因。经由多次跟踪访谈获知，第一次复吸的直接起因仅仅是跟母亲因金钱吵架，导致社会支持的根基破裂。

不过，第二次复吸的直接原因则是更加实质性的、致命的，那就是她的男人有了外遇，而她因幼年所遭遇的被性侵这一不可逆转的文化创伤使得她对此格外敏感而多疑。这一事件可以说是毁灭性的，最终将她再次推向了自暴自弃的深渊，再无挽救的可能。6 年后的深度访谈详尽地还原了她步入不归路的真实过程及真切的心路历程：

> 那个男人叫老瘦，两个人在一起一年零一个月，吃麻果、溜冰，差不多花了十多万元。当时两个人在一起，一天吸毒需要 400—500 元的开销，我当时每天一克冰、两颗麻果、半克海洛因（自己单独用 200 元），贵的时候一天得 750 元。这些钱原本存在我妈那里，都是结婚时收的礼钱，当时跟妈妈说要补交养老保险，妈妈给了我 8 万元以及她自己的 1.4 万元。老瘦，50 多岁，无论吸冰，还是吸海，他都不具有性功能。我个

人的感觉是，麻果的性快感更强烈、更快一些。他最后走，是因为喜欢搞朋友的老婆，后来离开我，也是因为喜欢上别人的老婆。我现在基本上不与老瘦联系。后来，我又与老瘦的朋友二狗在一起同居，二狗是摸包包的。起初，二狗溜冰每天一克，后来两天一克，再后来4天一克。当时也是被朋友骗了，将125分成3份卖给我。从2014年至2015年年底，我就不再与男人同居。

现在是2天或者3天一克冰毒，每天100—200元的海洛因，也就是2—4个125，麻果以前天天吃，现在不好买，也就不再吃了。已经两三个月没有吃麻果了。麻果分为香麻和草麻，又出来一种草香型的。现在这个吸冰毒的水烟壶是从网上买来的。

之所以再次注射海洛因，是因为自己就没有想过好好过日子，主要是我老公欺骗我太多，自己现在可以靠卖冰，能够维持生活的费用，包括毒品和房租。房租一个月400元，水费20元，电费是预充值的，其他费用很少，自己又不会做饭，所以经常没有吃的。这个房子属于金沙江市看守所的，我妈妈和二姐都知道这个地方。以前老公回来过，现在又走了，去了四川巴中，跟另外一个女人生活在一起。从今年7月4日走后，再也没有回来过，悄无声息地走了。我不想他回来，现在主要是觉得自己付出的太多，希望能够得到公平的待遇，争取一些自己的财产。最近晚上睡不着觉。（访谈时间：2016年11月28日12：30—20：30；访谈地点：金沙江市五十一任姐的出租屋）

由于长期吸毒造成的心理、人格、认知等差异，所以吸毒人群通常流行圈内信任，若是偶遇烦恼或挫折，自然极容易寻求道友安慰和倾诉，那么通行的安抚举措当然便是一起吸毒找寻做神仙的感觉，藉以忘却人世间所有的不快与烦忧，毕竟在他们的认知里，偶尔吸食一次毒品，就是纯粹玩玩而已，或说仅仅找一次感觉而已，在他们眼里，这与普通人心情郁闷不爽喝个闷酒，借酒消愁解闷并无二致。何况以最少的金钱投入就可产出最大的人生快乐，那又何乐而不为呢？

本来，许多研究都表明吸食海洛因要是超过十几年以上，通常对毒品便没有什么感觉，处于可有可无的渴求状态，但对我的关键报道人来说，因童年的文化创伤和长期吸毒形成的心理和人格特征，她的确存在破罐子破摔的心理特征与被迫害妄想症，最容易放大某一细微事件的说服效果，为自己的吸毒行为寻找正当化的理由，从而习惯性地寻求毒品作为解脱社会苦难的仙药，整天处于昏昏沉沉，利用药物麻醉自己，以图逃避社会苦境。毕竟所有镇静类药物的精神活性作用都差不多，一开始会带来放松感、减少焦虑情绪，总体而言是一种很柔美的感觉。当然，剂量较高时，除了上述的感觉，接下来便会出现头昏、眩晕、嗜睡、口齿不清、肌肉不协调等状况。[1]

不过，在追踪她复吸的根源时，我们不难发现，她之所以很容易复吸，而放弃所有重走正道的努力，实与她每次强制送入强戒所，而轻松地被释放，未曾接受应有的严厉惩罚或强制性的戒毒有关。显然，若是惩戒太轻，自然不足以产生敬畏之心。事实上，她本无决心彻底摆脱毒品的困扰，甚至不停地尝试各种新型毒品，当她探寻到混合吸食海洛因、冰毒和麻果而获得的一冷一热的对冲效果时，自然更难以放弃毒品所带来的暂时慰藉和极度愉悦。此外，极易复吸也跟金沙江市毒品的易得性和经济性关联，在这座美丽而阳光的城市，获取毒品实在是太容易了，不仅通过以贩养吸可轻易满足她个人的毒品需求，而且贩毒还可轻松获得像支付房租等日常生活各种费用所需的金钱。因此，因她能够方便地提供吸毒场所和毒品，当她周旋于吸毒男人之间或认领干女儿时，甚至有几分得意或某种存在感，

1　〔美〕辛西娅·库恩等：《致命药瘾：让人沉迷的食品和药物》，林慧珍、关莹译，生活·读书·新知三联书店，2016，第266—268页。

俨然有一种大姐大之风范。从社会危害的角度来看，她的临时住处往往既是聚众吸毒的场所，也是她贩毒的毒窝，给周边社区和居民造成极大的恶劣影响和扰乱。

与她第一次在强戒所做访谈相距 7 年之后，2017 年 10 月 1 日，我跟任姐第三次相遇于强戒所，还是国庆节举国欢庆的大好日子，试问人生又有多少个 7 年？原先每次发誓要戒毒的她，这次终于那么决绝地承认，从强戒所出去，肯定要继续吸毒，并明确告知我们就想尝试"浴盐"。2019 年 1 月 6 日在强戒所与她的第四次访谈中她又明白宣称，"5 个月之后出去，能坚持多久不碰毒品，说不准，估计能坚持 6 个月，等到了过春节的时候再吃，大家聚一聚"。这对于强戒所宣传的戒毒效果和戒毒率来说，无疑具有无需言说的样本意义。当然，即便熟悉如任姐，在不同的场合、不同的时间、不同的人物，就同一个话题，在她吸毒前后，我依旧每次都要进行某种程度的专业证伪和测谎，尽管往往直奔主题，简洁而概要，无需绕弯或铺垫访谈的氛围。自然，10 年连续性的动态追踪访谈，体现出珍贵的学术品质和人性的洞察机遇，无疑可以清晰而精确地勾勒出访谈对象的人生轨迹，或可预测她可能的归途。

正是通过长期跟踪关键报道人的吸毒行为，动态掌握她的复吸根由，高频次与其身边的亲友——包括到她父母家里同其二姐进行深度访谈，跟其母亲了解——深入互动，还每次向对她非常熟悉的强戒所管教人员深入了解她的戒毒情况，正是基于这份非凡的样本意义与卓越的数据品质，我才逐渐体悟出毒品社会性成瘾这一分析性关键概念。在某种意义上说，如同肖斯塔克[1]笔下的妮萨——通过聚焦于关键报道人，进而透视关键报道人所代表的人群及其社会——在这里，当然是指毒品、毒品问题与吸毒人群。因此，在某种意义上说，这位已经 46 岁（1973 年出生）的关键报道人的

1　Shostak, M., *Nisa: The Life and Words of a Kung Woman*, Harvard University Press, 1981.

学术研究价值和毒品思考价值也许就已经挖掘殆尽了，至少我希望这是最后一次在强戒所的深度访谈和尴尬相遇。

第二节　关键报道人、毒友与迷醉的毒品世界

一　多药物使用者

聚焦于关键报道人身边的吸毒者，从主位视角切入，叙述他们眼里的毒品，呈现主体感知与体验，让我们重新审视毒品"毒"在哪里，何以成瘾，得以洞察毒品问题难以根本解决的症结所在。从地方毒品流行趋势来分析，一般而言，除了山区或农村的彝族之外，"70后"普遍吸食海洛因，人数呈逐年下降趋势，"80后"则在传统毒品与新型毒品之间摆荡，"90后"通常不碰传统毒品，而只接触新型毒品，且认为新型毒品并非是毒品，而只有海洛因是毒品。就金沙江市而言，因地处大西南毒品大通道上，毒品渠道比较稳定，毒品主要有海洛因、冰毒、麻果3种。不过，近年因缉毒严厉，加上麻果带有一股特殊的气味，容易被察觉或举报，当下麻果的流通较少，所以新型毒品的流行种类相对较少。[1]

由于2016年月11月27日晚上我们相聚吃得很是舒爽，临走又多给任姐点了几份菜让她带走，毕竟是相隔6年之后我们的再重逢，所以任姐的心情大好，不仅当天晚上饭后同意我们跟随她一路辗转观察她的毒品交易行为，先熟悉一下她的居住环境，还很用心地为我们安排和寻找合适的访谈对象，且就在她租住的单元里做访谈，也就是说，在居民楼里的自然吸毒环境进行田野调查，这当然是我们求之不得的一种绝佳田野机会。我们差不多于2016

---

[1] 我在桂林的田野调查表明，在桂林，除了传统毒品海洛因，新型毒品主要就是冰毒，因这些年打击力度大，一般娱乐场所不敢涉毒，但就整个社会而言，毒品问题依旧非常严峻。

年 11 月 28 日中午 12：00 到达任姐家中，她租住在一栋破旧的四层红砖楼里，租赁的房间是四单元三层左侧的一套二居室，该楼位于电子商贸学校后面。当我们进去的时候，任姐穿着一件粉红色的厚睡衣和一双棉拖鞋，仿佛刚起床的样子，主卧里还有两位男子，分别是常哥和李哥，他们正在和任姐一块溜冰，见我们进来，两人马上就躲到侧卧去了。任姐跟着到侧卧向他们介绍我们此行的目的，他们两人的戒备心理就有所消除。在我们同任姐随意闲聊的时候，胖乎乎的常哥对我们欢快融洽的畅谈立马来了兴趣，也不由自主地加入到我们的畅聊之中。

据任姐介绍，常哥是个富二代，今年 34 岁（1982 年出生），已经结婚，并有一个儿子。他父亲经营许多家娱乐场所，家里比较有钱。

常哥体型肥胖，可说是肥头大耳。他祖籍内江市，不过，从小在金沙江市长大。他的身份比较特殊，因为家庭富有，且已结婚生子，警校毕业后，还曾在缉毒队实习半年。从 2001 年 19 岁开始第一次接触毒品 K 粉，到 2016 年深度访谈时，已经有 15 年的吸毒史，吸食过的毒品包括 K 粉、摇头丸、海洛因、大麻、冰毒、麻果、神仙水、鸦片以及海洛因的替代物美沙酮，属于典型的多药物滥用。在他看来，其实，海洛因能够控制，美沙酮就能够有效帮助戒掉海洛因，因为它的成瘾性大于海洛因。不过，强戒所都是治标不治本，吸毒的人越戒越严重，因为外面的吸毒者进入戒毒所之后，能够更直接地接触到里面各种各样吸毒的人，并且对外面社会又有抵制情绪，产生一种逆反心理。从强戒所释放之后，在社会中又找不到自己的位置，或者没有钱买毒品，就开始寻找在强戒所中所认识的朋友，这就重新融入毒品这个圈子，更加戒不掉海洛因，更加对生活充满绝望。

眼见聊天比较放松，我们提议对常哥做一个深度访谈，他便欣然同意了。只是他提出要求说，访谈过程别录音和拍照。其吸毒史与多药物滥用过程，如他本人所叙述：

1. K 粉（2001 年）

我第一次接触毒品是 2001 年下半年，在成都一个名叫卡卡都的慢摇酒吧。当时 19 岁，由于好奇开始接触 K 粉。第一次只吸了牙签大小的量，吃完之后就开始摇头、跳舞。第二次吸的有点多，差不多两根牙签大小的量，吸完之后腹部感觉有些疼痛，于是开了热风进行排汗。吸完 K 粉之后就想讲话，比较兴奋，因为吸毒的人内心比较压抑、孤独，因为经常被社会歧视。2002 年七八月份回到金沙江市，其间差不多有七八个月没有接触 K 粉。当时金沙江市的 K 粉很少，直到 2003 年、2004 年才开始普遍。后来，一个朋友开了一个大包房请客，男女都有，喝完酒之后就开始吸粉。当时喝的有啤酒和洋酒，包括伏特加、芝华士、杰克·丹尼，因为吸完粉之后鼻孔比较难受，需要一杯酒将其送下去。吸完粉后，通常就去吃夜宵，然后再去开房。无聊的时候，常常三五个朋友一块玩儿。其实，吸食 K 粉主要就是为了玩女人，K 粉、大麻和冰毒（的壮阳效果）都比伟哥还要厉害。

2. 摇头丸（2002 年）

2002 年 8 月，在金沙江市的酒吧里。当时将摇头丸分成两半，一半约有半克，拍成粉末，洒在酒里。喝完之后会感觉头比较沉重，整个身体开始摇摆、冒汗。开启热风，关闭窗户。每次吃完之后都能够摇到 12 点钟，其药效来得快，去得也快。摇头丸的催情效果差，冰毒和麻果的比较厉害。

3. 海洛因（2002 年）

第一次吸食海洛因也是在酒吧里面，4 男 5 女，别人都说这个东西碰不得，都劝我不要碰，但是自己认为不就是毒品嘛，其他的毒品都碰过了，还怕它？当时就有这么一种逆反心理吧！恰好其中有一个沾染海洛因的女人带着我和她一块吸食，当时两个人吃了半克海洛因。当时，吸食的方法是将海洛因放在锡箔纸上，下面用打火机进行烤，冒烟后用鼻子飘。吃完之后头有点晕，感觉一点都不享受，特别难吃。之后与她发生性关系。

过了几个月之后，其间并没有碰海洛因，也没有想。一个朋友带了些海洛因，说这东西一定要吃好、吃昏了才舒服。当时从下午3点多吸食到下午5点多，晚上睡觉一直睡到第二天下午三四点钟。吃完海洛因，躺在藤椅上，那种昏睡的感觉非常舒服。后来每隔三五天就去吃一次。再后来，隔了两三个月，一直到2003年不沾海洛因。后来，在金沙江市带着几个朋友放水（即放高利贷），又因为赌博输了很多钱，生活上遭遇很大的压力。在2003年下半年，就开始利用毒品进行解压，通过吃海洛因让自己始终处于一种昏昏欲睡的状态，不会去思考其他的事情。当时除海洛因之外，没有沾其他的毒品。我只肌肉注射过两次，静脉注射过两次，因为知道注射不好，也害怕感染（艾滋病），想活得长久一点，注射时不会共用针头，注射时都是自己扎针。当时采用注射方式，是因为和一个女人在一块，那个时候又没有钱，瘾还特别大，如果飘的话，两个人的量不足，所以只能用注射的方法。当时产生一种以烂为烂、破罐子破摔的想法。之后，不注射，是因为自己从内心认为自己吸毒就已经很烂了，要是再去注射，害怕自己以后会很难戒掉。从早上起来，一天都不想吃饭。有钱的时候，一天最多能吃2克至3克海洛因，从早到晚一直昏昏沉沉。2008年、2009年就不再吃海洛因。

去过两次强戒所。第一次是2005年下半年，本来要戒3个月，自愿戒毒，交了3500块，但只待了两个月。第二次是2006年，与第一次中间相隔3个月，家里人通知缉毒大队把我送进去的。但每次从强戒所出来，都想尽一切办法去了心愿，觉得人生就已经完了，戒了又怎么样？因为自己已经放弃了自己，认为人生是短暂的，朋友、家人都认为自己已经完了，又没有经济来源。和别人一提到钱，别人就会怀疑你。即使现在成功戒毒，别人还是不会承认你。万念俱灰，没有希望了，根本就不想戒，甚至有几次都想一次吸过量的海洛因来自我了断。

4. 鸦片（2005 年）

2005 年到云南文山工作。因为对当地很陌生，不熟悉毒品的渠道，所以就用鸦片来代替海洛因。当时，认识一位老头，年纪八十多岁，吸食鸦片已经几十年了，并且对吸食鸦片的流程都比较熟悉。首先是将生鸦片煮熟，制作成鸦片膏，用针取一点并捻成球状，放于烟枪前部的烟炮中，置于油灯上烧烤。不过，吸食鸦片，仅仅能够止点瘾，让自己不那么难受，但找不到吸食海洛因的那种感觉。

5. 麻果（2006 年）

第一次接触麻果，在 2006 年的四五月份。别人都说麻果特别香，能够壮阳，吃了还不上瘾。麻果一般为红色。第一次吃了一颗，吃了难受，并且睡不着觉。最后一次是 2008 年吃了半年。麻果和冰毒功能差不多，都能够使人兴奋。一般都是边吃麻果、边打牌，有时候吃完不舒服，就再吸点海洛因，但没有试过兵马俑。2006 年、2007 年吸食海洛因和麻果，2008 年就不再吸食海洛因了。

6. 美沙酮、复方地芬诺酯片（2007 年）

当时，心里已经认定海洛因不好，吸毒很恼火，又有朋友告诉我美沙酮能够帮助戒毒，说美沙酮管用，能止瘾，所以自己就萌生戒毒的想法。自己第一次办卡时，三五次都没能够办下来，最后还是家里找人办的卡。第一次喝了 40ml，两天以后加到 50ml，止不住瘾，经常出来偷嘴。有时边吃海洛因，边喝美沙酮。一两个月以后，才把剂量加上去，每次加 5ml，最后加到 150ml，才压住了，真的没再偷嘴。从 150ml 开始减量，自己提出的要求，每次减 5ml，当减到 5ml 的时候，会有点瘾，每次往杯子里加水至 100ml，慢慢减，然后留 5ml，喝了半个月，就不再喝了。想到每天靠药物的维持治疗，就想彻底摆脱。开始吃一种治肠炎的药，复方地芬诺酯片，开始时上午 5 粒，下午 4 粒，依次每天递减，后来吃到四分之一片的时候，就不再吃了。从 2007 年下半年开始，就很少吃海洛因，只有不好耍的时候，就想找感觉，才去吃点，基本上三五个月一次，一直坚持到 2009 年下半年，彻底不再吃海洛因，一直喝美沙酮，至 2012 年，就彻底戒掉了。喝美沙酮，能坚持喝到最后，就是自己打心底里不想喝，一想到自己每天都需要靠药物来维持生命，就想彻底摆脱毒品。从 2012 年至今，从未碰过海洛因，也不喝美沙酮。

7. 冰毒（2010 年）

在重庆开始溜冰，从 2010 年至 2015 年，次数比较少，一年最多也就溜一两次。从 2015 年下半年至今年 5 月份总共溜了十多次。不过从 2015 年 10 月份开始连续溜冰两个多月。现在每隔三五天就溜一次，主要原因是自己感觉不好耍，不想睡觉，没有事情干。也想不吸了，今天吸了，就不想吸了。溜冰时，觉得自己可以控制，觉得好不容易摆脱毒品了，不能走回头路。吸食冰毒能够有所节制，有所控制。现在自己对冰毒也有一种抵触感，不想再吃冰，一是自己已经成功摆脱海洛因的控制。二是吸食久了会对大脑造成伤害。吸了 10 年，人不行了，思维、做事迟钝，导致思路不清晰，害人不浅。三是以人为鉴，以前许多身价千万，风光无限的人都被毒品残害。但是现在自己混的就是这个圈子，自己也很想溜。吃冰，瘾是没有，但肯定是有心瘾的。今天是陪多年的好朋友，他刚服刑 2 年回来，他没事干，就陪他溜冰，让他别再吸海洛因，溜冰不上瘾，只是会产生心瘾，身体上不存在依赖。海洛因是上瘾之后可怕，冰毒是吸食之后可怕。吸食冰毒后，能够让人比较兴奋，专注于做一件事情，比如，斗地主、聊天，为了好打发时间。溜冰的感觉，最主要是摆龙门阵时，有话题可谈，干什么都能执着、专心。打牌时，不会计较输赢，尤其是赌博，你能够完全沉浸其中，不在乎输赢，即使输了也不会心痛。只要是钱，就敢拿，哪怕是高利贷也敢拿，人变得贪婪，不容易满足。

戒毒最难的是在于内心。冰毒对我造成两种比较可怕的伤害，一是虽然自己不容易察觉，但慢慢损伤你的大脑，这是它的可怕之处。二是思维混乱，混淆，反应迟钝，不如原来的快，处理事情不到位。吃了冰毒，睡不着觉，话又特别多。但毕竟溜了冰，可以与谈得来的人多说话。现在已经有了家庭，老婆在她老家眉州带孩子，没有工作。曾经两个人在一块吸过几天，2005 年，老婆进过两次戒毒所。[1] 后来她就戒了，专心带孩子。她已经戒毒 10 年了，其间从来没有碰过任何毒品。

自己暂时没有工作，还想干老本行。以前的工作主要是挖矿，帮人挖矿，因为我懂得看矿、选矿，也会开车。以前挖过铁矿、铅矿、铜矿、铝矿、锌矿、镍矿，以后还准备干这一行，就是帮助别人开矿、选矿，也正好可以摆脱（吸毒）圈子。

现在金沙江市没有特别的新型毒品，以前听说过浴盐，效果比较恐怖。最近 10 年毒品的种类，层出不穷，政府应当严加管理，尤其是对那些只贩毒不吸毒的人，加重惩罚。其实，吸毒的人最容易遇到三个问题，一是吸毒身份标签化，容易受到他人的歧视；二是生活压力大，没有一技之长，找不到工作，很容易走上坑蒙拐骗的道路；三是内心封闭，非常在意别人的看法，对别人产生不信任感。

---

1 当听到常哥谈及他老婆，任姐两次插嘴，坏坏地说，他老婆是波霸。

政府应当单独划出一片土地，与企业家建立合作关系，为吸毒人群提供一份稳定的工作，给予像正常人一样的待遇，最好还能够建立一个培训中心，教给他们一些技术。每天工作下班之后进行心理辅导。一星期进行3次尿检，开除尿检3次不合格的人。最好还能够对吸毒者的家属进行政策倾斜照顾，这样能够减少犯罪率。（访谈时间：2016年11月28日12：30—20：30；访谈地点：金沙江市五十一任姐的出租屋；访谈对象：常哥，34岁，1982年出生，男）

二　李哥的毒品世界：老到的深度体验

以下是李哥本人的原话直录：

1. 海洛因（1997年）、美沙酮（1998年）

1997年，最开始的时候，也是因为好奇。人家都说第一对性有很大帮助，第二吸食完之后会有想入非非的感觉，想什么得什么，那种缥缈的感觉，就是对这方面的一个好奇。第一次接触海洛因是在金沙江市的一家慢摇吧。当时几个朋友，3男4女，在一起喝酒。当时喝的是啤酒。有人说海洛因能够增强性欲，出于好奇，我就吸食了两口，一个火柴头大小，差不多有0.01克，一口就是0.01克。那时一克海洛因差不多要300元。当时年轻无知，当别人刚开始拿出来海洛因的时候，自己第一感觉也曾是排斥的，但是欲望大于排斥，别人会美化毒品，我对它的欲望盖过了恐惧。吸完后感觉头昏脑涨，天旋地转，恶心，吃不下东西，之后身体就会慢慢接受，几乎昏睡了十七八个小时。但是，隔了十多天，就开始想找那种眩晕的感觉。

第二次也是和七八个朋友，4男3女，一块在卡拉OK里喝啤酒，然后大家开始玩海洛因。这次吸了差不多两个火柴头大小的量，也是飘的。第二次吸就没像第一次那么难受，只是想睡觉，就会浑身瘫软，会有一种昏昏沉沉的舒服。这种舒服的感觉，就会很瘫软，身上的紧张、压力全部放下来了，没有任何防备心理，确实有解压的效果。第二次寻找到的感觉和第一次不一样，因为第一次有排斥，第二次接受了之后，就感觉这个东西很好嘛！要想让自己舒服，那就只能够增加量，因为身体对毒品有依赖，就需要增加剂量，随着剂量的增加，昏睡的时间越来越长，感觉也越来越舒服。后来基本上 10 天左右就吸一次，寻找那种昏沉的、舒服的感觉。会让自己舒服，身体愉悦，哪怕是在昏沉当中也会感觉到愉悦。还有，在人多的时候，吸毒嘛，还是在于气氛，就会出现一些交流。也想说话，也想昏沉，两者都有，那个环境中没有思想包袱，平时的防备心理都没有了。人嘛，会将自己的心理表露出来。从晚上 12 点一直睡到第二天下午四五点钟。和第一次一样，差不多也昏睡了十七八个小时。为什么后面要吸食这种东西，就是为了找这样一种感觉。

直到上瘾，自己都不清楚，因为当时从未意识到什么是成瘾。当时以为自己是感冒了，流鼻涕、打哈欠、淌眼泪，头有点痛，身上一冷一热，当时以为是感冒。后来别人告诉我是吸毒成瘾了，我才知道成瘾了。到下一次再出现这种情况，你就会知道是成瘾了，你就会主动去找毒品。中途也有这种情况出现，比如出差就会出现流鼻涕、打哈欠的症状。当时只是以为感冒或者水土不服，并不清楚是上瘾，后来别人说这是点瘾了。人知道这种症状的原因之后，就像人生病之后去找药一样，自动去寻找毒品。身体难受，后来吸食久了之后，就会有肌肉痉挛的感觉，身上肌肉酸痛的感觉，症状更为严重，关键是心慌无力，心里难受，这时候大脑里第一浮现的就是寻找毒品。人都是去找这种贪婪的感觉，一年中差不多吸了有上百次，这中间毒品慢慢地增加。当时吸毒还有一个原因，就是为了赶时髦。

　　吸食海洛因已经有十四五年了，戒毒也戒过很多次。第一次是自愿戒毒，在上瘾一年之后，1998 年在金沙江市第三医院。自愿戒毒就是自己觉得不能够再吃海洛因了，改喝美沙酮，绿色糖浆的那种。戒了 15 天，没有任何效果。比如说给你喝 60ml，如果你是海洛因 1 克的量，能管 24 小时，这 60ml 就能够管 48 小时。剂量递减，第二天给你续补 55ml，相当于你身体依赖在延长，麻醉过程也在延长。当时最高 60ml，以后每天减 5ml，到 35ml 的时候就会有一个脱瘾的过程，5ml 喝两天，再休养两天，这两天有戒断的感觉，但不是太难受，也有打哈欠、流眼泪症状，总共是 15 天。以前美沙酮的麻醉效果要比现在的好很多，当时戒完之后，不是特别难受，相对瘾小一些，能够慢慢抵抗得住，对毒品产生抵制能力。后来人身体也有些难受，人都是属于贪图型的动物，比如你感冒了，就会找感冒药吃，所以就再次寻找海洛因。

　　第二次，1999 年在成都戒毒。在成都市武警部队旁边以前有个老戒毒所，成都市一加一医院，当时一年去过许多次，自从染上毒品之后感觉自己的人生一直在戒毒，无论自愿戒毒，还是强制戒毒，总之一直在戒毒。利用昏迷疗法戒毒，15 天花费 6000 元，戒完了，没有成瘾症状，一天 24 小时处于昏迷状态，有意识是知道自己身边有人晃动。昏迷 7 天，10 天疗养，效果很好，没有什么症状。还是有那么几个月没有吸毒，最后还是因为找心情愉悦的感觉。

　　2000 年在海南与别人合伙做广告灯箱（霓虹灯）生意，在三亚的一家部队医院利用排毒针戒毒，待了 14 天，一天 200 元。在海南岛这个榆林部队，本身是面向海边部队里打炮被震伤的人，治疗精神病的医院。当时去的时候人多得很，有企业大老板、做卧底的、军队里的等。当时他们有杜冷丁、吗啡成瘾的。在海南岛戒毒后，差不多有两三个月没接触海洛因。后来又因为无聊，心理空虚，情绪低落，感觉没精神，自己兴奋不起来，对任何东西没新鲜感，还得找海洛因的感觉。

强制戒毒两次。强制戒毒就是被缉毒队抓进去，但都不愿意强制戒毒。第一次2006年，2006年戒毒后，半年内没有碰毒品，觉得毒品不好，想找到自身的价值。所以，第一次强制戒毒出来没有马上了心愿，但后来没坚持住，还是因为与社会脱节，对自己没信心。实际上，每次再次吸毒主要是因为找不到自己的社会价值，因为自己一无所长，也找过工作，但总是碰壁，有些歧视，正规的身边朋友，明面上是关心的话，自己会理解成嘲讽自己。可能是因为自己长期吸食毒品，自己的内心变小了，缺乏自信心。我们和正常人交流，内心感觉融入不了这个社会，所以想找人倾诉，又开始接触以前的那些吸毒朋友，找圈子，因为自己的生活圈子比较小。

原先这些毒品本身生产出来是为了帮助病人，少量用是好东西，但是用多了，就会成瘾，身体产生依赖性。这时候没有经济来源怎么办？就会采用非法手段。

我也曾静脉注射，因为当时缺钱，吸食毒品成瘾后剂量增大，如果注射的话，能够减少海洛因的用量，注射三分之一的量，就相当于能够满足吸食一克的量。有钱的时候，最多口吸2克，静脉注射的话，一克半，要求必须质量好的海洛因。所以注射的好处是费用少，效果好，还能够迅速止瘾，因为吸食已满足不了我所需要的那种昏沉感，所以采用注射手段，注射减少毒品，能够减少毒资，起效快，身体迅速达到昏沉状态，快感也会好一些。不过，要是长时间静脉注射的话，静脉会封闭，这时候就会采用肌肉注射方式。当时注射是自己注射，让身体没有这么难受。

第二次强制戒毒是在 2009 年。第二次被抓是在承包的娱乐场所被缉毒队抓的，在戒毒所待了两年。有个劳教所，当时在 2009 年废除劳教，与强戒所合并，称为司法戒毒所，当时这个牌子还没有立出来，首先分在公安这个部门，再分一部分到劳教所，我当时分到了劳教所。后来要改为轻微犯罪矫正所，后来又说改为司法戒毒所，但是最后都没有改，劳教所偏管戒毒这方面事情。

2009 年第二次强戒后，就没再碰过海洛因。这次强戒的经历从内心对海洛因产生了排斥，对其他毒品则没有。强戒所出来，一口海洛因也没吃，因为自己在心里知道毒品不好，我吃了第一口，就会有第二口，明白自己是怎样走上这条道路的。我不想自己有第二口，所以就没有再碰海洛因，以前吸食毒品感觉自己都为毒品奔波，自己感觉很累。我也有烦的时候，就想沾染，但我坚持住了。坚持没吃海洛因，也与宣传有关。曾经看过一本励志的书，上面有两句话说得比较好，你能够坚持过今天，你就能坚持到明天。以前，我也知道这个道理，但是没有深刻地领会。还有就是自己没有钱，自己需要挣钱，没有经济支撑能力来吸毒。现在不吸食海洛因的另一个原因在于毒品的质量太差，现在的海洛因吃了不舒服，没什么留恋的感觉。

第二次被抓之后，知道自己已经与社会脱节了。虽然不碰海洛因，但用冰毒作为海洛因的替代物，满足自己的心理需求。就希望通过冰毒寻找一种兴奋的感觉。

2009 年到现在戒毒，没有偷过嘴。现在我没吃，但是不能够保证以后不会吃。现在也吃冰毒、麻果、K 粉，海洛因和冰毒沾的时间比较长。我想吸食冰毒是为海洛因找一个替代物，人都会有心瘾，找对自己伤害少的东西来代替它。第二次强戒后坚持不碰海洛因，是因为自己认识到海洛因的危害，不沾染第一口，另外找到了冰毒这种替代品，这种替代其实是一种心理防线上的替代。人与社会脱节后，会感到有压力，正常的人都是聚在一块喝酒、打牌、唱歌，这些活动都能够感觉到心情愉悦，但是我们总会觉得缺少一些东西。我们的心理渴求比别人大一些，不到位，所以找这个毒品，但海洛因成瘾性快，吃上一口就会把你打回原形，所以我内心害怕它，就找东西替代它，找另外一种能够抵消海洛因的需求。

我在 2012 年、2013 年开始戒毒，有钱的时候就吸毒，没钱的时候就喝美沙酮。为什么后来自己不再吸食毒品而喝美沙酮，是因为在自己心里觉得毒品捆绑自己那么多年，如果有一个机会能够让自己戒掉毒品，自己会把握住机会。

2. 摇头丸（2001 年）

摇头丸以前有红色、黑色的，像蝴蝶状或者印有英文字母。最早接触摇头丸是在海南三亚，在一家名为中国城的舞厅，我们 4 男 3 女，将摇头丸像泡腾片一样放在啤酒里，第一次差不多放了半克。摇头丸分好多种，如深水炸弹（黑色）、蓝色妖姬（蓝色）[1] 等，这种效果确实很好，刚开始接触的时候，每次吃四分之一的量，后来药劲过了，再来四分之一，有些人觉得不过瘾，也会加大分量。喝完后，会增强性欲，但是作用不大，主要是让你感到不再压抑、胆怯，让你很快融入你所在的环境和氛围，两个人不认识，有了毒品，就能够开诚布公。弊端就是以后没有药的帮助，你就不会再融入这种环境之中。摇头丸没有瘾，在金沙江市没有用过。

3. 大麻（2002 年）

2002 年，在海南三亚。晚上喝完酒后，为了醒酒，为了增强性欲，

---

1 显然，将鸡尾酒的名称与之混淆了，或是借用其名称，一如奶茶。

吸食大麻。第一次抽大麻是从娱乐城出来的时候，在自己的车上抽的，抽完了，能够致幻。致幻后，会增强你的想象力，你有什么心理，就会产生什么景象，你会处于一种半眩晕状态，非常兴奋。这与你个人的情绪有关，比如你情绪稳定，就容易想象唯美安静的画面，如果你情绪暴躁，就会幻想血腥残暴的画面。吸食大麻的方法，最初是用两个人相互吹的方法，后来就开始自己吸。大麻一般都是来自于中国台湾和香港，像香烟一样一包一包带来的。第一次吃大麻很适应，大麻吃了七八个月，都是隔三岔五吃一次，都是在海南三亚。吸食大麻能够弥补海洛因的消沉、懦弱、卑微状态，因为大麻能够使人兴奋一些，产生愉悦心理，抵制海洛因造成的消沉感。吸了大麻，就会说话投机，像现在的冰毒一样。大麻瘾小，对身体的伤害也小，吸后还会有自控能力。当时一支 100 元，四五个人差不多抽两支就够了，后面不吹了，就一人抽两口。后来离开海南，就没再接触，因为在金沙江市比较少见。有段时间戒了海洛因，就想找大麻来替代，可没有渠道，也买不到。

4. 麻果（2006 年）

2006 年，在金沙江市第一次接触麻果，朋友从云南带回来的。麻果刚拿出来的时候，整个房间都充满了香味。第一次吃了两颗，麻果对性很有帮助。洽谈事情的时候，也能够使双方谈到一块，起到兴奋作用。当时，只有男人，吃完之后性欲得到很大增强，然后去嫖娼。31 岁了，晚上能够做爱七八次。麻果呈红色，所以也叫大红袍、小红袍，但也有绿色的。男女吃了麻果，都会火大，感到燥热，所以有些专门为吃麻果男性服务的小姐就成为"解码器"。麻果起着催情的作用，我一直都在吃，只是现在不再像以前那么猛了，因为这些毒品用久了，催情效果就会下降。

5. 卡古（又称卡苦，2007 年）

2007 年，和一群新疆人在一块，当时也是在我们自己的车上，朋友拿出卡古，他介绍说，卡古是将芭蕉树的筋煮熟之后捻成丝状，再与鸦片膏搅拌混合做成的。还说卡古能够让人更舒服，里面含有大烟的成分，像大烟一样，但没有像海洛因和冰毒那么厉害。抽法类似于抽水烟筒。当时那个朋友拿出一个苹果，将上面和两侧打通，他说通过苹果的过滤，卡古的味道会更好一些。

吸食卡古能够让人产生一种眩晕的感觉，轻飘飘的，但又不是那种飘飘欲仙的感觉。酒吧里，那些 K 粉过量的人会使用卡古，因为能够用这个东西将 K 粉的兴奋给盖下来，所以具有一定的镇定作用，使人的精神在高度集中的状态下得到舒缓。我们平时想整的时候，就出去找一下，但不太经常使用。卡古能够使我们镇定，不再那么兴奋，缓解愉悦、兴奋、睡不着觉的状态，使自己平静下来。

6. K 粉（2008 年）

2008 年，当时 30 岁左右，和几个朋友在金沙江市的一处迪吧一块玩。K 粉和摇头丸的功能差不多，吸了 K 粉后，感觉音乐不断在耳边响起，进入一种漂浮的状态，什么都是慢动作。当时吸食的量差不多有牙签大小，先用身份证或银行卡碾碎，再用吸管抽，接着再喝一杯啤酒，将 K 粉送下去，因为 K 粉有些苦。

K 粉比摇头丸更厉害，效果更加强烈，而且起效非常快，能够瞬间爆发，身体自动随着音乐舞动，任何事情和动作都变得十分缓慢。有一次，我们十多个人在沙发上一块吸食 K 粉，吸了 K 粉后，大家就手拉手，然后再找一个嗨妹，让她负责音乐，随着音乐的响起，我们十多个人突然跳了起来，后面的跟着前面的人，动作都一样，仿佛直上九重天的感觉，那种很爽、很舒服的感觉。然后，嗨妹领着跳舞，有时候叫三四个嗨妹，带着你将 K 粉随着汗液排出来。有一次，我被毒倒了，一直非常难受，音乐一直响，我也一直呕吐。K 粉也不怎么上瘾，能够有效控制，但不吸的话，总感觉自己欠缺一些东西，身体刺激不到。只有海洛因才能够成瘾，大麻会产生那种想的感觉，冰毒成瘾的状态是不吸，就没有精神，身体发软。激发的是心理的兴奋，欠下的是充足的睡眠。对于增强性欲方面，K粉与摇头丸差不多，跟冰毒差远了，都是产生想法，但是能够有效控制。有了毒品，会让双方都放得开，谈话更加直接。有了毒品之后，性方面就能够更加直接，语言、肢体语言都不需要。

7. 冰毒（2008 年）

麻果比较贵，而冰毒比较便宜，效果差不多。溜冰后给人一种冰冷的感觉，冰冷的状态很敏感，始终处于兴奋的状态，这种状态也会慢慢下降，即使加大量，也没有用。耍的过程中，不想说话，就再抽一口。上瘾的感觉，就是没有精神，那种昏沉的感觉，这种瘾一点也不难控制。与冰毒相比，麻果兴奋度高，更加滋润一些，不难受，身上燥热，增强性欲，会感到疲倦。而冰毒更干涩一些，大脑会微痛，有性欲，但不如麻果强，刷手机，或者刷微信，都会让人特别专注。不想耍时，脑子会想，会产生心瘾，两三天不耍，就会感觉自己缺失一些东西。现在经常溜冰，会间隔两三天搞一次，搞多了，也受不了，也不想搞。解冰有两种方法，一是洗热水澡，二是找小姐。金沙江市找小姐也多，130 元的，天外天没去过，几十块钱太便宜，发廊比较干净。

8. 神仙水

神仙水和麻果、冰毒差不多，比较耐烤，像眼药水一样，往锡箔纸上滴一滴，用打火机一烤，会更具有流动性，之后就会结晶。

冰毒又被称为天山雪莲、珍珠、象牙等，光名字听起来就舒服。冰毒最开始被称为猪肉、猪油，因为烤完会变成像猪油一样的白色。以前的冰毒烤完之后就像水痕一样，没有任何杂质。现在的冰毒干吱吱的，有种口干舌燥的感觉，也不像原来的冰毒那么让人愉悦兴奋，下身燥热。现在的是那种冰凉的感觉，主要是麻黄碱增多，麻黄素减少，这两种成分都是抑制药物，会在一些止咳糖浆、减肥药中出现。

海洛因是毒中之王，刚开始吸食海洛因，会慢慢昏上来，身上发热，非常舒服，而现在的冰毒，吃完会感到头痛。

"兵马俑"味道特别香，是因为麻果能够减少冰毒的味道，麻果比较燥热，冰毒比较冷一些，于是一热一冷就会产生对冲，所以非常舒服。其实，任何毒品都是刺激你的脑垂体产生一种多巴胺的物质，能够让你产生愉悦、兴奋的感觉。（访谈时间：2016 年 11 月 28 日 12：30—20：30；访谈地点：金沙江市五十一任姐的出租屋；访谈对象：李哥，40岁，1976 年出生，重庆人，中等身材，身穿黑色皮衣，肤色偏黑，没有组建家庭）

在交叉访谈的过程中，任姐以借钱的名义向我要了几百元钱，这是以前从未发生过的事情，我敏锐地意识到，必须充分和高效地利用好这次难得的访谈机会，在不照相、摄影和录音的情况下，争取尽可能多地进行访谈和记录。这样，除了刚见面时的闲聊，我们马不停蹄地高强度地足足连续访谈了8 个小时，在烟雾缭绕的吸毒环境中，忍受着各种难闻的气味和不良习惯（如随地吐痰），就是为了真实呈现自然吸毒环境里吸毒人群的日常生活，围绕着毒品的主位诉说，如此便也完全达到了用田野调查素材说话的目的。从中午 12：30 直到晚上 20：30 访谈结束，任姐又提议出去吃夜宵，我们几近瘫倒，实在难以支撑，我便塞给了她一些吃夜宵的钱，让他们自己享用，我们未吃晚饭，便径直地回宾馆休息了。

第三节　辗转于吸毒者与贩毒者之间

一　多重身份、生存策略与毒品网络

为了获取有关毒品流通、交易与消费的关键信息，本研究最具挑战性的田野经历，也是获得真实可靠的田野素材的实践之一，无疑是见机跟随集吸毒者与贩毒者身份于一身的关键报道人任姐，辗转在日常生活的吸毒环境和前往贩毒上家之途中——如同格尔茨夫妇在警察斗鸡抓捕场景所经历的[1]或类似爱丽斯·戈夫曼（Alice Goffman）所讨论的逃跑艺术[2]，从而得以亲身体悟一种毒品使用、贩卖与日常生活之间互联的境况，就可观察到毒品交易的全过程。尤其是，贩毒点短时间内人来人往，形成临时市场的喧嚣场景。除了探测关键报道人的吸毒生活轨迹之外，穿插在吸毒者与贩毒者之间，便可洞察关键报道人的多重身份、生存策略与毒品网络。此外，这一多场景的深度互动，得以便利地卷入真实而自然的吸毒、贩毒场所，近距离观察吸毒贩毒行为，或进行深度访谈，或进行贩毒现场观察，从而洞察到地方的毒品使用模式与毒品流行趋势。说来话长，自 2009 年 10 月份第一次同一位男性艾滋病感染者、吸毒者乘车两个小时[3]，又接着翻山越岭，爬上深山荒野与彝族毒贩进行直接接触以来，考察贩毒这一高风险的交易行为（因非熟人介绍而未能获得关键交易信息），无疑是一种惊险刺激的学术挑战，在某种意义上说，这一挑战体现在体能上、心理层面、应急技能、知识储备（如各种毒品的药理知识、交易行话等）等方面，自然是此生从事学术追求以来，最具风

1　Geertz, C. , *The Interpretation of Cultures：Selected Essays*, Basic Books, 1973：415.

2　〔美〕爱丽丝·戈夫曼：《在逃：一个美国城市中的逃亡生活》，赵旭东等译，中国人民大学出版社，2019。

3　第八章就有他的深度访谈个案，但为了保护他的隐私，这里不便明确说明。

险的学术探索之旅。

当然，最重要的还是考察毒品流通和交易的网络及其行规。为了探测毒品流通与交易网络，探索预防毒品滥用的可能路径与策略，又采取多点民族志策略，动态跟随关键报道人穿梭在各种吸毒、贩毒窝点，从而得以深入考察有关毒品使用的行话与交易的行情，尤其是隐秘的毒品交易网络。同时，因主要田野点金沙江市地处西南毒品贩运的大通道，地下毒品供应相对稳定，而且价钱较他处便宜。我们 2019 年初的问卷调查表明，在毒品购买渠道上，68.5%（246 人）的吸毒人员都是通过熟人来购买毒品；24.5%（88 人）的毒品来源是通过朋友请客获得的；还有 7%（25 人）的人表示自己的毒品是由自己购买而获得的，即以贩养吸。

作为世界上最为隐秘的人群，吸毒人群是公认最难调查的人群。第一，由于他们本就属于边缘、弱势人群，大多数吸毒者因先天性地决定的身份地位，导致他们遭受社会歧视而处于被社会隔绝状态，或居住空间上，有时居无定所，自然是呈现弱社交关系状态，一般来说，只存在圈内信任关系。第二，因他们多吸毒、贩毒等违法犯罪行为，自然不愿意他人知晓或接受访谈本也是情理之中的事情，本身就经常处在执法者的追逐与抓捕之中，若有案底，如今更因身份信息的联网而变得极易成为敏感身份，如一有宾馆登记情况或出行票证信息的查验，他们往往成为最优先被核查的对象。第三，因长期吸毒造成的身体和脑神经损伤，通常变得敏感多疑，行为方面多幻觉引发的受迫害妄想症，心理上大多具有反社会的人格特征，一旦抱持破罐子破摔的人生态度，根本无法接近和交流。此外，他们多半觉得研究者根本无法提供任何实质性的帮助或实利，于是大多会采取拒绝沟通的冷漠态度，若无圈内人引荐的话。虽然流行圈内信任，亦有相互抱团取暖的需求，但他们也因吸毒贩毒者中多与警方合作的线人而处处相互防范被点水。然而，即便苦心经营，好不容易结交到一位可靠的圈内关键报道人，也会因其被抓去强戒而中断调查，并且按照目前实行的戒毒政策，一旦判定强戒，通常便是两年，因此完全打乱原有的各种田野安排。至于在强戒所（戒毒所）的调研，虽说样本有些特殊，并非最佳的调查场所，若想在里面按照学术常规进行田野调查，同样困难重重。出于可理解的原因，半军事化的强制空间通常并不欢迎人类学家前来调研，哪怕他们很理解研究者的研究设想或研究产出，非常钦佩我们在互动过程中所展示出来的人文关怀，这种被拒绝的尴尬遭遇对于我们来说倒是常态，我们在桂林、杭州、兰州、三亚的相关调研均遭冷遇，浪费许多时间、精力和金钱。也正因为如此，如前所述，在强制空间，如强戒所、拘留所等所做的深度访谈，依然是弥足珍贵的，至少提供了可参考的多元化样本，尤其是从样本量意义上说，更是如此。

从方法论上说，探究获取有关毒品流通、交易与消费的关键信息的有效路径，自然是能够有条件接近贩毒现场。当然，这一动态的民族志田野，无法像平常的田野工作可以顺利进行访谈记录，而只能进行扫描式田野笔记：

> 由于昨天已经与任姐说好今天一起去金沙江市中心广场参加121世界艾滋病日活动，所以我们一大早便赶往任姐的住处。大约7点10分就到了五十一站点，匆匆吃了早餐，顺路给她买了一份早餐：一杯小米粥、两张饼、两个茶叶蛋。7点30分，就来到了任姐的出租屋。推门进去，发现就只有她一个人在，她正准备注射海洛因，注射后，陷入半昏睡状态，双眼微闭。大约过了20分钟之后，她逐渐清醒过来，开始吃早餐。等我们出门时已经9点半了，早已过了8点钟到达中心广场的时间要求。再等我们赶到那里，差不多10点钟。广场上十分热闹，不过，来的大部分是老年人或中年人，青年人比较少。任姐是民间组织康乐咨询服务中心的一位同伴工作者，每月有600元钱补帖。我们见到了康乐中心的负责人，男性，50岁左右，高高瘦瘦，戴着一副宽大的眼镜。广场上来了

许多表演团体，各个社区都以防艾为主题开展表演活动。不过，我们在这里只待了半个小时左右，就离开了。临走，任姐领走一袋碳素笔和一大盒安全套。

随后，我们跟着任姐前去一处买毒品的窝点。该窝点位于东区大花地东路黄冈实验学校公交站东侧，旁边有一个小诊所，任姐先是从小诊所买了一支一次性针管，携带在身上，接着又在一家小商店买了一瓶矿泉水。往上走到一个路口，左拐，走进一栋四层楼里，旁边有一个商贸市场，有许多做买卖的小商贩。上到二楼，任姐就喊韩哥开门，韩哥给她拿了一份 50 元的海洛因，于是任姐走进里间，开始注射海洛因。韩哥的这处房子约有 50 平方米，里面空落落的，除了一张破旧的桌子之外，就只有地上铺着的一张简易木板床。韩哥，今年 46 岁，身材偏瘦，原是卡车司机，还做过电脑老师。他坐在木板床上，在我们对他进行访谈的过程中，不断有人打来电话，进行毒品交易，其中还有一个人拿了 20 元来买毒品。原来，韩哥是帮小伟零售贩卖毒品的下家。其染毒经过自述如下：

第一次吸食毒品，是在 1993 年。当时，因为开车赚了些钱，温饱思淫欲吧，和朋友在一起喝啤酒，喝完了，朋友拿出海洛因，怂恿我尝试一下，我当时也知道那是毒品，但觉得自己和别人不一样，对自己特别有信心，自己完全能够戒掉。于是，在朋友的劝说下，开始接触毒品。第一次飘了两三口，就开始眩晕，于是，就去睡觉，一睡，睡了差不多十五六个小时。那时，自己已经结婚了，还没有孩子，孩子是后来染上毒品之后有的，现在已经离婚了。过了两天，再次和朋友一块尝了毒品，第二次的情况和第一次差不多。海洛因不是吃一两次上瘾的，而是连续经常吃，几个星期才会上瘾。后来，自己上瘾后，就开始戒毒。最开始，自己在家强制戒毒，没有成功。

　　刚开始做深度访谈还不到 10 分钟，马上有人给韩哥打电话通报说，仁和区的警察去了他的上线小伟家，他的这个地点不安全，要他赶快撤离。霎时间，任姐带着我们慌慌张张地下楼，慌不择路地穿过一条街，慌乱地打了一辆出租车，就狼狈逃离了韩哥的贩毒窝点。

　　回到任姐的出租屋，我们开始帮她制作月度报表。原来，任姐也在给金沙江市东区疾控中心做同伴工作，就是每个月帮该中心在吸毒人群中免费发放安全套或者注射针具，并且向吸毒人群传播一些预防艾滋病的知识。发放的数量或宣传的人数，都需要做月度统计，每个月都要将数据上报给中心，中心每个月会给她发放 300 元的酬薪。实际上，她根本就没有去做这些统计工作，而是胡乱瞎编一些数据填写上去。

　　下午 3 点钟左右，进来一位中年妇女。任姐称她为三姐，也是一位吸毒者，一样给金沙江市东区疾控中心做同伴工作者，她来找任姐是想一起去东区疾控中心交月度报表。我们在东区疾控中心待了一个半小时，任姐和三姐在疾控中心的性病与艾滋病办公室开会。开完会，东区疾控中心还给每人发了一桶 5L 的菜籽油和一箱伊利牛奶。返程时，她们还顺了许多鲜花以及花的种子。每次与任姐同行，总是发现她贼溜溜地盯着路边可偷盗之物，都会看到她从街道两旁的商店门口试图顺走各种她所中意的花盆，看她搬花盆那老练而自然的动作，就像搬移自家阳台的花盆一样。

　　从东区疾控中心回来，已是晚上 7 点钟，我们买了两盒芋头盒饭，准备带回去吃。这时，已离下午 3 点注射海洛因的时间过去 4 个小时，任姐开始点瘾，已经不能走路了。于是，我们在五十一路口，其实，这里已经离她的住处非常近，也只好打了一辆出租车。回到住处，她立刻吸了两口冰毒，然后开始吃那盒芋头饭。晚上9点半，任姐又要出门到她的上家小伟那边买毒品。事实上，小伟是她的初中同学。临出门，她先注射了一针海洛因。因与我们回金沙江宾馆有一段同路，我们便一路结伴同行。又是夜深时分，在车水马龙的渡口桥那里，我们与她分手。矮小的她趁着夜幕，踏着不稳的脚步，赶往枣子坪，到小伟的出租屋进行毒品交易，为自己获得毒品，也为了获取毒资。昼夜颠倒，对她来说，这也许才是常态。（田野考察时间：2016年12月1日）

二　穿梭在吸毒者与贩毒者之间

正因为田野调查期间，在约定的日期全程伴随任姐出行，才获得宝贵的机会观察到毒品交易的全过程：

昨日已与任姐接洽好，决定今天上午10点由她带领我们去往荷花池美沙酮维持治疗门诊延伸点，进行吸毒人群的访谈。早上8：40，给她发短信，希望能够确定出发时间，结果没有及时回复。9：20，任姐打来电话，让我们到她的住处会合后，直接前去荷花池。不过，时间实在不巧，周六金沙江市举办大型跑步活动，有些道路临时封闭，放行的车道，车特别多，交通拥挤不堪。这样，等赶到任姐家已是10：10，她热情地招待我们进屋，房间里弥漫着灰蒙蒙的烟雾。任姐跟我们解释说，昨晚一夜没睡，一直在溜冰，消磨时间。但等任姐洗漱完毕，准备出发时，已是10：40左右。这时任姐提醒说，从五十一出发至荷花池，乘车至少需要40分钟，而美沙酮维持治疗门诊延伸点11：30关门，如果现在匆匆忙忙赶过去，恐怕已经来不及了。于是，她便建议带我们去市三医院那边的美沙酮维持治疗门诊点，因为那个点离五十一比较近，而且参加维持治疗的吸毒人员也比荷花池多。

最后，几经协商，任姐又改变了主意，她临时决定带我们前去她的上家毒贩小伟的住处。让我们有机会亲身考察贩毒交易现场，这倒实在是我们求之不得的。

于是，我们乘出租车赶往小伟的住处，10 分钟左右便到了东区的枣子坪下街。不过，一看时间已经 11：30，正是午饭时间，我们决定先填饱肚子，再去找小伟访谈。吃罢午饭，我们跟随任姐爬上一段大梯道，径直走到枣子坪街道办附近。这条道相对比较偏僻，行人稀少，附近都是 4 层到 6 层的居民楼。任姐步履蹒跚地在前面带路，我们紧随其后，很快就来到一幢老旧不堪的灰白色居民楼里。正进楼道的瞬间，碰到一个年约 40 岁的女子，身材比较高挑，肤色黝黑，牙齿很黄，上穿一件廉价的粉红色皮夹克外套，下穿一条黑裤，拖着一双橘红色的拖鞋，扎着一条马尾辫，但头发依旧十分凌乱，一边急匆匆往外走，一边拿着一部旧手机正在与人通话。任姐悄悄地介绍说，这个皮肤黝黑的彝族女人是小伟的 4 个情人之一，已经组建了家庭，并育有一个男孩，在家里比较强势，而她丈夫又经常在外面与小姐乱搞。她家与小伟家离得很近，她和小伟混在一起，主要是因为她能够从小伟这儿免费享用海洛因。有一次，她在小伟家连续待了三四天，她丈夫和儿子前来找她，她也不回去。于是，她丈夫就让儿子在门外面大声喊妈妈，声音楚楚可怜，但她仍不为所动。以前她也曾贩毒，现在已经金盆洗手了。

小伟住处的门口，搭建了一处简易的狗窝，里面用大铁链拴着两只极为凶猛的大狼狗，我们从狗窝旁边走过时，那两只狼狗急促而凶猛的狂吠声，欲挣脱铁链猛扑过来的凶狠状，无不令人感到毛骨悚然。

进楼右转的第一个房间就是小伟所租的 4 个住处之一。这个房间是从当地农民手中租赁的。事实上，他在不同的地方共租了 4 个住处，显然是为了方便贩毒，行踪不定，居无定所，易于躲藏，还有利于藏养他那4个情人。事实上，这个房间就是小伟贩毒和吸毒的其中一处窝点之一。除了拉着严严实实的窗帘外，他的这一租住处和其他普通居民的住房并无不同之处。走入房间，一股浓重的夹杂着冰毒和香烟的味道马上扑鼻而来，几乎让人无法正常呼吸。房间大约20平方米左右，里面只放了一张简陋的双人床，一个半米高的简易陈旧橱柜，上面零零散散地堆放着生活用品，地上还摆放着3盒盒饭以及一个塑料盆和一个搪瓷脸盆。

除了刚出去的那位彝族妇女之外，房间里还有3男1女。房间正中间的凳子上，身子半斜，坐着一位中年男子，年约35岁左右，穿一身白色印花睡衣，体型肥胖，看起来精神极度萎靡不振。他正在吃橙子。任姐事后给我们补充介绍说，他是一个黑社会大哥，处理纠纷或处置手下时，出手非常狠辣，极具威慑力。他旁边右侧半蹲着另一位中年男子，骨瘦如柴，尽管头发蓬乱，但显得还比较精神，他正拿着刀子，在削一个有点干蔫了的橙子。他的外号叫赖子，据任姐说是一个神偷，经常会在菜市场等一些人多眼杂的地方偷窃钱包。

那张破烂的双人床上坐着一位微胖的女子，她的面前摆放着一些溜冰的工具和针管。这位微胖女子也是小伟4个情人之一，按照任姐略带夸张的说法——她以前是跳肚皮舞的，所以床上功夫比较好，深得小伟的宠爱。她现在已经成功排挤掉其他的女人，掌握小伟的很多毒品。这张双人床的右侧，还半躺着一位年纪40岁左右的中年男子，他眼睛微闭，上穿一件棕色皮夹克，下身穿一条浅蓝色的牛仔裤，中等身材，偏瘦，显得精壮干练。看到我们进来后，他不带任何表情地系上腰带，在我们逗留房间期间，始终未发一语，即使由任姐领着我们来的，他也对我们保持高度警惕。他就是有名的毒贩小伟。小伟与任姐同岁，同是1973年生人，汉族，初中肄业，离异，无子女，已有二十多年吸毒史。当初，他父亲还是十九冶的科级干部，母亲做点小生意，因他上面还有 3 个姐姐，家里就他一个儿子，家里又有点钱，所以从小家里就比较溺爱他，甚至直到前几年父母还经常喊他吃饭，如今母亲已去世，父亲又得了老年痴呆症，更无人可管束他了。

现在小伟每天得需要 15—20 克的海洛因来养吸他自己和他的那几个女人，金钱消耗太大，贩毒根本赚不到钱[1]。因任姐从初中就认识小伟，对他的情况可谓知根知底，如她所说，初中那个时候，小伟就搞得像黑社会大哥一样，总喜欢身边围绕着一帮跟班小弟，他虚荣心比较强。现在也是一样，他宁可自己拿海洛因养着一群小弟。原先他父母极度溺爱他，甚至会帮他去买卖海洛因。有一次，小伟连续两三天没有回家，他的老父亲莫名其妙就失踪了，后来才知道是去寻找小伟了。因为家里面已经没有钱了，小伟从最近两年开始卖毒品。任姐曾经也和他合作过，给他介绍上家和下家，他卖完后分利润给她，最开始一克卖 200 元，后来涨到 240 元，多出来的 40 元，就算是给她的利润分成。按照任姐的说法，现在她只是小伟的门客。前一段时间，小伟被抓进戒毒所，但后来由于他身体有病，就又给放出来了。

我们大概在房间里也就待了十来分钟，就只好告退了，因为他们时刻保持着高度的戒备心理，对我们的贸然闯入，自然并不欢迎。特别是，当我们刚进房间的时刻，小伟才刚刚通过腹部注射了海洛因，这种注射方法在金沙江市极为少见，听说只有两三个人会用，因为这种注射方法很容易伤到身体的内脏器官。

由于任姐过会儿还要从小伟手里购买海洛因，我们便来到附近的一处小广场，坐在石凳上，听她津津有味地介绍有关小伟的一些情况。大约过

---

1 事实上，任姐的干女儿李姐也经常靠小伟免费提供海洛因。

了 1 个小时，任姐便开始用手机联系小伟，准备到他那里去取货。紧随着
任姐急匆匆而又跟跟跄跄的脚步，朝着小伟的那间住处走去，不一会儿传
来一阵阵摩托车疾驰而过的轰鸣声，于是任姐大喊道，小伟的货送来了。
因为刚送来的海洛因是块状的板砖，比较大块，所以需要分割成小份，接
着要称重和装袋，最后才能小包零卖。在楼外等待任姐的间隙，我们就亲
眼目睹十几个吸毒人员匆匆进入房间，一拿到毒品，又急匆匆地快速离去。
从那个小房间出来时，任姐手上拿着一小块用红色塑料袋包裹的块状海洛
因，大约只有两个火柴头大小，即通常行话所说的一克的 125，即一克的
八分之一，价值 50 元。这便是她当晚将要注射的海洛因剂量。

最后，返回任姐住处后，她又希望我们帮她将积攒在家中的十多纸
箱旧针具搬到东区疾控中心，以换取新的针具，这十多箱旧针具都是她
一个人半年内所使用的。不过，她忽然又想起，今天是周六，东区疾控
中心没人上班，所以搬运废弃针具这件事也就不了了之。（田野调查和考
察时间：2016 年 12 月 3 日）

显然，这一多场所的移动民族志无疑可以真切而震撼地体验到毒品所
具有的魔性力量：第一，地下走私毒品的暴利，足以支撑无论哪个层级的
毒贩所需的各种生活费用，所以稍大一点的毒枭竟然可租住 4 处房子，可
养 4 个吸毒的女人以及临时蹭吃毒品的女人。不过，租住多场所，固然也
是为了便于吸毒贩毒，利于逃避打击和抓捕。毕竟，高回报的贩毒行为，
也是高风险的违法犯罪的冒险行为，如一位女毒贩所说的，贩毒的人都是
将脑袋别在裤腰带上的。第二，吸毒贩毒者的日常生活又可谓简约至极。
与平常所想象的奢华享受极为不同，无论是最低层级的零售毒贩，还是稍
大一些的毒枭，其实他们的租住处极为简单，基本上只有一张床，几乎从
不生火做饭，日常生活大致围绕着生活、毒品、女人而沉沦于毒品的虚幻

世界里，仿佛有了毒品，就可完全逃避现实生活而不问人间烟火。实际上，对他们自身而言，这种状态当然是十分生活化的，也可以说就是他们的生活常态，若是吸食海洛因的话，更是如此，基本上要按照他们的点瘾进行生活安排，只是与我们的正常日子不同而已。因此，外人自然不能理解他们那颠倒的所思所为，他们则难以融入正常的社会环境。第三，无论是最为底层的以贩养吸的零售毒贩，还是较大的毒枭，他们大多租房混杂居住在居民楼里，事实上，同楼居民只要稍有北京"朝阳群众"之觉悟与奖励机制，那么举报聚众吸毒或从事贩毒等违法犯罪行为，原本是轻而易举的事情。然而，现实情况是普通百姓都采取事不关己高高挂起，或睁一只眼闭一只眼，或多一事不如少一事的态度，实在没有想到金沙江市的吸毒贩毒者的生态如此宽松，至少对房东来说，对其出租行为的约束几乎是没有的。但凡考察过或体验过吸毒贩毒现场，就会强烈感知到这一点，因为聚众吸毒通常连续几天屋内人声鼎沸，烟雾缭绕，或贩毒点短时间内人来人往，形成临时性市场场景，所以极易发觉楼里发生异常情况。显然，这一宽松生态无疑纵容和助长了吸毒贩毒行为，对整个社区的生活环境是一种极大的危害，更对生活在其中的青少年构成一种潜在的影响。就此而言，若无全民参与，禁毒战争自然不易成功。

不过，正是时刻紧密跟随关键报道人在日常生活中，穿梭在不同场所，接触到她所交往的各色人等，所以才能够洞察到她集多种身份于一身的情形：（多单位的）同伴工作者、（多药物滥用的）吸毒者、多性伴的同居者、（最底层的零售）贩毒者、聚众吸毒的组织者、（虚拟亲属的）干妈、毒品知识的启蒙者，只是独不见正常生活和完全社会家庭功能所认领与承担的身份和角色：（父母的）女儿、（丈夫的）妻子、（子女的）母亲、（单位或企业、公司的）职工或员工，从而直观察觉到她所缺失的社会家庭功能以及吸毒所造成的严重社会后果及其社会危害。当然，除了洞察关键报道人的吸毒生活轨迹之外，这一多场景的深度互动，使我得以便利地卷入真实而自然的吸毒场所，近距离观察吸毒行为，进行深度访谈，而不必做太多解释，便可消除吸毒人员的疑虑和顾虑，因为关键报道人的朋友这一身份足以使他们相信我这个教授只是研究毒品及其毒品问题的，对事不对人，而不是警察的卧底，无需担心被点水。

对于探测毒品流通与交易网络来说，正是因为采取多点民族志策略，能够动态跟随关键报道人穿梭在各种吸毒、贩毒窝点，从而得以深入了解有关毒品使用的行话与交易的行情，尤其是隐秘的毒品交易网络。然而，虽然观察到贩毒现场的真实场景，但若想做一个完整而深入的访谈，显然是极为困难的。数度尝试，皆以中途告退而未果。由此可见，探究毒品交易行为之难。

三　吸毒圈、线人与警方的钓鱼式执法

当然，不仅我们在吸毒贩毒人群中探究毒品交易行为的田野调查极其困难，就是缉毒警察与其进行猫和老鼠的捉与藏的过程中，有时往往也是显得束手无策，不得不采取钓鱼式执法。不过，我们对关键报道人任姐的干女儿，30 岁的李姐所做的深度访谈，让我们得以窥视，并进而深入了解与警方合作的线人及其生存境遇。

我们之所以特别关注与警方合作的线人问题与警察实施钓鱼式执法的具体过程，那是因为在 2009 年进行美沙酮维持治疗的田野调查时，经常有门诊的工作人员和参加美沙酮维持治疗的吸毒人员怀疑在门诊点附近有些贩毒人员是公安的线人。当时，也曾访谈过金沙江市强戒所一位副所长（目前是金沙江市拘留所所长），他原先在缉毒队多年，调强戒所一年多，按照他所言，"门诊点附近，有些贩毒人员的确是公安的线人，有时为了破案，到那里取证，有时的确有线人，但有原则，如自己发展四五个贩毒对象，找到有价值

的线索，就收网"（访谈时间：2009 年 1 月 16 日 9：30—12：00；访谈地点：金沙江市第一强制戒毒所）。

2019 年 5 月五一节期间，我们在桂林市禁毒大队的调研同样表明，每一个禁毒警察或辅警平时大多养着三四个梅子（线人），梅子每次点水，即成功协助公安抓捕一个毒贩或吸毒人员，便可获得奖金报酬 3000 元。在当地的毒品交易中，冰毒叫猪肉，麻果有时叫水果，或红的，说拿货都显得很敏感了，通常只是简单地说帮我拿点东西。不过，从社会行为来分析，在钓鱼式执法的情境中，作为线人身份的梅子，颇像詹姆斯·斯科特意义上的以"弱者的武器"作为交往工具，施展出一种抵制艺术[1]，甚至变得有恃无恐，自由出入公安分局，敢在当地派出所的对面租房居住，从事吸毒贩毒活动，公然证明他们有背景，不怕查禁，可以让吸毒人员放心购买毒品或吸食。然而，本质上说，毒品及毒品问题是一个复杂而棘手的社会问题。因此，需要指出的是，若是仅仅依靠警方钓鱼式执法的线人点水，而无全民参与，那么全面的禁毒战争显然是不可能成功的。

1　〔美〕詹姆斯·斯科特：《弱者的武器：农民反抗的日常形式》，郑广怀、张敏、何江穗译，译林出版社，2007。

第十一章
比较视野下的新型毒品：成瘾性探究

目前的禁毒宣传教育之所以效果欠佳，很重要的一个原因就是空洞、笼统而苍白的一句话："珍爱生命，远离毒品！"显然，不同年龄、性别、时代的吸毒者，吸食毒品的原因是相当不同的，吸毒成瘾的症状迥异，不同的毒品造成的危害有别。因此，在个体归因和越轨行为之外，需要进行主位视角的实证研究。

当然，国际学界有关新型毒品的成瘾性与危害性存在较大争议，对其药理学与毒理学了解有限，而在吸毒人群中又普遍存在"无瘾""可控""无害"的有害认识。本章从男女性别与传统毒品和新型毒品的比较视角切入，通过翔实而细腻的民族志实证研究，详尽描述与深入阐释新型毒品滥用的社会文化逻辑与成瘾性的表征。

第一节　新型毒品泛滥的社会场景

一　社会根源：作为社会苦难的解药

如果说海洛因成瘾者通常是将海洛因作为解压的神药，通过吸食海洛因，以求始终处于一种昏昏欲睡的状态而逃避社会现实的话，那么滥用兴奋剂类的新型毒品有时是为了放纵的愉悦，或是为了走出心理极度抑郁的状态，毕竟许多社会的弱势人群在日常生活中需要直面各种人生烦恼和社会苦难，因此将新型毒品作为解压与麻醉的手段，应该说，在吸毒人群中是相当普遍的现象。如一位男性访谈对象所言，"后面都是主动去找朋友吸，主要就是觉得吸食冰毒没有瘾，想玩玩，而且想忘掉烦恼"，另一位男性访谈对象就详细叙述了他因无聊而反复吸毒解忧愁的经过[1]，而一位女性访谈对象就是利用新型毒品作为解除人生苦痛的工具的典型[2]。实际上，类似的个案很多，究其吸食新型毒品的社会根源，大多情况相似，如这位访谈对象所陈述的：

1983 年出生，文化程度初中毕业。父母已经去世了，从小妈妈就去世了，我刚刚出生没多久的时候。父亲一直在金沙江市工作，不记事的时候父亲也去世了。还有一个哥哥，比我大一轮，47 岁，现在有联系，哥哥成家了，在成都。自己还没成家。

我肯定内心不想吃，但是一出去诱惑力太大了，因为这个环境诱惑的主观感受，我们的社交圈子就是这个样子的，从 12 岁开始到现在 30 多岁了，就一直在这个圈子里。到了外地也是一样，遇到的就是这些人。

第一次吸毒是 15 岁，别人喊我吃的，跟三个同学一起喝酒，就在我家门口瓜子坪。他们比我年龄大，他们跟我说吃了这个睡觉好睡，就是睡觉舒服。然后就吃了，只是吃了海洛因，第一次是烫吸，就是三四口。吸了之后脑壳昏，想吐，全身痒，然后就睡了。

第二次是隔了好几年。因为第一次吃了难受，而且后来我也没和这些朋友接触，因为他们还在瓜子坪，我去了炳草岗。换了一批朋友一起耍，也是因为这些朋友不吸所以也就没吸。但后面有一个朋友吸，拿出来，就开始吸了，但是什么感觉确实是忘记了。就是一直烫吸，断断续

1　其详尽的个案呈现，可参看第五章的相关深度访谈个案。
2　其详尽的个案呈现，可参看第三章的相关深度访谈个案。

续有几年，最高的药量是 800 块钱一天（就是两克）。不想注射，是因为看多了人家皮肤打烂了，所以就完全不想尝试打针，打针可以克制住，但是想吸，还是克制不住，就是一直烫吸，一直都是，抓进来才戒毒。

第一次被抓是故意伤害，判了 6 年，2001—2006 年，实际只待了 5 年，捅人，捅死了，主犯是判了死缓，我是从犯，而且还是未成年。2008 年，第二次就是戒毒所，那时候政策不同，抓到就是强戒，没有拘留。这次是 2017 年 3 月，签了两年。在这里面就是服从管教，谁也不想被抓进来。

2011 年底吃的冰毒，在炳草岗的宾馆开房。当时 10 多个人，开了 4 间房，男的多。当时知道要去吃冰毒的，那个时候在炳草岗开堂子，和朋友一起开的，就是开赌博机的。当时朋友拿了冰毒，朋友们都劝我不要吃海洛因了，让我尝试一下冰毒。他们说冰毒没那么大的瘾，比海洛因瘾小。拿冰毒的人比我大，而且他们不吸海洛因。第一次是飘，当时拿出来是 50 克，不算多的量，那时候冰毒 400 元一克，还挺贵的。这些毒品我们吃了三天，大约二三十个人，人越来越多，就一起吸。这次是全身发汗，就是一直打赌博机，几天几夜都不吃饭。海洛因就是想睡觉，冰毒就是兴奋，就是打游戏，一直打。在那边天天都吃，当时打游戏输钱，就不停地吃，不停地打游戏，想把钱赢回来。

麻果也吃，跟冰毒同时吃的。第一次吃冰就加了麻果，合起来吃，肯定比冰单独吃好。只吃冰毒，嗓子不舒服，想咳嗽。如果加了麻果，味道就改了，吃起来很顺口，不会让人觉得吃起来不舒服。女的都是朋友自己带的，我们堂子基本上男的多。

麻草，就是把它剥开，里面是有像米粒一样的东西，放在冰上，比麻果还好，在板子上的颜色和光滑度与麻果相比较，都是很不同的。

K 粉是 2009 年，在金沙江市，在先锋（迪吧），炳草岗那边。就是一帮人，知道是 K 粉，就放在茶几上，直接用鼻子吸，吃了特别兴奋，听到音乐就是摇，就是把汗给摇出来，连续 5 个月天天都在玩，就是 10 多个人一起玩，就是跳舞。摇头丸和 K 粉的效果差不多，我觉得区别不大，摇头丸，也是 2009 年吃的，一般都是摇头丸和 K 粉一起吃的。摇头丸就是放在酒里一起吃，大家分，怕吃多了，就这样一直吃到被抓。

神仙水吃过，就是液体冰毒嘛。2014 年，在成都，一小瓶就一两万，不好搞。

大麻也吃过，大麻吃得早，是在 2006 年。那个东西很香，就是大脑壳。吃了两三次就没吃了，不喜欢，自己种的。卡古，我见过，但是没吃过，不想吃。鸦片也尝过，好像还在读初一、初二，当时同学家里人都是老年人，他们吃，我们年龄小，就是好奇，就在那个同学家里吃了一下，吃了一口就昏了。

可卡因，是在重庆的永川县吃的，吃了几次就没吃了。这个在重庆那边普及得很，金沙江市也有，和冰毒和麻果一起吃的，当时我都不知道这是什么，后面朋友说吃了冰和麻，加了可卡因就不那么伤脑神经，是 2014 年的事情。这三个是打板子，冰毒、麻果、可卡因放上去，还是要飘的。当时是在夜场里面，有 10—20 个人，就是这么一个循环的社交圈子，男女各一半吧，女的有夜场里面的，也有其他男的自己带的。这三种的吃法也不止一次，几乎吃了一个月，都是在永川吃的。冰麻加可卡因，脑壳稍微清醒些，虽然是兴奋，但是思维比冰麻更清晰些。回到金沙江市也吃了可卡因，就是在炳草岗的金典（KTV），就在金大下面。这是今年过年的时候，可卡因就是我带回来的。我要是不带回来，金沙江市这个东西还是少，我是从重庆那边带过来的。

甲卡西酮，那些没有接触过，试过 6 种放在一起吃的。吃过最好的是：麻黄素提取的冰毒，不是合成冰毒，原材料不一样，里面有氯胺酮、香草[1]，这样提炼出来的冰是金黄色的，提炼成冰毒以后，从缅甸出产的一种植物，有点像麻草，但不是麻草，单独吃很苦的东西，加在冰毒里，这种方式提炼出来，用冰箱结的晶。

缅甸出的麻王更纯，是最好的货，吃完是好，和冰毒配起来，如果加一点，麻果 1/10 的量就够了，只能加这么多，不敢多吃。吃完以后第一口下去全身冒汗，人很暴躁又兴奋，吃了十几次。朋友里面最有钱的就是开赌场的，自己合伙，也放水，最多的时候开了 4 个场子，都在金沙江市。后面自己被抓，场子不干了，朋友都不在金沙江市了。我不需要贩毒，场子很挣钱，朋友也都是互相请。

在右臂上方有文身，就一个。女朋友太多了，圈子复杂。酒量不错，没吸毒之前，能喝一件 24 瓶，吸了毒，就戒酒了，后面就不喝酒了。天天在屋子里，就只吸毒。（访谈时间：2017 年 10 月 6 日 12：19—13：36；访谈地点：金沙江市强戒所男戒区二楼办公室；访谈对象：35 岁，1983 年出生，男，汉族）

该访谈对象可以说完好演绎了什么叫五毒俱全这个成语，当他略带得意地叙述他所使用过的毒品时，再次证实了毒品滥用社会学研究所揭示的一个社会事实：底层人群通过毒品获得他的经济地位与他所在群体中的权威，当然，做完深度访谈后，我还曾单独让他在安静的地方对他所叙述的一些细节进行过证伪与测谎：其一，跟他重点确认了毒品流行趋势，证实金沙江市确实很少有可卡因，因他在重庆永川体验过多次，所以由他携带可卡因回金沙江市，他多次组织聚众吸食。其二，溜冰的目的与性乱问题。他的确承认男

1　报道人的叙述有点混淆，既然不是合成冰毒，那主要成分就是从原植物里萃取的麻黄素，而非人工合成的苯丙胺。即使掺假而具有氯胺酮的效果，恐怕也是苯丙胺而非氯胺酮的成分。既然说是最好的冰毒，估计应该是纯麻黄素提炼而成的冰毒，不是平常所见的人工合成的甲基苯丙胺，或甲基苯丙胺盐酸盐（冰毒）。

人溜冰、漂麻，就是为了性。有时，他能同时玩 4 个女人，通常同时也要看毛片，即依样画葫芦学做爱。就男性吸毒者所宣称的性能力而言，他确证溜冰初期催情效果的确明显，性交时间长，真的不知羞耻，自称性方面变态。这些情况对于理解新型毒品与公共卫生之间的关联极其重要。

二　深层原因：心理和精神的自我疗愈

就吸毒的深层原因进行分析，自然是心理和精神上的空虚、无聊与寂寞。我们不难发现，许多报道人因为内心比较压抑、孤独，而吸食新型毒品后通常比较兴奋，能够快速打破交流障碍，融入群体氛围之中，感到愉悦和开心。如有的报道人就直言，吸食冰毒后，能够让人比较兴奋，可以与谈得来的人多说话，有话题可谈，好打发时间。或者认为，因精神层面的空虚、寂寞与无聊，需要寻找一种做神仙的感觉，也就是心情愉悦的状态。一般而言，正是因为寂寞无聊，心里空虚，情绪低落，没精神，难兴奋，凡事都无兴趣与新鲜感，更难以融入社会，自然存在很大的社会压力，所以只好寻求毒品来解压。在吸毒者看来，吸毒后就会浑身瘫软，会有一种昏昏沉沉的舒服，不再紧张，可以完全放松。因此，对吸毒人群来说，将吸毒作为解压的手段和工具，就像正常人稍有烦恼或愁闷，通常大家相聚一起喝酒、打牌、唱歌一样普通和正常，他们之所以难以拒绝新型毒品的诱惑，根源就在于感觉精神极度空虚、寂寞与无聊，尤其是没有事情可做。当然，许多访谈对象都会提到，有时纯粹就是为了清醒而玩游戏赌钱，因为溜冰后感觉特别专注，干什么都能执着、专心，打牌或赌博时，完全沉浸其中，不会计较输赢得失。所有这些强化专注度的活动都能够让人感觉到心情愉悦。下面这个深度访谈个案极为典型地反映了吸毒者百无聊赖所追求的药理效果：

家在金沙江市区，父母没有离婚，都在，家里独子，未婚。大专毕业于四川省交通职业技术学院（专业：汽车服务与营销），开车技术很好。爱打篮球、游泳。2011 年大专毕业进了金钢公司，之前是汽车电工，后面去了人力资源部做内部培训，家庭条件很好。

2013 年已经工作，是在以前朋友的家里吸食的冰毒，大家都说冰毒没有瘾，先在外面喝酒，后面就说去家里玩一会儿，大家都在吃，都说没有瘾，自己也新奇。溜冰的时候，四五个人都是男的。第一次用冰壶打管子吸，他们打了一个板子，我就跟着吃了几口，第一次吃了几口，具体几口不知道，吃完爱说话，吹牛，通宵都在那边，一直到第二天上午十点左右回去，也吃不下饭，很兴奋就打游戏，打网络游戏叱咤风云之类的，没有打老虎机。当时第一次吸的只是冰毒。

第二次是过了很久之后，主动要求吸的，原因是上班心情不好，很压抑，就想出去玩一下。一直都是一个月左右玩一次。第二次还是第一次那几个朋友，后面知道有几个朋友也吸，就一起玩，还是觉得不会上瘾，也没什么，而且第二次更是不把冰当作毒品了，第一次还有点害怕。这一次主动去玩，后面就时不时一起玩，又认识了一些新人，但每次最多也就四五个，这两次都是在朋友家，后面去宾馆吸了。

我不吸海洛因，是觉得这一代人被灌输的，海洛因是毒品，会上瘾，倾家荡产，冰毒则没事，也不会上瘾，而且自己吸了以后，觉得也确实没事。再后面都是主动去找朋友吸，主要就是觉得吸食冰毒没有瘾，想玩玩，而且想忘掉烦恼。自己也说其实不是真的忘掉烦恼，而就是所谓的忘掉烦恼，其实痛苦还是忘不掉，只是那会儿暂时不想。

2012 年自愿来戒毒所，在这里一个月。之后到了外面，坚持一年多没吸。当时就想着不想玩了，觉得这个已经是毒品了，而且在戒毒所接受教育宣传，在这里看到戒毒学员的人生经历，自己有一些感悟，就不想吸了。这一年不吸其实身体上没有任何反应，就是刚开始的时候比较嗜睡，爱吃饭。这一年期间，心情不好的时候还是会想，但是自己会克制，也会回忆起吸毒的那种忘掉烦恼的感觉。

只吃冰毒。除了冰毒，没吃过麻果。听说过麻果、大麻、兵马俑、神仙水，没听说过麻草。朋友不让玩麻果，是因为朋友说是鸦片提取的，就比较害怕。吸食方式只有冰壶，没有锡箔纸飘。

毒资主要是自己有钱，因为一直在上班，有工作。戒毒这一年以后，因为感情原因，跟女友分手，复吸，就变成了一周两次，每次三四分。那个时候很低沉，不喜欢喝酒，维持了半年。2013 年第一次拘留了 15 天，签了社区戒毒。我们家住在瓜子坪派出所上面，被人举报，自己觉得可能是一起吸的朋友或者卖药的，自己不贩毒，朋友里有贩毒的。这一次拘留以后出去，三年多没有再碰。

后面没在金钢工作。自己做外贸、地坪（抗压耐摩擦）、服装的生意，偶尔跟以前吸毒的朋友接触。之前喝酒的时候，朋友要吸，有时候不去，有时候也去，看着别人吸，自己也坚持不吸。但这一次复吸，是因为有个在社会上比较厉害的哥哥，我家都在成都，但回金沙江市的时候，哥哥接风，吃饭的时候，这个哥哥在碰，就让了我一下。当时放松警惕了，就觉得这个东西不会对自己造成影响了，自己就吸了两口。这个哥哥是否贩毒，我不知道，应该不贩毒，就是爱玩。两天之后，我陪一个朋友练车，在大渡口那儿一刷身份证，有案底，就去尿检，这次就强戒了。这一次是 2017 年 8 月 17 日（进来的），我觉得这次进来戒毒所是天意，进来得好好反思，我更深刻地认识到自己必须要远离（毒品），把身体练好。

我觉得戒毒就是看自己，把冰毒当成底线，少接触以前的朋友，喝了酒，不去那些场合，要认清自己。戒掉最难的就是面子问题，我自己就是很重江湖义气，讲义气，觉得不吃，就是看不起朋友。

那三年不碰的时候，其实也是有挫折，有苦闷。去成都做生意，也很难，但是离开这个圈子，就做得多，不离开以前的圈子，就很容易复吸。另外，还要看工作性质，需要把精力寄托在工作上，就慢慢觉得冰毒没意义，只有自己得到教训才会想戒掉。后面接触那些不吸毒而且上进的朋友也不少，都是留学的大学生，都是上进的人。这次进来也在思考，自己讲江湖义气，就觉得看都不能看，自己以前就调皮捣蛋，自己内心是性情中人，还是认可那些江湖哥们，觉得后面认识的朋友没有那么性情，听这里面的人说，闻到二手烟尿检也会查出来。第一次拘留的教训是很伤家人的心，第一次自愿的时候，没有认识到伤家人的心。（访谈时间：2017 年 10 月 3 日 8：48—9：39；访谈地点：金沙江市强戒所男戒区民警办公室；访谈对象：27 岁，1990 年出生，男，汉族）

该访谈对象身体比较壮，1990 年出生，身高 173cm，在胳膊上左大臂外侧有文身，戴眼镜。访谈后，独自对他简单地就几个问题进行证伪与测谎：第一，有关冰毒的催情作用，他觉得溜冰，会有壮阳的功能，吃了以后，那方面强得很，一晚上可以几次，时间也很久，很多小姐怕溜冰的。不吸的时候，那方面就不太行，要半年以后才能恢复。第二，有关冰毒对于警醒和破除交流障碍的作用，他的体验是：吃了冰毒以后，脑子发昏，打游戏，就会钻进去，别的什么都不想，很执着。吃了冰毒以后，前期就觉得大家聊得很投机，就是滔滔不绝，吃完几个朋友在一起，和他自己朋友的朋友，接触他的朋友，第一次见面就一直说话，当下那一分钟，就觉得这个人比以前很好的老朋友还要投机，比共患难过、帮助过他的朋友还好。但药劲过了，就觉得好像没有以前的老朋友那么好，让人假想感觉玩这个的朋友都掏心掏肺。

以前就是以为真的投机，后面就知道这是药物的作用，相互之间从来没有联系。解冰的方式主要是桑拿、性关系，但他个人觉得还是桑拿好。

应该说，吸食新型毒品与寻求传统毒品海洛因作为心理苦闷的解药，本质上并无根本的区别。为了更好地理解新型毒品，呈现两者一些明显不同的特点，这里再以海洛因吸食者进行比照。这位访谈时 40 岁（1977 年出生）的访谈对象，身高 168cm，瘦高，大眼睛，高鼻梁，气质很好，看起来很年轻，家庭条件非常优越。这里对她的多次深度访谈素材节录如下：

在辽宁鞍山出生，初中跟随父母支援三线建设过来的。重庆医科大学本科毕业，当时是重本大学，学的是临床医学，毕业之后就成了麻醉师。家庭情况很好，父母也很好，进来之前没离婚，进来之后两三个月离婚了，是协议离婚，现在孩子是判给爸爸，因为现在自己在强戒所，没办法抚养，但出去之后，抚养权还是会归还给自己，孩子现在 12 岁，快 13 岁了。这是第一次，本来只是拘留，但是父母写了一个申请，要求办案单位强制戒毒。前夫是商人，经济好，也不吸毒。

身体上是没有瘾的，进来之后也没有吃药，一直都是烫吸的，但心瘾肯定有。自己是学医的，对这些还是有概念的，因为我知道杜冷丁、芬太尼、吗啡那些就是罂粟提取的，那么毒品和这些药理上基本不会有偏差。考虑到药物的半衰期什么时候达到最高值，什么时候半衰期会过去。想到如果在一个阶段控制，就在我的台历上用红笔勾了出来，自己认为一个月最好控制在 3 次，但是绝对不能超过 4 次。没有注射过，因为海洛因要是加异丙嗪，就会溃烂。我每次看到台历，都告诉自己，我这个星期已经买过了，就不能碰了，告诉自己这个不能成瘾，成瘾了也不得了。

19 岁谈恋爱，仅仅谈过一次恋爱，就结婚。上学时，也想谈，但家里管教严格，就没有谈。的确没有其他男人。结婚 19 年了，1998 年结婚。家庭琐事也有，积累起来变多，加上沟通也不好，婚姻中出现了一些问题，心情有点郁闷。因为本人不喜欢热闹，就希望为郁闷找一个发泄方式，但不会借酒浇愁。在婚姻方面很忠诚，不会想到出轨之类的事情。从没想过要从医院获取杜冷丁，因为我不需要这样，我的经济和货源都没问题，就不需要在单位冒险拿。买药一般是打电话，现金支付。

吸毒都是自己开房吸，都是自己，绝不在家或者在公共场所，觉得宾馆相对安全。吸完开始时胃肠道不适，皮肤痒，并没有飘飘然的感觉，而是自己怎么晕倒都不知道，等醒来的时候才发现可能已经过了一天一夜或者两天一夜了，醒了发现吸毒的东西都在旁边。要去吸之前，就要安排好儿子，比如儿子去父母家过周末，先生不在家，而且提前会告知服务员不要打扫房间，也不需要叫醒，吸海洛因前后都有喝酒，喝冰冻啤酒，就像喝饮料一样，并没有想到组胺效应，总之，就是计划要周密地来吸食海洛因。有一次，酒后吸毒，在宾馆抽烟，结果睡着了，差点着火，好在瞬间警醒过来，否则有可能被烧死。

就觉得这样很好，一睡几天就过去了，昏睡几天，什么事情都不用想，几天过去的感觉很好，很吸引我。

之前得过抑郁症，情绪低落。在吸毒之前几个月，服过抗抑郁的药，工作压力倒是不大，但是就是觉得在家庭中，自己的付出总是得不到回报，主要是公婆总是觉得自己的儿子长得不像自己也不像他爸爸，公婆总是当着自己孙子（的面）说这个事情，我就觉得很不舒服，而且对孩子的影响也不好，所以就和老公一起带着儿子去了华西医院做了亲子鉴定，是完全没问题的，堵住了婆家的嘴。公公是石灰石矿的矿长，家里有三个孩子。自己的父亲是金钢公司的经理，是家里的独生女，所以与丈夫相比之下，因为自己是独生子，所以条件还是好一些的。

　　小时候就学弹钢琴、书法，很喜欢安静。从小就被父母安排惯了，心情不好的时候，就是反复打扫。在夫妻生活方面，情调一般，就是尽到妻子的义务。平时的生活很单调，没有QQ那些，电话也不用智能手机，就是接打电话。每天的生活就是买菜，做饭，打扫，遛狗，照顾孩子，也会与儿子去游泳。自己喜欢瑜伽，因为班级都是女生，老师也是女的，上课环境也很安静。其他的健身运动都是男女混合的，或者是男教练在教学，让我总觉得会被男教练吃豆腐，所以不喜欢这种运动。老公就是初恋，而且是家里介绍相亲认识的，父母说学习的时候不能恋爱。其实吸食海洛因也一直没有找到那种舒服的感觉。家里夫妻共同名下的房子有十几套，离婚后，留给我2套金沙江市的，1套成都的，瞒着孩子说是去支边。父亲也给我保留了工作，但是出去之后，也不想回去了，想去别的地方重新开始。

　　抑郁症的多种导因，除了受公公、婆婆对儿子生物遗传信息来源的质疑之外，还有日常累积的怨气和不满。一方面我有洁癖，家里家外凡事都亲自动手，即便父母来访，也不过夜，而丈夫又在云贵川三地做工程业务，几乎每周外出一次，而作为家教极其严格的女儿，要强好强，为妻为母都要争取做到最好。即使有不顺心的事情，也不愿意跟别人说，委屈放在心里。表面上，别人都说我幸福，实际上，我自己一点也不幸福，反而感到很压抑、痛苦。还有与别的女人相比，无论家庭条件、相貌、学历等都不如自己，反倒得到尊重，当作宝贝。看了这种情况，有过比较之后，心理极度不平衡，感觉很不幸福，又不爱跟人说，没有排泄口，抑郁严重，有过数次想自杀的念头。自己只有喝酒抽烟解闷。（访谈时间：2017年10月1日16：29—17：30；10月3日15：10—16：20；访谈地点：金沙江市第一强戒所女戒区；访谈对象：40岁，1977年出生，女，汉族）

我曾经与该访谈对象进行过一对一的细节性闲聊，毕竟接受过良好的教育，家庭经济条件又非常优越，谈话的气氛极其平和，沟通极为到位。当然，在某种意义上说，我也为她唏嘘不已，因为她是我16年毒品研究中，唯一具有毒品药理学专业知识的、学历最高的访谈对象[1]。这个深度访谈个案的警示意义在于，高学历、具备专业知识的医务人员吸毒，意味着什么。尽管她懂得药理学知识，如半衰期等，可进行精确而周密的技术主义操作，如吸毒时间与半衰期对应时间标记在日历上，避开家人的时间，安排好接送孩子的时间等，但再怎么严密计划，对毒品的药理特性仍然存在理解不深刻和不透彻之处，或完全不顾及这些潜在的吸毒风险，如忽视了组胺效应，何况需要经验与不停寻找感觉的主体建构呢？虽说她尚未找到吸食海洛因的欣快感，但这也是她的幸运之处，因为吸毒的方式极其关键，假如她过渡到静脉注射，那么海洛因成瘾、多药物滥用等都是必然趋势。可以说，她那性格粗暴的父亲中断了她这一毒品使用模式切换。显然，她对有关人、女人、身体、婚姻家庭、性等许多方面可以说都是没有深入思考的，也就是说她的知识面很窄，脱离真实的社会环境，缺乏必要的社会生存知识与能力，将自己局限和封闭在医院与家庭两点一线之间，日常生活单调而枯燥，最终产生迷茫、失望、压抑、抑郁，甚至产生自杀倾向，寻求以毒品解脱社会苦难，将吸毒视为解忧之道。

三　无知、好奇与禁毒教育：心理学与教育学的视角

出于无知和好奇心理而涉毒，初次吸毒者大多不了解海洛因的生物成瘾性危害。甚至认为，海洛因不就是毒品嘛，其他的毒品都碰过了，还怕它？

1　这里仅指底层人群或戒毒场所的访谈对象，并不包括接触过的一些大老板或高档娱乐场所的访谈对象。

颇有一点死猪不怕开水烫的心理。同样，第一次沾染新型毒品通常也是因为无知与好奇，尤其十分好奇吸毒带来的那种所谓缥缈的感觉，即一种想入非非的幻觉，想什么就有什么，或追求某种被毒贩或亲友故意夸大的特殊奇效。一位访谈对象就翔实叙述了他第一次吸毒的经过，他的病痛叙事极有场面感，问题的症结叙说得非常到位，其细节根本无需做任何批判医学人类学意义上的学术分析：

　　1993 年出生，家是米易的。小学毕业，初中没念。父母离异，小学还没毕业，12 岁的时候离婚了。当时父亲结婚了，现在母亲也结婚了，跟父亲关系还行，跟亲妈也有来往。父亲在云南丽江犯事，关在那边服刑。自己是 2016 年 12 月 28 日结婚，刚结婚四个月，就进来了。在结婚前，老婆不知道自己吸毒，没孩子。

　　第一次吸毒是在 2011 年，在炳草岗自己的出租屋。当时 3 个人都是男的，都是社会上的。当时不知道是冰毒，就是听这几个人说，吃了这个可以提神，心烦吃两口没事，也不会上瘾。当时是自己问了会不会上瘾，因为也真的担心会上瘾，之前家里也会说，海洛因、白粉碰了就一辈子都完了[1]，出门打工不要相信任何人，吃了倾家荡产、家破人亡，就是没有说到冰毒的危害。朋友就说冰毒没事的，吃了会兴奋，不上瘾。家里人没说冰毒不能吃，就觉得可以。

　　当时用的是冰壶，有锡箔纸。因为之前也吸烟，朋友教我，我就吸了两三口，就头晕，全身发热，脑子一片空白，没精神，不在状态，一天两夜没睡着，坐着或躺着打手机游戏，就是小游戏。后面朋友就说玩什么手机游戏，就下了一个捕鱼游戏（软件），就是用钱买分捕鱼，也是

1　白粉，行话，就是指海洛因。在地方，吸食海洛因通常说，吃粉的。

赌博游戏。直到累了，睡着了，一天两夜又过去了。

之后隔了一个多星期以后，还是这个朋友请我过去，就让我再试试，也和我说"看我，我天天吃，还不是精神挺好的，也没事"。第三四次之后，就觉得这个东西还是挺好，后面就开始你 100 元，我 200 元的，凑钱买着吃。吃冰三四次的时候，先放冰毒，然后放麻果，就是红彤彤的，当时就觉得很香，更兴奋，明显跟冰毒不同，作用更强烈。没有具体的行话，就说是加点麻果。

K 粉吃过一次，在炳草岗的一家慢摇吧，叫名店。社会上的人七八个，先喝啤酒，倒在桌上，用身份证或者卡片刮成一小溜，用吸管鼻子吸，或者倒在手上吸。没有放在啤酒里，但一直都喝着啤酒。感觉很精神，但有鼻涕，不停地擤鼻子，就是听着音乐摇摆，挺兴奋，抱着音响，抱着人大家一起晃，不停地摇头晃脑，全身发汗。吃完不能吹冷风，不然会呕吐，就把包房的门和空调都关了。放那种超级有节奏的音乐，可以抱着音响一晚上摇个不停，摇一夜，第二天脖子都感觉摇丢了。一般都是四五个男的，两三个女的，年龄比较小，都是外面社会上的，自己带进来的一起玩。现在名店、会所吸毒的太多了，像我这个年纪的年轻人，在米易的乡下，没有一个不吸的，你吃，我不吃，那我们就不是朋友，也不是一类人，没有共同语言。但是不喜欢摇头丸，见过，但是觉得没意思。

吃过麻草，就是麻果的原植物，就像烟的杆杆，很细，就像小草，干的，就像一根针一样细，中间空的，切开，用小刀或者指甲刮一层粉，轻轻刮，放在锡箔纸上和冰一起。味道没有麻果香，劲更大，一般都是先喝酒，喝得晕了，想吸几口冰，醒醒酒，无聊了，心烦了，酒喝醉了，就想来两口。

毒资是偶尔从家里拿，就拿一点点。一个月在厂里上班也有三千多工资，也不是天天吃，所以够用，没有贩毒，没有找女人当小姐的。也有朋友说带几个妹子去夜场上班，也有人让帮忙收货，六四或者七三分成，我去收货送货，我知道是贩卖毒品，就不干。

第一次 2012 年拘留了 15 天，社区戒毒。抓的现行，吸完毒，大家吸得都神了，就一起帮朋友搬家，把冰壶、冰粉、两把刀跟铺盖和棉被裹在一起，正好巡警车过来，检查这些东西，就发现了（吸毒）工具，就拉去尿检了。当时刚溜完冰不到一个小时，从上午溜到中午，"吃都吃神了，还搬什么家？"

后面去江苏一两年，交了一个女朋友，就没有吸。后面回来米易，知道的兄弟朋友又在一起复吸了，在米易被抓的，也是抓的现行，今年 4 月 24 日进来的。平时都是在自己家里，不在外面耍，家里人不知道我吃。我是只要有点上头，就不吃了，还可以去上班。我在一个旅游区里面上班，有个表叔包了工程，我就帮忙看管，中午 12 点吃饭，（下午）2 点上班，中间就跑回家吃两口，平时不愿意跟外面吸毒的一起，觉得要是其他人万一被抓，自己容易被供出来。只要两三个朋友就可以，太多不安全。自己吸的时候，就觉得好玩，自己吃清净，自己吃会有种幻觉，就玩会儿手机，赌钱的那种。朋友三四个一起就噼里啪啦地说个不停，其他人有一点声音就疑神疑鬼。例如，有一次和朋友一起的时候，他们看见一只耗子，就一晚上，就很专注，一直打耗子，一会趴在地上，仔细听，一会又爬到床上一动不动，等着耗子。我吸得没那么多，就看着他们疑神疑鬼的样子。还有朋友的表现是，楼道有点脚步声，就神神叨叨，躺在床上说天空有飞人，说在空中漫步，感觉在天空中。还有一些小动作：朋友在宾馆里面吃没了，就说洒到地上了一些，地上一定还有，就把地上的东西都捡起来一个一个放到桌上，然后用手电照着找，找了一晚上，说地上都是亮晶晶的，肯定有，就很执着，但其实地上也不会有，吃了会疑神疑鬼，很警觉，也会害怕被抓。

正式谈了三四个女朋友，溜冰时候的，就记不清了，溜冰（后）会采取安全措施，进来以后才知道艾滋病的防治知识，我不会乱嫖，只是偶尔，没有叫小姐，就是一起的女的。进来，没有瘾。

我觉得只要不懒惰了，没有依赖心理，找个事情去做，就不会去碰了。戒不掉，就是觉得什么事情都没什么意思，还是吸毒打游戏舒服。另外，就是接触外面的人。并且，还是会有心瘾，会很想念朋友一起玩的感觉，来自于吸毒朋友的诱惑，"走吧，我们找个小妹一起玩下！"就心慌；"不吃冰，玩女人有兴趣啊？"但是和正常人接触，冰的吸引就不存在了。也喝闷酒，但是，还是不解忧愁，而冰毒就是"一口浓烟吐出，又是美好的明天"，一般都是家里吵架，跟老婆吵架，就会去吃，吃完什么都忘了，该玩什么游戏，就玩什么游戏，什么烦恼都没了。还是有依赖思想，自己出去之后真的不能再吸了，自己都是有家庭的人了，觉得老婆一个人在外面日子也不好过，对自己家庭和父母都有极大的影响，自己的父母也都组合了家庭，也都不容易，想一下自己的兄弟姐妹都是慢慢变好，自己吃了冰变得越来越糟。老婆自己在外面，心好一点等你。和你一拍两散，也是正常的，给自己造成伤害，父母也是伤害。父母也都来看过。（访谈至此，提起这些伤心事，访谈对象开始流泪，就没有继续对话下去）（访谈时间：2017 年 10 月 3 日 9：46—10：50；访谈地点：金沙江市第一强戒所；访谈对象：24 岁，1993 年出生，男，汉族）

接着我们再与一位 22 岁的女性访谈对象进行对照，考察男女新型毒品滥用的社会根源到底有什么本质不同。这位访谈对象戴眼镜，个子比较矮小，皮肤黝黑，但性格比较开朗，访谈过程中，经常眯着眼睛笑，略显稚嫩：

1997 年出生，中专毕业，学的是幼师。父母婚姻正常，父亲做个小生意，有个弟弟，比我小 7 岁。

第一次吸毒是在 2016 年。和一位女性朋友一起吸的，吸的是冰毒，在宾馆开了房间，那个女性朋友在溜冰，就说这是冰毒，当时对冰毒没有什么了解，跟着就吸了。第一次吸，单纯是好奇，后面呢，是心情不好，就是发泄的一种方式，抽烟一样的一种习惯。大多数是喝酒了，喝的是啤酒、白酒、红酒，洋酒喝得比较少，很少混着喝，但 52 度的白酒能喝两斤。喝完酒，就潜意识里想吸毒，很多事情戒备心没有很强。因为自己圈子有限，接触到的只有冰毒，一起吸的一般是两个女的，偶尔会和男性，女性比较多。一般吸毒，聊天，打麻将，斗地主，玩消遣类的游戏。平时的话，自己有工资，但自己性格孤僻，工作压力大，显得很孤僻，不愿意和陌生人讲自己的事情，有时候很想喝酒，喝完酒后，又去溜冰。心瘾想起的时候，就会心慌，就会想去吸毒，兴奋，睡不着觉，朋友在陪着自己，可以和朋友聊天，沟通就没有障碍了。解冰，我自己的世界里没有这个说法，没有这个行为，通常是和自己的朋友，爱好就是看小说和喝酒，打纸牌游戏，上淘宝买东西。其他的都没有试过，朋友大多数是溜冰的，志同道合的才能一起玩。大多数朋友和我差不多，对冰毒的想法差不多。有瘾的时候，频率每个星期一两次，时间不定，视情况而定。

第一次被抓因为是未成年，判决书是 3 天不执行。后来 2016 年拘留 15 天。后来一次，就是这次，2017 年 8 月 30 号。当时我和男朋友在宾馆过情人节，农历情人节。男朋友不吸毒。自己用身份证开房间，身份证有（案底）记录，然后就被查了。当天并没有吸食，前几天有吸食过，所以被抓了。

　　出去之后会遇见什么困难，在档案上有印记，很多人对吸毒有着误解，有很多杀人的报道。对精神影响比较大，身边有这样的例子，朋友会有被迫害妄想症，见多了，会害怕。清醒的时候，不会碰，但是遇到困难还是会想。

　　强戒所还是比较好，但是对自己来说也许是个救赎，进来后跟男朋友分手了。出去之后，家人可能会伤心，之前家人给了一次机会，但是自己二次还是伤心了。想过社会的困难，还是要看具体的情况，考虑太多没有用。这两年对自己的影响蛮深刻，每天按照规定吃睡。再来两年，自己肯定要崩溃，宁愿自杀。

　　之前是幼教，刚去幼儿园才十六七岁，自己还是一个小孩子，工作不适合自己，照顾孩子比较需要耐心。

　　（访谈时间：2019 年 1 月 6 日 18：01—18：31；访谈地点：金沙江市第一强戒所女戒区一楼医生办公室；访谈对象：22 岁，1997 年出生，女，汉族）

　　如该访谈对象所明确指出的，她这一年龄的吸毒者"接触到的只有冰毒"，确实很有代表性，"大多数朋友和我差不多，对冰毒的想法差不多"，她们大多是因为对毒品不了解，将吸食新型毒品视为稀松平常的情绪"发泄的一种方式，抽烟一样的一种习惯"，并没有深刻认识到吸毒所造成的严重社会后果与危害，轻描淡写地认为似乎只是让父母伤心，或只想到档案上有案底记录会遭遇社会歧视与隔绝。不过，她指出一条关键信息，吸食新型毒品冰毒会有心瘾，"心瘾想起的时候，就会心慌，就会想去吸毒"，尤其是心情烦闷、抑郁无聊、没有事情可干的时候。这的确是她们的普遍心理精神状态。

　　显而易见的是，一个人涉毒并非仅仅是因为对毒品的无知和好奇，如前所述，若是一个人因心情抑郁、性格孤僻，也会吸食海洛因。因此，具有如此专业知识的医生竟然吸食海洛因，通常令人感到不可思议，无疑具有极强的人生警示意义与风险警醒作用。我们再次运用访谈素材加以直观地例示：

　　第一次是 2016 年五六月才吸，医院里的同事兼老师，女性，就是当年在医院实习时，在各个科室轮转，就由当班老师带着学习，当时这个老师就是我在儿科实习时带我的老师，这老师其实后来才知道也吸了很久了，但这个老师具体因为什么吸，就不知道了。了解到老师不仅烫吸，又注射，还曾戒过毒，工作也是早已调换到后勤，从事医院绿化，而不再从事医务工作

　　第一次是在街上碰到了这个老师，也是很久没见，因为就在老师家附近，老师就说到家里坐一下，然后想，很久不见，又是老师，就去了。她好像也不避讳我，就当着我的面拿出了工具，有锡箔纸、打火机，裹的吸管类东西，吸了海洛因，是烫吸的，但我当面看见也并没有惊讶或者怎么样，觉得就是吸毒的，并没有想象得可怕。这也是第一次在生活中看见真实的吸毒，没有说这个是吸毒，我就很感兴趣，或者说这个是吸毒，我就很害怕，没有这个感觉，比较平淡看待她吸毒这件事情，可能跟自己学医，又在麻醉科工作有关。当时并没有马上跟着吸，但回家后，上网在百度上查询了有关海洛因的知识，排列了药理分子结构分布式，还特别注意了吸毒的后果。

　　然后过了一两个月之后，在街上再次遇到这位老师。这时正好自己心情不是很好，漫无目的走的时候，遇到老师。当时心里有过斗争，要不要去，如果我跟她回去，我会不会也吸上，吸了海洛因会不会上瘾？但觉得自己吸上了估计也没事，自己就是专业医生，这个就和麻醉药的使用一样，只要合情合理地使用不会有问题，觉得自己会很好地控制。虽然斗争过，但最后自己还是决定吸了。

　　因为之前吸烟，所以老师示范之后，我觉得不难学，第一次吸了一口就不行了，胃肠道反应很难受，头晕的感觉，但是还能控制住自己做什么。第二次是一星期后，而且并不是我自己主动要求去的，是老师又来找我，说近期手头比较紧，我就明白老师是来要钱，就很反感，就告诉老师以后这样的电话不要打，有困难可以帮你，但你不要来打扰我，但我当时还是给了她 5000 元，虽然嘴上说如果来打扰我，我会对你不客气，但其实也并不会怎么样，后来我就是想脱离她，但她还是时不时向我要钱，她每次来向我要钱的时候，就会丢给我一个 125 的海洛因，就是一个小包子。

　　才吸了 3 个月，就被抓了进来，进来一年了。当地派出所来抓的我，也不知道为什么，可能是被卖毒品的或者老师检举的，因为就这两个人知道我吸毒。后面思考了一下，觉得老师经济上有问题，有意识地把我拉下水的，老师还是有意要花我的钱，来用作毒资，老师是唯一知道我吸毒的人，并且我也总是暗示老师，不愿让别人知道自己吸毒，也可能就是这个原因，老师才会总想用这个来让我给她出毒资。

　　被抓是从我的办公室被带走的，当时距离上次吸毒已经过去了 7 天。当时和警察说不要给我戴手铐，我也不会跑，而且最好从后门离开，也让我最后保留一点自尊。被抓之后就很害怕，一直哭，也一直在问会怎么处理我，警察也同意替我保密，但是父母还是来了。（访谈时间：2017 年 10 月 1 日 16：29—17：30；10 月 3 日 15：10—16：20；访谈地点：金沙江市第一强戒所女戒区；访谈对象：40 岁，1977 年出生，女，汉族）

　　这一个案典型说明了拥有专业知识的医务人员，不见得就会理智地拒绝毒品。虽然表面上看她初次吸毒原因有点阴差阳错，也曾纠结内在渴求与成瘾后果，反映了极其矛盾的心理状态，但实际上她做了较为充分的知识准备与心理建设，确实有生活不幸福而追求快乐的内在需求和动因。然而，第一次吸毒后，她并没有找到欣快感，本质上说明她还是想通过欣快感获得幸福与愉悦，摆脱心理的极度抑郁状态。此外，她还忽略了吸毒与饮酒的组胺效应或叠加作用，也不懂摄入方式与性快感之间的关联。她赶上了吸食海洛因的末班车，因为在2016年年轻人已经完全没有人接触传统毒品海洛因了。不过，这可以说完全是无知意义上被拉下水的，尽管她是医学专业人士，又在医院的麻醉科工作，但也可以视为被拉下水与主动选择的行为。毕竟她性格懦弱，内向，人善，家庭条件优越，生活基本上围绕着家与医院之间的两点一线，生活圈子相对比较窄，极容易被拉下水。

四　毒品环境：社会关系网络、毒品亚文化与毒品的易得性

任何一个深度访谈个案几乎都会反映，之所以他们难以戒毒或复吸，是因为他们无法脱离当地的社会环境、社会关系网络，概而言之，就是熟人太多，毒品太容易得到。不过，这无非是自我解脱的借口而已，终究这些还是外在的吸毒原因，如场景性或从众压力下的吸食行为，虽说许多报道人都言及因社会交往和面子问题而被迫从众吸毒，但是这些仍然是偶然性的、场景性的原因。还必须指出的是，有时吸毒是出于毒品亚文化的影响，为了赶时髦与满足社交需求。当然，这与人的社会交往圈子存在极大的关系，若身处其中，不仅吸毒行为被认为是一种时尚，而且被视为是一种有钱、有社会身份地位的象征。作为新潮、时尚、身份地位之象征，如前述个案所例示的，"像我这个年纪的年轻人，在米易县的乡下，没有一个不吸的，你吃，我不吃，那我们就不是朋友，也不是一类人，没有共同语言"，就清晰表达了社会交往所具有的裹挟作用。下述访谈个案也再次明确提及从众压力的问题：

1991 年出生，住在老盐边的一个乡，父母没有离异，有一个大 7 岁的姐姐。初中毕业，喜欢打篮球，玩游戏。身体很结实，但没当过兵。谈过女朋友，没结过婚，目前单身。去内蒙古、贵州、成都打过工，其余就是在四川省内。

第一次吸毒是 2014 年六七月份，在金沙江市的一家宾馆里头，和 3 个男性朋友，别人请的。刚开始不知道是冰毒，就是酒喝醉了，第一次记不清吸了几口，也不知道有啥反应。

第二次吸毒就是 2014 年年底，还是别人请的，还是那 3 个人。这一次吸完就是舒服，睡不着，没找到啥子感觉。因为是朋友一起，吃了两三天，睡不着，但该上班还是上班。脑子昏昏的，没什么感觉。都是他们叫我一起去，都是朋友的朋友，我不认识。

第三次间隔了三四个月，就到了 2015 年，带了其他朋友，有时候两三个，有时候三四个，有时候也有小妹。我每次都是回来了才会吸，但是在外面打工的时候，就不会吸。

第一次进来是在 2015 年 9 月份，朋友借钱，我去宾馆找他们要钱，就被抓了，拘留了 5 天。第二次 2015 年 9 月份又被抓了，自己也是打工回来，就住在别人租的房子里。当时朋友上班，就自己在屋子里，警察就来了，这一次 15 天。出去以后，去贵州打工了一年多，完全没碰过，但是只要回来就会吸。

没有接触过麻草、麻果、K 粉。海洛因看到过别人吃，那个毒品的瘾很大，自己不敢碰。

正经谈过两个女朋友，吸毒的时候不玩女人。吸完了以后，就打游戏，网络游戏赌钱，游戏都打，很少打老虎机，经常打网络游戏，一般网吧里面的游戏。

吃的毒品，都是朋友请的，自己没花过钱，因为自己找不到购买途径，但是朋友可以买到，所以就都是朋友们买，因为自己是搞装修的，并不在金沙江市本地，到处跑，也不熟。

2017 年 8 月回来，打工回来，朋友叫着聚聚，先吃饭喝酒，然后就去宾馆要了。但是，因为前一天有人打架砍人，我参与了，警察查前一天打架，查到自己，一看身份证，有案底，就去尿检，就检查出来了。

出去以后不吸了，因为里面的日子不好过。其实这次我也不想吃，也没吃几口，总共就是六七口，吃了，就睡了。不吃，面子就过不去，自己就碍于面子吸两口，就打游戏。他们继续吸他们的，纯粹就是碍于朋友之间的友谊。以后再回来，就不跟他们联系，还是有不吃的朋友，不联系他们，也不知道我回来。在贵州打工不碰的时候，也不会想，工作忙，也没什么烦心事。（访谈时间：2017 年 10 月 3 日 10 : 52—11 : 15；访谈地点：金沙江市强戒所男戒区民警办公室；访谈对象：26 岁，1991 年出生，男，汉族）

当然，有的报道人明确指出，初次染毒事实上是被迫的，"第一次其实算是被强迫的，朋友一直让试，我开始是拒绝的"，那么为什么最后还是尝试毒品了呢？关键还是看什么样的场景，"七八个男的一起，但后面看他们都玩，看他们吃，也没啥事，就试了一下"，但显然不只是观察别人都没问题就吸毒，根本性的原因还是自幼父母离异导致人生没有安全感，即使中专毕业，也还是处在一种社会漂浮状态，从事高强度的、低自尊的职业，除了打游戏赌博，又没有什么兴趣爱好，生活无聊，很容易与家人发生争吵。不过，直接的涉毒原因依旧是"不知道这个会上瘾，也不知道是毒品"，于是"就很好奇"便也是自然而然的了。对他来说，吸食冰毒，既排解烦闷的心情，又能专注打游戏，"不会去想烦心事"：

1992 年出生，金沙江市仁和人，很小的时候，不知道几岁，父母离婚了，就跟着姑姑生活。初一年级，父亲生病去世了。中专毕业，在成都金牛区民政干部学校，学的是文秘专业，2010 年或者 2011 年毕业，去深圳干的数控，在深圳待了一年以后，回来就开始在家里也帮忙跑货车，姑姑家有一台挂车，姐姐和哥哥（姐夫，姑姑女儿的老公）在经营，自己每次就跟着哥哥跑车，当徒弟跟车，帮着开开门，搬搬货。

第一次吸毒是 2013 年，刚从深圳回来。不知道这个会上瘾，也不知道是毒品，只知道是冰毒。朋友说没事的，这是提神的。第一次其实算是被强迫的，朋友一直让试，我开始是拒绝的，七八个男的一起，但后面看他们都玩，看他们吃，也没啥事，就试了一下，就很好奇，也不是那种为了朋友，不是说为了和他们找到共同话题。当时是在一个朋友家，冰壶加锡箔纸，他帮忙点的，第一次没整几口，五六口，吸完精神，很专一，干一件事情很专一，专注，兴奋，就像剪指甲，哪怕是都剪着肉了，还是想剪。吸完我们就去网吧，打游戏，打穿越火线，打到晚上就回家了，在家洗个澡，接着上网。

第二次吸毒是一个多月以后。毒品是自己去买的，当时心情不好嘛，和家里人闹矛盾，就是我很贪玩，干什么事情都不长久，我最近也不想跑车了，他们觉得我不上进，总是想叫我找份工作，我不想去跑车的时候，姐姐会说我，但姑姑很袒护我，说不去，就不去。就因为家里的这个事情，心情很烦，想排解，叫自己的朋友去买。我们两个人一起要的，也是在朋友家，要了一个小时，就出去上网，打游戏去了。吸完冰毒不会去想烦心事，打游戏就会打得很好。

2013 年的时候，后面抓了一次，拘留了 5 天。后面一年多都没玩，出去的时候，就想着再抓，就是（强戒）两年了，不敢吸了。那时候就开始跟着姐夫去跑车了，姐夫并不知道我吸毒，而且在外面跑车很辛苦的，跑一次都要七八天。有时候刚刚回来，就又装了一车，接着出去跑，所以也不是每次回来金沙江市都吸。因为我不是开车的，我只是跟着当学徒，所以就算吸了，第二天出去跑车，也不会有太大的影响。吸的时候，都是找那个朋友去买，买完了我给他钱，因为自己不认识贩毒的，没有货源。钱是不缺的，因为姑姑只有一个女儿，祖籍东北的，因为重男轻女，对我很好，姐姐比我大很多，姐姐的孩子都18岁了，所以对我就像孩子一样，姐夫、姐姐零花钱给得很多，手头宽裕。

只是吸冰毒，没有加过麻果、麻草。见过 K 粉，但是没兴趣，也不好奇，电视上也看到过。看到朋友吃完摇头晃脑，就害怕。海洛因没碰过，知道会上瘾，家破人亡，知道危害性很大，所以我的朋友也都不接触海洛因的。朋友也都是我这么大的同龄人，没有贩毒的。

这次（2017 年）9 月 20 日进来的，心里也不好受。这样也好，改造好，出去就能重新做人，就知道不碰了，心情不好喝酒，也不碰冰毒了。以前不知道冰毒的厉害性，现在知道了，这次被抓去，酒店找个朋友，下楼遇到警察临时检查，查身份证，有案底验尿。这次只通知了姑姑，不敢让哥哥（姐夫）知道，在他心里，觉得我再贪玩，再不上进，也都不会碰毒品。出去以后，不想跟着哥哥跑车了，想让家里给找个工作，或者自己找个工作。

女朋友有很多，不记得多少个了。吸完毒不会找妹妹，因为自己有女朋友，不会找妹妹。女朋友都是没有吸毒的，有的知道自己吸，有的也不知道，知道的会说不让我吸，我心情不好，都是因为家里，但不会因为争吵心情不好去吸。（访谈时间：2017 年 10 月 3 日 15：23—16：00；访谈地点：金沙江市强戒所男戒区民警办公室；访谈对象：26 岁，1992 年出生，男，汉族）

当然，像他这样的访谈对象，其社会人口学特征、吸毒原因和经过，大多并无什么根本区别。尽管他们身在强戒所也都感受到了强制戒毒的压力，能够认识到社会关系网络与毒品环境的易得性问题，但是若说最终完全脱离毒品环境，彻底戒掉毒瘾，却很难乐观。如下面这个访谈对象"以前心情不好，就是靠喝酒发泄"，然而，在宽泛的意义上说，烟、酒均是毒品，都有成瘾性与危害性，故而依赖某种具有成瘾性的精神活性物质，难以解决根本问题：

> 1998 年出生，老家眉山，从小跟着妈妈生活在金沙江市。9 岁的时候，父母离婚，跟妈妈生活在一起，由外婆外公带。父母离婚是因为爸爸有别的女人，跟爸爸很多年才见一次。
>
> 双臂、胸前都有文身，文身是没读书的时候就有，很早文的。初中没念完，不爱学，成绩也不好。暂时没工作，以前就在外面打工。现在有女朋友，这个女朋友谈了 10 天左右，她知道我现在拘留了，被抓那天，女朋友和我妈在派出所守了一天。现在也还没到规定时间，所以也还见不到女朋友和亲人。
>
> 这是第一次被抓。9 月 30 日抓的，被判拘留 15 天，也是一个星期前，刚刚第一次接触毒品，就被抓了。两个很久没见的朋友，就出去玩，朋友是男的，也不知道朋友以前吸不吸。在金沙江市的宾馆，喝酒之后朋友就拿了毒品，正好自己心情也不好，就吸了。他们劝了，自己也知道是冰毒，好奇，自己也想试试，只是冰，没有其他的。当时是有个冰壶，围着有个管子，第一次记不清吸了几口，就是心跳很快，头皮发麻，两三天睡不着觉，很有精神，在宾馆玩完去老家，一个哥哥家玩了两天，家里打电话叫我回去，第二天就被抓了。
>
> 真的是不想再吸了，现在后悔死了。因为再吸，下一次就是两年。

这里的日子真的不好过了，现在一天就像过了一年一样。要是还吸，再两年，那真的不敢想象。我出去之后，不会碰那些朋友，也不会碰到他们，他们都是在成都那边的，除非自愿去吃，主动找他们去吃，要不然他们不会专门叫我去吃的。

以前心情不好，就是靠喝酒发泄，酒量四五瓶。其实我很多朋友都是不沾冰的，都只是爱喝酒。出去以后在家待一个月，好好待一个月，静一下，现在因为这个事情比较低沉，出去以后也不知道干什么。现在就是想着赶紧出去，再也不吸了。这里面待着真的太难受了。（访谈时间：2017 年 10 月 3 日 15：05—15：22；访谈地点：金沙江市强戒所男戒区民警办公室；访谈对象：18 岁，1998 年出生，男，汉族）

如果说这位报道人虽然很迷茫，不知道出了强戒所以后能干什么，但至少在强戒所里面尚能正确表态"现在就是想着赶紧出去，再也不吸了"，那么有的报道人身在强戒所却十分困惑自己能否戒掉毒瘾，便直言"不敢保证一定能远离，肯定有心瘾，自己能控制住最好"，这样的毒品认识与戒毒态度，显然是难以做到不复吸的。其中，一个极其重要的吸毒原因，也是许多访谈对象经常提及的，就是酒后利用冰毒醒酒：

1994 年出生，就是金沙江市东区人，是独生子。父母没有离异，家庭和睦，父母也在金沙江市。中专毕业，金沙江大学有个技工学校，学的是电力自动化，2015 年毕业。之后在浙江湖州实习半年，回来以后没工作，就一直在玩。目前单身。

第一次吸毒是 2016 年年初，很多朋友都在一起唱歌，男的女的都有，在炳草岗的 39 度 8 KTV。一开始就是喝酒，喝醉了，就说这个可以醒酒，就告诉这个是冰毒。当时知道是冰毒，但是不知道有啥危害，就去开房，就说这个可以醒酒，我就想试试。他们就教我怎么吸食，有锡箔纸，瓶子里有水，打板子弄成长条状，放锡箔纸上，用火机烤，他们就教我怎么吸，不要吞下去。第一次吸了十多二十口，吸完，没感觉，就是精神很好。精神好得就是睡不着，整晚睡不着，身上很热，就像发烧。还去医院了，我去了以后，量温度计，一量39度，就打了退烧针，然后输液了，也缓解了一些，也吃不下饭。那天七八个人，只有两三个人吸了，吸完各自回家，睡不着，就玩手机，打游戏，睡不着，就玩节奏大师，就打那个一直过关，比平时玩的时候，效果好很多，最多两三把就能把平时过不去的关过了。这一次就只是冰毒。

两三天以后朋友聚聚，这一次我主动吸的，还是喝完酒为了醒酒。啤酒可以喝一件（12瓶），没问题，还是去宾馆。当时我不知道去哪里买，这一次只有上回中的其中一个朋友。金沙江宾馆下面负1楼有个鑫滩娱乐会所，十多个人去喝酒，之后又说去醒酒，三四个人就去新视窗连锁酒店开房，都是男的，没找小妹，这三四个人都吸了，都是冰毒没加别的。这次之后频繁都是醒酒，基本就是喝醉了，就去，一个星期有三四天在夜场玩，醒完酒，大家就喜欢说话，就是聊话题，后面就玩手机，打游戏，到后期才是玩赌钱的游戏，赌得不厉害，都是开房去吸，有男有女，后面吸毒的接触得多了，就经常玩。

一直持续到被抓，2016年4月还是5月，也是在宾馆，因为他们有吸毒史，我去找他们，他们用身份证开了房，警察就来了，因为来找他们的，前两天吸过，尿检，就拘留了5天。出去之后朋友为我接风，喝酒了，当天没吸毒，因为我们每天都在夜场玩，就高兴，然后喝酒，每次都喝醉，拿扎杯喝，一般一杯一口喝完，这样喝高兴，爽快，就一直不觉得冰毒有啥危害，身体上也没啥不舒服，就觉得是个醒酒药，也不上瘾，就感觉可有可无，就没想过危害啥的。

这回是 2016 年 7 月 21 号强戒，心里就没想过，出去再也不碰了，知道是毒品了。

碰过麻果，加到冰毒里特别香，味道特别香，就是好闻，吃起来没什么感觉，作用跟冰毒一样。麻果是偶尔加的，次数不多，一共也就有过五六次。

都没碰过 K 粉、摇头丸。海洛因见过，是后面自己认识卖冰毒的，卖冰毒的人自己吸海洛因，我就看到吸食方式不一样，我就问他这是啥，他就说是海洛因。冰毒只是为了醒酒，知道海洛因危害很大，就没有碰。

毒资都是家里给的，并且我在夜场里卖水烟，在夜场挣钱一天最少 500 块。只要我能卖出去 3 个，就净挣 500 块，毒资也就够了，而且生意要是好的话，还不止这些，后面就认识了卖毒品的，要钱的时候，家里人不知道我吸毒，但家里知道以后，给钱就很少，但钱也还够。

出去以后想跟着父亲发展，父亲做矿产生意，钛金矿、铁金矿，云南和会理都有。云南的现在停产了，几个股东分，要是正常运营的话，一年能分五六百万元没问题。但是现在没有资金动，银行贷不出来款。但是会理的矿还在正常运营，我打算去会理那边，金沙江市有一套房子。

还是想远离，但自己也不敢保证一定能远离，肯定有心瘾，自己能控制住最好。（访谈时间：2017 年 10 月 5 日 17：50—19：10；访谈地点：金沙江市强戒所男戒区民警办公室；访谈对象：23 岁，1994 年出生，男，汉族）

从该访谈个案我们可以提取对于理解毒品及毒品问题非常关键的一些信息和个案要素：（1）就毒品流行趋势而言，除了山区或农村的彝族吸毒者，城区的"95后"绝对不接触传统毒品海洛因，强大的禁毒宣传造成非常固化的认知——海洛因是毒品，"知道海洛因危害很大，就没有碰"，冰毒就不是毒品，"就觉得是个醒酒药"，"一直不觉得冰毒有啥危害"。这种情况说明，当下的禁毒宣传有很大的提升空间，需求明确宣传不同种类的新型毒品的成瘾性与危害性。尽管如此，但趋势极其明显，他们只接触冰毒和麻果，已经很少碰摇头丸和K粉。（2）新型毒品与黄赌毒的三位一体的关联。如果他们不吸海洛因，不会共用针具，那么今后的关注重点显然应该是新型毒品与黄赌毒的风险与危害。（3）新型毒品滥用导致的心瘾是明确的，如报道人所确认的，"肯定有心瘾"。

第二节　性别化的新型毒品

一　性别化的吸毒原因

如果说，吸食传统毒品海洛因还有一些偶然性因素，甚至是令人啼笑皆非或匪夷所思的涉毒原因，如女友为了爱情而赌气吸毒，父亲为给吸毒的儿子示范能够戒毒而试吸，或退伍军人觉得自己比普通人更有毅力可以戒毒而试毒。为了减肥或止疼而尝试毒品，无论是传统毒品海洛因，还是新型毒品冰毒，通常是非常女性化的吸毒原因。同样，有的男性报道人则明确指出，对毒品的一大好奇之处，便是听说对性有很大帮助，据说海洛因能够增强性欲，这无疑是比较男性化的需求。不过，就海洛因增强性欲的作用而言，这只是初吸食的时候，性能力会大大增强，有不少人也是因为这一点迷恋上的，而实际上这是提前透支了自己的体力及性能力，根据个体体质不同，一般连续吸食2—6个月就会明显感到性能力下降，甚至完全丧失正常的性功能，不只是生理上无能（通常表现为早泄），甚至心理上也不再有想法。这便是在吸毒人群中盛传的吸毒后两口子变成两姐妹的形象说法。当戒掉毒品后，心理上会很快恢复，但生理上恢复很缓慢，即使能够恢复，也很难恢复到吸食毒品之前的状态。

在一对一的证伪与测谎过程中，大部分访谈对象都坦承男性吸毒的重要原因就是为了追求催情效果。如有的报道人坦言吸食 K 粉主要就是为了玩女人，且认为 K 粉、大麻和冰毒的壮阳效果都要比伟哥厉害，因伟哥不具有催情效果，只是起帮助勃起作用。前述许多访谈对象都有将冰毒、麻果当作春药的叙述，如有的就明确提到了冰毒增强性能力的情形；有的十分坦然地承认男人溜冰、吃麻，就是为了做爱。甚至说，做爱时间最长可达四五个小时，但中间也休息，他玩过双飞，有时溜冰后，换不同女人，基本上不戴安全套，还特别强调吸食冰毒和麻果后必须解冰。一般而言，男性访谈对象大多并不忌讳言及兴奋剂类毒品所带来的催情作用，如强调麻果的催情作用是目前同类毒品中见效最快、持续时间最长的。吸食麻果后，通常会变得性欲高涨，以致女性很容易成为"解麻器"。在某种意义上说，正是男性将海洛因或新型毒品视为春药，这也往往容易成为被吸毒小姐或吸毒女性拉下水的直接原因之一。

二 女性化的吸毒原因

我们的问卷调查表明，戒毒人员第一次吸毒的原因，21.5%的人（85人）是因为受到了朋友的怂恿，更多的人（189人，47.8%）是因为好奇，有43人（10.9%）和35人（8.9%）分别是无知和个人情感原因，还有19人（4.8%）是因为身体的原因，认为吸毒对于缓解身体上的疼痛十分有效。当然，有的是因为家庭和人生发生重大事件，分别有7名和12名，仅仅是因为无聊而吸毒的则有5人。其中，就个体吸毒原因而言，好奇心无疑是驱使吸毒人员吸食毒品的重要原因，占总调查人数的 47.8%。除好奇心之外，便是社会关系网络中朋友的怂恿和诱惑，所谓交友不慎。从男性吸毒者视角来看，一般而言，吸毒的直接诱因通常为空虚、寂寞与无聊；无知和好奇；壮阳与催情；解压与麻醉；赶时髦与社交需求。那么与男性相比，女性吸毒者会有哪些特别的原因和诱因呢？毫无疑问，从吸毒的根源来说，家庭变故、婚恋挫折、人生失意、社会苦难等，是更本源的原因。

从个体女性的吸毒原因来分析，一位访谈时（2016 年 10 月）30 岁的报道人就是非常典型的个案，尽管这一访谈对象说话比较夸张极端，人生态度有些灰暗暴弃，又具有显著的所谓毕业于"社会大学无理系"的人格特征，甚至还干过贩毒、制毒这类违法犯罪的事情，但是若同男性吸毒者相比，她这一样本无疑具备特殊的分析意义与警示价值。其吸毒的深层根源是因父母离异而导致的家庭恐惧，除了养成性格极端或偏激之外，对自我肯定造成毁灭性的打击，以致认为其身上集中了所有父母的缺点，如身高矮即归咎于父母。正因为对原生家庭所抱有的恐惧，所以在某种意义上内心又极其渴望自组家庭，极度渴求拥有一个家的感觉，实际上就是寻找一种自幼缺少的安全感。然而，事与愿违，在骨感的现实生活里，虽然她结婚早，可吸毒的丈夫并无什么文化——事实上，无论是当时的丈夫，还是后来离异后再找的男朋友，都是从初中就开始吸食大麻，自然，就不可能带来什么她所追求的情感抚慰与交流，也就难以找到一种家的感觉，反而心里会产生一种空落落的感触。所以，这样的生活不可能带来好心情，与丈夫经常吵架便在情理之中，于是，她跑到一位同事家寻求心理安慰，恰巧这位办公室的女同事因吸食冰毒而减肥效果特别明显，而这又成为她首次吸毒的引子——显然，这是表层的原因。正如这位报道人所言，虽然通过她朋友那坏坏的眼神，就能够猜到那肯定不是什么好东西，隐约觉得那应该是毒品，但是因好奇，她还是不由自主地在朋友家尝试吸食了冰毒。

　　显然，这一个案说明大多数女性吸毒有着深刻的家庭根源、社会苦闷、好奇和无知等多种原因。又如一位 1996 年出生的访谈对象——访谈时 21 岁的她身体结实，长发飘飘，皮肤黝黑，不善言辞，尤其不喜欢与陌生人说话。所述如下：

　　初二上学期，学不进去，并且成绩差，就不想读了。爸爸也吸毒，还赌博，对母亲暴力，和妈妈经常吵。12 岁，初一时父母离异，父母都没有再婚，也没有生活在一起，判给父亲，但是也没跟，父母都不跟，父亲有没有工作自己也不知道，父亲很久都没看过，也不想他，也不跟妈妈，跟着外婆在农村，妈妈会来看。没什么爱好。

　　以前有个好朋友叫小雨，自己把她看得比父母还要重，突然闹矛盾了，在南充待了半年，后面就回金沙江市了，第一次吸毒在 2012 年（16 岁），在学校里面，也是因为和好朋友小雨闹了矛盾，心情不好，第一次是在一个学校，吸的是冰，当时有一个女性朋友，跟我差不多的年龄，那时候我已经不读书了，但是她还读书，我就跟着一起去了，在那边的家属区租了房子，两个人一起租的，她吸的时候告诉自己是冰毒，这个朋友吸了一晚上，我就在旁边闻了一晚上烟，闻着烟，我就睡不着了，就说了一晚上的话，当时就觉得话很多，当天就吸了，第一次就吸了很多，不想睡，有说不完的话，平时不熟的人就不爱说，那天就把小时候的事，包括爷爷奶奶啥的都说。

　　第二次吸毒就是第二天，然后就天天溜冰，连续吸了两个月。自己隔一天会吃饭，朋友会连续吸不吃。2015 年 5 月份在这里拘留了 5 天。

　　毒资来源是问爷爷奶奶要钱，从小就是爷爷奶奶带大的，爷爷在内江开了一个商店。一次要花两三百元，有时候自己花，有时候其他朋友请。谈过七八个男朋友，谈男朋友有两个是住在一起，几个月，也不给钱。2015 年 12 月 25 日进来的，减了 3 个月，还有十几天就出去了。这次是和男朋友吸毒一起被抓的，男朋友现在也在这里，同一天抓进来。2015 年拘留的那次，也是和他一起被抓，他比自己大 7 岁，贩毒，不大，小的那种。

　　除了冰毒还吃过麻果，很少吃麻果。第一次吃麻果还是 2012 年（16 岁），很多人一起。冰毒和麻果一起吃，放在锡箔纸上一起飘，麻果放冰毒上，有个冰壶，就说麻果很香，点了，才会香。冰毒和麻果吃了感觉一样，吃了会干呕，所以就不喜欢，吃麻果叫"马儿"。还吃过麻草，听说是麻果的原材料，是一种植物，不是很香，切开以后有粉粉，刮下来放到板子上，吃起来没有那么闷，没有什么感觉，只是有一点香味，吃过几回。没有吃过摇头丸、K 粉。（访谈时间：2017 年 10 月 2 日 11：59—12：30；访谈地点：金沙江市第一强戒所；访谈对象：21 岁，1996 年出生，女，汉族）

　　当然，有时看似是因为好奇和无知，也是因为交友不慎，但实质上还是因为无聊空虚。如一位 1997 年出生的访谈对象所言，"后来，就是心情不好或者喝酒之后，就很想吸"。有的初次吸毒情况是从众压力下的社交需求，或认为吸毒是一种新潮的时尚表现，或有钱的社会地位展示。如同一位 1993 年出生的报道人所说，"吸完真的减肥。但我觉得当初吸的目的并不是减肥，就是追求潮流，就觉得大家都玩儿，自己不吸，就没有共同话题"。另一位彝族吸毒小姐（1990 年出生）也认为吸食冰毒是一种赶时髦的行为，"冰毒就没有那么恼火，但我看到他们在吃，不吃不可能的。冰毒的瘾没有那么大，就是一种潮流"。

　　与男性吸毒者初次吸毒原因稍有不同，因为海洛因所具有的药用特性，有时女性第一次吸毒的直接诱因则是身体疼痛或不舒服，如牙疼、拉肚子、肚子疼、胃疼、月经痛，将海洛因当作自我用药治疗的药物。如一位 47 岁的访谈对象就曾将海洛因作为感冒药使用，尽管说是好奇，但本质上仍然是苦闷，"吃了，感冒就好了"。那位彝族吸毒小姐也说，"大概吸了两三口，就想吐了，之后感冒就好了"。

当然，有的吸毒原因显得荒唐可笑，这也是比较女性化的表现，那就是因爱生恨，进而赌气而吸毒。那位 1993 年出生的报道人当初吸毒的直接诱因便是如此：

> 1993 年出生的，独生子女，在六七岁时父母离婚，判给父亲。高中被开除之后，就去成都广播电视大学，那个时候，耍了一个很帅、很高的、痞痞的、开着车的男朋友，二十三四岁左右，跟男朋友的弟弟是同学，因为自己跟男朋友的弟弟是同学，有一次学校办活动，男朋友来学校接他弟弟，这样就认识了。刚刚认识，就发生了性关系，以前周末都会去姨妈家，后面就都是去男朋友家了，在男友家发现过吸毒工具，发现了两三次，看到了冰壶、板子、管子，就说要分手，男友就说不吸了，但男友后面一个星期也都没有接我。再一个星期之后，来了以后就看出来肯定是吸过了，两天两夜没睡觉的样子，自己就很生气，赌气就拿了工具开始吸。赌气吸完就把冰壶摔了，摔门而去，就回学校了。
>
> 第一次还不会吸，就一口两口的吸，都把自己给呛到了，感觉就是心跳快，睡不着觉，想喝水。又过了一个星期，男朋友来找我，第二次就是男朋友问要不要吸毒，我就很生气，说"你不是不戒吗，那我也吸"，就赌气拿着冰壶又开始吸了。这次的感觉还是心跳很快，没有其他的感觉。后面就和男朋友分手了，分手是因为自己还想去读书，因为碰了毒品以后就是没精神，什么事情都不想做，所以就分手了。大约一年半的时间真的完全没有碰，也真的不想，直到毕业，混到了毕业以后，

金沙江回来了，与以前的一个女同学又在一起玩了，（这个女性朋友老公是贩毒的，父母离异）就开始每天都溜冰。（访谈时间：2017 年 10 月 2日 14：04—15：25；访谈地点：金沙江市第一强戒所；访谈对象：24岁，1993 年出生，女，汉族）

这位报道人身高 175cm，戴眼镜，显得比其他女性戒毒人员文静，访谈时微胖，吃冰毒之前很胖，做过模特。作为独生子女，在六七岁时父母离婚，判给父亲，自然极易成为问题女孩，后来涉毒便也不足为怪。这因爱生恨的吸毒因由仅仅是浅层的，根源还在于原生家庭的社会文化背景，作为残缺家庭的独生女，被学校开除的捣蛋者，她本身就充满叛逆基因，对上眼的便是痞痞的男生，先天性注定要跟有问题的男生或女生混在一起，因此，涉毒便是自然而然的结果。

但更常见的吸毒原因则是出于身体审美的需要而减肥。就女性吸毒者而论，尤其是女影星或歌星若是吸食冰毒，除了寻找灵感，提振精神状态，也可能是为了拥有一副苗条的身材，因为无论是可卡因，还是安非他命类兴奋剂，都会通过对大脑的作用来降低食欲。事实上，最初的减肥药就是用安非他命制成的，原理是利用安非他命类药物抑制食欲的功能。因为安非他命中的麻黄素同时具有抑制食欲和燃烧热量的作用，乃是减肥人士的另一个最爱。其实，所有兴奋剂都有这样的功效，长期服用后，吸食者的体重就会减轻。[1] 因此，如前所述，出于减肥目的——至少明面上是如此，在女性初次吸毒时，无疑是比较显著的一种借口，且是非常女性化的、特殊的一种吸毒理由，在女性吸毒者中可以说具有一定的普遍性，因为在男性访谈对象中从来没有听说男性吸毒是为了减肥的，而男性因催情壮阳而

---

1 〔美〕辛西娅·库恩等：《致命药瘾：让人沉迷的食品和药物》，林慧珍、关莹译，生活·读书·新知三联书店，2016，第 265—273 页。

吸食毒品这个比较常见的原因，同样是女性几乎不会主动提及的。不过，即使吸食毒品的直接诱因是减肥，但实际上仍然有着多种原因，如交友不慎、无知和好奇，如一位 1993 年出生的报道人所陈述的："她告诉我是冰毒，但说不上瘾，能减肥，当时很胖，也是因为好奇。"其身世固然凄惨，但就她身处的社会结构而论，走向吸毒之路颇有几分必然性，若想完全脱离毒品环境恐怕也难。

为了减肥而尝试新型毒品冰毒的类似个案很多，如一位 1983 年出生的女性戒毒人员，原先体重 140 斤，她谈起第一次吸毒的经过，除了追求减肥效果，也的确有从众压力的因素，用她的原话说，就是"当时我说，我不吃。闺蜜说，不吃，你会告状啊。然后，我就吃了"，而且她非常明确地认定很可能会复吸，"除非你再也不接触那些人，要不然肯定还是要吸"，至少她没有任何坚定的决心和毅力不碰毒品，"出去之后也没有百分之百的保证不想，自己也是觉得出去之后能不碰就不碰"。尽管有时表面看是因为减肥而吸毒，交友不慎，被朋友怂恿，但实质上还是因为家庭残缺过早被推向社会，百无聊赖，因人生无望而苦闷，空虚无聊。

当然，还有一个女性化的吸毒原因是性交易，如同吸毒女性为了获得毒资或毒品，往往将具有资源的男性拉下水一样，年轻女子陪伴男性吸毒者吸食冰毒和麻果，帮他们解冰，女性也很容易沦为男性吸毒者的冰妹或"解麻器"。因此，陪伴吸毒便是很女性化的、非主动的、非身体自主的一种吸毒原因，且因新型毒品所具有的俱乐部特性，吸毒后导致群居社交性特征，通常又与公共卫生产生关联。一般情况下，与男性吸毒者津津乐道毒品所具有的催情效果和壮阳作用不同，女性吸毒者大多不会主动叙述。不过，当问询到这个话题，她们当然也并不忌讳，尤其是现在的"90后"，似乎一点都不忌惮这类话题。如前述一位访谈时 24 岁的女性报道人就直截了当地讲述了麻草的壮阳效果及男人的解麻需求，"男的吃了麻草，性功能就会变强，变强以后要找女的解麻"；另一位访谈时 18 岁的女性戒毒人员更为详细地追述了她 14 岁溜冰，接着夜场坐台当冰妹的经历，"给他们当冰妹，就是帮他们解冰"[1]。

第三节　实践意义的探寻

一　毒品药理学的主位感知

事实上，毒品种类很多，药理作用迥异，如同吸毒原因各异，故而，只有探知吸毒人群有关吸食毒品的真实感受及其毒品药理学的文化建构，才可提出解决毒品问题的有效对策。在某种意义上说，就如久病成医，吸毒人群有关毒品药理学的主观感受与药理效果的文化建构自有其独特的看法与感知。甚至，有时得出的经验主义体会，实际上与美国医学专家的见解并无二致，正如有的访谈对象所说的，"少量用是好东西，但是用多了，就会成瘾，身体产生依赖性"，无疑更能准确地描述出毒品使用模式所具有的经济性、毒品药理的作用与效果，"注射减少毒品，能够减少毒资，起效快，身体迅速达到昏沉状态，快感也会好一些"。事实上，他们对海洛因的生物成瘾效果有着切身感知，如访谈对象所言，海洛因"成瘾性快，吃上一口就会把你打回原形"[2]。然而，无论寻求何种毒品（冰毒或大麻）作为替代品，也不管是否因宣传所起的警戒作用，虽然不碰海洛因，哪怕暂时戒掉了海洛因，但依然会千方百计地寻找海洛因的各种替代物，如冰毒、麻果、K 粉等，满足心理需求，解决心瘾问题，渴望寻求一种兴奋的感觉。因为在他们的记忆深处或神经中枢的奖赏记忆中，各种毒品的种种美妙体验与好处，无时无刻不在激发和诱惑或激活他们内心的渴望，所以他们又如何能够斩断对那些毒品的念想呢？

1　可参看第二章的相关深度访谈个案。
2　可参看第十章的相关深度访谈个案。

正是这些毒品所带来的极致体验与玄妙感受，如有的访谈对象所描摹的，"溜冰后通常给人带来一种冰冷的感觉，这种冰冷的状态很敏感，始终处于兴奋的状态，无论刷手机，还是刷微信，都会令人特别专注。在玩耍的过程中，通常不想说话，就想再抽上一口。当然，这种警觉而敏感的状态会慢慢下降，即使加大冰毒的用量，似乎也没有任何作用"[1]。至于麻果的药理感受，如我长期的关键报道人所介绍的，"麻果很香，因为里面掺入了一种泰国的留兰香"。除了有助于增强性欲，麻果还能增强洽谈的气氛，易于双方谈拢。相对而言，虽说两者的效果差不多，但冰毒比麻果便宜，冰毒更干涩一些，因质量问题，有时吃完会感到头痛，不像原先的冰毒那么让人愉悦兴奋，下身燥热。因此，尽管冰毒也会产生性欲，但是其催情效果远不如麻果强。然而，倘若将冰毒与麻果合用而玩"兵马俑"，那么便会产生一热一冷的特殊对冲效果，如同有的报道人所感受与描述的，"冰毒和麻果混用的吸食方法，我们叫作兵马俑，兵马俑的味道特别香，因为麻果能够减少冰毒的味道，麻果比较燥热，冰毒比较冷一些，于是一热一冷就会产生对冲，所以非常舒服。其实，任何毒品都是刺激你的脑垂体产生一种多巴胺的物质，能够让你产生愉悦、兴奋的感觉"。

不过，有些兴奋剂，如摇头丸，并不具有催情作用，但服用兴奋剂的人往往变得健谈，充满精力、活力和信心，能使人感觉警醒、多话和开心。同时，使用者会出现交感神经系统受到刺激后的症状，包括心跳加快、血压上升及肺部支气管扩张等，甚至达到焦躁不安和浮夸的程度，以为自己无所不能。除了提高精力与警觉性的作用，还带来独特的愉悦感与幸福感，造成上瘾。如注射或吸食可卡因会产生一阵剧烈的身体快感，往往可媲美性高潮。[2]又如，几乎所有使用者都说，服用摇头丸后，使人具有同理心、变得直率、

1　可参看第十章的相关深度访谈个案。
2　〔美〕辛西娅·库恩等：《致命药瘾：让人沉迷的食品和药物》，林慧珍、关莹译，生活·读书·新知三联书店，2016，第265—273页。

亲密，关心他人，易于相信人，人们相互接触，分享毒品和音乐相互配合所带来的震颤愉悦，像对知己一样与别人分享饮料。摇头丸使得颜色、声音、气味、口感和触觉更加生动。[1] 这就是说，服用摇头丸具有消除交流障碍的作用，其实，当初发明摇头丸这一药物的目的就是为了治疗文化创伤后遗症，如治疗女性被强奸后的抑郁状态。因此，尽管访谈对象大多认为它对增强性欲的作用不大，但会感到不再压抑、胆怯，可以很快地融入所在的环境和氛围之中，甚至原先两个不认识的人吸毒后，就能够开诚布公，可以使人们在性上更加易于接受，虽说对于增强性欲方面，摇头丸只是产生想法，但仍然能够有效控制，催情效果则远不如冰毒，其弊端是之后要是没有毒品的帮助，就难以再融入那种轻松融洽的氛围之中。与此相类似的还有 K 粉，K 粉比摇头丸更厉害，效果更加强烈，而且起效极快，能够瞬间爆发。然而，使用任何兴奋剂药物都有三大危险：高剂量可能导致死亡；容易使人产生敌意和偏执的精神状态，症状如同偏执型精神分裂症；很容易严重上瘾。[2]

　　从大多数男性吸毒者的访谈情况和访谈后所进行的证伪与测谎结果来看，如前所述，男性吸食新型毒品的目的大多是想获得一种壮阳效果，根据访谈对象的说法，若将冰毒和麻果与伟哥的壮阳效果相比，伟哥实际上没有催情效果，只有帮助勃起的作用，而冰毒和麻果的药理效果差不多，其催情效果虽不似服用伟哥能够勃起的那样坚硬，但令人充满性幻想，故而流行"女溜冰，男吃麻"的说法。因此，除了醒酒，溜冰的目的自然是为了寻找快乐，就是为了找女人发生性关系。除了个体差异，上述许多访谈个案都表明，大多数男人吸毒后很容易与一起吸食毒品的女人发生性关系，在某种意义上说，

　　1　〔美〕辛西娅·库恩等：《致命药瘾：让人沉迷的食品和药物》，林慧珍、关莹译，生活·读书·新知三联书店，2016，第 80 页；〔英〕理查德·达文波特-海因斯：《搜寻忘却的记忆：全球毒品 500 年》，蒋平、马广慧译，译林出版社，2008，第 458—460 页。
　　2　〔美〕辛西娅·库恩等：《致命药瘾：让人沉迷的食品和药物》，林慧珍、关莹译，生活·读书·新知三联书店，2016，第 266—268 页。

吸食新型毒品冰毒和麻果便起着一种破除交流屏障的作用和效果，如有的吸毒者所言，即使两人刚刚认识，一起溜冰后，比起谈了几年恋爱的人还亲近，很快就可以进入角色。不过，溜冰次数多了以后，事实上就不再具有壮阳的效果。

有点令人哭笑不得的是，我们的深度访谈和问卷调查发现，在吸毒人群中还存在一条吸食毒品的鄙视链：不同年龄段对于传统和新型毒品存在不同的态度与认知，19—30 岁的吸毒人员更倾向于吸食新型毒品，因为吸食新型毒品对于他们来说意味着时髦、新潮、富有的身份地位之象征，而年纪在40—60 岁的吸毒人员更倾向于吸食海洛因等传统毒品。于是，吸食新型毒品和吸食传统毒品的吸毒人员之间互相看不起，吸食传统毒品的吸毒者认为冰毒等新型毒品是化工制品，是很伤大脑神经的，会把脑子吸坏，而海洛因则是绿色、天然、有机的，对身体的伤害没有冰毒大。而那些吸食冰毒的吸毒者则认为吸食海洛因的人是一群"粉呆子"，因为海洛因的戒断反应比较强烈，被他们普遍认为是毒品的一种。

当然，若想深入理解新型毒品的药理特性，那么显然需要从吸毒者的主位视角考察其有关冰毒与麻果的主观感受，如有的报道人就普遍反映，"有麻果的时候就会加，会比较香，单吃冰，会比较涩"。另一位也谈到冰毒与麻果或麻草组合的使用模式，"和麻果一起吃，放在锡箔纸上一起飘，麻果放冰毒上，有个冰壶，就说麻果很香，点了，才会香"。

二　毒品药理的文化建构

除了毒品的药理差异，就药理的文化建构而言，根据报道人的体验与感受，大麻、麻果皆与冰毒近似，均具有显著的催情效果与破除社交障碍的功能，如吸食大麻后，会处于一种半眩晕的状态，能够起到致幻作用，极大增强人的想象力，几乎心里想什么，就会出现所想象的景象，令人非常兴奋，产生愉悦心理，从而能够抵消因注射海洛因造成的那种消沉状态。所以，除了醒酒、增强性欲之外，与冰毒一样，吸食大麻，与人说话就会十分投机，大麻的瘾还不大，对身体构成的伤害又小，吸食后还能有自控能力。至于麻果，与冰毒相比，虽说价钱比较贵，但兴奋度更高，身上燥热，增强性欲，更滋润，吸后不难受，而冰毒更干涩一些，大脑会微痛，也会产生性欲，如前述有的报道人就回忆起 10 年前吸食麻果的感受，叙述了麻果的催情效果与增强性欲的作用；我们那位长期的关键报道人则从女性吸毒者的角度，叙述了麻果的催情效果、混合吸食的一冷一热对冲效果以及"解麻"活动；一位 27 岁黑彝女性戒毒人员具体描述了她学会吸食麻果后的极其显著的催情效果。前面相关章节已有详述，此处不再赘述。

第四节　心瘾之外，何以"无瘾"？

一　比较视野下的新型毒品

在新型毒品的吸食者中，普遍流行"溜冰不上瘾"的"无瘾"论，前述访谈个案都有涉及，如有的报道人反映，"就觉得是个醒酒药，也不上瘾"；前述一位访谈者（1990 年出生）甚至表达出对冰毒的成瘾性不以为然的态度，"大家都说冰毒没有瘾"，"还是觉得也不会上瘾"。在他们看来，这一"无瘾"论的根源在于禁毒宣传教育的结果，如有的说，"我不吸海洛因，这一代人被灌输的观念便是，海洛因才是毒品，会上瘾的，导致倾家荡产，而冰毒则没事，也不会上瘾，而且自己吸了以后也觉得确实没事"；有的则认为，"冰毒只是为了醒酒，知道海洛因危害很大，就没有碰"；后文一位女性报道人也同样认为，"不吃海洛因的原因是会上瘾，海洛因戒掉会难受，大家都晓得，我不觉得海洛因会舒服，脑子里的感觉就是海洛因不能吃，看到过一次海洛因，朋友在吃，但就是觉得不能吃。就没有觉得冰毒是毒品，就觉得海洛因是毒品，心理意识就是海洛因不能碰"；有的则因宣传和目睹过静脉注射吸毒者的形象，容易造成刻板印象，将毒品进行自我分类，"只吸过冰毒，海洛因从小就晓得碰不得，从小就看街上吸海洛因人的样子，就很反感，自己也不愿意和他们接触"；还有的是根据海洛因的成瘾性、戒毒难来反观冰毒不是毒品，只有海洛因才是毒品，这显然与毒品海洛因的预防教育和宣传策略有着极大关联，"海洛因没碰过，知道会上瘾，家破人亡，知道危害性很大，所以我的朋友也都不接触海洛因的"；在"90 后"吸毒人群中，认为海洛因是毒品，因为海洛因有点瘾，戒毒难，而冰毒是没有瘾的，这一看法可说是相当普遍的，如一位 1994 年出生的访谈对象（傈僳族）所述："我也是觉得海洛因是毒品，就觉得冰，大家都在玩，就很平常，就像我们玩冰的，在外面很排斥吸海洛因的，这是个很普遍的现象。就觉得海洛因戒不掉，有点瘾，会认为吸食海洛因的人就觉得他们是坏人，是和我们不一样的，但是进来（强戒所）之后认识到，冰毒、海洛因都一样，都是强制隔离两年，我是从这一点上认识到的。内心其实觉得冰毒是没有瘾的，起码没有海洛因那样"；甚至有的完全是接受恐吓式宣传的结果，"因为从小被灌输的，海洛因就是很可怕，我吃什么毒品，都不会碰海洛因，因为海洛因会上瘾，一旦沾上海洛因，整个人就完了"。

与"无瘾"论相应的，便是流行"可控"论。就新型毒品的成瘾性而言，有报道人认为冰毒的成瘾性没有海洛因那么大，根本没有海洛因那样明显的"全身像蚂蚁爬""身上如蚂蚁挖洞"的戒断症状，所以，在他们看来，这种冰毒的瘾一点儿也不难控制，广为流传"可控"论，"肯定有心瘾，自己能控制住最好"。

不过，虽说毒瘾可控，但因有心瘾，有的自述，要是两三天不溜冰，脑子会想，会产生心瘾，总会感觉缺失点什么。这就是冰毒成瘾的状态，若是不吸，就没有精神，身体发软，便产生一种昏沉的感觉。有的则具体指出所想的是什么，"我觉得冰毒有心瘾，会想，就想吃了，不睡觉，亢奋。一个多星期不睡觉，不吃不喝两三天。溜冰玩老虎机的快感，很爽"，"刚刚进来的半个月，还会想，做梦都梦到过。做梦的时候，总是会缺个板子，要么缺个吸管，就是吸不成"。有的报道人还进行了新型毒品成瘾性的描述：像吸烟一样会产生一种心瘾。一旦犯了毒瘾，便会浑身无力，情绪低落，这样，只有吸完毒品之后，才能够重新振奋起来。然而，根据一位报道人的吸毒体验与感受，即使冰毒没有生物或生理上的成瘾性，长期吸毒也会对脑神经造成极大的伤害。

二 "心慌""心头想"的心瘾

在某种意义上说，女性吸毒者有关新型毒品的心瘾感受与表达更为到位和精准，如"心瘾想起的时候，就会心慌，就会想去吸毒"，或是"冰毒没有任何反应，主要就是心头想"，这是一位婚姻不顺、好吃懒做、平时又无所事事的女性吸毒者的切身体会：

> 1983 年出生，身份证是 1982 年，宜宾人，小学毕业，离异，离婚之后来到了金沙江市。有一个弟弟，不吸毒。父母在老家，父母没离异。自己觉得没脸面对父母，就不联系了。

> 只吸过冰毒，海洛因从小就晓得碰不得，从小就看街上吸海洛因人的样子就很反感，自己也不愿意和他们接触，但冰毒是无意当中，不晓得，当时自己很胖。当时，只知道 K 粉啥的。第一次就是打牌，打了几天几夜，很明显就瘦了，第一次是在朋友家，2015 年、2016 年，很好的

朋友要离婚，老公进监狱了，所以心情不好，就被其他朋友带了吃。然后，这个人是我的好闺蜜，我也晓得这个东西不好，但是不晓得会上瘾。当时我说，我不吃，闺蜜说，不吃你会告状啊，然后我就吃了。离婚了之后，来到了金沙江市，就一直和闺蜜在一起，闺蜜也是觉得我自己在外面会受苦，所以就一直跟闺蜜在一起，三个都是女的，第一次吃完就斗地主，打板子飘的，用吸管吸的，那会儿不懂，都是新手，都不懂怎么吃。第一次吃完，就斗地主。

第一次吸完，隔了十来天，她们又吃，就又叫我了。当时都没想过会上瘾，我觉得这个东西开始有瘾了。虽然他们都说没有瘾，没钱的时候，没得吃的时候，真的会觉得心里不舒服，心头难受。冰毒没有任何反应，主要就是心头想，想起来就想吃，不吃就不舒服，要是实在没得吃，也就不吃了。我们以前吃了就是打牌，打牌就是几天几夜，也想不到别的，就是提神，后面近一两年，朋友的老公回来了，就好好过日子，她们都不吃了，她们都有生活了，就我是自己一个人，也没什么事情，无所事事，所以就我自己一个人在吃了。我从来不在外面吃，都是自己一个人吃，200元一次，量不大，小袋子一点点。这次被抓，是抓我们朋友的男朋友，我正好早晨出来吃米线，就一起被抓了。

吃冰加麻果，不然会觉得冰的味道不好，会想吐，加了麻果就很好。我吃了，在性方面没那么大感觉，可能是一直也没和男的一起吃。之前被拘留过，都是15天，除非你再也不接触那些人，要不然肯定还是要吸。我自己本身的朋友们都不吃了，所以我出去之后，就一定不会吃了，我出去之后还是得靠朋友，我敢保证朋友一定会帮我的，保证我有的吃。主要我就是对朋友真诚。

第三次吸毒的时候，我是自己一个人买一个人吃，就有意识的买，就觉得减肥效果相当好，要一次可以减5—6斤，我最瘦的时候，从140

斤到 90 斤，熬夜不睡觉，提神，打牌，打老虎机，就会有减肥的效果。我得是有吃东西的钱和打游戏的钱，才可以吃，这样才有意思。出去之后也没有百分之百的保证不想，自己也是觉得出去之后能不碰就不碰。

　　这次是 2018 年 12 月 28 日进来的，这是第一次强戒。里面待着很平静，出去之后容易有想法，这里面就有背不完的书，干不完的活，就不会有想法，如果自己能控制两个月不碰不吃，那就会控制住，但是就怕别人叫，其实还是自己想去，就还是碰了。以前想过，如果收自愿戒毒，我愿意进来。对我好的朋友都是女的，从小一起长大的，闺蜜们是嫁人，嫁到金沙江市的，条件都是好的。我从来没上过班，都是靠朋友，朋友的家里人也对我很好。朋友们都是有事情做的，我出去也想找点事情做。我现在暂时没有结婚的想法，自己也不能生小孩儿。（访谈时间：2019 年 1 月 6 日 15：48—16：15；访谈地点：金沙江市第一强戒所女戒区医生办公室；访谈对象：36 岁，1983 年出生，女，汉族）

三　"软趴趴"：新型毒品的戒断症状

　　应该说，心瘾是吸毒人群自知而又不自知的典型戒断症状，其实，并非如吸毒者自欺欺人所宣称的"可控"。不过，若是与海洛因相比，那么的确又不是像海洛因的戒断症状那样明显。我们的问卷调查证实，在成瘾性的选择上戒毒人员普遍认为海洛因的成瘾性以及对身体的危害要高于冰毒，当问及这种成瘾性是心理意义上的还是生理意义上的瘾时，64.1% 的戒毒人员（184 人）选择了心理成瘾，35.2% 的戒毒人员（101 人）认为毒品上瘾是身体上的上瘾。他们认为，毒品成瘾首先是心理意义上成瘾，随后便是生理成瘾，最终演变成了"一日吸毒，终身难戒"的后果。在谈及何时成瘾时，179 位（62.4%）戒毒人员认为第二次吸毒后自己并没有上瘾，108 位

（37.6%）戒毒人员认为第二次吸毒之后已经开始上瘾。其中68.6%的戒毒人员认为上瘾后自己吸食毒品的频率开始加大，每周开始吸食毒品3—7次，吸食毒品的数量和频率则是根据经济状况，按照他们的话来说，便是"有钱就吸"。若是深究心理成瘾的根源，实际上与吸毒人群的特征有关，吸毒人群大多是文化水平低下，工作又不稳定的人群。这类人群面对一些人生挫折以及困难时，选择宣泄的方式往往较为单一。尤其是在接触毒品之后，毒品可以帮助他们短暂地脱离现实困境，于是他们很容易沉迷在虚幻的快乐之中。在现实面前，这种虚幻的快乐极易让人着迷，以至于沉溺于毒品，最终吸食毒品变成了一种习惯，从而成为布迪厄[1]意义上的惯习（habitus）。

然而，我们的深度访谈个案大多表明，吸食冰毒后，心瘾是普遍存在的。有的访谈对象更明确地指出心瘾的表现特征，如有的访谈对象就明确承认，"不吃的时候，会想睡觉，软趴趴，心瘾还是有的"，其详细的深度访谈个案素材呈现如下：

1993年出生，家米易的。初中没毕业，到初三上半年，父母都去世了。3岁的时候，母亲去世，妈妈是在街上卖猪血旺，突然就倒了。之后我爸伤心，开始酗酒，喝到酒精中毒，在我9岁的时候，去世了。还有一个哥哥29岁，属龙，读完了初中，国家运动员选去划皮划艇，现在打工。父母去世后，住在外公家，也基本没人管。

第一次吸毒是17岁的时候，在广东东莞打工，我爸爸的兄弟在那边的厂子，我就去那里打工，干了一两年，在厂子里认识了一个朋友，是她带我吃的，在出租屋里吃的，她告诉我是冰毒，但说不上瘾，能减肥，当时很胖，也是因为好奇。第一次就我和那个女性朋友两个人，第一次

1　Bourdieu, P., *Outline of a Theory of Practice*, Translated by Nice, R., Cambridge University Press, 1977.

吸了 10 口，很是精神，做事很执着，打扫卫生，洗衣服、刷鞋子、洗澡都弄得很干净，没有晕，皮肤也没有痒。

第二次半年以后。第一次以后没有很想吸，因为在厂子里。当时我认识了一个男朋友在米易，在宾馆开房吸的，我当时 20 岁，他 29 岁左右，刚开始耍的时候，就知道是吸毒的，还有他的朋友一起，女的 2 个，男的 3 个，都是男朋友的朋友，一起溜冰，有壶，就冰毒和麻果，先整冰，就做"肉"，然后飘麻果，感觉差不多，就是很精神，打游戏，打鲨鱼，百家乐，网上赌博，斗牛牛，在房间里玩了一天一夜，都没睡觉。

之后不到一个星期，就又开始了，男朋友就开房，带去耍，后面就是天天吸。最多的时候就是一个星期只喝水，不吃不睡。后面溜冰的时候，加了麻草，一种植物，比牙签还要细，一划开有白色粉粉，和冰一起飘，会变红，男的吃了麻草，性功能就会变强，以后要找女的解麻，就只有我和我男友耍。麻草是送的，一般都是送的，因为放很少一点点就行了。没买过，只买过冰毒和麻果。

K 粉，在读初二的时候接触过两次。在米易，朋友过生日，还有社会上的人，有一个盘子，拿一个卡，用鼻子吸，吸完，全身都是软的，就把我扶到沙发上，用冰揉太阳穴一会儿，我就醒了。当时有比我还小的，第二次也是在朋友过生日的时候，没试过摇头丸。

进来之前天天溜冰，不是抓现行，早上出去玩，回到出租屋，被人举报了。跟那个男人结婚了，老公一起都被抓进来了，孩子是女孩，都四岁多了，孩子被婆婆带走了，在内江，从来不敢跟婆婆打电话。丈夫是在赌场里面放水，没有别的工作。

在米易拘留了 4 天，吸毒签了社区戒毒。第二次就在这里。没有瘾，也没有想吸过，想吃冰毒的时候，举止行为都不理智，都很夸大，很荒唐，现在也不难受，也不想，身体上没啥反应。

毒资都是靠老公去放水，一直跟着这个男的，没有当过小姐，没有病，丙肝也没有。在这里看到过海洛因，在钱里面包着黑乎乎的一坨，因为从小被灌输的，海洛因就是很可怕，我吃什么毒品，都不会碰海洛因，因为海洛因会上瘾，一旦沾上海洛因，整个人就完了。冰不吃也没事，我朋友叫我去，一看是海洛因，我就走了。

一开始想着吃冰毒为了减肥，想着瘦下来就不吃了。不吃的时候，会想睡觉，软趴趴，还是有心瘾。还用过一个玻璃斗斗，一般开夜车的人用玻璃斗斗，因为不会有风把烟吹走。自己是因为好奇想试试，要用水，下面是打火机飘，主要是用吸管吸，锡纸，自己感觉还是用锡箔纸飘，感觉好，用斗斗，要肺活量很大。用吸管的时候，就是你一口，我一口共吸，人多的时候，我会再拿一根吸管接上，因为觉得人多，用吸管会很恶心，不卫生，害怕有传染病，甲肝、丙肝之类的。

2016 年 3 月份进来的，还有七十多天就可以出去了，一年 9 个月。参加劳动可以减三个月，只要参加康复劳动，就可以减时间，男的在穿珠珠，男的比我进来得晚。

我出去是要跟他离婚，办了结婚证，要办离婚证。孩子跟他，孩子跟我不现实，没房子。要么在金沙江市，要么在米易。但是老公不同意，我也不知道怎么办，分居达到一定时间就可以离婚，因为两个人都吃，出去以后打算先找个工作，茶楼啊，卖衣服啊，打工都可以。（访谈时间：2017 年 10 月 2 日 10：45—11：25；访谈地点：金沙江市第一强戒所；访谈对象：24 岁，1993 年出生，女，汉族）

这种软趴趴的颓废状态，只要处于相似的生活状态和人生境遇之中的吸毒者，其感受和叙述通常也差不多，几乎必然都会提及心瘾与无聊。如一位男性吸毒者所言说的，"冰毒还是有瘾的，药劲过了之后，浑身无力的感觉，就想睡觉，不管干什么，都没精神，啥都不想干，就想躺床上睡觉，也是心瘾，溜冰身体没啥感觉。想吸的原因，要看当时的情况，有些为了赌博，打游戏，有些是为了女人，有些为了第二天要办事，最想的时候，其实也不一定有啥目的，经常是吃完，再想干啥"。因此，有的吸毒者便深刻认识到，"海洛因是上瘾之后可怕，冰毒是吸食之后可怕"。还有的总结新型毒品戒毒难的原因，"戒不掉，就是觉得什么事情都没什么意思，还是吸毒打游戏舒服。另外，就是接触外面的人。并且，还是会有心瘾，会很想念朋友一起玩的感觉"。

这就说明冰毒的心瘾的确不像海洛因的戒断症状那么明显，那么难以忍受，之所以要溜冰，实在是空虚无聊。换言之，最根本的还是社会性成瘾。正如下面这位 20 岁的访谈对象所例示的生无可恋的吸毒因由：

> 1997 年出生，会理人，跟着男朋友来的金沙江市，男朋友也是会理的，在会理上到高二，在学校里很调皮，经常逃课打架，出去要，找家长。跟着朋友，男的女的都有，那时候没有谈朋友。父母离婚了，半岁就离婚了，判给爸爸，爸爸没有（再）结婚，没有弟弟妹妹。妈妈结婚了，没有来往了。我也不问他们离婚的原因，也不想知道。十多岁的时候，妈妈来看过我，过年的时候，妈妈会叫我过去，但是我不会主动过去。小时候是由爷爷、奶奶照顾的，长大了，不需要别人照顾了。
>
> 2015 年的时候，跟着女性朋友，一直玩，也知道她吸毒，那个朋友外号"小胖"，是为了减肥。她劝过好多次，我都没去。以前就问过她什么感觉，她也没说清楚，就说可以减肥，心情烦的时候，就不想事了。正好有一次心情不好，就是一般的心情低落，刚好在一起逛街，就说心情不好，她就说带你去吃东西，就不想了，开房吸的，只有冰毒，后面加了麻果、麻草。第一次就是烫吸，不是很会，朋友就一直教我。当时

觉得头皮有点冷，发麻，但不是很明显的感觉。朋友告诉我不要吹风，当时就不让出去，也是害怕出去我会出事，毕竟第一次吸。不让出去，就上网，打英雄联盟，打到第二天退房，朋友也不让回自己家，害怕别人看出来有异样，但是我还是回家了。到了第二天晚上，还是不困，也没吃东西。平时也是上网，就经常通宵，主要玩游戏开心。白天睡觉，晚上通宵。很无聊，也不知道自己要干嘛。

一个星期之后，那个朋友又来找我，我就同意了，在她男朋友家里，她男朋友是开挖掘机的，不贩毒，但吸毒的，跟他认识的共同朋友基本都吸毒，但是其他朋友都不吸毒。刚开始的时候，跟她一起吃，后面又认识一些人就一起，有时候朋友买，有时候自己买，钱都是问爸妈要，不是天天买。后面觉得都是认识的人吸毒就比较好要，两三天聚一次，也不一定都是通宵。

第一次是 2015 年 5 月份，在米易被抓的，拘留 14 天，回去了没吃。那次应该是被点水，因为我们第一天在米易耍，第二天就准备拿包走，然后警察就在门口了。2015 年 10 月份被抓，在会理，那时候基本天天都在吸，因为不吸毒就变胖了，会暴饮暴食嘛，就为了减肥开始天天吸，2016 年 9 月份，这一次在金沙江用身份证去上网，跟男朋友一起过来的，因为有案底，就查尿检查出来的。

都没碰过大麻、摇头丸，就是冰毒、麻果、麻草，溜冰前先喝酒，一般五六个人一起，不会低于两个，不会一个人吸，地点一般是出租屋，主要是用冰壶，有麻果的时候就会加，会比较香，单吃冰，会比较涩，我吃完，会比较冷，不会有性兴奋。不吃海洛因的原因是会上瘾，海洛因戒掉会难受，大家都晓得，我不觉得海洛因会舒服，脑子里的感觉就是海洛因不能吃。看到过海洛因一次，朋友在吃，但就是觉得不能吃。就没有觉得冰毒是毒品，就觉得海洛因是毒品，心理意识就是海洛因不能碰。

进来以后没吃戒毒药，身体上没什么感觉，但会怀念很多朋友一起吃，觉得那时还是很开心，想起来还是觉得好耍，好玩，心瘾有，还是会想，里面都是吸毒的，大家一起聊天的时候，就会聊到一起玩的日子，就很开心。

体检的时候甲肝、丙肝都没有，艾滋病也没有，还是会害怕。一起溜冰的时候，共用吸管，因为都是朋友，也都是熟人，就觉得没事。

没吸毒之前耍过两三个（男朋友），都发生过性关系，吸毒以后，就耍过一个。第一次性关系跟学校里面的同学，性关系和吸毒的感觉不一样。刚开始吸毒不太会，吸烟子的时候，打游戏的时候，就很有精神，睡不着觉。天天吃冰毒的话，就和正常人一样，吃得下饭，睡得着觉。如果隔了几天不溜冰，就特别能吃饭。溜冰打游戏，就很执着，会很执着，亢奋，不会打赌博的游戏，朋友会赌博，玩得也很大，因为睡不着觉，不知道干什么，就去打游戏，打发时间，不会去找男生。

离出去的时间还早，没想过干嘛，在里面就是不好，没有自由。进来以后，大家都玩得很好，因为吵架的会扣分，在外面脾气大的，在里面都改了。出去以后，还要跟着父亲，因为从小就是跟着父亲。（访谈时间：2017 年 10 月 2 日 13：03—13：48；访谈地点：金沙江市第一强戒所；访谈对象：20 岁，1997 年出生，女，汉族）

第十二章

新型毒品滥用的危害性：访谈个案的要素分析

虽说新型毒品不具有很明显的身体、生物或生理成瘾性戒断症状，但在严重的心瘾之外，并非如吸毒人群自以为的"无害"，其实，他们是深受其害而不知，反而自欺欺人地以为没有危害，长期吸毒对脑神经造成严重伤害。对于原本不言自明的这些危害，将从主位视角进行深入的个案描述与分析。

第一节 个体意义上的危害

一 深受其害而不知

新型毒品滥用造成的危害，若是与传统毒品海洛因那种强烈的戒断症状及静脉注射吸毒者那种堕落的形象相比较，那么不一定明显表现出身体、生理危害的外在表征，这也是吸毒者往往自认为新型毒品对他们没有什么影响的原因。然而，如果不以海洛因的点瘾作为参照框架，而是聚焦新型毒品本身的危害性方面，那么就会发现许多吸毒者自身对新型毒品不识庐山真面目之处，或许一言点醒迷醉于毒品虚幻世界的梦中人。我们先以一位吸食传统毒品海洛因，又曾尝试过新型毒品冰毒的吸毒者，作为民族志的呈现样本，借以透视他轻描淡写背后所实质隐含的毒品危害与个体伤害，得以理解何谓当局者迷，深受其害而不知：

1984 年 8 月 8 日生，文盲，不认字。老家米易的，凉山雷波搬过来，户口没上，就没办法上学。母亲务农，父亲不在了，我 13 岁他就去世了。

2004 年第一次接触毒品，是海洛因。遇到朋友，我说脑子疼，他们就说，是去吃感冒药。当时治了点，当时没说是海洛因，飘的。十多天以后，又遇到了，又吃了 4 道。不要钱，喊我整一口，当时那个朋友是卖药的。第一次吃了，脑子是昏的，第二次就没那么昏了。隔了十天、二十天，不吃，心里有点瘾了，心慌，就是想看到他。成瘾是一个月后，每天吃 20 块钱，早上一道，晚上一道。一年多以后，有钱的时候，半克、一克；没钱的时候，少吃，最少的 50 块钱的。有时候 100 块，还有的更多。钱少的话，只要止住瘾，就行，买过止痛片、溶酯片（地芬诺酯片）、曲马多（现在买不到了），再多，也吃不下去。没有注射过，一直口吸。

2008 年第一次被抓，买药，买了 50 块钱，还没吃，就被抓了。在米易强戒了 6 个月，出来当天就复吸了。朋友来接，我那些朋友都是吸毒的，请我，晚上就一起吃了，就又一直吃到被抓进来。

第二次被抓 2010 年，关了两年，第一天还没感觉，第二天、第三天、头一个星期都难受，最少一个星期都是，就是在金沙江市强戒所。

这一次被抓，在果洛耍，被交警队撞到了，因为早上吸了，抓的时候，没吸，这次是 2017 年 7 月 7 号，这回是两年。

除了海洛因，吃过冰毒。一个月吃一次，吃了，耍下。第一次接触冰毒，2013 年过后，看到朋友吃，我不认识是冰毒，我就跟着吃了，说是新型毒品没吃过，吃过海洛因的，吃冰毒不上头。吃完，很兴奋，感觉头发都立起来了，话多。吃冰，有时候加麻果，有时候不加，找不到感觉，我一个月、两个月才吃一次，找不到感觉。加了麻果，有香味，不加，吃着不顺，但加的很少。

吃完冰毒，还是要吃海洛因，但是没感觉，就不溜冰了，还是觉得海洛因好。害怕打针，没注射。只是害怕，不是因为传染疾病，没听说过打针（会得）传染病。

我在农村喂点羊、猪啊、牛啊、马啊，去米易街上卖，一年几万块钱都买毒了，老婆就离婚了。戒不掉，就是看到朋友在一起，喝点酒，有点高兴，第一口、第二口吃了，第三口就戒不掉了。最开始在米易戒毒所吃过戒毒药，这边没有吃戒毒药。听说过美沙酮治疗，没去。那些吸毒的朋友有的喝，喝了，身体上止得住，但是心里还是想海洛因。没有去治疗过。（访谈时间：2017 年 10 月 6 日 15：32—16：00；访谈地点：金沙江市强戒所男戒区二楼办公室；访谈对象：33 岁，1984 年出生，男，彝族）

我们在做访谈记录时，没有对他的应答做任何润色改动，完全直白记述他那碎片似的口语，自可呈现作为文盲的语言表达能力、社会关系网络以及涉毒的社会根源。就访谈个案的核心要素来看：（1）在实行九年义务制教育多年的情况下，他还是一个不认字的文盲，这通常超出一般人的社会认知，我们说吸毒人群大多是低学历、教育程度低。这可不是低学历，普通人无法想象，他根本就是没有任何学历的文盲。不过，就我们的许多访谈对象而言，作为来自大凉山雷波的彝族男子或女子，小学未毕业或文盲倒是很常见，足以说明当地改善教育的任务之艰巨。（2）在有着鸦片种植、使用传统海洛因贩毒又泛滥的社会环境之中，作为一个没有独立思考能力的文盲，很容易被毒贩蛊惑吸毒，当然，他美化的吸毒理由则是因头疼而将海洛因当作感冒药治疗。不过，需要明确说明的是，假如严格用于医学用途，那么海洛因本身就是疗效显著的镇痛剂。这当然是确定无疑的。
（3）该访谈对象是典型的有钱多吃、没钱少吃的成瘾者，又是多药物滥用，且是因贫困原因而导致多药物滥用，那就是利用处方药凑合对付毒瘾。当然，在宽泛的意义上，对许多彝族吸毒者来说，最主要的毒品是酒，其危害之大，往往不自知，"戒不掉，就是看到朋友在一起，喝点酒，有点高兴，第一口、第二口吃了，第三口就戒不掉了"，他们大多一口酒下去，便打回原形。（4）尽管他尝试过新型毒品冰毒和麻果，但是找不到海洛因的吸食感觉，他是典型的"海派"，表现出较强的海洛因忠诚度。虽说他很夸张地说，吸食冰毒后兴奋得"感觉头发都立起来了，话多"，但本质上如同大部分彝族吸毒者，其实，他们更喜欢追求的是海洛因那梦幻般的昏睡效应，好睡觉，不想事情，忘掉烦恼，释放压力。（5）经过多年的大力宣传共用针头的公共卫生危害，大部分彝族吸毒者也已认识到共用针头的危害，如他所述"害怕打针，没注射"。（6）就访谈个案来说，吸毒成瘾的最大社会后果与社会危害就是：其一，在人生最精壮的年龄进出在拘留所、强戒所之间，因有案底、彝族身份，在地方特殊的社会治理情境下，背负着被标签化的身份，又事实上被社会隔绝，只能局限于毒友圈中，恐怕再难走出吸毒—戒毒—复吸—戒毒的恶性循环，再也不可能融入社会，社会功能丧失。其二，仅有的一点经济收入"都买毒了"，在他身上完全应验了，一旦吸毒，往往妻离子散。

二　社会学标签理论下的敏感身份

若是将这位33岁彝族男子与下面24岁的城区汉族访谈对象进行比较，那么就会发现一些社会人口学的特别之处及关键共同点，如族群、城乡、年龄、时代、家庭、教育等因素：

1993 年生人，有一个 18 岁的妹妹，她学的幼师，父母健在，没离婚。在十九冶读的技校，学的电焊，学技术之后，又发的是大专毕业证，大专毕业以后，去成都实习，在成都没碰过，也不懂。

第一次吸毒是在 2015 年，在五十四的出租屋，有三四个男性朋友，晚上几个朋友一起玩，吃烧烤，喝酒，朋友就说"拿点东西来玩"，我就在旁边看，几个朋友在玩，就好奇吸了几口。

第一次吸过的感受，也说不出来啥感受，冰壶吸的，就是有很多话，一直聊，一直聊，说不完的话，口干，想喝水。玩手机，吹牛，后面发展到打赌博游戏，老虎机也玩，但不算太厉害。

第二次吸毒是过了几天，也是朋友带到他的朋友那里，事先不知道，就说带我去玩，别人在玩，就一起了，没啥感觉，比较执着，一般三四个男的、两三个女的一起，都是朋友，没有叫过小妹，溜冰完，一起吹牛，聊天，打游戏，一般都是朋友，不会发生关系。

溜冰，对我而言，没有瘾，无聊和朋友一起就会，因为没事做，并且也没有玩的地方。

除了溜冰，还接触过麻果，加在一起，溜冰都是冰壶，麻果和冰毒一起，基本上也没啥感觉，因为加麻果，很香，吸起来的感觉，不一样，比冰毒润。麻果一打开，整个房间都很香。没碰过，也没见过大麻。

第一次被抓 2015 年 8 月，拘留了 10 天。在网吧，上网被抓，因为前一天晚上，在沃尔玛，聚众打架斗殴，第二天带到派出所，之后尿检，查出来了。

出来没几天，就吸了，反正就是没事干，就又和朋友一起吸了，三个人。2016 年比较热的时候，应该是六七月，拘留过一次，也是 10 天。早上，在炳草岗，在朋友的出租屋睡觉，被查出来，来出租屋查。

　　其实，我溜冰的瘾不大，就偶尔吸一回。不知道为什么溜冰，可能就是觉得做事情很执着，为了消磨时间，最长两天到三天。

　　这次2017年3月7号，强戒两年，进来，没有瘾，没有吃药，体检没问题，胃病也没有，丙肝也没有。

　　不和吸毒的朋友接触，不去想，就能戒了。朋友都在金沙江市，在路上碰上，好久没见，就会一起吃饭，就吸了，我主要是因为朋友圈。我觉得等两年出去，有正常的工作，有事情做，就能好很多。我会电焊，我觉得很好找工作。

　　正式谈过两三个女朋友，最久的两年，不正式的就不知道多少个。溜冰以后，就是朋友吃吃喝喝，聊聊玩玩的，就太多了。就是因为这次进来，我叫她不用等我，跟我一样大，住在一起一年多，不吸毒，也不知道我吸毒，从来不在她面前吸毒，也不带她去朋友那里，都是背着去的。

　　溜冰完，会戴安全套，自己心里知道预防艾滋病，电视里看到的，也有朋友说的，什么时候不用，不好说。进来体检没事，溜冰用同一根吸管，放在嘴唇边，不是咬着吸。

　　实习之后，就回金沙江市，干了很多工作。朋友叫去玩玩，就吸了。钱够买毒品，因为一直有工作嘛，一次买两百，"一个"就差不多一克。（访谈时间：2017年10月3日17：42—18：12；访谈地点：金沙江市强戒所男戒区警官办公室；访谈对象：24岁，1993年出生，男，汉族）

这位访谈对象在左臂肩膀文有一处狼形的文身，这与他"聚众打架斗殴"的外在形象十分吻合，从本个案不难概括出几点核心要素：（1）就原生家庭而言，与传统海洛因吸毒者大多原生家庭残缺极为不同，他的原生家庭完好，父母健在，还有一个比他小6岁的妹妹，本身多少还接受过专业职业技能的学习与培训，至少拥有社会生存意义上的电焊技术。所以，他这一个案的人生警示意义就在于，原本可以走正道，过正常人的生活，怎么就涉毒了呢？（2）他涉毒的直接原因就是社会关系网络的问题，跟所来往的朋友喝酒，加上好奇，就尝试了毒品。我们一再强调，初次涉毒的场景没有电影或电视剧那样夸张恐怖，就是极其普通而平常的场合，第一次提供毒品多为身边的亲友，而非面目可憎的坏人，"我就在旁边看，几个朋友在玩，就好奇吸了几口"，显得非常自然。（3）"90后"，至少"95后"，城区的年轻人涉毒通常只接触冰毒和麻果，这一毒品流行趋势非常明显。这就表明，从禁毒宣传的角度，应该加强各种新型毒品的预防教育，重点讲清楚与传统毒品海洛因的成瘾特征与危害的不同之处。（4）新型毒品与黄赌毒的三位一体关联非常强，因其强烈的兴奋效果，除了提高专注度，打破交流障碍的效果也是非常明显的，必然导致黄赌毒三位一体的危害后果。但从检测的角度看，原本海洛因吸食者可能所有的疾病，"体检没问题，胃病也没有，丙肝也没有"。这一信息对于我们进一步深入考察新型毒品与公共卫生之间的关联极其重要。（5）从毒资来源分析，新型毒品的吸食者正因为生理、身体的戒断症状不那么明显和难熬，所以对于毒资的渴求确实没有海洛因吸食者那样迫切和窘迫，大多凭借正常的收入便基本上能够应付，或暂时克制不吸食毒品。（6）尽管他宣称"溜冰的瘾不大"，或"没有瘾"，但他自己也在发自灵魂地问，"不知道为什么溜冰"，除了溜冰后"可能就是觉得做事情很执着，为了消磨时间，最长两天到三天"，最为关键的仍然是，"无聊和朋友一起就会，因为没事做"。概而言之，闲得发慌，离不开地方吸毒环境与朋友圈。虽然他说有电焊技术，"觉得很好找工作"，然而，问题是他生活本无趣，玩游戏，玩荒废了，又有多次的案底记录，他还能顺利走向正常的人生之路吗？换言之，滥用新型毒品的危害，仅仅是吸食海洛因那样外显的生理、身体成瘾性戒断症状吗？事实上，在严重的心瘾之外，新型毒品滥用导致的心理与精神危害在于"脑子吃坏了",造成家庭和社会功能的损失及在标签理论下吸毒者沦为一种几乎终生不可逆转的敏感身份。

三　打烂一手好牌

在第十一章我们探讨女性化的吸毒原因时,曾提供因爱生恨,进而赌气而吸毒的个案。这里再节略呈现访谈个案记录,以便窥视和解读其吸毒的社会文化逻辑。这是一位1993年出生的报道人,她刚好与上一个男性报道人同龄,不过,其原生家庭则是解体的,在她六七岁时父母离婚,所以她从小叛逆,不好学,高中被开除后,便开始涉毒。在极为关键的年龄没有走好人生路,此后因各种原因,她的生活可谓落得一地鸡毛,诸多人生憾事,不堪回首:

> 神仙水不知道是不是,但知道一种液体冰,就像眼药水一样的。沾海洛因,我就很怕,我刚刚进来吓得发抖,就以为这里面就有大姐大,会欺负我,但其实这个里面,大家和室友都相处不错。我觉得这两年就为了小孩,想彻底摆脱毒品。我要是能摆脱以前的圈子,我绝对可以断掉。因为我就喜欢自己在家里玩,最多两三个人一起玩,顶多不超过3个人,我很不喜欢一大堆人一起玩。要么就离开金沙江市,要么就离开那些朋友。要不然,就很不容易断,金沙江市买东西太方便了。我是有钱,就吃,没有钱,我也不会讨口子一样去弄。我做模特时,也攒了20多万积蓄,而且我有钱,就会拿给我妈妈,她那边也帮我存了有10多万。因为我知道自己太造了,最夸张的一次,吃了毒品以后,一晚上输了一万三,第二天醒了以后,就想这么多钱,要是给孩子买东西多好。

我觉得冰毒是心瘾，会想，就想吃了不睡觉，亢奋。一个多星期不睡觉，不吃不喝两三天。玩游戏赌博"老虎机"，一块多赢了一两万，就是感觉像中奖，基本都是赢钱，四五十块的充，一般就是一两百块，四五千地赢，但我是见好就收的。溜冰玩老虎机的快感，很爽，第二天就可以吃吃喝喝，逛淘宝，给小孩买东西，拆快递，就很爽，有一种获得感，幸福感。（访谈时间：2017 年 10 月 2 日 14：04—15：25；访谈地点：金沙江市第一强戒所；访谈对象：24 岁，1993 年出生，女，汉族）

说来可悲，虽说访谈对象精确评估了自己的人生路程，"自己太造了"，虽说为了小孩，表态也想彻底戒掉毒品，并且深刻体验到"我要是能摆脱以前的圈子，我绝对可以断掉"，但言易行难，因为她的想法仍然是以假设的语气表达的，"要么就离开金沙江市，要么就离开那些朋友。要不然，就很不容易断，金沙江市买东西太方便了"，并没有痛下决心戒毒，尽管她已点中了戒毒难的两大关键因素：彻底断绝社会关系网络与毒品社会环境（毒品的易得性与经济性），但问题是，若是她的生活没有了溜冰的瘾头，那么她又如何获得很爽的"溜冰玩老虎机的快感"呢，再说她在强戒所还梦里想着溜冰呢，"做梦都梦到过。做梦的时候，总是会缺个板子，要么缺个吸管，就是吸不成"。

第二节　社会性危害与公共卫生问题

一　日常生活化的新型毒品

近年来，新型毒品向社会的一般人群蔓延，这对地方毒品环境的治理与国家药物管制提出了严峻的挑战，除了毒品流行形势严峻之外，还需要深入探究滥用新型毒品究竟会造成哪些危害，开展翔实而扎实的实证研究便构成对社会人文科学的挑战。我们先考察一般社会场景的新型毒品使用状况，从中窥视吸毒行为所带来的社会危害之所在：

　　1972 年生人，离过婚，2008 年 2 月前夫去世了。父母在金沙江市工作，父亲是厨师，母亲是政府下面搞服务工作的。现在都退休了，70 多岁了，还有一个哥哥。女儿 20 岁，在重庆。现在是二婚的老公，也是吸毒的。

　　初中毕业以后，在金钢下面的宾馆工作，之后单位派自己去北京学习美容美发，学完回来之后，我就觉得自己有了一门手艺，1992 年前后，就回到金沙江市开了一家美容美发店，直到认识了前夫，开始不做生意，变成家庭主妇了。

　　吸的冰毒，2015 年第一次接触的冰毒。自己平时特别喜欢赌博，就是朋友一起打牌，朋友在一起经常是熬通宵的，熬通宵，就很困，一起玩牌赌博的朋友就和我说，可以整几口这个东西，也是吃了三四口，可以提神的，很好的。因为这几个朋友之前在外面吃过冰，所以也让我来尝试一下。我就觉得那可以提神，那就很好，所以就用了。

　　第二次用是三个月之后，又是这几个朋友聚到了一起。这个时候，大家又开始吃了冰，开始提神，之后就变得很频繁了。只要是朋友聚在一起赌博，就吃一点提神，大概每个星期两三次的频率吧，我们的量不大，一克的冰，我们几个人分着吃，五六个人吧。我之后的这个老公也是我们一起赌博的，所以我们都在一起吃冰。后面我们在家里经常吃完之后，就手机赌博打游戏。因为我和现在的老公也都不爱出去玩，就是很爱自己在家里宅着玩。（访谈时间：2019 年 1 月 6 日 17：31—17：55；访谈地点：金沙江市第一强戒所女戒区医生办公室；访谈对象：47 岁，1972 年出生，女，汉族）

应该说，本个案比较特殊，绝大部分吸食新型毒品的访谈对象均是"90后"，鲜有像这位报道人那样43岁才开始吸食新型毒品的，因为她之前并没有吸食传统毒品海洛因的吸毒史，或许样本捕获多少会有偏差，但就我们关键报道人身边所围绕的那些吸毒者来说，年龄偏大而尝试新型毒品的吸毒者，都是先吸食海洛因，为了尝鲜赶时髦而尝试新型毒品。因此，她这么大岁数开始吸食新型毒品，这一吸毒行为背后的社会根源就值得深究。就访谈个案的要素分析来看：（1）47岁的访谈对象，染了绿色的头发，很是显眼。（2）无所事事的她，日常身处毒友圈中，"这几个朋友之前在外面吃过冰"，当然，包括她"二婚的老公，也是吸毒的"，这样的一种生活环境，涉毒便极其自然而平常。（3）究其直接的吸毒原因，就是为了提神熬夜打牌，而且是通宵。在这样的一种生活状态下，来一口冰毒，仿佛就像吃一口零食。这与第十一章一位36岁的女性报道者所叙述的情况完全一样，"吃了（冰毒）就是打牌，打牌就是几天几夜，也想不到别的，就是提神"。无聊也好，颓废也罢，这就是她们慵懒的日常生活常态。（4）我们很难想象，吸食新型毒品对她们来说是如此日常生活化，"老公也是我们一起赌博的，所以我们都在一起吃冰。后面我们在家里经常吃完之后，就手机赌博打游戏"。她的女儿都已经20岁，这对伴侣还像她女儿这个年龄的人一样沉迷于打游戏赌博。（5）从社会危害性的意义上说，"只要是朋友聚在一起赌博，就吃一点提神，大概每个星期两三次的频率吧，我们的量不大，一克的冰，我们几个人分着吃，五六个人吧"。她轻描淡写所表达的意思无非是吸食量不大，没什么成瘾性，没什么危害。不过，难道她真的就没有考虑过，拥有和吸食毒品是一种违法犯罪行为，而冰毒属于国家管制的精神药品和麻醉药品。当然，就滥用程度、身体损害、社会危害性而言，她也许更不会去思考，她们的吸食毒品行为毒化了社会风气，看似只是利用毒品提神熬夜打牌赌博，却宣扬不劳而获的思想，而赌博本身也是一种不良行为，容易导致人们道德沦丧，精神颓废，对整个社会的精神风貌造成极大的危害，聚众赌博，是要受《治安管理处罚法》处理的。事实上，她们根本未能认识到的恰恰是给她们带来极大提神作用，让她们保持长时间的专注度的冰毒这一药理作用，对身体造成的损害可以说是很大的。然而，她们大多选择性无视这一危害，可谓深受其害而不知，反而津津乐道宣称其好处。

二 黄赌毒三位一体的社会危害性

毒与赌的进一步便是涉黄，或者说，黄赌毒通常呈现出三位一体的特性。尽管有女性吸毒者警示性地告诫，男人决不能同时碰女人、毒品与赌博三件事物，但在所有涉毒的男性深度访谈个案中几乎没有不同时涉及黄赌毒的，若是加上抽烟、放水（放高利贷），那么在吸毒男子身上可以观察到明显的吸食新型毒品造成的社会危害性。下面这个彝族访谈对象是典型的"90后"新型毒品吸食者，在他身上能够找出所有的吸毒者的形象、符号与标签：

1990年出生，家在金沙江市，爸妈都是彝族，爸爸是格萨拉的彝族，母亲是老盐边宁海乡的，会说彝语。以前是独生子，重组家庭的时候就不是了，父母离异的时候，我13岁，对自己没太多影响。我跟着母亲，母亲是医生，在盐边县妇幼保健院，再婚没有孩子，养父有一个孩子。父亲再婚了，有孩子。

读了两年大学，在成都龙泉驿，四川联合经济学校（川师下面的一个学院）。自己也不想读，打过架，2008年就不读了。结婚了，有一个孩子，这个月24号就满两岁。住在炳山区，老婆和我妈妈一起带。在金沙江市买了房子，妻子现在是家庭主妇，就是带孩子，以前打工，结了婚以后，才知道我吸毒，现在来看我，就是描述家里的情况、孩子的情况，就说出去的时候，要改，不然，就不在一起了。

我从成都上学回来以后，在煤检站上了一年多的班，自己也做了生意，后面自己啥也没干，就在社会上，啥都干，开过赌馆，放高利息，开过堂子，但没有养小妹，偶尔有点生意去接个活儿，基本就是放水。

第一次吸毒，已经在成都上学，在乐山找朋友玩，认识两个女的，朋友的朋友，她俩溜冰，我们不熟悉，大家吃完饭，喝完酒，在宾馆，当时，男的 3 个，女的 2 个，就一间房间，我知道是冰毒，她们找我们出钱。第一次啥都不懂，就是好玩，自己不懂。女的帮我们弄，就是把冰毒弄到锡箔纸上，还有麻果，也有冰壶，就吸，就说不叫小妹，不然，会长痘痘，就是解冰。

第二次吸毒是 2008 年回金沙江市，已经流行吸食冰毒了，在金沙江市开赌馆放水，挣钱不少，认得社会上的人不少，在有些美女的诱惑下，就吸了，在西区清香坪的苏铁宾馆，彝族很多，当时，还没有吃冰毒，彝族里面有很多吃麻果，就说麻果吃了，和冰毒一样的效果，就是图好玩吸了。第二次，当时，喝了酒，在赌馆里放水的时候，出来吃饭，吃完饭，喝酒，朋友就无意（间）在饭桌上聊起冰毒和麻果，就去宾馆。那天，有男的七八个，女的更多，加上女的，有十多个，开了三四间套房。这次冰毒和麻果一起飘，感觉吃不下，睡不着，人很兴奋，兴奋了就解码。

后面，就一两个月吃一次、两三天都有，有时候一两个星期都在吃，也吃不下饭，时间长的话，天天吃没什么反应。我主动找过朋友，朋友也找过我。刚开始只是玩，只要没事做，无聊的时候，朋友一说，心里就想去，断断续续吃到去年。

第一次被抓是 2014 年的时候，拘留过一次，15 天，也是在宾馆玩，打牌，宾馆是朋友开的，很安全。这段时间警察来的时候，我们 7 个人，但是当时多的时候，我们有十多、二十个人，我们是吸完，在打牌，特别专注，很执着，一直打，直到把钱输完为止。

出来以后，跟老婆结婚，尽力克制自己不吸。也接触朋友，没什么瘾，刚开始两三天有点想，半年多以后就不想了。我溜冰更胖，当时老婆怀孕，为了照顾老婆，没事干，就跟着朋友一起溜冰，还是断断续续，身边的朋友一直吸，我没有每天都吸。我是经常吸的话，就没那种感觉，就是执着，很多事情想不开的时候，吸了以后，啥都想得开。

进来十一个月，这次是 2016 年 10 月 18 号被抓。想着自己出去以后远离毒品，好好照顾孩子，冰毒全靠自己的意志力，只要想吸，就一定可以找到，就要靠自己的意志力。尽量远离以前的朋友，出去了以后，我戒毒的决心还是有的。

冰毒和麻果都用过，吃过 K 粉。十六七岁，2006 年，在成都九眼桥慢摇吧里面玩，朋友说 K 粉就有幻觉，想啥来啥。第一次吸的时候，三四五六绺，男的七八个，女的七八个，吃完，有幻觉，感觉灯光往眼睛里面射，感觉天上飘，很晕。吸食方式鼻吸，第二次，K 粉搞晕了，就吐，就不喜欢这个了。没吃过摇头丸，海洛因，我从小就知道这个不好，危害性大。抽过一次大麻，当时在成都读书的时候，在外面抽烟，同学用烟沾着大麻，没啥感觉，脸，比较红，没有其他感觉。就抽过这一次，其他毒品就没接触过。我没见过可卡因，要找的话，应该能找到吧？我不知道。神仙水，听说过，就说是冰毒的精华，一滴就顶冰毒多少多少，当时对冰毒很执着，还是喜欢冰毒。

经济上，跟不上的时候，就不吃，熬着不吃，但很多时候，朋友送的，都吃不完。大家一起吃，现在蹭冰毒的女生，吸了冰毒以后，玩花钱，打牌啊、老虎机，开宾馆，我们玩牌就比较大，最大的时候，一晚上，输了十多万，赢了十多、二十万，输了心情不好，溜冰。有时候条件不允许，溜冰的人很害怕不吸的人知道自己吸，就隐藏自己吸毒的身份，所以办事之类的都不带。

　　毒品肯定是不好的，我和他们比起来，见识太少。这些人出去以后，社会就贴了标签，别人就不跟这些人接触，没朋友，就又去找以前的朋友，就容易复吸。（访谈时间：2017年1月10日16：43—17：30；访谈地点：金沙江市第一强戒所男戒区二楼民警办公室；访谈对象：27岁，1990年出生，男，彝族）

　　在做完访谈后的证伪与测谎中，他承认第一次在乐山溜冰，那两个冰妹原来是学校的两个学生，但会溜冰。他说第一次溜冰后，反而挺不起来，这与酒后不举相似。后来，有一次在盐边新城找冰妹，结果还得了性病，怕人知道，不敢在大医院治疗，就找小诊所治好的。他坦承男人溜冰、吃麻，就是为了做爱，时间最长达四五个小时，但中间也休息，他玩过双飞，有时溜冰后，换不同女人，基本上不戴安全套。之所以我们十分关注新型毒品与高危行为之间的逻辑关联，是因为大多数原先实施的项目是有关公共卫生的艾滋病防治的干预项目，特别关切性行为学特征，以便找出高危行为的关键细节。当然，最直接的原因还是最初与低档场所的小姐访谈过程中，她们反映最怕跟吸毒的客人进行性交易，因为往往长时间无法完成性交易，她们十分恼火。从本访谈个案提取的核心要素来看，新型毒品的男性视角提供了不同于女性的一些样貌：（1）从族群身份而言，我们一再指出这样的事实，凡是山区或农村的彝族即便现在仍然以吸食传统毒品海洛因为主，而生活在城区或经济条件较好的彝族吸毒者，或从事陪伴男性吸食的冰妹，则是接触新型毒品。像该报道人第一次接触的便是冰毒，还接触过麻果、K粉、大麻，但明确表达"海洛因，我从小就知道这个不好，危害性大"。（2）除了学习差，上学期间，打架、吸毒、找小姐，混社会，按照他本人的说法就是"在社会上，啥都干，开过赌馆，放高利息，开过堂子"。（3）与吸食海洛因后的独居特性不同，新型毒品具有兴奋特性，吸食后通常导致群居动物特征，即他所描述的，"男的七八个，女的七八个"，或"当时多的时候，我们有十多、二十个人"，重点提到了"蹭"吃现象与解冰之间的关系。（4）正因为陪伴性的蹭吃吸食行为，吸食新型毒品后，通常发生多性伴的高危性行为，如他所言，"男的七八个，女的更多，加上女的，有十多个，开了三四间套房。这次冰毒和麻果一起飘，感觉吃不下，睡不着，人很兴奋，兴奋了就解码"。（5）与新型毒品高度关联的另一个特征是赌博，"吸完，在打牌，特别专注，很执着，一直打，直到把钱输完为止"，"吸了冰毒以后，玩花钱，打牌啊、老虎机，开宾馆，我们玩牌就比较大，最大的时候，一晚上，输了十多万，赢了十多、二十万，输了心情不好，溜冰"。（6）从新型毒品的成瘾性而言，"经济上，跟不上的时候，就不吃，熬着不吃"，但他也明确指出"只要没事做，无聊的时候，朋友一说，心里就想去"。（7）从社会归因论与个体行为模式的视角来看，"这些人出去以后，社会就贴了标签，别人就不跟这些人接触，没朋友，就又去找以前的朋友，就容易复吸"，虽表示"戒毒的决心还是有的"，但他也只是淡淡地表达说"尽量远离以前的朋友"。

在个案的意义上，我们全方位地展示了男性新型毒品吸食者滥用毒品造成的社会危害，现在我们再转向女性新型毒品吸食者，考察她们涉毒的高风险行为所导致的社会危害。

三 新型毒品与高危性行为

在强制空间的戒毒人员中，在戒毒、矫正行为的时候，总有几个具有较强的反洗脑能力的人员，有的其人生经历或遭遇非常特殊，如有9岁就开始溜冰的女孩，或毒品使用经验异常丰富，在开展禁毒戒毒宣传教育的活动过程中，他们表现得可能比管教民警还更懂毒品或毒品亚文化，一般的管教民警对他们通常显得有点束手无策，十分希望我们多加了解吸毒人群，深入研究戒毒难的问题。当然，就是在与市局禁毒支队的考察与交流过程中，我们同样发现他们也往往困惑于新型毒品的药理特性到底是否真如贩毒者或吸毒者所宣称的那样具有强大的催情效果，他们反映因为几乎每年都有一两个缉毒民警最终反而被贩毒者和吸毒者蛊惑而涉毒，不得不被清理出公安队伍，这种情况让他们尤为困惑难解。因此，他们很期待我们深入考察吸毒人群的毒品使用现状、毒品流行趋势与毒品的社会危害性表现，为此，强戒所从事心理咨询的女警还破例腾出她自己的办公室供我使用，以便我安静地不受干扰地进行一对一的做深度访谈。当然，办公室的监控也是联网的，且访谈对象只能按照强制空间的规训要求，坐在一个矮小的塑料小板凳上，保持合适的距离，完全处于被俯视的位置，这与我们平时强调主客位互动的平等协商民族志极为不同。

我们所遇的最具有挑战性的访谈对象之一，乃是一位访谈时 22 岁的女性报道人。该报道人双眼皮，眼睫毛浓密而粗，眼睛迷离，胸部非常丰满，极具诱惑力。尽管她的年龄不过 22 岁，但是久经风月场，在毒品认知、新型毒品的催情效果、身体资本、性知识（技巧）、性实践、高危性行为以及身体自主与性释放等诸多话题方面，均表现出与其年龄极不相称的老到与世故，其浮沉于情色世界的描述与用词，语言表达极具进攻性，其所问的问题，颇显生猛和强悍，毫无羞怯之表情，其问题每每陷田野工作者于职业伦理之道德困境。之所以关注高危性行为，自然是出于多方面的考虑：第一，我们之前实施的一系列项目均是公共卫生的艾滋病防治项目，最主要的探究内容就是高危性行为学特征，尤为强调高危行为描述性的细节。第二，如上所述，地方在艾滋病防治和禁毒工作中，对吸毒人群的相关信息都有极大的需求，就是需要深入了解这个人群是如何造成社会问题与公共卫生问题的。第三，尽管学界已经关注到了新型毒品与艾滋病感染和传播之间的相互关联，但是检索现有的相关研究文献，大多数研究均为基于男性（特别是男同），而少有女性吸食新型毒品与高危性行为关联的个案研究。除了女性视角的缺失之外，目前相关研究大多以戒毒所的定量研究为主，若是从女性吸毒者的主位视角探究滥用新型毒品所产生的生理、心理、社会、文化等层面的影响，探讨其与高危性行为的内在逻辑关联，进行艾滋病感染路径的溯源实证研究。那么，显然这一主位视角的定性研究有助于提出更有针对性的女性吸毒行为干预与艾滋病防治的应对策略。[1] 第四，最主要的当然是因为通过这样一种秉笔直书方式可以直观呈现新型毒品的药理特性、黄赌毒之间的逻辑关联，在新型毒品的吸毒者并不存在共用针具那样的风险之下，探测作为艾滋病感染者的吸毒者是什么样的高危性行为导致感染艾滋病病毒的。这是毒品问题研究中的一个重要公共卫生关切点，即新型毒品与艾滋病传播之间的关联。其中，学界考察的重点便是到底是由于吸食新型毒品的吸毒行为本身，还是因为新型毒品的催情作用造成乱性行为而感染艾滋病。所以，在对新型毒品吸食者进行一对一的深度访谈时，每位受访者的访谈时间为一个小时到一个半小时不等，通常聚焦于社会人口学特征、吸毒史、吸毒方式、吸毒药量、多药物滥用、毒资来源、违法犯罪行为、性行为学特征、戒毒史、戒毒效果、复吸原因、美沙酮维持治疗过程、艾滋病防治的 KAP 调查、新型毒品流行趋势以及新型毒品的认知与分类。

这里先考察新型毒品与高危性行为之间的关系，探寻高危性行为的症结所在：

> 1995 年出生，凉山会理人。我只是小学毕业，因父母很早就离异了，所以不爱读书。我跟父亲生活，父亲再婚后，他们在金沙江市做买卖，

1　兰林友、王晗冰：《新型毒品与女性吸毒者高危性行为和艾滋病感染及传播的关系》，《医学与社会》2022 年第 6 期，第 60—64 页。

尽管后妈人很好，但父母经常为钱等琐事吵架，让我感到根本没有家的温暖。我十四五岁就自己在外面住了，与一个 31 岁的男人住在一起，与他第一次发生性关系。16 岁那年，被亲表哥带到成都做小姐，那是一个比较好的场所，客人自己都主动要求戴安全套。在那里挺好的，做小姐，挣钱容易，还舒服。

在成都就做了一年多小姐，便回到金沙江市仁和，与朋友合作做苗圃生意，挣了些钱，感觉特有成就感。有一天，在一家农家乐吃烧烤，就想尝试一下冰毒，因为第一次吸，所以吸后没有什么特别的感觉，也就是晕和昏吧。

除了冰毒、麻果，还用过麻草，试过一次大麻，就是放一点大麻烟在香烟里，没有什么感觉。在金沙江市中心一家 KTV 尝试过 K 粉，也试过液体冰（神仙水）。出了强戒所后，肯定还会吸，肯定有心瘾的，除了海洛因，只要是毒品，都想试。记忆力不如以前，虽说年纪不大，但出去后还能干什么，很迷茫。

溜冰的目的，女孩主要是为了减肥，第一次溜冰在催情方面也谈不上有什么特别的感受。不过，后来溜冰时，大多加麻果，会溜后，催情效果很明显，特别是麻果，通常半个小时就起效，冰，则一个小时，对性爱有促进作用，也可说是最好的春药，冰与麻相比，个人感觉还是麻果更有明显作用，催情反应主要是下面水多，满脑子都是各种性爱的场景，就想马上做爱。同时溜冰又有兴奋作用，特别是打破交流障碍方面，对那些平时不爱说话的人，兴奋作用就更加明显，掏心掏肺地说，什么话都说。但是，要是毒品使用多了，也会减弱催情效果，最后变成了生活习惯，而不是为了追求做爱的效果。

我的性欲很强，可能身体好吧。因为身体好，水多，我又懂调情，客人都比较喜欢我。我的口活很好，怎么好啊？我不会表达，我也描述不出来，但要是你跟我做了，你就知道了，做多了，不就有经验了嘛！我还会做胸推，我的奶大，乳罩是 D 杯的呢，这是我的秘密武器。

　　跟我差不多大的一个女孩，在三合保健做按摩保健的，她曾在东莞干过（小姐），经过专业培训的那种，性方面真的很懂，她的经历多，她教过我很多性技巧，所以我知道 G 点、潮吹。我每次溜冰后，性爱都能获得多次性高潮，有时舒服得晕过去，有时还会痉挛，但溜冰本身没有体验到过性快感，我都是做爱后体验到的。我自己也比较注意总结性经验，通常按照自己舒服的性交姿势做爱，如喜欢女上位（下蹲式）、打背枪。要是女上位与打背枪相比，那还是打背枪更舒服，因为打背枪更容易触碰到 G 点，所以 G 点最舒服的位置还是后攻（打背枪），因为溜冰后，很放荡，越放荡，性方面越放得开，性高潮就越容易获得，有时能够潮吹两三次。

　　有时，一起溜冰的人很多，因要帮男的解冰，做冰妹，通常要看毛片，配合男的做，照着样，学着搞，看毛片太刺激了，平时不好意思做的，溜冰后也就做了。平时什么不敢做的，都敢做了。真的感到不知羞耻，就像有些人说的，性方面有些变态。但我就玩过双飞（一男两女），就是一个在做，另一个女的在调情，玩各种动作，让客人开心。还有就是一拖二（二男一女），有时换着来玩，看美国的毛片，学毛片搞，加上那个从事按摩保健的女孩真的教了我很多性技巧，基本上什么性交姿势都会，都做过。除了 G 点、潮吹，那个女孩还教我如何对付溜冰后的客人半天做不出来的办法，就是一会儿用热水，一会儿用冰水，用冰火两重天的一冷一热给他做出来，但我不懂冰火九重天。

　　我总想找高手过招，可惜对手太难找。只有一次在丽江碰到过一位高手，他很会调情。但平时很难遇到棋逢对手的高手。有时在强戒所看书，看到刺激的内容，就想做爱，但房间里连厕所也在监控范围内，无法自慰。有一个夏天，在仁和公园打过一次野战。本是看别人打的，结果受刺激，直接就打了。（访谈时间：2017 年 10 月 7 日 15∶30—17∶23；访谈地点：金沙江市强戒所女戒区民警办公室；访谈对象：22 岁，1995 年出生，女，汉族）

从深度访谈个案的核心要素分析切入，我们即可发现其不同于一般女性报道人之处：（1）她十四五岁即与社会上的男人在外租房同居，16 岁最初入行做小姐则"被亲表哥带到成都做小姐"一年。这再一次警示，社会生活中的杀熟风险。（2）就身体资本与性欲表达而言，身体好，无疑是生物性层面关键的核心资本。（3）就性知识的习得过程和性技巧获得路径来看，情境性的现场习练、多场所的历练和手把手的技艺传习，绝对是最为有效的性知识传播方式。其实，性技巧的习得如此，吸毒感受的获得亦是如此，如她所言，"会溜后，催情效果很明显"。这充分说明吸毒技巧也是一个习得过程，药理学的感受同样是一个切磋学习的过程，有没有人教授，是一个非常关键的条件。在吸毒人群追忆第一次吸毒的体验时，普遍会提到第一次没什么作用，感知到效果都有一个渐进过程。当然，从知识获得的渠道而言，以她的教育程度、阅读理解能力以及兴趣爱好，显然不可能阅读如《金瓶梅》《肉蒲团》《痴婆子传》《绣榻野史》《怡情阵》之类的文言文小说。刚巧，那个三合保健就在我们住宿的花城酒店附近。为了证实她的性知识与性技巧的技艺习得过程，我们田野调查团队曾经试图到三合保健寻找那位从事按摩保健的、南下东莞干过小姐的女孩，结果不巧，她已经离开那个按摩场所，燕飞楼空，不知去向。（4）就性实践与经验主义而言，其性体验之丰富，身体自主性之强大，尽管多少存在做小姐的所谓荡妇特质，但显然还是有极强的身体自主性与性实践的能动性。故而，无需详尽加以解读，听闻其原色陈述，即可领略实践型的术业有专攻的意涵。（5）从新型毒品与公共卫生之间的关联来看，需要聚焦溜冰后的性行为学特征：其一，多性伴，如其所述，"一起溜冰的人很多，因要帮男的解冰"，她玩双飞、一拖二；其二，多高危性行为，如其所解释的，"平时不好意思做的，溜冰后也就做了。平时什么不敢做的，都敢做了。真的感到不知羞耻，就像有些人说的，性方面有些变态"。(6) 就新型毒品的成瘾性与戒毒效果而言，尽管并没有表现出我们的关键报道人所称的"海洛因犯瘾时，症状比较严重，像得了重感冒一样，全身会一冷一热，打哈欠，流鼻涕，犯瘾时间长的话，骨头会疼痛"的戒断症状，但该报道人非常明确地证实吸食冰毒"肯定有心瘾的"，尚身处强戒所之中的她，除了确定还会吸毒之外，离开强戒所之后，声称还要尝试更多的毒品，如她本人所言，"除了海洛因，只要是毒品，都想试"。这一在强戒所挑衅性地宣称可以说也有相当的代表性，与我们的关键报道人所言如出一辙。

四　新型毒品与公共卫生问题

就新型毒品是否具有生物成瘾性进行人类学的质性洞察之后，从新型毒品与公共卫生的关联来看，因新型毒品所具有的俱乐部药物属性，通常被（至少是男性）吸毒者标榜为催情的春药。从催情效果与乱性考察表明，如前所述，有的报道人承认吸食冰毒或麻果后，不仅会感到开心和兴奋，睡不着觉，还特别想说话，心中没有了慌乱的烦恼，便能够特别专注于某一件事情，不会感到困倦。所以有关吸食毒品的动机和原因，在我们的关键报道人看来，"最开始的时候，也是相当于性药，特别是男人会把它当作一种性药，吸完之后来显示男人的威风"。从起初的效果来看，不可否认，还是非常明显的，"吃了就去找女人，很不得了，男人显得特别有自信"，但问题是，"要是长期吸食海洛因，就会昏昏沉沉的，吸了，就不爱动了"，最终的结果就是"男的吃久了以后，连女人都不愿意碰"，正如当地吸毒者所言，"两口子变成两姐妹"。

同样，男性吸食新型毒品的目的，如一位男性受访者表示，"现在玩冰毒的男的，一开始十个有八九个都是为了性，要是不为了这方面，那就一定是在撒谎。一开始接触的时候，别人就和你说，吃这个能壮阳，会特别厉害。刚开始确实是这样，吃完之后性欲得到很大增强，真的能让你产生'这东西可真好'的感觉，伴随着兴奋的感觉，脑子里能想到就只有这一件事（性交）了"。根据关键报道人的看法，"其实，男人溜冰，主要是将冰毒作为一种性药来使用的，刚开始吸的时候，能够催情，但一两年之后，效果明显下降"。至于冰毒和麻果两者的效果，比较之下，大多认为"感觉还是麻果更有明显作用"，如一位 23 岁（1996 年出生）的艾滋病感染者则反映，"我就听我男朋友的男性朋友说，吃了这个（麻果）之后性欲很强"，"男的吸食麻果后，需要解麻"。

　　尽管根据前述一位报道人的经验总结，女孩溜冰的目的与作用：其一，"主要是减肥"；其二，"有兴奋作用，对性爱有促进作用，也可说是最好的春药"；其三，"打破交流障碍方面，平时不爱说话的人，作用更加明显，掏心掏肺地说，什么话都说"，但更多的则是直接坦承对于女性的催情效果，如关键报道人所言"女性吸了，也有感觉，一般都是感觉身体发热"。其实，许多女性报道人都陈述了吸食新型毒品后的催情效果，"感觉冰毒还是有点效果，跟没有溜冰的时候感觉是不一样的"，又如前述报道人所明确指出的，"后来溜冰，大多加麻果，会溜后，效果明显，特别是麻果"。尤其是在严格的一对一访谈场景下，这些访谈对象表现得坦然，所述大多真实、可靠，她们描述的新型毒品的催情效果，对于我们理解新型毒品与公共卫生之间的关系极其重要。

　　关键问题在于，与吸食传统毒品海洛因后喜欢安静"做神仙"的独处特性不同，作为俱乐部药物，吸食新型毒品后通常呈现所谓"群居动物"特征。然而，因吸食冰毒会促进大脑释放神经递质，增强性欲，并减少性压抑，从而刺激性活动，新型毒品的确起着特殊的消除交流障碍的功能和作用，使得性方面特别容易接受。我们的女性受访者就报道过新型毒品集体狂欢的使用场景，这一情境性刺激通常很容易改变个体对性行为的风险认知、降低自我保护意识，对待性行为的态度会变得比较随意，不顾一些潜在危害，冒险尝试平时没有吸食毒品时所不经常发生的高危性行为。多名受访者表示，吸食新型毒品后，性冲动比较强烈，性需求旺盛，性交时间延长，容易失去自控力，群体性使用的场景刺激以及新型毒品本身的催情效果，导致在性行为方面更容易放开。正因为会采取平时所不会的（"变态"）性交姿势或（不知廉耻的）多性伴行为，所以吸食新型毒品的人群更容易发生非保护性性行为，较少考虑采取安全措施，典型呈现一低一多特征：安全套使用率低与高危性行为多[1]，吸食新型毒品极容易导致公共卫生问题。因此，新型毒品与高危性行为之间的关联，始终是我们关注的重点话题之一。

不过，必须指出和强调的是，虽说吸食新型毒品后有改变性剧本的说法，但现有国内外研究显然在某种程度上夸大了新型毒品的催情作用，我们的关键报道人明确指出，新型毒品的药理效果并没有达到身体不受控制的地步。在她看来，新型毒品的最大效果是具有非常显著的破除社交心理障碍作用，吸食之后极其容易导致陌生人之间毫无保留地诉说，一解心头所有的苦闷。事实上，许多新型毒品的吸食者都是低学历的青少年，我们多位报道人（9岁、12岁、14岁开始吸食冰毒）均曾详尽叙述，如一位1998年出生的访谈对象便是12岁离家出走，开始溜冰，吸食过多种毒品，将冰毒作为减肥药和社会苦难的解药。这位访谈对象与大多数"90后"吸食新型毒品的女性吸毒者一样，身体的多部位文身，第一次吸食冰毒后，就与一起吸食冰毒的陌生男子掏心掏肺地倾诉家庭的不幸与苦恼。实际上，当初发明摇头丸这一药物的目的就是为了治疗文化创伤后遗症，如女性被强奸后的抑郁状态。

1　兰林友、王晗冰：《新型毒品与女性吸毒者高危性行为和艾滋病感染及传播的关系》，《医学与社会》2022年第6期，第60—64页。

正因为有的弱势人群存在社会苦境，又动辄诉诸各种毒品作为解脱社会苦难的手段，所以这些如同尘埃般漂浮在社会之中的弱势人群，自然要经受更多的社会风险。如一位访谈时 24 岁（1995 年出生）的报道人，不仅早恋，看毛片，溜冰，而且还不停处男友，其实质就是以性交换毒品，且少有采取安全措施，无疑是处在非常高危的状态。因为我们的研究证明，与男性吸毒者相比，作为社会的桥梁人群，其实，女性吸毒者更值得关注，因为她们通常很容易以性养吸，换取毒品、食物、住所及其他资源，或将其住所作为吸毒贩毒的窝点，并有多重社会身份，加上女性有更显著的"被动吸食"特点，很容易成为艾滋病感染和传播的高危群体，更容易置于感染性传播疾病的风险环境之中。[1]

然而，在国际学界，到底是新型毒品的使用模式，还是吸食后的高危性行为导致感染艾滋病，始终是一个公共卫生的争议性话题。尽管国外同行的有关性行为与冰毒使用的研究因强调女性的欲望、愉悦和去抑制（disinhibition），描述的是冰毒使用后处于"欣快感"状态女性的权力与能动感觉，难以确认冰毒使用是否增加了高危性行为[2]，但是我们从艾滋病感染路径的溯源发现，新型毒品使用者的艾滋病感染和传播路径多为吸食过后的高危性行为。我们已经完整呈现过一位访谈时 23 岁（1996 年出生，其父亲是海洛因成瘾者）的吸食新型毒品的艾滋病感染者的深度访谈个案，曾对她进行过非常深入的艾滋病感染路径溯源，其实，许多她的新型毒品的女性吸食者同龄人与她的青春期叛逆、早恋、多性伴、吸毒、高危性行为等情况，并无本质的区别。她的个案尤其具有人生的警示意义，人生的风险无所不在。事实上，她在确诊艾滋病之后依然从事性工作，虽然她在提供服务之前，会将自己的

1 兰林友：《毒品社会学的民族志研究：高危行为的知识生产》，《西南民族大学学报》（人文社会科学版）2017 年第 4 期，第 35—44 页。

2 Lorvick, J. et al., "Sexual Pleasure and Sexual Risk among Women Who Use Methamphetamine: A Mixed Methods Study", *International Journal of Drug Policy*, Volume 23, Issue 5, 2012: 385-392.

病情告知对方，但是假如对方依然坚持不采取安全措施，那么她也还是会继续进行无保护的性行为，这必然加剧了艾滋病传播的风险。仿佛她已尽了告知义务，便可以放任风险后果的发生，"我肯定会告知你，但是你要是还这样，我也没办法"。这一个案无不警示我们需要高度重视新型毒品滥用者艾滋病感染和传播问题。就长期的地方性毒品流行趋势来分析，尚未发现有将新型毒品溶解进行静脉（或肌肉）注射的情况，这样关注的焦点仍然是高危性行为。因新型毒品大多作用于中枢神经系统，刺激大脑释放去甲肾上腺素、多巴胺、5-羟色胺等递质，所以容易产生极强的兴奋作用，能够增强使用者的性欲和性快感，延长性行为时间，增加性行为频率，容易发生无保护、多性伴的性行为以及暴力行为，增加艾滋病的感染与传播风险。研究表明，与传统毒品海洛因静脉注射吸毒者共用针具和高危性行为不同，新型毒品滥用后的高危性行为是导致艾滋病感染的主要路径，各地对艾滋病、梅毒、丙肝感染状况以及高危行为发生情况和变化趋势的哨点监测均已证实新型毒品与公共卫生之间的关联。[1]

因此，需要加强新型毒品与艾滋病预防知识宣传和行为干预，提出具有文化敏感性和主体性的艾滋病防治建议和对策。

第三节　强制空间监管者的叙说

显而易见的是，不同于隐藏于社会的各个角落，最方便找寻访谈对象的场所自然是收押戒毒人员的戒毒所。虽说在强制空间做吸毒者的深度访谈与问卷调查，样本难免会有一定的局限性，出现一些偏差或同质化问题，如性

---

[1] 吴建茹、刘小瑜、肖霄：《2016—2018 年深圳市合成毒品滥用人群流行病学特征分析》，《中国药物滥用防治杂志》2020 年第 2 期，第 81—84 页；马文等：《2015—2019 年重庆市北碚区吸毒人群艾滋病哨点监测结果分析》，《医学动物防制》2021 年第 4 期，第 329—332 页。

别、年龄、族群等变项，还有在强戒所、拘留所这类强制性监管场所的访谈，因场所的极端特殊性，出入手续极其严格，访谈点位又处于 360 度无死角的全景监控之下，调研程式非常受限，有时难以完全按照常规田野调查方法进行访谈记录，所以身处强制空间的戒毒人员肯定多少有所顾虑，如若管教警察也同时在场的话，那么受访者难免会拘束，无法做到日常生活场景的社区氛围之中那样放松应答，有时话题通常又涉及违法犯罪的事实，时间还十分仓促，这样报道人的叙述自然非常简略，甚至语焉不详或尽可能回避。其逻辑是，说的不做，做的不说。当然，出于可理解的原因，在世界上任何强制空间（如监狱）都是极难获得长时间的调查研究的机会，半军事化的强制空间（如强戒所、拘留所）通常并不欢迎人类学家前来调研，哪怕他们很欣赏研究者的研究设想或研究产出，非常钦佩在与弱势人群互动过程中所体现出来的人文关怀。

不过，在机缘巧合之下，我不仅获得短暂入住强戒所的许可[1]，而且此后与强戒所建立了非常融洽的关系，除了平常跟值班管教人员在戒区内一起共餐（大锅饭的工作餐）之外，有时又与值班的所长一同到强戒所后山的食堂用餐（都是普通的工作餐，只不过不是大锅饭而已），这样，就得到各时段、多场所（如内部食堂、农场）、多对象、全方位的观察和沟通交流的便利。当然，在工作时段之外，有时我也会与管教人员在外餐叙，在喝茶饮酒之间，建立个人兄弟情谊，叙谈话题轻松自然，跟随所长出入。此外，我们还尽量争取在强戒所的办公室、诊疗室、心理咨询室等空间做一对一的访谈，访谈内容通常聚焦于吸毒人群的社会人口学特征、吸毒史、戒毒史、戒毒效果、新型毒品流行趋势与毒品认知、毒品使用模式与性行为学特征等。

为了较为全面地呈现我们艰苦的田野场景、实证数据获得之不易，这里

1　需要特别说明的是，凡文中叙述以第一人称"我"出现之处，即表明只是我个人，若是以"我们"指称，说明是调研团队。可以想见，因是强制空间，出入管理非常严格。

从强制空间的机构内部视角来描述和分析，他们是如何看待毒品、毒品问题以及吸毒人群的。当然，基于教育程度、专业、经验、性别、视角、思考深度等，我对他们的许多看法并不见得会赞同或反对，但仍然以自然的原貌（语句、用词、语法、口吻等）加以记述或陈述，从而展示他们作为强戒所监管者的所思所为，进而反衬戒毒成效、管理水平（包括业务水平）、管理理念、戒毒方案、机构性质、人事结构、职业困境等。不过，考虑其工作性质，为了保护访谈对象的隐私，访谈个案不提供访谈对象的具体身份信息和社会人口学特征，而只是以"金沙江人"四个字，将他们分别化名为模糊化的金所长、沙所长、江所长和任医生。当然，有时访谈素材也有所缩略，若是内容不合适公开或敏感的话。

一　彝族大部分不会接触到（新型毒品），所以他们很多都是（吸食）海洛因

从 2017 年 1 月 1 日到 2017 年 10 月 7 日，总共 866 人，今年算是比较少的，以往每年都差不多 1500 人或者 1600 人，就是进进出出，算上拘留的那些。从男女比例来看，女的 139 人，剩余是男的。从民族成分看，彝族：男的 206 人，女的 36 人；藏族，男的 2 个人；水族，男的 1 个人；羌族，男的 1 个人；白族，男女各 1 个人；苗族，男的 1 个人；壮族，男的 2 个人；傣族，男的 3 个人；回族，男的 1 个人；纳西族：女的 2 个人，男的 1 个人。

现在所里的 HIV 感染者，基本上是共用针头。我觉得他们还是因为共用针头，他们没有说真话，都说不出来自己是怎么得的疾病。具体彝族和汉族的 HIV 感染者，见打印出来的 HIV 名单。

我来自疾控中心，在戒毒所也有 10 年了。海洛因是生理和心理毒

瘾，尤其心理毒瘾很难脱掉，生理戒断是百分之百，但有 **99.9%** 又是心瘾，当天出去就吸。海洛因对身体有伤害，主要是脏器伤害，但是新型毒品是对精神的伤害，对中枢神经，伤害之后，就会产生幻觉，就会什么事情都做得出来。

我们总是形容，海洛因是独居动物，海洛因可以自己躲在角落吸食，新型毒品是群居动物，新型毒品则是一起聚集吸食。

海洛因在社会上不是那么猖狂，但是新型毒品的行为不受控制了，就对社会危害比较大，新型毒品吃了之后，已经不是正常人了，都不知道自己在干什么，都不知道自己是在危害社会了，因为精神已经不受控制了。新型毒品的吸食人群是有钱人或者是在社会上混的人，年轻不懂事，就在吸冰毒，新型毒品刚刚起来，现在的打击力度不够，以前海洛因是 15 天、一个月、三个月、六个月、两年，打击力度大了，社会上的人就知道是很吓人的。因为一幕幕血的教训告诉他们这个东西不能碰。但是现在新型毒品就是力度不够，想吃就吃。

新型毒品对大脑中枢神经的伤害，造成了精神病人那种状态，海洛因有脱瘾药，戒断药，但是新型毒品没有药，都是用治疗精神病人的治疗方法。他们吸食之后行为不受自己控制，可以在社会上杀人放火，如果新型毒品多了，我认为我们身边都是恐怖分子，因为他可以随时产生幻觉，随时作出伤害别人的事情，所以主要是精神伤害之后，开始危害社会。比如，海洛因的毒驾没事，但是新型毒品的毒驾很可怕，自己总以为是行驶在 F1 赛道上。幻听幻觉很可怕。

新型毒品进来之后到底有没有成瘾性，新型毒品的成瘾性不如传统明显，身体的反应也没有传统明显，所以他们就认为没有瘾。从他们自己的感知来说，肯定没有瘾。

跟他们接触，从人格上分析，我觉得他们的人格是有问题的，我认为这些吸毒人群，家庭背景、教育、自身从小的性格养成，都多少有些问题，他们大多数人性格偏执，困在里面无法自拔。比如家里有钱的，从小就要什么给什么，形成的性格就是好奇心理、冒险心理、刺激心理就很严重，反正有钱，什么都想尝试一下，总觉得尝试了也没什么。另外，家庭创伤，还有就是性格有问题，虽然家庭和睦，但个人性格也是有很大问题的。

其实第一次很多人吸毒的感觉是痛苦的，因为毒品进入身体，身体是排斥的，"吸毒是一个从花钱买痛苦到花钱买不痛苦的过程"。再就是很多人的认知上出现了问题，别人说是好东西，他就要找到好的感觉，对危害性认知不够，虽然第一次有的人难过，但是第二次，朋友一说，或者有货，一下就有了第二次。很多人都是交友不慎。

例如很多年轻人，性格不健全，什么时候不高兴了，和父母吵架了，就去吸毒了，医生也好奇，为什么不换一种方式，喝顿大酒之类的。他们的减压方式就是吸毒，每个人都有心理问题，但是就是认识不到问题。有一个大老板跟我描述，每次去应酬都是大老板，桌子上都是摆着的，你要不尝试，你就是异类，你就进不去这个圈子。

新型毒品还是要加大宣传力度，要有洗脑式宣传。打击力度加大。政府和社区的做法不够。

新型毒品的种类，冰毒、麻果、摇头丸，从金沙江市本地收来的人员看，基本上都是溜冰，那些吸麻果的，很多在宾馆，就必须用宾馆的所有毛巾打湿，把门窗封上严实，要不然很远就能闻到香味，很容易就被抓到了。

绵阳、成都、重庆，新型毒品泛滥了，金沙江市还是慢慢才开始，像沿海城市，海洛因已经绝迹了。新型毒品主要是在娱乐场所，但是彝族大部分不会接触到，所以他们很多都是海洛因。

　　"90后"的溜冰人群，既然没有点瘾那些，还需要关两年吗？从社会上、从公共安全和家人的期望上来讲，是必要的，但是如果家庭、社会真的完善了，那就出去进行精神类治疗，也是可以的。这是一个系统工程，不是哪一家的工作，都要一起合作才有效果，就像打击，打击力度严格，有严格的好处。

　　海洛因如果吃好了，像一日三餐一样吃匀了，就对身体没多大伤害。但是新型（毒品）不是这样的，它是对中枢神经造成伤害的，就是有精神症状。发现有精神类症状，就给药，一般就是安定来镇静，另一个就是大量喝水，但安定只是镇静，没有治疗的效果，因为我们这里的资质和许可有限，所以很多精神类的治疗药物是没有的，只能用安定来镇静。

　　点瘾，影视作品是夸大的，或者有的人在家里戒毒，故意夸大要引起家人同情，但是进来这里，他们就没办法夸大了，其实海洛因真是自己忍着，忍着就过去了，我来了十年了，还真没见过电影里的那种点瘾症状。

　　能不能回归到社会中去呢？海洛因的复吸高，戒毒是戒毒所、社会和家庭，一起做，不复吸的成功率才能高一些，但是吸毒人员就算有一技之长，也勤快，但是别人说你吸毒，就不敢用，这是一个冲击，然后就是容易被家人拒之门外，第二个冲击，第三个就是社区中，吸毒的人回来了，不接纳，因为觉得会小偷小摸。另外金沙江市真的是毒品太多了，太好买了，去到一个陌生的、买不到的环境，能好一些。而且新型毒品是化学合成的，太容易了，海洛因还是植物提取，还是有产量的，但是新型毒品不需要，随时可以产出。

　　现在是医疗岗位，民警岗是3个，外聘医生2个，护士2个也是外聘。也是要走合作医疗，医院会进驻，所以未来的方向还是很不明确的，我一开始是在市疾控中心工作。

吸毒人员入所是基本检查5项：B超，心电图，X光，血常规，血样。进来之前先去医院查，然后报告拿回来，还要先自身自述。比如说自己有胆囊炎，我们就要重点做个彩超，就是加另外的，如果自己说没有什么病，那就这5项基本检查。新型人群还没发现什么重大疾病，就是有些人有性病，不像海洛因，海洛因能够压住很多疾病，但是一旦戒掉之后，很多疾病一下子就出来了，没有一个过程。

这两年，在房间里死了两个，现在这种情况，国家几个部门出了一个在押人员突发疾病死亡的规程，所以家属要是来闹也是不太可能的。例如，有一个HIV患者，进来的时候没事，但是后面开始出现心慌，我们就带去中心医院检查，女性，就在从照完X光去做B超的路上，就死了。另一个是发高烧，但是过了几天，就体温不上36度，就赶紧去中心医院看，检查都做完了，也没有检查出来，那个招聘医生很负责，晚上12点去到房间一看，就是嘴角歪了，送到医院就是肝昏迷，ICU两天就去世了。因此，就是说他们没有一个前期症状。发病很快。

我们不是不愿意开展抗HIV治疗，是因为在这边，很容易发生意外。公安这边HIV集中关押，很难实现，首先没有民警愿意上岗，另外HIV患者也不服管，反正我就这样了，我也不怕你。司法是有这样的关押。（访谈时间：2017年10月7日9：11—10：54；访谈地点：金沙江市第一强戒所行政楼一楼办公室；访谈对象：任医生）

我们在访谈一位38岁彝族戒毒学员时，他曾说，"身边的人打针，打死的，都是云南那边的，有两三个。现在的乡有两个打针，打死了"，他又说"这个强戒所里面的彝族基本都认识，以前有两三百，最少的时候也有一两百人。这几天出去的人多了，我在的时候就有六七十号人"（访谈时间：

2017年10月6日14：03—14：55；访谈地点：金沙江市强戒所男戒区二楼办公室；访谈对象：38岁，1979年出生，男，彝族），于是，我们次日上午马上就跟任医生进行了访谈，基本上得到确认这两条信息的有效性，按照任医生的说法，"彝族：男的206人，女的36人"，自然处在笼统的"以前有两三百，最少的时候也有一两百人"的浮动范围之内，根据任医生的判断，"现在所里的HIV感染者，基本上是共用针头"，这与彝族访谈对象的说法吻合，并且任医生同样确证了我们长期田野调查的一些发现：第一，几乎所有传统毒品海洛因的成瘾者，在走出强戒所的当天，就了心愿的，"海洛因是生理和心理毒瘾，尤其心理毒瘾很难脱掉，生理戒断是百分之百，但有99.9%又是心瘾，当天出去就吸"。第二，他同样非常感慨毒品的易得性，"金沙江市真的是毒品太多了，太好买了"。第三，关于毒品流行趋势，"新型毒品的种类，冰毒、麻果、摇头丸"。其中，"那些吸麻果的，很多在宾馆，就必须用宾馆的所有毛巾打湿，把门窗封上严实，要不然很远就能闻到香味，很容易就被抓到了"。许多访谈对象也都反映了这一情况。第四，别处开始流行新型毒品，如"绵阳、成都、重庆，新型毒品泛滥了"，但金沙江市才慢慢开始流行，"但是彝族大部分不会接触到，所以他们很多都是海洛因"。这的确是我们所关注到的一个重要现象，因为毒品使用模式与流行趋势直接与公共卫生问题关联。作为新潮、时尚、身份地位之象征，新型毒品的流行在地域之间呈现确凿的层级性，像金沙江市这样的位阶较低的城市与成都相比，自然要有一定的滞后性，后者起着"引领、示范"的作用，而前者则是跟进。然而，因金沙江市地处毒品贩运的大通道，地下毒品供应相对稳定，而且价钱较他处便宜，许多吸毒人群自称海派，表现出对海洛因的忠诚度，即使也曾尝试新型毒品，但大多觉得找不到感觉，所以新型毒品的流行种类相对较少。第五，关于新型毒品的成瘾性，"新型毒品的成瘾性不如传统明显，身体的反应也没有传统明显，所以他们就认为没有瘾。从他们自己的感知来说，肯定没有瘾"。第六，传统毒品与新型毒品的比较，"海洛因是独居动物，海洛因可以自己躲在角落吸食，新型毒品是群居动物，新型毒品则是一起聚集吸食"。这一特性确实是十分明显的，海洛因吸食者通常做神仙，而新型毒品的使用者大多是为了兴奋而折腾。第七，有关点瘾与戒断症状的看法，"点瘾，影视作品是夸大的，或者有的人在家里戒毒，故意夸大要引起家人同情，但是进来这里，他们就没办法夸大了，其实海洛因真是自己忍着，忍着就过去了，我来了十年了，还真没见过电影里的那种点瘾症状"，尽管的确没有那么夸张，但也要认识到强戒所作为特定强制空间是完全不同的场景，如同戈夫曼所研究的收容所，作为被修剪的管控对象，戒毒人员自然必须克制或忍受所有的苦痛，必定接受强戒所的身体规训。

不过，对于他的一些看法，我们还是会保持一些不同的观点：（1）关于传统毒品海洛因的危害性，"海洛因，如果吃好了，像一日三餐一样吃匀了，就对身体没多大伤害"。这一看法，与我们的研究结果相差甚远。显然，其使用前提必须是货源供应稳定而品质有保障，且符合法律规定。（2）并没有事实依据而进行建构主义的危害论推导，武断、想象或夸大新型毒品的危害性，"新型毒品是对精神的伤害，对中枢神经伤害之后，就会产生幻觉，就会什么事情都做得出来"，"新型毒品的行为不受控制了，就对社会危害比较大，新型毒品吃了之后，已经不是正常人了，都不知道自己在干什么，都不知道自己是在危害社会了，因为精神已经不受控制了"。实际上，我们的长期关键报道人等都明确表示，新型毒品的效果也没有夸张到意识不受控制的地步。显然，不可将极端个案归结为群体性特征。（3）他认为"新型毒品的吸食人群是有钱人或者是在社会上混的人"，这一判断没有任何社会现实依据，其实，许多新型毒品的吸食者就是普通人，甚至是最普通的打工人，有的就是在工地被抓的。（4）他提出一个疑问，"医生也好奇，为什么不换一种方式，喝顿大酒之类的。他们的减压方式就是吸毒，每个人都有心理问题，但是就是认识不到问题"。从宽泛的意义上说，烟、酒都是精神活性物质，均有成瘾性，当然都是毒品，故而对其喝大酒之倡议，实在不敢苟同，许多彝族吸毒者喝大酒，最容易导致复吸，一口酒下去，马上打回原形，而许多新型毒品的吸食者也是以解酒的名头而溜冰，再说，就毒品成瘾的门槛理论而言，喝酒成瘾往往是过渡到尝试硬毒品的桥梁。（5）关于戒毒问题，仍然固守略显僵化的公共安全模式的思维，至少目前很难采用生物—心理—社会模式，他依然主张"'90后'的溜冰人群，既然没有点瘾那些，还需要关两年吗？从社会上、从公共安全和家人的期望上来讲，是必要的"，"就像打击，打击力度严格，有严格的好处"，"现在的打击力度不够，打击力度大了，社会上的人就知道是很吓人的。因为一幕幕血的教训告诉他们这个东西不能碰。但是现在新型毒品就是力度不够，想吃就吃"。显然，他的这一管理者立场，完全是个体归因论与社会偏离理论的体现。当然，假如我们说如今在许多成熟社会，如瑞士、加拿大等国家，不仅开展海洛因维持治疗项目，甚至为了成瘾者安全注射海洛因，而设立"安全注射室"，那么相信他一定会说，那岂不是纵容和鼓励吸毒吗？

不过，他提供的一份强戒所在戒人员中艾滋病病毒感染者打印名单，是十分珍贵的数据，名单显示有具体的身份证号码和详尽的家庭住址等各种信息，高度敏感而私密。其中，这份名单显示在48个感染者中，36个是彝族，彝族感染者如此不成比例的高，当然令人感到震惊。

二　新型毒品很少感染这种病（艾滋病）

我们转向强戒所负责医疗事务的所长，看他又是如何理解新型毒品、新型毒品的成瘾性与危害性以及新型毒品与艾滋病之间的关联问题。他地方口音浓厚，有时难以记录：

　　我来得晚，去年才来。原来在看守所，我和陆所对换来的这边[1]。我是去年1月份到的，一开始是管监控巡视，半年后开始管医疗。

　　从疾病筛查的角度来看，现在是将近700多人，现在进来发现感染只占到百分之七八。现在筛查出来的这种人，新型毒品很少感染这种病。得这种疾病的，都是用海洛因的那些人，因为共用针头。我们是进来之后要抽血，进行HIV筛查，抽血抽筛，现在有50多个。这些是没有在疾控中心吃药的[2]，在疾控中心吃药的，我们就不收，因为出于对身体持续治疗的考虑，因为进来了，就没法继续治疗了。收进来的，都是不吃药的。男的30多个，女的十来个，彝族应该占50多个的一半左右。他们实际上都是共用针头。现在的HIV，我觉得很担忧，我们把没吃药的收进来，也是后续治疗的问题，这个问题一旦解决了，就比较好了，服药成功率达到百分之九十，HIV是个很麻烦的问题，他在外面嚣张得很，还危害社会，收进来，就是让他们不危害社会。凉山州的艾滋病防治是四川省首要抓的。

　　对筛选出来的艾滋病感染者，也是混着关的。因为我们有的筛查出来没告诉他们，因为他们一旦知道了，就容易有极端行为，像之前的一个艾滋病患者，给管教咬了，可以说混着管理，也有好处。新型毒品和传统比起来，危害还是小一点，所以教育好了，就放出来，但是新型毒品对神经的危害还是大的，主要是致幻。

　　新型危害社会的方面，危害公共安全，危险驾车，破坏监管秩序，

1　报道人提到具体的人名，我们过去也曾对那位所长做过深度访谈，此处为了保护隐私，进行匿名处理。
2　这里说的吃药，与吸毒者口头所说的吃药（吸毒），含义完全不同，这里指服用治疗艾滋病的抗病毒药。

危害安全。新型毒品的强戒，就是心瘾，我也出去考察了两次，考察如何让他们出去之后，一个是有工作，还能有约束的地方，而且还是有公益性，还能有艺术感，让他们找到自己的价值，应该不只是为戒毒所创造收入，还是应该是国家机关，回归到公益上，还是要从长期考虑，让他们有社会责任。

对 HIV 和甲肝、乙肝、丙肝这些数据还是不太多，就吸新型毒品来说，真的是这些病很少。用海洛因的人是丙肝百分之八十以上，现在就是麻果、摇头丸、冰毒这些。感染者 50 多个人，出所的时候，理论上是应该对接到一起，就是说转诊的工作，但是现在还没有这个策略，因为工作上还没做细。现在溜冰和吸海洛因的人关进来，从日常表现来看，没什么不同，戒断反应之后，就几乎没什么差别。这边实际上没有专业的心理咨询，只是三级心理咨询师，但是，这个只是入门的，还是希望以后把这个工作抓起来，也开始心理学上的工作。（访谈时间：2017 年10 月 5 日 10：22—11：14；访谈地点：金沙江市第一强戒所男戒区二楼办公室；访谈对象：金所长）

因金所长明言才接手负责医疗事务不过三四个月，亦即不是很熟悉相关情况，所以我们的访谈便也点到为止，不好勉为其难地询问一些他所不确切了解的事情。显然，从他所回应的话题来看，相对来说，的确不是很精确，当然，这与数据动态变化有关系，因为强戒所进出的人数有可能每天不同，如谈及在戒学员中艾滋病病毒感染的，"从疾病筛查的角度来看，现在是将近700 多人，现在进来发现感染只占到百分之七八"，这与后面一位所长说的占百分之十，略有差距，他反复说的具体感染人数："现在有 50 多个"或"感染者 50 多个人"，我们经严格核对登录数据，最终确认的是 48 个。不过，他又说，"收进来的，都是不吃药的。男的 30 多个，女的十来个，彝族应该占

50 多个的一半左右"，我们仔细核对的结果是 48 个感染者中，36 个为彝族，即占三分之二，并非彝族占一半左右，且明确说收进来的是不吃抗病毒药的感染者，换言之，汉族感染者有可能参与抗病毒药治疗而彝族没有，故强戒所的彝族人数偏多，但根据他们的意思应该是彝族吸毒者因共用针头，所以感染者多，如他所述，"得这种疾病的都是用海洛因的那些人，因为共用针头"。这位金所长一再强调，"现在筛查出来的这种人，新型毒品很少感染这种病"，"对 HIV 和甲肝、乙肝、丙肝这些数据还是不太多，就吸新型毒品来说，真的是这些病很少"，因此，在他看来，"新型毒品和传统比起来，危害还是小一点"，不过他也觉得，"对神经的危害还是大的，主要是致幻"，"新型毒品的强戒，就是心瘾"。不过，需要指出的是，新型毒品的种类繁多，其危害并非主要是致幻，当地流行的新型毒品主要是冰毒和麻果，摇头丸不是很流行，这些都是兴奋剂类毒品，致幻剂类毒品 K 粉也有，但也不流行。至于著名的致幻剂，LSD 和 PCP（天使尘）反而未见有人使用过。当然，大麻有致幻效应，但它难以归类。当然，他提到"新型毒品的强戒，就是心瘾"，但应该说，假如吸毒者不是脱离原先的社会关系网络与生活环境，那么心瘾是难以强戒的。自然，不出所料，因为机构属性的问题，所以他也是采取戒毒的公共安全模式思维，"HIV 是个很麻烦的问题，他在外面嚣张得很，还危害社会，收进来，就是让他们不危害社会"。

三　成瘾性大部分反映不强烈

当然，在十多年间，我们对另一位主管过管教和医疗的沙所长也进行多次访谈，算是老朋友了，每次都跟他了解关键报道人的近况。自然，他十分了解强戒所的各方面情况。其访谈内容略述如下：

　　戒毒所就是要培训他们增加一项培训技能，想要培养他们的一技之长，但是在工作的过程中，有点反差，没有达到培训的目标，原因：1. 学员是强制学习不是主动，心理上肯定是对学习内容和项目有抵触情绪，其实学得并不好；2. 受客观环境的影响，受金沙江市地域、社会生产的限制，选择的项目非常狭窄。学习项目：生产电器数据线，电子元件铜线，学习彩绘（最近查环保厉害，因为要使用油漆就停止了），但是还是有一部分学员通过技能培训获得了一技之长，对他们进去社会以后有帮助，我觉得大方向是对的，但技能培训应该从国家顶层设计层面来规划，不能只从公安，而是就业部门，劳动保障部门，政府其他部门都要参与进来，有引导，政策扶持，就业渠道的提供，对他回归社会帮助更大，包括社区、街道形成合力真正达到目的。

　　目前新型毒品感染艾滋病很少，成瘾性大部分反映不强烈。1. 认为新型毒品不是毒品；2. 通过宣传，大家逐渐认识到了冰毒、K粉，麻果这些是毒品，但是没进来的还是不知道，没有宣传；3. 普遍认为不会上瘾，你看我进来这么久，我都不用吃药，可见我没有上瘾啊。

　　案例：自己搞禁毒的进来了，他说，我真的认为这个不是毒品，吃了真的不会上瘾。Why？反复强调一点，就是工作压力大，从刑警队到派出所，压力太大了，加上年龄大，有时候就是感觉人要崩溃，就需要找个东西发泄下，后面就是朋友说吃点这个东西，就放松精神，就吃了，分局的领导告诉我，我很惊讶，怎么会沾呢，看了两天，观察有没有戒断症状，与海洛因比，真的不太明显。

　　吸食传统毒品很有名的，家里面、家庭供得起，吸了30年了，他到现在就是身体很消瘦，跟常人比起来，脸色不正常，但是这个人到现在，其他的都没事，很正常，而且还在外面找小三，各种方面都正常。在金沙江市只见到这么一个个案，他也不危害社会。但海洛因就需要找钱，点瘾到了，就必须要钱，就容易危害社会，但是冰毒不需要这样，因为也没有那么大的瘾，衡量的一个指标也有危害社会这一条。

现在的新型毒品，包括认知和对社会危害性，或者是公共卫生，我认为我们国家对待这一块的社会宣传还是不到位，包括危害性和药理性，对人体的作用机制，都缺乏，普通老百姓并不清楚，"6·26禁毒日"还是宣传传统毒品，对新型毒品宣传还是不够。我认为新型毒品对社会的危害范围，还没有完全地扩散出来，就是开始对家庭有危害，最主要的还是体现在对家庭的经济上，也找学员的家人了解过，就感觉这个人在家庭消费上量大了，对做生意的无所谓，但对普通家庭来说，就感觉到了，但因为经济不够，出去偷抢的，金沙江市不多。不像海洛因，对社会的危害比较大。

就是现在不管什么抓到的，抓来派出所就尿检，检查出传统毒品，直接强戒，但是新型的，派出所都是没事，所以现在这里面，新型的是拘留的多。因此，我认为还是得多多关注心理咨询相关方面。以前海洛因十几、二十几（元）的，小的都有，但是新的毒品一小包都是八九十元，感觉用新型毒品的，经济上的支持更多。（访谈时间：2017年10月6日8：53—10：30；访谈地点：行政楼；访谈对象：沙所长）

择其要，简单转述一下他的核心信息，有关新型毒品，如他所说：（1）跟任医生所说一致，他也认为"目前新型毒品感染艾滋病来说很少"。（2）就新型毒品的成瘾性而言，"大部分反映不强烈"，也可以说，"普遍认为不会上瘾"。（3）普遍存在认知偏差，"认为新型毒品不是毒品"，这与宣传不到位绝对有关系，需要加强新型毒品的针对性宣传，而不能在国际禁毒日依旧只是宣传传统毒品海洛因的危害。

　　当然，最具有思考价值的则是他提供的两条相当震撼的信息，也是我多年在强戒所经常听说的消息，甚至我们在市局禁毒支队的调研中，禁毒支队的政委，单独与我交流、咨询过相关信息，这就是："自己搞禁毒的进来了，他说，我真的认为这个不是毒品，吃了真的不会上瘾"，他明确指出是分局领导告诉他，显然必定是已经发生的事实。其实，后面的访谈个案中，江所长也提到这件事情。显然，这是作为警示的案例宣讲的。至于从事禁毒的民警为什么竟然涉毒，借用沙所长的原话就是，"工作压力大，从刑警队到派出所，压力太大了，加上年龄大，有时候就是感觉人要崩溃，就需要找个东西发泄下，后面就是朋友说吃点这个东西，就放松精神，就吃了"。就此而言，从事禁毒的警察涉毒与一般社会弱势人群将毒品作为社会苦痛的解药有什么本质的区别吗？

　　另一条极具思考价值的信息便是，"吸食传统毒品很有名的，家里面、家庭供得起，吸了30年了，他到现在就是身体很消瘦，跟常人比起来，脸色不正常，但是这个人到现在，其他的都没事，很正常，而且还在外面找小三，各种方面都正常。在金沙江市只见到这么一个个案，他也不危害社会"。事实上，沙所长同我多次聊过这件事，后文的江所长也跟我多次聊及此事，据说这是一位资产较为雄厚的老板，他一直吸食海洛因，毒品供应稳定，吸毒场所私密，吸毒行为隐蔽，又不共用针具。可见，此事在地方是周知的事情。这也许就是任医生所说的"海洛因，如果吃好了，像一日三餐一样吃匀了，就对身体没多大伤害"的根据吧？

　　因此，长期的深入田野调查能够让我们获知某些极为特殊的个案，加深对毒品及其毒品问题的全观认识。尽管说有条件的吸食者并没有产生社会公共安全危害与公共卫生，除了心肺和脑神经受到影响，本质上与吸烟成瘾一样，总体而言，身体并无大碍，但无论如何，吸毒或拥有毒品是违法或犯法的。这对于深度思考毒品问题无疑具有非常特别的意义，就学理的思索而言，毒品与药物的分类学本身就是充满高度政治性的议题。

四　在这里面两年不危害社会

十多年来，与江所长的接触相对较多，但大多是随意的喝茶聊天，意在掌握地方总体的毒品问题现状。因此，通常不做刻意的访谈记录，仅有一次田野调查团队成员也在场，这才有了比较详尽的文字记述，节录如下：

新型毒品讲氛围，多人一起吸，吃冰毒，还有治好前列腺炎的情况。本来不行的，居然，能够战好几个小姐。

新型毒品这几年增长的趋势很大，前几年都是新鲜事物，关押的量很小，现在就明显增多了，从总人次来讲应该是超过一半了，但从目前关押来讲绝大部分还是传统毒品，因为这里主要是强戒嘛，因为新型毒品抓捕办理上，第一次主要就是拘留，如果第一次办拘留的同时，办了社区戒毒的话，第二次就可以强戒，但是往往有很大一部分人，在办行政拘留的时候，没有办社区戒毒，就反反复复地拘留，天数上面原则上不会突破 15 天，除非这个人有两种违法行为，就算是两个违法行为加起来，最长也不会超过 20 天。

新型毒品人群很复杂，既有新生代的群体，同时也有以前吸食传统毒品的人，这些人里面也分与时俱进，放弃传统毒品的人，有的则是两种都吃。很多女娃娃都不到 20 岁，年龄普遍偏小。而且人员复杂也体现在，里面既有社会上的人，也有公务员，甚至还有警察系统的，都有可能是这个群体中的一部分，这里面就体现出宣传上的问题，我掌握的就有一个公安系统的，而且还不是普通的民警，他与社会上的人吸食毒品之后，他认为，这东西简直是乱宣传，这东西哪是毒品，这东西就是春药嘛，他自己感悟也是这个样子的。像去年和前年，我们金沙江市公安局，就开除了两例吸食新型毒品的人。学生甚至老师都有，他们都是听别人说，这个东西好，不上瘾。像这里面文化程度高的不多，文化程度低的多，而且以前传统毒品，女的占20%左右，但是现在男女比例持平。其实冰毒就是兴奋剂，让你的每个细胞都兴奋，这也是对身体的透支和伤害。而且现在很多人是人在这里面，但是其实也有身上背着案子的，未被发现的。

实际上他们关到这里来，不是说他们出去之后还要吃，我们就没有价值，我们这个单位的存在价值，就是在这里面两年不危害社会，就是对社会作贡献了，从全国来看，也没有更多更好的办法，有的地方就是大剂量的使用安定，就是让他们昏睡，因为新型毒品的吸食人员会有幻觉，这对我们的管理很头疼，比如产生幻觉后，总觉得有人要杀他，他就会作出一些过激的行为，危害别人或者自伤自残。我们这边的医生缺少这方面的资质，所以药物的使用，也受限制。

传统毒品一开始吸的第一次，可能还有不舒服的感觉，但是新型毒品不存在这个情况，兴奋的感觉对谁来说都是一样的。传统毒品，吃到一定程度，经济上不能承担了，就是男盗女娼。但是新型毒品目前来看，还没有那么明显，毕竟这个消费群体都是有点经济基础的。传统毒品为了满足自己生理上的需求，哪怕是10、20块钱的，自己找个地方也可以吸，但是新型毒品讲究一个氛围，要找一些人在娱乐场所或者宾馆，而且还要有异性，所以还是有社会危害的，对疾病的传播，到了后期没有钱的时候，还是会出现男盗女娼的现象，而且对神经的伤害到后期，很可能就是精神病。传统毒品我们关押的量还是多，即使有这样的现象，我们也会安排其他的人看着他，我们叫保驾，起码是脑子好使的人，但是新型毒品确实人人脑子都缺根弦，那谁能保驾谁呢。很多都是还在房间活动，但是突然间就去撞墙了。

凉山那边是五年，两年强戒、三年社区。第一次拘留的同时，如果签了社区，那第二次就强戒了，以前有的时候没有走社区的环节，就一直拘留来拘留去的。被拘留过就有案底了，系统一旦录入，就有了这个信息。

执行这个强戒，初期是在公安强戒，3—6 个月。（访谈时间：2017年 10 月 5 日 12：27—15：00、7 日 15：10—16：05、2019 年 1 月 7 日 9：30—10：00；访谈地点：行政楼；访谈对象：江所长）

基本上，江所长概括了新型毒品吸毒人群的典型特征：（1）年轻化趋势；（2）低学历特点；（3）性别比例趋于平衡，并解释了为什么目前强戒所收押的吸食传统毒品海洛因的人更多的原因，"从目前关押来讲绝大部分还是传统毒品，因为这里主要是强戒"。这就是说，新型毒品吸食者的处罚，只是拘留，没有被送进来强戒。（4）认为新型毒品的吸食者具有群居性特征，"新型毒品讲究一个氛围，要找一些人在娱乐场所或者宾馆，而且还要有异性"，毒与黄共生，他还多次以说笑话的口吻提及"吃冰毒，还有治好前列腺炎的情况。本来不行的，居然，能够战好几个小姐"，借以说明冰毒被用作春药的案例。当然，他特别提到警察系统的人涉毒的风险与实例，如前所述，那个下水民警吸食毒品后惊呼"这东西哪是毒品，这东西就是春药嘛"。江所长指出，近年市公安局均有民警因吸食新型毒品而被开除的例子。（5）有关新型毒品的危害性，他的看法是聚众吸毒容易有陪侍吸毒现象，对社会的危害主要表现在疾病的传播，男娼女盗，最终的神经伤害会导致精神病。强戒所戒毒学员的真实感染情况为"现在 10% 左右都是艾滋"。（6）关于心瘾，"很多人出外打工，从很远的地方回来，到了这里自然而然地就会想起来，我到了这里，就要了个心愿"，不过，他的叙述的确不如吸毒者所描述的心瘾状态那样生动和形象，"一见金沙江，心就开始慌"。

当然，他也一直坚持戒毒的社会公共安全模式思维，"实际上他们关到这里来，不是说他们出去之后还要吃，我们就没有价值，我们这个单位的存在价值，就是在这里面两年不危害社会，就是对社会作贡献了"。

此外，他提及的几个知识点也值得关注：（1）许多地方戒毒的方法无非是昏迷疗法，"有的地方就是大剂量的使用安定，就是让他们昏睡"。（2）许多访谈对象都曾说起被抓捕的原因，就是因为"被拘留过就有案底了，系统一旦录入，就有了这个信息"。（3）关于工作场所的监控，"市局有监控视频，时刻监控我们民警，省厅、监管总队、公安部都有对我们民警的监控"。这也是难以进入强制空间做田野调查的原因之一。

第四节　新型毒品的人类学研究：初步的讨论

一　新型毒品的流行趋势

尽管从全国范围来说，毒品流行的总体趋势是从海洛因转向新型毒品，即所谓"冰升海降"的趋势，但是在当地山区或农村的彝族吸毒者目前仍然以传统毒品海洛因为主。这与全国"冰升海降"总体流行态势呈现出极大的差异，这一点尤其值得关注，毕竟毒品、使用模式、成瘾性、危害性均表现出相当不同。因金沙江市地处大西南毒品贩运的大通道，地下毒品供应相对稳定，而且价钱较他处便宜。

我们 2019 年在强戒所的问卷调查表明，在吸食毒品的种类上，吸食传统毒品的比例仍占多数，有 204 位（62.2%）戒毒人员第一次吸食的毒品为海洛因，有 3 人和 1 人表示第一次吸食的毒品为鸦片和大麻这类传统毒品。在新型毒品中，82 名（25%）戒毒人员第一次吸食的毒品为冰毒，19 人

（5.8%）是 K 粉，还有 5 位和 1 位为摇头丸和可卡因。吸食新型毒品的人群占总调查人数的 36.6%，19—30 岁的戒毒人员更倾向于吸食新型毒品，而年龄在 41 岁以上的戒毒人员吸食海洛因。

如一位访谈时（2016 年 10 月）30 岁的报道人，她这一年龄就恰巧处在传统毒品向新型毒品流行趋势转换的重要时间节点上，因多年的禁毒宣传，大多数人都已认识到海洛因的危害，正如她所说的"我不沾染海洛因，是害怕自己死得早，有些人因为注射海洛因而全身溃烂"。只是如她所说，现在的"90 后"对毒品接受特别快，大部分是吸食冰毒和麻果，很多人都是开个包房，酒后开始溜冰或者吃麻果。她反复强调现在的"90 后"很容易吸食新型毒品，这一吸毒低龄化趋势与我们 2019 年的问卷调查基本一致：我们的问卷调查发现吸毒人员中初次吸毒年龄在 40 岁以下的比例接近调查人员的一半，吸毒群体正在朝着低龄化发展。在所调查的戒毒人员中有 162 人，即 56.4% 的戒毒人员第一次吸毒的年龄在 19—30 岁之间，其中 22 岁第一次吸毒的人数最多，共有 21 人。51 位第一次吸食毒品在 31—40 岁期间。值得注意的是有 45 人，即 15.7% 的戒毒人员在未成年时就接触了毒品，在未成年戒毒人员中最早接触毒品的年龄仅有 14 岁（2017 年的一位女性访谈对象甚至 9 岁便开始溜冰）。另外，还有 29 位戒毒人员第一次吸毒时，是在 41 岁以上。其中，在所有戒毒人员中第一次接触毒品年龄最大的为 53 岁。一般而言，目前在地方吸毒人群中，"70 后"普遍吸食海洛因，且因感染艾滋病，或吸食过量，或其他原因而死亡，或参加美沙酮维持治疗而渐次退出，人数呈逐年下降趋势，"80 后"则在传统毒品与新型毒品之间摆荡（除了山区和农村的彝族吸毒者之外），"90 后"通常不碰传统毒品，而只接触新型毒品，且认为新型毒品并非是毒品，而只有海洛因是毒品。这些也都得到强戒所监管人员的确证。目前，金沙江市主要流行的毒品就是海洛因、冰毒。其中，非城区的彝族吸毒者仍然以海洛因为主，而所有的汉族"90 后"吸毒者均为新型毒品的吸食者，其典型人群特征为：年轻化、低学历、男女比例均衡、群居性吸食、打游戏、赌博、多性伴。

二　吸毒的社会根源

在某种程度上说，若想探明新型毒品的成瘾性，那么必定先需要探测吸毒的原因，无论是深层次的根源，还是直接的诱因，这无疑是非常关键的核心话题。除了少数有家庭创伤或文化创伤，就新型毒品的吸食者而言，其实，大部分原生家庭是完好的，有的还可以说出自幸福家庭，这与传统毒品海洛因成瘾者的涉毒原因极为不同。就此而言，新型毒品吸食者的涉毒值得深入探究。我们的研究表明，比较直接的原因，男女存在较大的差异，若以男性来说，他们接触新型毒品的原因通常可概括为如下几点：第一，面对新型毒品，之所以难以拒绝诱惑，根源就在于无所事事，心理和精神上的空虚、无聊与寂寞。这不仅是青少年涉毒的原因，而且也是一些年龄较大的成人涉毒的直接原因。有的报道人细说最初吸毒的原因时，就是因为内心比较压抑、孤独，或是工作、生活压力大，吸食新型毒品可以打破交流障碍，让自己很释放，感到开心。有的报道人则说，吸完 K 粉后比较兴奋，就想讲话。摇头丸也是如此。甚至说，吸食冰毒后，能够让人比较兴奋，可以与谈得来的人多说话，有话题可谈，好打发时间。当然，也有的说，溜冰后，跟刚认识的朋友就掏心掏肺地说话，甚至觉得要比交往多年的朋友还显得更亲热、融洽。当然，事后他们也都明白那是毒品所起的虚幻作用。第二，许多男性报道人坦言或直言，溜冰就是为了找女人，这就是说，完全将冰毒作为性药而使用的。有的就毫不掩饰地宣称，吸食 K 粉主要就是为了玩女人，且认为 K 粉、大麻和冰毒的壮阳效果都要比伟哥厉害，实际上，伟哥只是起帮助勃起作用，并不具有催情效果。其中，几乎所有使用过麻果的吸食者都认为，麻果是所

有新型毒品中最具有催情效果的。第三，出于无知和好奇心理而涉毒，如前
所述，低学历的新型毒品的吸食者大多非常明确地将海洛因视为毒品，所以
从来不碰海洛因，而不认为冰毒是毒品。这的确是非常普遍的现象，这也是
今后禁毒宣传教育中亟须加强的工作。第四，与将海洛因作为解压的仙药，
通过吸食海洛因，以求始终处于一种昏昏欲睡的状态而逃避社会现实不同，
新型毒品的吸食者通常是群居性的，在这种场景下，很容易迫于从众压力而
涉毒。这种情况，最明显的表现在聚餐喝酒的场景，若是以冰毒解酒的由头，
那么通常就会很轻易地接受新型毒品。这就表明，社会关系网络的影响极其
重要，身处毒友圈子，涉毒风险自然最大。第五，许多访谈对象都会提到，
溜冰后的感觉，特别专注，干什么都能执着、专心，打牌或赌博时，完全沉
浸其中，不会计较输赢得失。因此，新型毒品的黄赌毒三位一体特征非常明
显，社会危害性极大。此外，就是作为戒掉海洛因的替代品。

深度访谈和问卷调查都表明，女性涉毒有着比较明确的自我用药倾向。
这一自我用药的吸毒原因，在某种程度上说，又仅仅是表层的原因，更可能
的则是如同批判医学人类学所强调的，利用毒品对社会不公和不合理对待的
情感创伤进行自我疗愈，即将毒品视为解决社会苦难或社会苦痛的良药。事
实上，从我们多年的毒品滥用社会学探究来说，无论初次吸毒出于什么原因，
即使看似巧合的、偶然性的，那也必定都有着复杂的、多因素的吸毒原由，
如负面事件（如童年受虐、学校被排斥、青春期的叛逆争吵、重要亲人亡故
等），或地位（如身为底层），交友不慎，无知和好奇，人生无望，社会苦
闷，空虚寂寞无聊，这样吸食毒品成为一种解决身份困境的方案（机遇），
因为毒品使人们"觉得"更好（影响控制）、允许适应新的、更偏好的身份
（创造身份），或展示一种人所欲望的生活风格（物质象征主义的时髦、新
潮）。所有这些无不告诫我们，探讨毒品问题必须深入地洞察吸毒者的方方面
面。其中，有的显示出比较女性化的特征，即出于身体审美的考虑而吸食冰

毒，即为了减肥，这是相当直接而普遍的女性最初涉毒原因。当然，从新型毒品冰毒的药理成分分析，因其本身就具有有效的减肥药成分——安非他命中的麻黄素，加上因吸毒导致的生活规律紊乱，有些女性吸毒者通常连续一周，甚至两周不吃不睡，日夜溜冰，打游戏赌博，自然形体日渐消瘦。因此，从立竿见影的减肥效果来看，的确是比较显著的，这对于许多身体较为肥胖的女性来说，自然具有较大的诱惑力，何况还有社会关系网络中同侪的示范性效应，故而起初因减肥而吸食冰毒，可以说在女性吸毒人群中是相当普遍的现象。当然，因身体疼痛而将毒品作为自我用药的选择，在女性吸毒者中也是很常见的，有时女性第一次吸毒的直接诱因便是身体的疼痛或不舒服，如牙疼、腹泻、肚子疼、胃疼、月经痛等。就此而言，恰巧传统毒品海洛因就具有非常好的镇痛效果，或者说，本身就是最有效的止疼药或镇痛剂，所以，这成为女性初次涉毒的原因并不足怪。当然，有些涉毒的原因多少显得荒唐可笑，那便是因爱的男人不戒毒而自己赌气吸毒，在女性吸毒者中有不少案例。

然而，即便是比较女性化的吸毒原因，还是建基于政治经济学与社会性别的问题。通常女性吸毒者（特别是吸毒小姐），因不平等的性别身份，为了获得经济回报或毒品，往往沦落为陪伴男性吸毒的冰妹或"解麻器"。这一被动的、身体非自主的吸毒原因，当然是非常女性化的，深刻反映了男女不平等这一身体政治学的问题。因此，就新型毒品与公共卫生的关联而言，许多女性吸毒者承认吸食冰毒或麻果后，具有极度的愉悦和兴奋效果，镇定解忧的作用，专注做事的好处，虽说有的否认男性吸毒者所乐于夸示的催情效果，但有的（特别是小姐或冰妹）则坦承对女性同样具有催情作用，特别说明会溜冰后，催情效果明显，这就表明毒品药理学的感受亦是一个学习感悟的过程。这再次证实了贝克的经典研究，当许多人认为感觉或感觉到"嗨"是一种自动或自然的现象，贝克则教导我们感知毒品的效果是一种社会过程，即社会建构。另外，现在新型毒品的女性吸食者有时表现出一定的身体自主性，无论是毒品的选择上，还是身体资本的运用上，这导致新型毒品的问题更加复杂，与各种问题纠结在一起，需要更整合地考察这些问题。

此外，一个值得关注的新情况是，如今也有一些年龄较大的女性开始溜冰，完全只是为了保持警醒熬夜打牌赌钱，很有日常生活化的倾向。这跟原先吸食海洛因的成瘾者尝试新型毒品的情况完全不同。

三　新型毒品的成瘾性

在我们的实证研究中，十分注意避免将一些社会行为过度进行个体归因与社会越轨的评判，而是重点关注毒品滥用行为本身的描述和分析，沉浸在吸毒者的日常生活场景之中，许多个案记录文字采取自然主义的白描叙事策略，访谈记录内含丰富的细节、地方词汇与地道的行话，精准而贴切，形象而出彩，如海洛因（海鲜、小海、因妹、海哥、白粉）、冰毒（肉、猪肉、猪油、天山雪莲、珍珠、象牙）、麻果（麻古、马儿、豆子、果果、车轮、轮胎、大红袍、小红袍、红酒）、兵马俑（冰毒与麻果组合）、125、125的一半、二分五、零包、小包子、溜冰、漂麻（吸食麻果）、打板子、飘、点瘾（戒断症状发作）、626（戒毒胶囊，一种复方中草药制剂）、上头、闹了（过量了）、硬扳（干戒）、了心愿、偷嘴、包嘴、包药、打回原形、下水（被别人拉下水吸毒）、线人、堆子（毒友圈）、冰妹、解麻器（谐音解码器，即为吸食麻果的男性解麻的小姐）[1]、点水（向警方告密）、放水（放高利贷）等。正因为高频度的互动，所以在吸毒现场所做访谈的细致观察总能在不经意间发现具有公共卫生意义的细微之处，如共用冰壶和吸管、毒品的分装与包装。

1　这里主要是为了直观呈现社会现实状况，不含任何歧视和道德评判的意涵。事实上，小姐、冰妹、解麻器，也出自女性访谈对象之口，在地方语境中，并非一定有贬义，她们往往自称我们小姐、我们做冰妹的。

其中，通过多年的探索，我们提炼出非常有效的个案要素分析法，从年龄、性别、身份、族群等要素进行高危行为的个案要素分析，描述与分析毒品药理的主位感知与文化建构，探析隐藏在数据背后的社会文化意涵，最后根据研究框架进行研究主题的归纳与提炼，尝试探寻出具有实践意义（Practice Implications）的艾滋病防治公共卫生应对策略。[1]

显然，新型毒品的成瘾性问题，就是具有这一实践意义的探测主题。如果参考毒品滥用的社会学界定，成瘾性通常包括如下要点：在重要时期有固定和重度使用的模式；一系列与毒品相关的问题（工作、人际关系、健康以及正式的社会控制机构）；多次努力戒毒的失败经历；自我辨识觉得有毒品问题，那么我们的确发现，新型毒品因没有海洛因点瘾那样明显的外在的身体、生理的戒断症状。因此，在新型毒品的吸食者看来，新型毒品并没有成瘾性，尤其是生物性的、生理性的毒瘾并不难控制。大部分报道人都反映，若没钱或没有毒品不吸，也不是不可以忍受，如有的就说，"溜冰不上瘾，只是会产生心瘾，身体上不存在依赖"，或者"溜冰时，觉得自己可以控制"，或断言"吸食冰毒能够有所节制，有所控制"。根据我们多年的调查研究，包括强戒所的管教人员也都证实，吸食新型毒品的吸毒者大多确实能够做到有钱就吸，没钱就暂时克制不吸。同时，几乎所有的访谈对象都会承认还是有心瘾，我们听到最多的一句话就是"但心瘾肯定有"，特别是与海洛因的成瘾比较，"海洛因是上瘾之后可怕，冰毒是吸食之后可怕"，尽管大多能够认识到冰毒"戒毒最难的是在于内心"，但只要一有机会，就必定会继续吸食冰毒，若是不吸食的话，就会出现"软趴趴""浑身无力的感觉""不管干什么都没精神，啥都不想干"的症状。

正是因为严重的心瘾，即使吸食新型毒品并没有明显的、外在的生物成

1　Nolan, M. L. et al., "Developing Syndromic Surveillance to Monitor and Respond to Adverse Health Events Related to Psychoactive Substance Use: Methods and Applications", *Public Health Rep*, 2017: 65S-72S.

瘾性表征，也渐成日常生活习惯，自然而然地成为常态，难以离开毒品，最终难以摆脱心魔。究其实质，便是我所概括的毒品社会性成瘾问题。

四　新型毒品的危害性

不像传统毒品海洛因等，因容易导致耐受性，半衰期短，戒断症状明显，生物成瘾性强，因点瘾而为止瘾，极易导致不计后果的觅药止瘾的违法犯罪行为，如抢劫、偷盗、诈骗、卖淫等，而卖淫等又容易导致高危性行为，从而造成公共卫生问题。但是，新型毒品的吸食者大多认为没有成瘾性，并不影响正常的生活和工作，即认为吸食新型毒品导致的社会后果和公共安全问题与公共卫生问题相对不那么显著或严重。

事实上，我们的研究表明，即使吸食新型毒品没有身体、生物或生理上的成瘾性，但长期吸食也确实会对脑神经造成极大的伤害，这也是访谈对象会屡屡提及的事实，用他们的原话说，就是脑子吃坏了，所以，他们往往选择性无视对个人社会功能的损害，深受其害而不知，反而津津乐道宣称吸食新型毒品的各种好处。

毒与赌的进一步连接便是涉黄，或者说，黄赌毒通常呈现出三位一体的特性。尽管有女性吸毒者警示性地告诫，男人决不能同时碰女人、毒品与赌博三件事物，但在所有涉毒的男性深度访谈个案中几乎没有不同时涉及黄赌毒的，吸食新型毒品造成的社会危害性是十分明显的。尤其是冰毒所具有的兴奋和警醒作用，提供了高强度、长时间连续打游戏、赌博、性活动的超强能力，这一所谓的专注危害极大。

从新型毒品与公共卫生的关联来看，因新型毒品的俱乐部药物属性，有些毒品又被（至少是男性）吸毒者标榜为催情的春药，因此，吸食新型毒品导致的公共卫生问题，依然是关注的重点。当然，在国际学界，到底是新型毒品的使用模式，还是吸食后的高危性行为导致感染艾滋病，始终是一个公共卫生的争议性话题。虽说因吸食新型毒品而感染艾滋病的个案很少，强戒所提供的数据表明，艾滋病感染者大多是因为吸食海洛因共用针头引起的。强戒所的管理人员均认为新型毒品吸食者很少有感染艾滋病的个案，但根据我们的田野调查对新型毒品吸食者艾滋病感染路径的溯源追踪，艾滋病传播风险还是比较大的，尤其是事实上具有恶意传播的行为，我们需要继续加强研究新型毒品的使用模式与高危性行为之间的关系，探明多性伴的高危行为细节与所谓变态性交姿势的非安全性之所在。国际学界做过较多男同或双性恋冰毒使用者的研究，但涉及女性冰毒吸食者的实证研究仍然较少。所以，我们特别关注新型毒品对于女性的催情作用与女性新型毒品吸食者的高危性行为学特征。这应该是今后一个重点关切主题。

从社会学的标签理论来分析，因为吸食没有成瘾性的新型毒品而拘留或强戒，从而留有案底，被贴上吸毒者的身份标签，而这一确凿的污点经历被污名和标签化，成为另类标签，而他们来往的毒友大多在公安局留有案底，于是在缉毒警察面前吸毒者或某一特定的族群身份如今更因身份信息的联网而几乎演变为一种敏感身份，如一有宾馆住宿登记或出行验证信息的显示，他们自然是在缉毒过程中需要优先排查的嫌疑对象，于是被标签化了的敏感身份在人生轨迹中极难删除，其再也难以回归社会，更难以融入社会。许多彝族报道人均提及被抓捕的原因，就是因为同伴有案底，就得一起尿检，于是就被抓了。当然，在强戒所的调研，也证实了这一事实。许多吸毒者没有意识到，其实，人生最大的风险之一是身份的被污名化、被标签化。如有的报道人就认为在强戒所与更多的吸毒人员接触，更易于形成毒友交往圈子，吸毒身份更加被标签化，极易遭到社会歧视和隔绝，更难以融入社会。

这就提出一个极具挑战性的话题。既然新型毒品没有显著的成瘾性，那么是否需要强制戒毒（的政策）显然就成为一个争议性话题。当然，从社会公共安全模式的角度看，这也是强戒所的所有管理者访谈时都坚持的公共安全思维，任何吸食毒品的行为都需要强制戒毒，如，尽管大麻的生物成瘾性较小，但如成瘾的门槛理论所论，有可能成为桥梁毒品，完全禁止对社会公共安全最有利。然而，这自然与戒毒政策的目标和功能设定——一是戒掉毒瘾，二是回归社会——相背离。

此外，不可否认，因吸食新型毒品而造成的社会安全事件也时有发生，如毒驾，或因致幻而导致攻击性危险行为的发生，或出现自残、自杀行为。不过，目前的宣传又容易过度夸大个案的危害，就像往往列举美国一个吸毒者因吸食"浴盐"而发生的丧尸案一样。

当然，毒品使用模式与毒品流行趋势也是一个需要考察的关键议题，特别是吸毒人群自身是如何看待传统毒品与新型毒品的，包括相互之间所存在的一条鄙视链。显然，最为关键的禁毒宣传教育工作就是明确新型毒品的危害性，从过去海洛因恐吓式宣传的误区走出来，帮助他们从深受其害而不知的困局中拉扯出来，同时继续关注彝族吸毒者中仍然是以吸食传统毒品海洛因为主的事实，加大宣传和干预力度，以他们可理解的方式明确说明烟酒毒或黄毒赌的关联与危害。

结　　论
毒品社会性成瘾的人类学研究

一　毒品、毒品问题与吸毒人群

历史上，由于中国曾经深受鸦片的祸害，造成深重的民族灾难，又经历过两次屈辱的鸦片战争，在抵抗西方列强的过程中，一直弥漫着强烈的民族主义悲情叙事[1]，这一悲情叙事作为对抗西方列强最为有效的民族主义动员工具之一，所以在禁毒宣传教育中容易采取妖魔化、恐吓式宣传策略。然而，毒品及毒品问题是一个高度复杂的政治性议题，涉及社会治理的重大政策。虽说应该置毒品问题于影响国本的认识高度加以重视，但将某种药物进行道德恐慌的妖魔化宣传，毋庸赘言，既不利于展开相关话题的理性探讨，也无助于根本解决毒品问题。不过，现有关于毒品及毒品问题的入门级阅读书籍，如《致命药瘾：让人沉迷的食品和药物》[2]《"毒品"离你有多远?》[3]，大多主张平和的、以接地气的方式告知毒品的药理特性和成瘾的潜在风险，并不主张妖魔化、恐吓式宣传夸大某些毒品的危害，即客观冷静地看待毒品及毒品问题，认为只有提供完善的信息与完整的知识，人们才有能力作出正确的

1　〔美〕周永明：《20世纪中国禁毒史》，石琳译，商务印书馆，2016。
2　〔美〕辛西娅·库恩等：《致命药瘾：让人沉迷的食品和药物》，林慧珍、关莹译，生活·读书·新知三联书店，2016。
3　〔英〕迈克尔·格索普：《"毒品"离你有多远?》，冯君雪译，天津人民出版社，2013。

决定，从而最大程度地减少和避免各种毒品的危害。

那么，什么是毒品？毒品即药物，指任何能改变精神状态或身体功能的化学物质。这一界定无非强调这类药物具有伤身害人的物质性质。应该说，目前的界定具有强烈的道德和意识形态色彩，除了合法与非法的区分之外，从毒品与药物的分类学来看，事实上，最初一些后来被界定为毒品的药物，原本就是为了治疗某些疾病而研发的，如吗啡、摇头丸。又如，一些安眠药的有效成分实际上与许多毒品的药理成分并无二致，无非加入一些其他成分或改变用药路径以便用药更加安全而已。其实，作为医学用途的药物与娱乐用途的毒品，其最主要区别在于剂量、用途与使用模式。当然，即使是合法使用的新精神活性物质类药物，如精神镇痛剂与镇静安眠剂，如安定、三唑仑等，也有相当程度的滥用，无非是以处方药的方式获得而已。

研究表明，有些违禁药物乃是解决某些人生困顿或抑郁状态的有效药物，或减轻某些临终痛苦状态的必需品[1]，事实上，在姑息治疗、精神治疗与病痛管理方面，有些违禁药物（如大麻、海洛因）的辅助治疗效果显著，极具治疗潜力与前景。显然，药物与毒品的分类学，既是高度政治的社会性的议题，又是文化建构变迁的镜像反映，如将大麻区分为医用和娱乐用途的可接受与不可接受之类别。然而，必须指出的是，在宽泛的意义上说，人类直面的最主要的精神活性物质或说毒品是烟草，只是因出于税收等多方面考虑，无非成为合法的药物而已。

再如，我们必须承认新型毒品与传统毒品相比，其成瘾性与危害性的确存在较大的差异，假如仍然采用笼统的、不加以细分的毒品宣传策略，依然以某一特定传统毒品的宣传内容作为参考框架，那么就如我们的田野调查表

1　〔美〕辛西娅·库恩等：《致命药瘾：让人沉迷的食品和药物》，林慧珍、关莹译，生活·读书·新知三联书店，2016。

明的，青少年对新型毒品的认识存在许多认知误区，大多觉得新型毒品"无瘾""无害"。

显然，理解毒品的另一个关键之所在，除了拆解合理化、正当化吸毒理由和进行吸毒行为自我辩解及美化之外，那么在吸毒者眼里，什么是毒品？作为国家严格管制的药物，毒品在地下流动是极其昂贵的，吸食海洛因本身，就被宣称为——如有的民族志所称的中国海洛因一代[1]乃是经济成功的象征与标志。因此，从毒品亚文化的视角来说，这当然与当时或当下那种僵硬的、刻板的禁毒宣传所灌输给人的毒品印象完全不同。因此，假如从主位视角切入，呈现吸毒者的主体感知与体验，即有关毒品药理的文化建构，那么就可以让我们得以洞察毒品问题难以根治的症结，进而理解全球药物治理之艰难。

不过，本书所研究的只是地方性的毒品：鸦片、吗啡、海洛因、杜冷丁（Pethidine，哌替啶）、美沙酮[2]、冰毒、麻果（麻古）、兵马俑（冰毒、麻果组合）、神仙水（GHB）[3]、氯胺酮（K粉）、摇头丸（ecstasy，MDMA）、大麻、麻草、卡古（卡苦）、安定（地西泮）、三唑仑（海西恩）、异丙嗪、曲马多、地芬诺酯片。偶有吸毒者涉及可卡因。

从我们16年的毒品问题考察来看，当下传统毒品海洛因的戒毒效果难以令人满意，做过追溯调查的访谈对象几乎100%都不同程度地复吸过，而吸毒拘留与强戒经历的案底记录更容易被污名和标签化为敏感身份，造成更严重后果。这就是我们为什么一直强调要深入地追究毒品滥用的社会文化根源之缘故。事实上，我们观察到若是身体较为强健，如练拳击，或如强戒所里一直坚持做俯卧撑的男性吸毒者，其戒毒毅力便有显著的不同，意志力明显优

---

[1]　Bartlett, N. A., *Down from the Mountain*, *Out of Time*: *Addiction*, *Reform and China's Heroin Generation*, Dissertation of University of California, San Francisco and Berkeley, 2012.

[2]　这里仅指私下倒卖而言的美沙酮，并非指美沙酮维持治疗合法用药的美沙酮。

[3]　一种中枢神经抑制剂，主要成分为γ-羟基丁酸，即 Gamma, hydroxylbutyrate，简写 GHB，也被称为液体快乐丸、G水等，但有的含有亚甲二氧基甲基苯丙胺、氯胺酮等成分，故在地方又称为液体冰。

于一般的成瘾者，那么无疑有助于取得良好戒毒效果，所以与通常颓废的、黯然的、身上布满针眼的静脉注射吸毒者形象构成鲜明对照。

因此，在我们的毒品人类学研究中，并没有简单采用日常的常识性分类，而是深度卷入吸毒者的日常生活场景之中。事实上，这些吸毒人群对毒品与吸食方式其实是有选择性的，这在新型毒品的吸食者中尤为明显，其主体性体现在多方面，如毒品使用模式的找感觉与兴奋感。[1] 这就是许多报道人所追求的，"去寻找那种昏沉的、极为舒服的感觉"。这也是造成美沙酮维持治疗门诊脱失率极高的重要原因之一，因为喝美沙酮没有吸食海洛因那种飘飘欲仙的感觉，亦即性快感。又如，在我进行访谈内容的证伪与测谎的过程中，那些自嘲是"社会大学无理系"毕业的吸毒小姐也经常反向建议，既然你们想考察性行为特征、吸毒行为与使用模式，若你亲身体验，不就什么都知道了？要一次，或一起尝试一下毒品不就知晓了吗？显然，这是极具方法论意味的挑战性建议。

从全球来看，很少有人类学家从事毒品话题的研究，现有文献表明基本上也是美国主导了这方面的研究。本书以长达16年的毒品研究所获得的数据为立论基础，运用实证研究所获取的洞见，以接地气的方式与主位的视角，利用翔实的民族志素材，以毒品滥用民族志的书写方式，平和地呈现毒品、毒品问题以及吸毒人群。就此而言，毒品人类学研究的确极具学术挑战性，这项不同寻常的毒品民族志研究自然具有特殊的现实意义。

二 多点动态毒品民族志： 方法论的叙说

因为吸毒人群是世界上公认最难调查的隐秘人群，所以如何在其中间开

---

[1] 〔美〕辛西娅·库恩等：《致命药瘾：让人沉迷的食品和药物》，林慧珍、关莹译，生活·读书·新知三联书店，2016，第336页。

展卓有成效的田野工作，在方法论层面无疑构成一个极其挑战性的学术难题，也是一场充满职业风险与伦理考验的学术苦旅，社会学者苏西耶·凡卡德希[1]、人类学者菲利普·布儒瓦[2]的同行研究均例证了这一点。我们自然需要在方法论与具体研究路径方面进行创新和探索。

第一，建立民族志田野工作站，实行多点动态民族志实践。就具体学术实践而言，我们的方法便是与 NGO（民间组织）进行合作，在最具公共卫生意涵的社区租房设立咨询点（类似门诊），作为民族志田野工作站，提炼出定点定时干预模式，起着艾滋病哨点监测与流行病学的毒品监控工具的作用，采取多点民族志研究策略，展开多点调研路径，不仅设法进入（强制空间的）拘留所进行深度访谈，还曾经短暂进驻（强制空间的）强戒所开展体验式田野调查，连续多年在强戒所进行接续性的深度访谈，与强戒所建立了良好的合作关系，获得极大的、多方面的协助和支持。另一个主要田野点就是美沙酮维持治疗门诊（医学空间），在真实自然的吸毒环境里，访谈过许多吸毒者，包括一些艾滋病感染者，获取了极其宝贵的田野素材。当然，也曾给访谈对象做过许多有关美沙酮副作用的咨询。除了在主要田野点进行参与观察和深度访谈之外，我们还访谈过市卫生局、疾控中心、公安局、禁毒支队、治安大队、派出所、药监局、民政局、拘留所、NGO 等机构的负责人、许多低档娱乐场所的老板以及一些吸毒人员的亲属，更在比较研究的意义上，从北方的太原到南方的桂林、三亚、巍山，从东部的杭州到西北的甘肃兰州、广河等地考察毒品使用模式、毒品流行趋势与毒品社会治理及社会经济转型，通过全方位、多地点的民族志研究，获得有关毒品及毒品问题的人类学洞察。其中，还重点探究过与警方合作的线人情况以及具体的钓鱼式执法实践与套路。

1　〔美〕苏西耶·凡卡德希：《地下纽约：一个社会学家的性、毒品、底层生活观察记》，黄意雯译，八旗文化，2018。
2　〔美〕菲利普·布儒瓦：《生命的尊严：透析哈莱姆东区的快克买卖》（第二版），焦小婷译，北京大学出版社，2009。

第二，确定关键报道人。我们还有幸寻觅到一位在当地吸毒人群中颇具大姐大风范的核心人物，我们得以打入她的社会网络之中，除了给我们提供了大量有关当地毒品与性行为学方面的信息之外，还帮助联系和安排访谈对象，创造了日常时刻跟随其活动轨迹的机会，穿梭在吸毒者与贩毒者之间，深入吸毒和贩毒交易现场进行深度访谈和观察参与，深入观察她身边的毒友及迷醉的毒品世界。

第三，深入吸毒与贩毒交易现场。最具挑战性的田野经历，自然是见机跟随集吸毒者与贩毒者身份于一身的关键报道人，辗转在日常生活的吸毒环境和前往贩毒上家之途中所遭遇的过程，如同格尔茨夫妇在警察斗鸡抓捕场景所经历的[1]，或类似爱丽丝·戈夫曼所讨论的逃跑艺术[2]，从而得以亲身体悟一种在毒品使用、贩卖与日常生活之间互联互通的境况。当然，考察贩毒这一高风险的毒品交易行为，无疑是一种充满惊险刺激的学术挑战。正是长时段、全方位、高频度与关键报道人的深度互动，我才得以逐渐体悟出毒品社会性成瘾这一原创的分析性概念。

第四，提炼出高危行为的个案要素分析法。根据社会人口学特征及相关专业知识，对每一个个案的有限信息进行深入挖掘和分析，洞悉隐藏在数据背后的社会文化意涵，能够敏锐地从稀少的记录中解读到关键信息，将以小见大的研究策略发挥到极致，可以捕捉到鲜活的充满人间烟火的社会场景。若是详细的访谈记录，那么必然内含丰富的细节与地道的行话，精准表达出特定人群的人生轨迹与社会文化的行走逻辑，呈现出浓厚的毒品地方特性与行话特征，有关吸毒的地方词汇与地道的行话，精准而贴切，形象而出彩，如形象而生动的歇后语，每当谈及客人不愿意使用安全套的原因时，几乎每

1　Geertz, C., *The Interpretation of Cultures: Selected Essays*, Basic Books, 1973: 415.

2　〔美〕爱丽丝·戈夫曼：《在逃：一个美国城市中的逃亡生活》，赵旭东等译，中国人民大学出版社，2019。

一个小姐都会提到这句歇后语：戴套子做爱，就像穿袜子洗脚——不舒服。又如，凡是讨论到导致复吸的心瘾时，报道人都会提起极为流行的那句话，"一见金沙江，心就开始慌"。

不过，需要特别说明的是，作为一项民族志研究，本书所秉持的学术理念就是让田野素材说话，最大程度地原味呈现主位的声音。因此，对所描述和探讨之事，暂不做道德和价值评判，通过白描式自述，尤其是透过地方性词汇或行话，无需做任何文字方面的修饰与润色，自可原原本本透视社会之底色，事情之原委。即便是详略不一的个案，但个案背后一定是无数个个案的复合表征，有时看似是一次访谈，实际上是数次访谈或多场合的观察所得，最大的直观感受便是接地气，较为真实地反映了复杂的社会场景，所记录的文字必定带有人类学的温度体验和血汗泪之戚戚人文情怀，即使身处最为底层的、感染艾滋病病毒的静脉注射吸毒小姐，我们依旧将其还原为人之为人的原色。故而，即使多少年过去，每次重读当初的访谈素材，依然感到触目惊心，访谈场景历历在目，极具人生的警示意义。

三　吸毒原因的民族志探究

毫无疑问，解决毒品及毒品问题的根本前提与先决条件是，探知人们为什么吸毒。显然，不同时代、年龄、性别的吸毒者，吸食毒品的原因是极为不同的，只有从主位视角切入探究其吸毒原因，才能探寻理解毒品的关键之所在。于是我们运用批判医学人类学的理论，从医学、心理学与社会学意义上探究了吸毒的深层原因、根本原因以及那些性别化的、直接的、具体的、偶然的诱吸原因。

第一，原生家庭发生重大变故。家庭因素自然是毒品社会学解释吸毒问题的重要维度，就社会人口学特征而言，许多报道人都实质性呈现了吸毒的社会根源，是因为原生家庭发生重大变故，如父母离异，或童年遭性侵，或乱伦。事实上，这一原生家庭所经历的文化或情感创伤，导致他们将毒品视为社会苦难，或文化创伤或情感创伤的解药与安慰剂。如同躯体化一样，因社会苦难难以解决，于是他们往往习惯性地借助毒品进行社会问题的自我疗愈。当然，有时其实又非常简单，就是单纯出于追求欣快刺激的愉悦或娱乐的目的。不过，特别值得指出的是，许多彝族海洛因成瘾者其实原生家庭或自身的家庭都是完好的，甚至有的访谈对象还特别自豪地炫耀性地多次提及他有两个妻子。同样，新型毒品的吸食者绝大部分家庭都是完整的。当然，有的也可以说是幸福的。

第二，毒品环境与社会关系网络。就社会学意义而言，环境与社会关系网络对吸毒诱因和复吸有着极大的影响。其中，环境因素通常又包括毒品环境与社会关系网络与交往的场所。首先，在地方太容易获得毒品，又经济便宜。这是几乎所有的访谈对象一再强调的吸毒导因。这也是导致复吸与难以戒掉毒瘾的根本原因之一。其次，从最初的吸毒原因来看，有吸毒的接触条件和外部的蛊惑，若有社会交往的同伴吸毒，交友不慎，那么社会关系网络很大程度上决定了一个人的涉毒风险。当然，吸毒肯定是综合性的因素造成的。特别需要指出的是，几乎所有的深度访谈都说明，第一次吸毒的毒品来源通常都来自身边的亲友，而非电影或影视剧中塑造的那些面目可憎的坏人。我们的研究证明，地方戒毒的困境和难点就在于，毒品的易得性和经济性与难以摆脱毒友圈子的社会关系网络。

第三，社会苦闷与心理生理问题。空虚、寂寞与无聊，无疑是吸毒最主要的直接导因。无论是对海洛因好奇，还是对毒品本身的无知，以毒品作为解压、释放和麻醉自我的方式，绝大部分访谈对象都会提到，吸食海洛因后，吃了什么都不想，不烦，又好睡觉。他们通常不能客观、理性地认知海洛因强大的毒品药理效果，误以为寻觅到了一种人生苦痛的解药。其实，国外同行的相关研究同样有寻求社会苦难的解药之情形研究。[1] 应该说，与寻求传统毒品海洛因作为精神苦闷的解药一样，吸食新型毒品本质上并无根本的区别。在第十一章我们呈现的许多深度访谈个案都有利用新型毒品解决烦恼的案例。

需要特别指出的是，我们的长期田野调查发现，与毒品打交道的少数公安干警，有时为了减压，又受吸毒者的蛊惑而尝试毒品，之后被开除出公安队伍。其警示意义在于，若对不同毒品的药理作用机制没有通透的了解，那么对于有机会接触到毒品的任何人来说都有涉毒的风险。然而，即使有的人具有专业知识，且在医院麻醉科工作，也因人生苦恼而涉毒。这样的个案具有强烈的人生警示意义与风险警醒作用。

第四，医学意义上的自我用药。从最初吸食海洛因的偶然因素看，有的男性吸毒者用海洛因止痛或止泻。同样，因身体的疼痛而将毒品作为自我用药的选择，在女性吸毒者中也是很常见的。当然，海洛因作为医学用途，应该说，的确是非常有效的药物，或者说，本身就是最有效的止疼药或镇痛剂。[2] 海洛因的药效还有一项非常重要的作用，能够增加胃肠肌肉张力，使肠道无法正常移动食物，从而引起便秘症状。因此，若是发生腹泻，这是极为有效的止泻药。所以，这成为初次涉毒的原因并不足怪。因为海洛因所具有的药用特性，在吸食海洛因的吸毒人群中，最初的吸毒原因是好奇和自我用药治疗感冒这种情况应该说是相当普遍的。

许多深度访谈表明，女性涉毒有着比较明确的自我用药倾向，那就是为了减肥。从新型毒品冰毒的药理成分分析，因其本身就具有当初最有效的减

1　Romero-Daza, N., Weeks, M. R., & Singer, M., "Nobody Gives a Damn if I Live or Die: Violence, Drugs, and Street-level Prostitution in Inner-city Hartford, Connecticut", *Medical Anthropology*, 2003 (22): 233-259.

2　〔美〕辛西娅·库恩等：《致命药瘾：让人沉迷的食品和药物》，林慧珍、关莹译，生活·读书·新知三联书店，2016，第217—219页。

肥药成分——安非他命中的麻黄素,同时具有抑制食欲和燃烧热量的作用。[1]
加上因吸毒导致的生活规律紊乱——有些女性吸毒者经常连续不吃不睡通宵
溜冰两周,甚至我们的关键报道人曾经长达连续 17 天,形体日渐消瘦。因
此,从立竿见影的减肥效果来看,的确是比较显著的,这对于许多身体较为
肥胖又有强烈减肥意愿的爱美女性来说,自然具有较大的诱惑力。

　　第五,利用毒品作为催情与壮阳的药物,这一非医学的、娱乐用途的自
我用药行为在男性吸毒者中相当普遍。如若对吸毒人群没有深入的了解,且
接受的只是目前这种妖魔化、恐吓式禁毒宣传的话,那么一般人很难理解毒
品为什么会成为全球性的社会问题与治理难题。我们多年的田野调查发现,
有的访谈对象就直言不讳地挑明毒品,如海洛因、冰毒或麻果堪比或胜于伟
哥的威力,如有的宣称海洛因"对性生活有好处,让男人像真正的男人"。
这一句话无疑具有极大的诱惑力。不过,长期吸食的话,一个显著的副作用
是失去性能力,如他们自己所说的,吸毒久了,两口子变成两姐妹。这与国
外的相关研究发现一致。[2] 其实,就海洛因的药理特性而言,女性吸毒者可
能不必追求性能力,而仅仅享受其初始带来的快感便已足以认为是神仙的
日子。

　　同样,就新型毒品而言,从大多数男性吸毒者的访谈情况和访谈后所进行
的证伪与测谎结果来看,许多访谈对象都有将冰毒、麻果当作春药或性药的叙
述,大多是想获得一种壮阳效果,他们并不忌讳言及兴奋剂类毒品所带来的催
情效果和春药作用,如强调麻果的催情作用是目前同类毒品中见效最快、持续
时间最长的,吸食麻果后,通常会变得性欲高涨。因此,吸食新型毒品具有显

---

　　1 〔美〕辛西娅·库恩等:《致命药瘾:让人沉迷的食品和药物》,林慧珍、关莹译,生活·读书·新知三联书店,2016,第 265—273 页。
　　2 〔英〕迈克尔·格索普:《"毒品"离你有多远?》,冯君雪译,天津人民出版社,2013,第 182 页;〔美〕辛西娅·库恩等:《致命药瘾:让人沉迷的食品和药物》,林慧珍、关莹译,生活·读书·新知三联书店,2016,第 235 页。

著的社交性群居特性，这与海洛因吸食者所呈现的独居特点极为不同，容易造成黄赌毒三位一体的社会危害，也是极其关键的公共卫生关注点。

第六，毒品亚文化的影响。许多报道人都会提及当初的海洛因纯度高，货好，比黄金还贵，吸食海洛因被认为是新潮、时尚、有钱和社会地位的表征。由于当下流行的毒品亚文化对青少年的影响，对他们起着无以言说的侵蚀作用，尝试新型毒品被标榜为更时尚、新潮，更具有经济实力，更显社会身份地位，被视为人生成功的标志。于是新型毒品便成为一种赶时髦的社交需求，加上无聊空虚，如果交友不慎，显著存在迪尔凯姆失范意义上的示范效应与默顿压力说之下的社交从众压力，若是独善其身，就难以融入环境之中，而目前毒品预防教育又存在很多不足，许多青少年涉毒均因好奇和无知，极易受到毒品的诱惑。当然，新型毒品经常被用来醒酒，或为了警醒，或作为戒掉海洛因的替代品。

除了上述的吸毒原因之外，吸食传统毒品海洛因还有一些偶然性因素，但根源还在于原生家庭的社会文化背景。

四　生物成瘾性与心瘾

一旦毒品成瘾，尤其像海洛因这样的高成瘾性毒品，神经功能紊乱的海洛因戒断症状是非常明显的。不过，戒断症状的感知却是一个习得的过程，因为许多人最初成瘾之时，只是以为感冒了，而并不知道是海洛因成瘾。其实，海洛因的初试者要学习如何认识和描述那种感觉，之后才能描述内心感受。然而，多数人第一次吸海洛因都会感觉不舒服，甚至还因此生病。[1] 在访谈过程中，许多访谈对象有关海洛因戒断症状的描述和形容，生动而形象，

1　〔英〕迈克尔·格索普：《"毒品"离你有多远？》，冯君雪译，天津人民出版社，2013，第25页。

极具身临其境的画面感："流眼泪，打哈欠，怕冷，打冷颤，像猫抓，骨头疼，全身像蚂蚁爬，浑身无力，心慌，心想把心挖出来，扔了算了"；"气都喘不上来，心慌，全身都像发烧，流鼻涕，咳嗽，浑身痛"；"失眠，身上如蚂蚁挖洞"；"觉得全身不舒服，全身像蚂蚁爬，像在骨头上爬来爬去，怪不舒服的"。尤为令人惊叹的是，对海洛因戒断症状的贴切描述，那种切身感受和体验，其用词之趋同、贴近，中外几乎同出一辙，或有异曲同工之妙[1]，读来常常令人拍案称绝。

只要出现点瘾，成瘾者的生活瞬间就围绕着快速止瘾而运转。因为海洛因的药理特性是半衰期很短，只有4—6个小时，这就是说，其药效只有4—6小时，这就是为什么所有的访谈对象都会提及一天打两三针，或三四针，或四五针的原因，但一般情况下都打4针。当然，因为毒品的纯度问题，吸毒者普遍反映现在的海洛因杂质较多，不如原先那么纯，所以出于经济省钱的考虑和加强自我麻醉的效果，许多经济条件有限或毒品紧缺之时，海洛因静脉注射者都会加兑处方药安定、异丙嗪、三唑仑等，这样一天打两针也是能够勉强顶过去的。还有就是身体具有的耐受性，任何药物使用一段时间后，身体必然会产生耐受性，于是只能加大药量或多药物混合使用，以达到镇静昏昏欲睡的效果。当然，个体差异较大，有的并不会产生耐受性，毒品使用量一直相对稳定，加不加量，心理因素很重要。可见，这样的生理、生物成瘾性有着较强的主观感受性，因为实际上即使对戒断反应置之不理，海洛因的强烈戒断反应无非将持续48—72小时，如果不采取其他精神类药物治疗来缓解戒断症状，即所谓的硬扳、干戒，或者，仅仅使用镇静剂和治疗腹泻的药物就能明显改善戒断症状，如许多彝族海洛因成瘾者在难以获得海洛因的情况下，通常依靠处方药曲马多、地芬诺酯片，甚至靠喝白酒来减轻戒断症

1　Bourgois, P. , & Schonberg, J. , *Righteous Dopefiend*, University of California Press, 2009: 81-82.

状。当然，最根本的还是成瘾者能够获得足够的心理和社会支持，因为很明显，戒断反应与成瘾者对毒品的生理反应息息相关。当然，从有的访谈对象的吸毒方式能够自在切换可以看出，有关海洛因生物成瘾性不可忍受的生物医学与药学建构是值得重新思考的，即强化止瘾效果，更主要的是出于个体心理需要而非普遍的生理反应。

因为有心瘾或想瘾，许多吸毒者即使反复进出强戒所，一旦期满出来，大多是当天就了了心愿。最为关键的是，因为根本无法离开他们所熟悉的那个毒品环境，特别是熟悉的毒品环境非常容易唤起使用毒品的美好体验，就如报道人所常言的，一见金沙江，心就开始慌！仍然摆脱不了原先的社会关系网络，即原来的那些毒友与朋友圈，以及因社会歧视和隔绝难以重新融入社会，如此复吸便是很自然而然的事情。因此，许多报道人反映，他们回到父母的原籍戒毒，很容易成功，但一回到金沙江，便瞬间打回原形。许多访谈个案都已深刻例示了这种因毒品环境与社会关系网络造成的社会性成瘾困境。

不过，也有研究证明，我们的田野调查同样证实，假如每天有条件服用海洛因，那么对于人体的长期影响颇为温和，所造成的身体危害、社会后果相对就不那么明显——尽管使用任何国家严格管制的、非医用的药物都是违法的。

此外，我们的田野调查表明，身体强壮的男性吸毒者，哪怕是在强戒所，若是坚持锻炼或健身，确实发现相对比较能够忍受毒瘾的煎熬，挺住戒断症状的啃噬，有时他们之所以仍然吸毒，完全是因为社会性成瘾问题。

我们还需要追问，不同种类毒品的生物成瘾性有什么本质不同吗？新型毒品到底是否有生物成瘾性，又该如何看待其成瘾性呢？

如果参考毒品滥用的社会学界定，那么我们的确发现，新型毒品因没有明显的生理性的戒断症状，大部分报道人都反映，若没钱或没有毒品可吸，也不是不可以忍受，并不影响正常的生活和工作，换言之，吸食新型毒品导致的社会后果和公共安全问题相对不那么显著。"90后"吸毒人群认为只有海洛因是毒品，因为有点瘾，戒毒难，而我们的确发现，新型毒品没有海洛因点瘾那样明显的外在的身体、生理的戒断症状。因此，在绝大多数新型毒品的吸食者看来，新型毒品并没有成瘾性，尤其是生物性的、生理性的毒瘾并不难控制。因此，新型毒品是没有瘾的这一认知可说是相当普遍。根据我们多年的调查研究，包括强戒所的管教人员也都证实，吸食新型毒品的人大多确实能够做到有钱就吸，没钱就暂时克制不吸。

　　不过，几乎所有的访谈对象都会承认还是有心瘾，若是不吸食的话，一旦犯了毒瘾，便会浑身无力，情绪低落。总之，即使没有明显的、外在的生物成瘾性表征，吸食毒品变成了一种习惯，最终难以摆脱的心魔，其实质便是我所概括的毒品社会性成瘾，从而成为布迪厄意义上的惯习。

五　药理的主位感知与成瘾的文化建构

　　我们的实证研究表明戒毒率不可能达到强戒所宣传的95%，而是95%以上的戒毒人员又复吸，甚至出所当天绝大部分戒毒学员就了了心愿——这也让有些戒毒民警有一种挫败感，就此而言，若想解决毒品及毒品问题，急需加强主位视角的研究，那么考察和理解吸毒人群有关毒品的主观感知，无疑是非常重要和关键的。

　　在某种意义上说，以身试毒的经验与感受，吸毒人群对毒品药理学有其独特的看法与感知。事实上，他们对不同毒品的药理效果和作用有着清晰的辨识，如认为只有海洛因才会成瘾，因为它是毒品之王。又如，他们往往强调海洛因这东西一定要吃好，吃昏了才舒服。根据他们的体验，刚开始吸食海洛因，会慢慢昏上来，身上发热，非常舒服，通常追求那种做神仙的感觉——吸食海洛因梦幻般的昏沉无忧状态。他们深刻的经验主义体会，实际上与医学专家的看法不见得有什么实质不同。像我们的关键报道人同时吸食海洛因与冰毒，她寻求的正是组合使用模式的一冷一热对冲效果，即混合效应。

从海洛因的药理效果来说，的确如访谈对象所言，"海洛因的魅力太大了，太有吸引力了"，我们也不得不承认，刚开始吸毒确实具有许多妙不可言的诱惑力，其神奇药效实在令人难以置信——这是有些禁毒支队或戒毒所的公安干警经常向我们咨询与讨论的话题，也是有的缉毒警察涉毒的诱因——在成瘾者的记忆深处或神经中枢的奖赏记忆中，各种毒品的种种美妙体验与好处，无时无刻不在激发和诱惑或激活他们内心的渴望。

不过，我们长期田野调查的一个重要发现是，但凡吸毒史长达 15—20 年以上的报道人都会普遍反映，其实他们身体并没有海洛因依赖，即没瘾，这就是说，具有较长吸毒史的吸毒者，其实并没有想象的那么严重的戒断症状，许多吸毒者都会提到吸毒伤得太深，所谓伤到灵魂了，通常对海洛因已经没有兴趣了，或说处于可有可无的状态。这与美国同行的研究发现颇有相同之处。[1] 英国同行的相关研究也同样表明：美国越战士兵回国后，极少有人复吸。这就证明社会环境的改变能对吸毒者的吸毒方式和行为产生巨大影响，戒断反应或脱瘾症状，若有心理和社会支持，戒毒不难。[2]

然而，我们的实证研究表明，虽说生物学的毒瘾并不严重，但并不等于就解决了社会性成瘾问题，显然仅仅有心理和社会支持就可戒毒，所言未免显得过于天真，所思有些简单。因为海洛因成瘾者其实很清楚，他们之所以仍然还吸毒，主要是因为无聊。这也是我们一直强调的，戒毒之难，难在吸

1　〔美〕辛西娅·库恩等：《致命药瘾：让人沉迷的食品和药物》，林慧珍、关莹译，生活·读书·新知三联书店，2016，第224—233页。
2　〔英〕迈克尔·格索普：《"毒品"离你有多远?》，冯君雪译，天津人民出版社，2013，第45、180—181页。

毒者根本无法逃脱原有的社会关系网络，难以重新融入正常的社会生活。

　　若是与传统毒品海洛因相比，那么吸毒者有关新型毒品的药理主位感受与成瘾的文化建构呈现出一些不同的特点。初次访谈新型毒品的吸食者，描述溜冰所带来的极致体验与玄妙感受多少会令人感到不可思议，便也瞬间理解了为什么毒品问题难以根除的原因。吸食冰毒后的兴奋、执着、专注，打游戏赌博的投入与出彩，几乎所有的报道人都会叙述一番，在他们眼里，这种虚幻的状态很让人着迷。

　　他们经常提及混合吸食冰毒和麻果（"兵马俑"）的感受，特别是两者混用所产生的一热一冷对冲效果，更为吸毒者津津乐道。根据他们的描述，若麻果与冰毒相比，吸食麻果的感觉更滋润，吸食后的兴奋度更高，令人愉悦，身上燥热，极大增强性欲，而溜冰更干涩一些，其催情效果远不如麻果强。当然，也有的人认为冰毒和麻果的药理效果差不多。显然，他们说麻果的味道很香，感觉很舒服，但感受到麻果药理效果的香与舒服，则完全是一种社会建构。同样，根据访谈对象的说法，若将冰毒和麻果与伟哥的壮阳效果相比，服用伟哥，仅有助于勃起，并无催情效果，而冰毒和麻果虽不似服用伟哥勃起得那样坚硬，但令人充满性幻想，故在地方吸毒人群中又流行"女溜冰，男吃麻"的说法。所以，大多数男人溜冰后很容易与一起吸食毒品的女人（或冰妹）发生性关系。当然，除了有助于增强性欲，麻果还能极大破除社交心理障碍，容易与陌生人掏心掏肺地倾诉，正如有的报道人所直言的，"有了毒品，会让双方都放得开，谈话更加直接。有了毒品之后，性方面就能够更加直接，语言、肢体语言都不需要"。这也是吸食新型毒品讲氛围的原因。

　　当然，大麻、摇头丸、K粉大多往往使人变得健谈，充满精力、活力和信心，能使人感觉警醒、多话和开心。只不过，有的强调大麻的致幻作用，具有显著的催情效果与破除社交心理障碍的功能；有的则突出服用摇头丸后的同理心，促使颜色、声音、气味、口感和触觉更加生动。[1] 同时，使用者会出现交感神经系统受到刺激后的症状，包括心跳加快、血压上升及肺部支气管扩张等。甚至达到焦躁不安和浮夸的程度，以为自己无所不能。除了提高精力与警觉性的作用，还带来独特的愉悦感与幸福感，造成上瘾。如注射或吸食可卡因会产生一阵剧烈的身体快感，往往可媲美性高潮。[2] 访谈对象大多认为，若与冰毒相比，虽说使用摇头丸也会产生性欲，但催情效果则远不如冰毒，对增强性欲的作用不大。其最重要的作用在于让人感到不再压抑、胆怯，可以很快地融入所在的环境和氛围之中。

不过，许多吸毒者长期吸毒所累积的毒品药理体验与感知，对毒品成瘾性与危害性的认识非常到位，如第十章的一位报道人就认为"少量用是好东西，但是用多了，就会成瘾，身体产生依赖性"，而美国医学专家有关摇头丸的教训是：用量小，偶尔用。[3] 这两者之间有什么本质的不同吗？

就成瘾的文化建构而言，如果完全依照生物学的毒瘾解释，若是海洛因的戒断症状发作，那么这种犹如蜘蛛或蚂蚁在骨头上抓挠或啃噬的难受，与若是瞬间得到止瘾而获得的梦幻般的舒服感受，即天上人间的两极体验，自然导致吸毒者不惜代价、不问后果地觅药止瘾。不过，许多访谈对象都证实，点瘾来时，若是在人生地不熟的环境里，如回到父母的原籍所在地，实际上，也是可以硬扳的。之所以有时不愿熬着，还是因为其他的人生苦境。

1　〔美〕辛西娅·库恩等：《致命药瘾：让人沉迷的食品和药物》，林慧珍、关莹译，生活·读书·新知三联书店，2016，第 80 页；〔英〕理查德·达文波特-海因斯：《搜寻忘却的记忆：全球毒品 500 年》，蒋平、马广惠译，译林出版社，2008，第 458—460 页。

2　〔美〕辛西娅·库恩等：《致命药瘾：让人沉迷的食品和药物》，林慧珍、关莹译，生活·读书·新知三联书店，2016，第 265—273 页。

3　Rosenbaum, M., "Ecstasy: America's New 'Reefer Madness'", *Journal of Psychoactive Drugs*, 2002 (34): 137–142.

六　KAP 视野下的高危行为风险认知与实践

当下社会正处在贝克所论的风险社会之中，在考察吸毒人群的过程中，我们始终采用世界公共卫生艾滋病防治的 KAP 调查工具，进行吸毒人群的艾滋病防治知识、态度与行为的检测，其推演逻辑在于，一个人若有正确的知识，就会形成正确的态度，若有正确的态度，就会采取正确的行动。之所以我们持久而深入地关注艾滋病 KAP 调查、性行为学特征、吸毒史、吸毒行为、多药物滥用、新型毒品流行趋势，就在于获取具有公共卫生意义的各种社会文化信息和细节。

就吸毒成瘾的风险意识而言，许多吸毒者初次涉毒都是无聊加上好奇，但他们根本没有成瘾和感染艾滋病的风险意识，在访谈过程中听到最多的话就是："不知道会上瘾"，"以为偷嘴一次不会上瘾"，全然不知什么叫人生最大的风险。然而，与一般的禁毒宣传教育所说的被恐怖下毒不同，几乎所有的访谈个案都表明，初次吸毒的诱惑大多来自身边熟知的人，不是熟人，就是亲友、闺蜜、好姐妹，身边的涉毒亲友无疑起着恶劣的示范性作用，使他们没有意识到即刻的危害与后果，显然风险认知比较模糊。

我们的长期田野调查发现，吸毒人群容易忽视多药物滥用及其过量的风险。其中，往往忽略海洛因与酒精的组胺效应，或为了省钱，起效快，快感好，或更昏沉，而使用处方药安定、三唑仑、异丙嗪等混合注射，许多访谈对象都提及异丙嗪造成的身体危害，或长期吸食冰毒导致脑神经的损害。此外，吸毒行为和戒毒经历又很容易被标签化和污名化，不仅事实上成为一种过滤机制而不得不变为吸毒圈子的一员，而且的确在共同的吸毒与戒毒过程中，实际上认识和结交了更多的吸毒者，从而彻底陷入所谓的怪圈而极难出走，构成特定的社会关系网络。最终因吸毒、戒毒而有案底，又沦为一种一生难以删除的标签化的敏感身份。这恐怕是他们未曾预料到的人生最大风险之一。

从获取毒品的主要路径来看，若是女性，与世界上女性吸毒者的实践并无二致，只能在条件极为简陋的低档场所做小姐从事性交易，要找钱筹措毒资吸毒，安全套使用率极低，如许多访谈对象承认，安全套的使用率还不到20%，故多高危性行为，可以说几乎没有艾滋病防治的风险意识，自然增加了感染各种性传播疾病的风险。

我们十分强调地方与族群的文化敏感性，就 KAP 调查而言，艾滋病防治知识基本上一问三不知。事实上，不仅仅是彝族小姐，就是许多来自大山深处或偏远农村的汉族小姐，或彝族男性吸毒者，也有许多文盲或半文盲，故而他们没有生成高危行为的风险意识与认知，而风险认知的强弱又必与经验主义的卫生实践与性实践相关联，存在知识与行为分离的社会事实。

在性交易过程中，小姐普遍采取洗一洗的经验主义卫生实践，这完全是一种带有布迪厄意义上的习性倾向，将原先的生活环境形成的惯习沿用在了外面的世界，或者说用来应对她们所不熟悉的社会环境，于是凭感觉进行经验主义的卫生实践。然而，玛丽·道格拉斯有关洁净与危险的研究表明，不洁乃是所处之物失其序而导致危险[1]，就卫生意义上的洁净与危险行为的认知而言，这些小姐没有认识到性交易的风险不在于卫生的洁净与否，而在于是否采取安全的防护措施。

我们通常从知识社会学的意义上追问谁没有相应的艾滋病防治知识，为什么没有？更在批判医学人类学的学理与道义上拷问即便拥有正确的知识和态度，就必然会采取恰当的行为吗？或者说，何以能够做到行为自主而不必依赖社会关系？

若是男性吸毒者的话，许多起初涉毒本是为了催情或壮阳，如在解冰的

1　Douglas, M., *Purity and Danger: An Analysis of the Concept of Pollution and Taboo*, Ark Paperbacks, 1984.

过程中，最容易发生多性伴的、没有安全措施的高危性行为。

　　注射方式与共用针头的问题始终是我们关注的重点之一，尤为关切族群差异。不过，除了少数已经感染了艾滋病病毒的报道人向我们坦承曾经共用过针头，从所有的访谈个案来看，几乎所有访谈对象都否认共用针头，只指认别人共用，强调自己单用。这似乎是一个难以证伪的话题。就我们做过深度访谈的艾滋病感染者的情况来看，通常都具有高危性行为与共用针头的两种感染路径。从强戒所的数据分析，艾滋病感染者仍然是因为共用针头而感染的。事实上，共用针具的情况还是挺多的，大大增加了感染艾滋病病毒及肝炎病毒的风险。其实，还有一种情况特别容易发生共用针头的高危行为，那就是在强制空间的看守所、劳教所、拘留所。实际上，在封闭、强制空间最容易发生迫不得已而共用针头的高危行为，也极具公共卫生的危害性。当然，另一个重点关注的是彝族海洛因成瘾者容易共用针头的问题，许多彝族报道人都向我们反映过非常严重的共用针头情况。

　　值得重视的是，客人和小姐群体普遍存在着高危行为的认知偏差，这一严重的认知偏差自然极具危害性与迷惑性：第一，许多小姐反映，其实，客人害怕的是性病，而不是艾滋病。甚至，有些客人以为利用其他性技巧就可以避免感染性病、艾滋病的危险。研究表明，美国的站街女也同样会进行经验主义的性实践。[1] 第二，在一些高龄客人中，因为年龄大，勃起困难，他们通常都不愿意戴安全套，又存在着一种极具危害的错误认知，六七十岁的老人说，即使得艾滋病，反正得病后还有十多年才会死，到那时死了刚好，不怕艾滋病。可以说，这种错误认知与近年来艾滋病感染者高龄化趋势存在一定的逻辑关联。第三，在一些彝族客人中，出现的是另一种荒唐的错误认知，宣称吸毒的人以毒攻毒，不用怕艾滋病。这种似是而非的以毒攻毒之谬

　　1　Sibthorpe, B., "The Social Construction of Sexual Relationships as a Determinant of HIV Risk Perception and Condom Use among Injection Drug Users", *Medical Anthropology Quarterly*, 1992 (6): 255-270.

论在没有具体毒品分类概念的彝族中，当然是极具危害性的，同时，这也解释了彝族海洛因成瘾者中艾滋病病毒感染率为什么这么高的社会现实。第四，在一些汉族客人中，还有一种有害认知和谬论，即与彝族小姐进行性交易可以治疗风湿病，听后令人啼笑皆非，自然是没有任何科学和医学依据的无稽之谈，但是这种找小姐的荒谬借口危害极大，因为似乎他们不是从事不被允许的、不符合性道德的性交易，而是一种医学的治疗行为，所以更不会注意安全行为和采取安全措施。因此，当以治疗疾病的荒诞借口而进行性交易，听来不是令人警醒吗？

不过，最具杀伤力的认知危害可以说是高危行为与自身无关的认知，几乎所有的深度访谈结果都发现，即使有的小姐有所知晓艾滋病防治知识，但大多认为与自己并无关联。可问题是，正如我们一再强调的，若是在社会中与不同男人形成多重身份的复杂关系，那么她们很容易成为社会中艾滋病传播的桥梁人群。

当然，除了上述认知偏差或认知障碍所带来的危害之外，其实，最令人感到震惊的还是故意、恶意或报复性、仇视性的下水，尤其是艾滋病病毒的恶意传播。此并非虚言，亲身访谈的案例颇多。

七　毒品滥用的社会后果与危害

传统毒品海洛因的成瘾者原生家庭大多本已破裂，或本身离异或单身，一旦成瘾更是散尽家财，家破人亡。因此，因忙于止瘾和筹措毒资，吸毒成瘾造成的社会后果首先是个人、家庭与社会的功能丧失。就性格而言，吸毒者大多因脑神经的伤害，有些具有反社会人格特征，事实上，许多人吸毒也是因为性格内向，抑郁寡欢，将海洛因作为生活苦难的自我疗愈之仙药。

　　一旦吸毒，有过拘留、戒毒的案底，意味着他们将永远失去正式的、体面的工作，很难再有正规的、稳定的就业机会，只因走向吸毒这条不归路，最终沦落到极为凄凉的人生境地。这就是这些深度访谈个案带给我们的人生警示意义。

　　在某种意义上说，因为吸毒而拘留、戒毒留有案底，这一确凿的污点经历被污名和标签化，成为另类标签，而与他们来往的毒友大多在公安局留着案底，于是在缉毒警察面前吸毒者或彝族这样的族群身份几乎演变为一种敏感身份，无疑是在缉毒过程中需要优先排查的嫌疑对象，于是这样的身份在人生轨迹中极难删除，再也难以融入社会。这是最可怕的社会后果之一。这几乎是所有的访谈对象都会提到的一个社会事实。事实上，这也是他们以血泪教训告诫人们什么是人生最大的风险。当然，从地方治理与毒品管制的意义上说，因吸毒而拘留或因戒毒的记录而将其列入特殊的身份信息系统，当然是一种行之有效的手段和工具，但问题是，同时把这些贴上特别标签的人彻底与社会隔离开来，绝无可能自然融入社会，获得真正意义上的新生。换言之，这是一个悖论。

　　毋庸赘言，吸毒成瘾造成的社会危害与导致的社会公共安全问题是多方面的。

　　第一，经济方面。吸毒成瘾后，毒资需求巨大，动辄每月几万元。在与女性海洛因静脉注射吸毒小姐做深度访谈时，最高频的词就是"找钱"，因此，不难理解何谓一旦毒品成瘾，便导致倾家荡产，人财两空。由此可见，毒品问题造成的社会危害之大。

　　第二，毒与黄的连接。为了筹措高昂的毒资，一般而言，女性一旦涉毒，因沉重的经济负担与强烈的毒资渴求，必然导致女性以性养吸，作为最主要的获取毒资的手段，或采取依附男人获得毒品或其他资源的策略，或是有意识地锁定男性毒贩，与其同居，甚至不停地换人，以确保毒品的供应；或作为冰妹、解码（麻）器，陪伴男性吸毒者一起吸毒，毒性共生；或以爱的名义，利用身体资本获取毒资或社会资源，往往有明确目标导向的将男子拉下水。在做小姐的同时，通常要以多种身份同时周旋于法律意义上的丈夫、男友、鸡头、包养她的男人之间；有的则开按摩店，养小姐，其中一招为色情骗的"杀死猪"，或留宿男性吸毒者，获取更多的各种资源。许多男性吸毒者还以谈恋爱的名义与吸毒小姐交往，靠女朋友做小姐找钱，实际上就是鸡头控制小姐挣钱。这在天外天之类的低档娱乐场所比较普遍。

第三，以贩养吸。当然，有的同时以贩以性养吸。我们的核心报道人就是这样的一个典型，甚至我们还访谈过带着马仔贩毒的女毒枭，她贩卖的是那种一块板砖350克级别的海洛因，她悲怆地自称脑袋别在裤腰带上，可见其风险之高，20世纪90年代一块板砖海洛因可贩卖20万—35万元。这无疑是一笔巨资，又可见其回报之高。我们接触过的一位毒贩竟然同时租有四处出租屋，养着四个情人，还有其他蹭吃毒品的女人，甚至有的还想自制毒品。

第四，偷盗、抢劫或坑蒙拐骗。有些从事采用暴力手段的抢劫、盗窃、诈骗等其他违法犯罪活动。有的还专门拜师学艺，专精于盗窃，为了吸毒，专骗亲友的钱财。

为了筹措毒资，男性海洛因成瘾者的行为特征通常呈现出显著男性化的、较具暴力倾向的方式：假如无法获得毒资和生活保障，那么许多男性吸毒者会公然偷盗，一位访谈对象甚至承认，一个月要偷盗两三辆摩托车，还得意地宣称，从来没有被抓过。有的靠偷盗养活两个女人和一个孩子。因此，因吸毒偷盗，靠山吃山，盗窃各种资源，造成严重的刑事案件和社会治安问题，由此可见社会危害之大。这也是为什么在金沙江市，无论楼层多高，楼房的地势多么险峻，都装有密密麻麻的防护门窗，初来此地，观感极为深刻。还有的以吸毒者或艾滋病感染者的身份作为詹姆斯·斯科特所论的"弱者的武器"帮人收烂账。此外，新型毒品吸食者则显著呈现出黄赌毒三位一体的特征，尤其沉溺于网络赌博游戏。

多年的田野调查聚焦于高危行为所导致的公共卫生后果，一项重要工作就是艾滋病感染途径的追踪溯源。就我们做过深度访谈的 8 个感染艾滋病的海洛因静脉注射吸毒者来看，最重要的感染途径大多是性交易过程中的高危性行为或与同居对象的不安全性行为，且多静脉注射吸毒共用针头的高危行为，事实上，有的基本上男女（朋友或夫妻）双方同时感染艾滋病，兼备共用针头与不安全的性行为两种感染途径，甚至长期具有这两种高危行为，呈现吸毒（共用针头率高）与性行为（安全套使用率低）一高一低特征，通常又存在多药物滥用、多性伴的情况。我们证实，有的访谈对象在被关押看守所期间，有过确切的三四个人一起共用针头的高危行为。事实上，在看守所等这种较为严密的监管状态下，最容易发生共用针头的高危行为。从最近几年对强戒所监管人员的深度访谈表明，收押的戒毒学员中的艾滋病感染者仍然主要是因为共用针头而感染的。这尤其需要警觉，在艾滋病预防干预这么多年后，依然还有这么多人是因共用针头而感染艾滋病病毒的情况。

事实上，我们的田野调查研究再三证明，静脉注射吸毒人群发生的许多高危行为，如共用针头，或已经感染艾滋病病毒，但仍然不采取任何安全措施，放任发生高危行为，就在于艾滋病防治知识与实际性行为的分离，在于止瘾渴求所导致的觅药冲动。如一位 32 岁的吸毒小姐，已经确诊感染了艾滋病病毒，她存在着与人共用针头的高危行为，又是最低层次的小姐，自然多高危性行为，还多性伴，她与七八个同居过的男友，从来都不用安全套。这无疑具有重要的反省意义与警示意义。

八　美沙酮维持治疗的脱失率与复吸难题

在某种程度上说，美沙酮是治疗阿片类药物成瘾问题的最后选择。当然，丁丙诺啡同样可作为成瘾者的替代药物,既能刺激阿片受体,又能够阻止海洛因等致效剂与受体结合,因此既能够消除戒断,也能让成瘾者无法从海洛因中获得快感。[1] 从全球药物的视角来看,显然中国采取的是大多数国家所实施的美沙酮维持治疗路径。文献表明,美沙酮维持治疗的总体有效性是确信无疑的,明确证明美沙酮维持治疗提供了远比开设门诊花费所带来的多得多的益处。研究发现,与门诊相关特定因素可以提高美沙酮维持治疗门诊的有效性,特别是门诊聚焦将个体留在门诊必定增加正面结果。这些因素包括门诊以病人为中心的路径,并运用综合服务模式来解决阿片类药物依赖者个体的多种需求。当然,对提高保持率和治疗结果起着重要作用的其他关键因素还有:入组标准、评估、足量个体化的剂量、无限期治疗周期、治疗过程的药物滥用医疗监管以及以病人为中心的递减路径。此外,医疗人员培训和门诊环境是有助于治疗过程与取得积极治疗结果的关键领域。[2]

　　然而,从国际美沙酮维持治疗实践来看,脱失率很高,脱失原因又非常复杂。不过,这里不从门诊治疗行为、门诊系统因素的角度探析,而仅仅从个体行为特征视角进行分析。作为一项民族志研究,更强调主位视角反映的脱失原因,显然,最显著的自我辨识因素是因吸毒或犯罪行为被抓,海洛因成瘾的精神依赖/心瘾,空虚、寂寞和无聊的心理状态,缉毒警察在美沙酮维持治疗门诊点抓人的冲突性政策环境,门诊环境内毒品的易得性和便利性造成的诱吸因素以及因社会歧视和隔绝导致的社会交往的局限性,得不到社会支持和家人关怀,又无正当的职业,被迫限制在与吸毒人群的交往环境中,最容易复吸和导致脱失,难以走出吸毒—戒毒—复吸之恶性循环的困局。

　　在某种程度上说,脱失原因是与复吸的原因高度重叠的,在提供了复吸和

<hr>

1　〔美〕辛西娅·库恩等:《致命药瘾:让人沉迷的食品和药物》,林慧珍、关莹译,生活·读书·新知三联书店,2016,第224—237页。

2　见加拿大卫生部药物战略办公室于2002年发布的《文献综述:美沙酮维持治疗》(*Literature Review-Methadone Maintenance Treatment*)第70页。

脱失原因的 34 个深度访谈个案中，导致复吸和脱失的明确或具体个体原因（多项或重叠）分别为：心瘾，27 个，占 79%；毒品环境（易得性、经济性及毒友交往），20 个，占 59%；心理空虚，11 个，占 32%；社会支持（家庭冷落、社会歧视）7 个，占 20%。换言之，最主要的复吸原因分别为：（医学的）心瘾，占 79%；（社会环境的）毒品的易得性和经济性，占 32%；（心理学的）空虚，占 32%；（社会学的）毒友交往、家庭冷落、社会歧视，占 47%。

从参与观察和深度访谈来看，参与美沙酮维持治疗的吸毒者所自我感知与辨识的个体脱失原因，主要涉及毒瘾、可及性（时间、经济）、政策、心理、认知、社会支持等层面，就具体的、直接的复吸原因来看，据其自我总结和归因，则牵涉心瘾、社会关系网络、心理状况、门诊环境、政策、副作用、自主停药、社会支持、可及性（经济、交通）等方面，两者明显具有重叠之处，亦可互通解释，故一并进行概括。

第一，生物成瘾性。的确如生物医学所建构的那样，海洛因成瘾确实是一种慢性、易复发的脑病，具有典型的不顾后果的觅药用药行为，要戒断毒品是一件非常艰难的事情，具有长期性、顽固性、艰巨性、耗资性特点。在某种意义上说，对于用尽各种戒毒方法的吸毒人群来说，美沙酮维持治疗几乎成为最后的选择机会。

第二，心瘾。戒毒之难的最主要表现之一，便是心理依赖，虽然穷尽各种戒毒方法，包括在强戒所的强制性戒毒，但几乎所有的访谈对象从强戒所出来的当天都是第一时间了了心愿的，然后马上就陷入复吸—被抓—戒毒的又一次循环之中。之所以他们离不开海洛因，主要还是因为吸食海洛因引起的欣快感或奖赏效应的顽固记忆和心理渴求持续存在，即心瘾。这样，在参加美沙酮维持治疗的过程中，因剂量不合适，压不住瘾，所以很容易偷嘴。因此，个性化、足量的门诊策略非常重要。

第三，社会环境。这是导致复吸和脱失的最主要原因之一。这里的社会环境指毒品环境与社会关系网络。其中，毒品环境最为关键的是，可以轻易获得毒品，价格又较他处便宜。即以门诊周边而言，当初这里贩毒、注射等形成一条龙服务，造成非常恶劣的诱吸环境。导致复吸的另一个关键则是社会关系网络的毒友来往，因社会隔绝和歧视，吸毒人群形成内聚群体，很容易相聚庆贺而复吸。其实，许多个案都表明，成瘾者只要返回父母的原籍地，在陌生环境里，不容易买到毒品，没有毒友来往，也不会受到身边人的社会歧视与隔绝，大多就可以戒掉，有时比强制空间的戒毒效果还好，就在于彻底摆脱原先的毒品社会环境。然而，每次回到原先的生活环境，就又复吸，马上打回原形。

第四，心理精神状态。从许多访谈对象的脱失与复吸原因分析来看，精神压抑和苦闷无疑是一个极为重要的原因，这一普遍的精神苦闷状态，正是起初吸毒的最主要原因之一。应该说，将海洛因作为抗抑郁状态的工具，从全球来看都是比较常见的，也是戒毒难的原因之一，就在于急切摆脱烦恼的路径依赖。此外，因社会歧视而导致社会隔绝，社会交往通常被局限于吸毒人群之间，而他们相聚在一起，自然更容易寻求通过吸毒来排解生活苦闷和社会苦难。毕竟，在吸毒人群中精神压抑是很常见的现象，而心理问题则会影响美沙酮保持治疗率。尽管美沙酮维持治疗有助于减轻病人的压抑和焦虑症状，但是精神疾病的严重程度与治疗结果差关联。研究表明，有其他精神健康障碍的个体在维持治疗过程中药物滥用率更高，治疗后继续药物滥用以及其他药物滥用行为。[1] 如许多访谈对象就特别直言，空虚寂寞无聊，还不如吸毒解闷。

第五，有钱吃药、没钱喝药的替代论。我们深入的田野调查发现，有时是经济条件暂时抑制了他们的吸毒渴望，一有机会或一有钱就想吸毒，以寻求那种昏睡什么都不想、人生无烦恼的感觉。在某种意义上说，有些吸毒人

1　Strain, M. L., "Methadone Dose During Maintenance Treatment", In Strain, E. C., & Stitzer, M. L. (eds.), *The Treatment of Opioid Dependence*, The Johns Hopkins University Press, 1999: 76.

员通常是有钱吃药、没钱喝药，有的则是同时一边喝药、一边吃药，事实上美沙酮成为无钱吸毒的替代品。不过，在美沙酮维持治疗过程中，偷嘴是最常见的一种现象，也是国际上美沙酮维持治疗门诊普遍存在的一个现象和难题。毫无疑问，如何看待服药过程中的偷嘴现象，目前在学界仍然是一个极具争议的话题。在美沙酮维持治疗过程中，多药物滥用行为是很常见的，达到72%。有研究表明，高达60%的美沙酮维持治疗者会继续滥用海洛因。如果继续滥用药物，就会存在一些医学、心理和行为危险。例如，继续海洛因注射吸毒的话，就易感HIV、乙肝、丙肝、脓肿以及其他污染针具的感染——这正是有些访谈对象所一直担忧的，增加身体依赖和增加戒断不舒服水平。就服药过程滥用海洛因的原因而言，主要影响因素为美沙酮的剂量、治疗时间长度、门诊对行为的容忍程度以及与滥用药物的种类有关。虽说大多数只是吸食海洛因时加兑处方药安定、异丙嗪、三唑仑，但许多吸毒人群抱着赶时髦的心态尝试新型毒品，认为消费新型毒品是社会经济地位高的一种象征。总体而言，多药物滥用是一个趋势，另一个明显趋势则是新型毒品流行。当然，还有毒品的认知问题，他们往往认为偶尔吸毒，并不觉得有什么问题，其本质就在于空虚、无聊与寂寞。

第六，社会支持。根据国际美沙酮维持治疗的实践经验来看，结婚的或社会支持网络完整的病人参加美沙酮维持治疗的效果和结果更好，成功的可能性更大。[1] 本来，就个体的脱失原因而言，年龄大通常与较好的保持率相联系[2]，"伤得太深，没意思了"，年龄小的就容易脱失。然而，年龄大，并不见得都能做到不脱失，其实，他们的心理年龄有时很幼稚，行为需要约束性管教，如喝药需要家人陪伴与监督，极其容易赌气，形成破罐子破摔心理，

1　见加拿大卫生部药物战略办公室于2002年发布的《文献综述：美沙酮维持治疗》（*Literature Review- Methadone Maintenance Treatment*）第18页。

2　Strain, M. L., "Methadone Dose During Maintenance Treatment", In Strain, E. C., & Stitzer, M. L. (eds.), *The Treatment of Opioid Dependence*, The Johns Hopkins University Press, 1999: 76.

如感到委屈而导致逆反心理，甚至在特定的日子（6月26日）负气故意挑衅性地坐在派出所门口去吸毒，或自生自灭地赌气吸食海洛因又喝白酒。因此，吸毒后的许多行为不可以常理论。显然，对于这些家庭功能缺失的吸毒者来讲，能够获取适当的心理干预就成为一种非常渴望的需求。

第七，可及性，主要指门诊喝药的开放时间、美沙酮的经济负担以及门诊点的分布和交通的便捷性。当然，许多访谈对象都提出了要求免费喝药的诉求。

第八，政策。从所有访谈个案反映的情况来看，因违法犯罪被抓，是造成复吸和脱失的重要原因。许多访谈对象都谈到脱失是因为吸毒被抓，进了强戒所，或因其他违法犯罪行为进了劳教所。这说明门诊点与公安局、派出所、缉毒支队（大队）等之间缺乏政策协调，在需要完成年度缉毒考核指标的情况下，容易利用线人进行钓鱼式执法。

第九，自主停药。有的报道人因担心美沙酮的副作用，就停止喝药了。有的报道人不仅吸毒史较长，多药物滥用，大多有违法犯罪事实，且所结交的同居男友或结婚对象均是吸毒者/贩毒者，所以在这样的社会关系网络之中，深陷吸毒—戒毒—复吸的恶性循环之中，极难戒除毒瘾。显而易见的是，美沙酮维持治疗并不解决所有问题，如精神卫生、心理问题，就得采取其他医疗措施才能处置，若想提高美沙酮维持治疗的依从性，降低脱失率，如果没有医学、心理学、社会学的综合性应对策略，那么吸毒者无疑很难走出这一困境，功能完善地回归社会。

必须指出的是，当地的美沙酮维持治疗门诊环境已大有改观：一是原先主要田野点的一处门诊，已改建为金沙江市全科医生临床培养基地。二是另外两处门诊喝药延伸点，最根本的改变是在服药窗口边就有一个保安值守监督喝药。

九 毒品使用模式与毒品流行趋势

毒品人类学研究的一个关键话题是毒品使用模式，透过以小见大的研究策略，根据年龄、性别、年代、族群要素考察毒品使用模式变迁。多年的田野工作证明，海洛因的吸食方式与经济条件、毒品成瘾程度、共用针头以及戒毒成功存在内在关联。

首先，一般吸毒者都是从口吸海洛因开始的，随着海洛因的耐受性增加，在难以承受经济压力的情况下，一般都遵循口吸、肌肉注射、静脉注射的吸毒方式递进，最后都必定采取静脉注射的方式吸毒。当然，少数几个吸毒者还会极具危险性地腹股沟注射。其中，从口吸的方式转为注射方式，又无非是肌肉注射和静脉注射，但因注射部位难找，即使开始是肌肉注射，大多最后还是改为静脉注射。传统毒品海洛因成瘾者80%以上以静脉注射方式为主，正因为以静脉注射为主，所以产生一个与之关联的问题，就是静脉注射容易存在共用针具等问题，在静脉注射吸毒的人群中有47.7%的吸毒者存在共用针具的情况。这种情况的存在无疑增加了感染艾滋病病毒和其他血液感染疾病的风险，极易产生严重的公共卫生问题。其次，吸毒方式的改变，自然与成瘾程度关联，假如成瘾程度浅，毒品供应有保障，或者就坚持口吸的方式吸毒，那么比较有希望彻底戒掉毒品，从有的访谈对象戒毒成功的情况说明，应该与口吸的方式存在关联。当然，有的吸毒者接受艾滋病防治宣传后，也有从注射方式改为烫吸的。

有一点略感欣慰的是，经过这些年艾滋病公共卫生预防大力宣传，一次性针具也很容易获得，目前绝大部分吸毒人员（包括彝族）均知晓共用针头乃是一种高危行为，他们大多已经不会共用针头了。除非极少数情况下，如在强制空间、经济极端困难而难以获得足量的毒品，有可能会发生共用的情况，一般情况下少有出现。

从口吸改为注射，主要是出于经济的原因，为了省钱，少用药，又起效快，更晕头，从多药物滥用来看，体现出显著的地方性特征，大多数在吸食海洛因时，甚至还要以更加伤害身体的方式吸毒，即加兑处方药安定、异丙嗪、三唑仑等，在深度访谈过程中，许多报道人都提到异丙嗪是多么害人，多药物使用模式造成的身体伤害有多大。

当然，少数"70后"海洛因成瘾者在尝试新型毒品冰毒后，会极度追求海洛因与冰毒的一冷一热对冲效果，或混合吸食冰毒和麻果（"兵马俑"）。这种混合吸食方式同美国的相关研究结果比较相似。[1] 不过，在我们的长期田野调查过程中，从毒品使用模式与用药路径分析，尚未发现有将冰毒溶解进行注射的。换言之，仍然需要关注共用冰壶和吸管，或分发药物所用的小管子，或包装所用的纸张等细节，依然有可能导致感染乙肝、丙肝等传染性疾病。当地只有少数吸毒者吸食过杜冷丁、卡古（卡苦）、鸦片、麻草、可卡因。

20世纪90年代初在地方开始流行传统毒品海洛因，2005年左右开始出现新型毒品冰毒和麻果。从所有深度访谈个案来看，大概是2006年底，开始流行玩兵马俑、溜冰、漂麻（单独使用麻果），2007年、2008年比较盛行，这一毒品流行态势，一直延续到2009—2010年间，在从事有关美沙酮维持治疗的默沙东项目的调研和考察期间，我们发现，除了少数年轻人偶尔使用K粉、摇头丸之类的所谓俱乐部毒品之外，还曾一度（2010—2012年间）流行过神仙水（液体冰），但大部分仍然以海洛因为主，只是偶尔尝鲜而吸食新型毒品冰毒和麻果。

吸毒人群中的"70后"普遍吸食海洛因，"80后"则在传统毒品与新型

1　〔美〕辛西娅·库恩等：《致命药瘾：让人沉迷的食品和药物》，林慧珍、关莹译，生活·读书·新知三联书店，2016。

毒品之间摇摆，当下"90后"与"00后"始以新型毒品为主，男女吸毒人数逐渐趋于平衡。目前当地流行的毒品主要有海洛因、冰毒、麻果三种。毒品使用总体呈现"海降冰升"趋势，除了山区和农村的彝族之外的汉族"90后"吸毒者绝对不碰传统毒品海洛因，只接触新型毒品如冰毒、麻果、K粉、大麻、摇头丸，最主要的就是冰毒和麻果。就低龄化趋势下的毒品流行情况来分析，呈现出许多新问题与特点，需要深入洞察与辨析，进行更多具有针对性的禁毒宣传和毒品流行趋势的民族志研究。

一个值得注意的现象是，在吸毒人群中存在一条吸毒鄙视链。许多海洛因成瘾者即使也曾尝试过新型毒品，但大多觉得找不到感觉，表现出对海洛因的忠诚度，所以因吸食不同的毒品，地方吸毒人群进行非正式的自我分类和区隔，形成所谓的海（海洛因）派、冰（冰毒）派和麻（麻果）派，这一类型学划分暗示了多药物滥用的种类、社会经济地位以及消费时尚与品位差异。因此，吸毒人群的非正式自我分类这一观察，对于识别吸毒行为模式与提炼公共卫生的艾滋病防治干预策略具有特别的实质意义。新型毒品的吸食者通常以"我们是玩冰的，他们是吃白粉的"进行区隔，认为只有海洛因是毒品，并不认为新型毒品是毒品，宣称不上瘾，尽管他们也已认识到长期吸食新型毒品，如溜冰，会导致脑神经的伤害。于是，吸食新型毒品和传统毒品海洛因成瘾者之间互相看不起，前者认为海洛因成瘾者是一群"粉呆子"，因为海洛因的戒断反应比较强烈；后者认为冰毒等新型毒品是化工制品，是很伤大脑神经的，会把脑子吸坏，而海洛因则是绿色、天然、有机的，对身体的伤害没有冰毒大。

另一个比较值得注意的现象是，因为传统毒品海洛因地下供应较为稳定，山区和农村的彝族吸毒者目前仍然普遍吸食海洛因。在全国"冰升海降"的总体毒品流行趋势下，尽管已经是2019年，即使是第一次吸毒，当地汉族初次吸毒者近年来绝对无人会吸食海洛因的情况下，他们仍然吸食海洛因。在强戒所的田野调查同样证明，所收押的彝族吸毒者仍然是传统毒品海洛因成瘾者，他们感染艾滋病的路径依然是共用针头。就我们所掌握的一份强戒所艾滋病感染者的名单来看，48个感染者中36人是彝族，即不成比例地三分之二为彝族。不过，因为强戒所收押的主要是海洛因成瘾者，又是不吃抗病毒药的感染者，换言之，汉族感染者有可能参与抗病毒药治疗而彝族没有，故强戒所的彝族人数偏多。但更可能的情况是彝族吸毒者因共用针头，所以感染者多，如一位所长所述，"多这种疾病的都是用海洛因的那些人，因为共用针头"。所以，公共卫生的干预策略需要体现出文化敏感性，更需采取文化适切性的应对措施。

十 新型毒品的成瘾性与危害性

就新型毒品的成瘾性而言，吸毒人群普遍认为没有什么身体依赖，不会上瘾。如他们所言，"溜冰不上瘾，只是会产生心瘾，身体上不存在依赖"；有时则明确指出，"身体上没啥太大的难受，但就是心慌"。所有这些成瘾的文化建构表明，在与海洛因的戒断症状参照下，新型毒品冰毒的生理生物成瘾性不那么明显、那么大，至少没有"全身像蚂蚁爬""身上如蚂蚁挖洞"那样的海洛因戒断症状。与"无瘾"论相应的，便是流行"可控"论，或者有的明言，"溜冰时，觉得自己可以控制"。类似的，在新型毒品的吸食者看来，大麻的瘾不大，对身体构成的伤害也小，吸食后还能有自控能力；有的则说，使用摇头丸不会有瘾，又能够自我有效控制。此外，我们的一个重要发现，就是新型毒品的吸食者并不存在使用合法处方药安定、三唑仑作为替代品的情况。然而，我们的田野调查证明，尽管新型毒品的吸食者大多宣称没有身体、生理的依赖性，并无显著的戒断症状，但他们大多承认溜冰造成脑神经的伤害，如反应迟钝，动作不协调。

不过，虽说毒瘾可控，但吸毒人群普遍反映最主要的还是有心慌感受的心瘾。因有心瘾，要是两三天不溜冰，脑子会想，总会感觉缺失点什么。这就是冰毒成瘾的状态，若是不吸，就没有精神，身体发软，便产生一种昏沉的感觉。要是犯了心瘾——像吸烟一样会产生一种心瘾，便会浑身无力，情绪低落，这样，只有吸完毒品之后，才能够重新振奋起来。有的很到位和精准地描述出这种成瘾状态，"心瘾想起的时候，就会心慌，就会想去吸毒"，或是"冰毒没有任何反应，主要就是心头想"。

我们的深度访谈个案大多表明，吸食冰毒后，心慌或心头想的心瘾是普遍存在的，软趴趴的颓废状态正是吸毒人群自知而又不自知的典型戒断症状，只是不像海洛因的戒断症状那样明显而已。换言之，新型毒品冰毒的心理性成瘾是明确的，并非如吸毒者自欺欺人所宣称的"可控"。

同样，新型毒品滥用造成的危害，若是与传统毒品海洛因那强烈的戒断症状及静脉注射吸毒者那种堕落者的形象相比较，那么不一定明显表现出身体、生理危害的外在表征。根据我们的研究，新型毒品滥用的个体危害与社会危害最主要表现在：第一，在人生最精壮的年龄进出在拘留所、强戒所之间，因有案底或彝族身份，在地方特殊的社会治理情境下，背负着被标签化的身份，又事实上被社会隔绝，只能局限于毒友圈中，恐怕再难走出吸毒—戒毒—复吸—戒毒的恶性循环，再也不可能融入社会，社会功能丧失。第二，在经济上，对一些原本就不富裕的吸毒者造成极度困难，往往妻离子散。第三，事实上，他们根本未能认识到，恰恰是给他们带来极大提神作用，保持长时间的专注度的冰毒这一药理作用，对身体所造成的损害可以说是最大的。然而，他们大多选择性无视这一危害，可谓深受其害而不知，反而津津乐道宣称其种种妙不可言的好处。第四，新型毒品滥用导致的心理与精神危害在于"脑子吃坏了"，脑神经的损害是比较严重的。最终，造成家庭和社会功能的损失及在标签理论下吸毒者沦为一种几乎终生不可逆转的敏感身份。

因为不存在海洛因那样外显的生理、身体成瘾性戒断症状，新型毒品的吸食者就自我辩解吸食新型毒品没有社会危害性，甚至强戒所的监管者也认为"新型毒品和传统比起来，危害还是小一点"，吸毒成为日常生活化的一种习惯。然而，看似简单的只是利用新型毒品的兴奋、警醒作用，长时间执着、专注地熬夜打游戏、打牌、赌博，沉溺于网络游戏和赌博之中，毒化了社会风气，宣扬了不劳而获的思想，而赌博本身也是一种不良行为，容易导致人们道德沦丧，精神颓废，对整个社会的精神风貌造成极大的危害，若是聚众赌博，要受到治安管理处罚法处理。有的便因涉毒而毁了人生。

我们的研究证实，新型毒品与黄赌毒的关联非常强，黄赌毒通常呈现出三位一体的特性。因新型毒品如冰毒强烈的兴奋效果，除了提高专注度，打破交流障碍的效果也是非常明显的，必然导致黄赌毒三位一体的社会危害。尽管有女性吸毒者警示性地告诫，男人绝不能同时碰女人、毒品与赌博三件事情，但所有的男性深度访谈个案中几乎没有不同时涉及黄赌毒的，我们在第十二章的许多深度访谈个案中都全方位地展示了男性新型毒品吸食者滥用毒品造成的社会危害。此外，国家需要消耗大量资源进行禁毒、戒毒等。

在国际学界，到底是新型毒品的吸毒行为（使用模式），还是吸食后的催情作用造成乱性的高危性行为导致感染艾滋病，始终是一个公共卫生的争议性话题。已有研究从主位视角理解冰毒的社会与性生活中的作用，重点考察冰毒使用与性表达之间的关系。[1] 瑞贝克（Cathy J. Reback）的民族志报告表明，冰毒使用之所以急剧增强性体验，是因为像冰毒这样的

---

[1] Reback, C. J., Larkins, S., & Shoptaw, S. J., "Changes in the Meaning of Sexual Risk Behaviors among Gay and Bisexual Male Methamphetamine Abusers Before and After Drug Treatment", *AIDS and Behavior*, 2004（8）: 87-98.

刺激物（强大的精神活性物质）具有较强的消除心理障碍的能力，性唤起高涨而持久，能够增强和延长做爱时间，性高潮更强烈，从而增加血液或精液交换的机遇。这样冰毒被他们用作放松禁忌的，允许更大的性表达，敢于尝试多种变态性行为。一般而言，在冰毒的直接作用下，个体通常容易改变有关性行为的风险认知，导致他们从事高危性活动，增加性伴侣数量，减少安全套使用，增加感染艾滋病病毒或性传疾病的可能性。既然冰毒使用与高危性行为互为因果关系，那么药物使用导致性高危行为的这一精确机制，无疑有助于解释毒品和性行为组合，探测艾滋病感染和传播的多种路径。[1] 除了冰毒，如同美国同行男性视角的研究所证明的，使用速度球（可卡因和海洛因的混合使用）以及摇头丸，同样证明，即知识与行为分离。[2]

尽管许多研究均已注意到毒品与性之间的关系以及某些特定毒品所具有的强烈性意涵，大量文献也证明物质使用与性高危行为之间的关联[3]，但是大多数研究均基于男同或双性恋男子的实证研究[4]，而少有根据女性吸食新型毒品与公共卫生关联的个案研究，中文文献更是付之阙如。一般而言，女性吸毒与公共卫生的关联主要在于女性吸毒者通常容易以性换毒[5]或以性养

---

1 Shoptaw, S. J., & Frosch, D. L., "Substance Abuse Treatment as HIV Prevention for Men Who Have Sex with Men", *AIDS and Behavior*, 2000（4）: 193-203.

2 Banta-Green, C. J. et al., "Epidemiology of MDMA and Associated Club Drugs in the Seattle Area", *Substance Use & Misuse*, 2005（40）: 1295-1315.

3 Reback, C. J., Larkins, S., & Shoptaw, S. J., "Changes in the Meaning of Sexual Risk Behaviors among Gay and Bisexual Male Methamphetamine Abusers Before and After Drug Treatment", *AIDS and Behavior*, 2004（8）: 87-98.

4 Lankenau, S. E. et al., "Street Careers: Homelessness, Drug Use, and Sex Work among Young Men Who Have Sex with Men（YMSM）", *International Journal of Drug Policy*, 2005（16）: 10-18. Reback, C. J., Larkins, S., & Shoptaw, S. J., "Changes in the Meaning of Sexual Risk Behaviors among Gay and Bisexual Male Methamphetamine Abusers Before and After Drug Treatment", *AIDS and Behavior*, 2004（8）: 87-98.

5 Reback, C. J., Larkins, S., & Shoptaw, S. J., "Changes in the Meaning of Sexual Risk Behaviors among Gay and Bisexual Male Methamphetamine Abusers Before and After Drug Treatment", *AIDS and Behavior*, 2004（8）: 87-98.

吸，或将其住所作为吸毒贩毒的窝点[1]，而若是女性以性养吸的话，那么她们更容易置于感染性传疾病（如艾滋病病毒/艾滋病、乙肝、丙肝）的风险之中。

新型毒品与高危性行为之间的关联，我们已做了初步的探讨，发现典型呈现一低一多特征：安全套使用率低与高危性行为多[2]，吸食新型毒品极容易导致公共卫生问题。有些新型毒品被吸毒者标榜为催情的春药，如冰毒和麻果，一位报道人就明确表示，"现在玩冰毒的男的，一开始十个有八九个都是为了性，要是不为了这方面，那就一定是在撒谎"，冰毒的确具有强烈的催情效果和破除交流障碍的作用，使得性方面特别容易接受，又因新型毒品所具有的俱乐部药物属性，所谓吸食新型毒品讲究气氛，与传统毒品海洛因吸食后喜欢安静"做神仙"的独处特性不同，吸食新型毒品后通常呈现所谓"群居动物"特征。[3] 我们对男性吸毒者所做的深度访谈表明，访谈后的测谎与证伪更是证实，在色情片的影响之下，溜冰后的高危性行为确实很多，多性伴，如玩双飞、一拖二。

尽管国外同行的有关性行为与冰毒使用的研究因强调女性的欲望、愉悦和去抑制，描述的是冰毒使用后处于"欣快感"状态女性的权力与能动感觉，难以确认冰毒使用是否增加了高危性行为[4]，但是我们从艾滋病感染路径的溯源发现，新型毒品使用者的艾滋病感染和传播路径多为吸食过后的高危性行为。我们的研究表明，与传统毒品海洛因静脉注射吸毒者共用针具和高危性行为不同，就长期的地方性毒品流行趋势来分析，我们尚未发现有将

1　Sterk, C. E., & Elifson, K. W., "Fluctuating Drug Markets and HIV Risk Taking: Female Drug Users and Their Relationship with Drug Markets", *Medical Anthropology*, 2000 (18): 439-455.

2　兰林友、王晗冰：《新型毒品与女性吸毒者高危性行为和艾滋病感染及传播的关系》，《医学与社会》2022年第6期，第60—64页。

3　需要说明的是，此处并无任何贬义或歧视的意涵，均为访谈对象自嘲时所习用。

4　Lorvick, J. et al., "Sexual Pleasure and Sexual Risk among Women Who Use Methamphetamine: A Mixed Methods Study", *International Journal of Drug Policy*, Volume 23, Issue 5, 2012: 385-392.

新型毒品溶解进行静脉（或肌肉）注射的情况，新型毒品滥用后的高危性行为是导致艾滋病感染的主要路径。我们曾对一位 1996 年出生的吸食新型毒品的艾滋病感染者进行了非常深入的艾滋病感染路径溯源。显然，关注的焦点仍然应该是高危性行为。

不过，必须指出和需要强调的是，虽说吸食新型毒品后学界有改变性剧本的说法，但现有国内外研究显然在某种程度上夸大了新型毒品的催情作用，我们的关键报道人明确指出，新型毒品的药理效果并没有达到身体不受控制的地步。

此外，尽管强戒所提供的数据表明，在收押的戒毒学员中 10% 左右是艾滋病病毒感染者，而筛查出来的因新型毒品滥用而感染 HIV 的很少，但是各地对艾滋病、梅毒、丙肝感染状况以及高危行为发生情况和变化趋势的哨点监测均已证实新型毒品与公共卫生之间的关联。

十一　政策反思与跨学科对话

应该说，具有穿透力的毒品民族志[1]，自然是深度理解毒品及毒品问题的前提和基础。只有从主位视角切入，理解吸毒人群活生生的真实体验和主体性，打通生物社会互动理解的通道，又在社会的最底部穿越微观世界与宏观世界的连接，透过主位的民族志洞察，才可提出解决毒品问题的有效对策。

我们的研究表明，就毒品预防教育而言，作为人生港湾的家庭无疑是第一条防线，但若是生而不养，便不是防线，反而是陷入吸毒深渊的陷阱，而身处本该接受义务教育的年龄阶段，若不能得到社会救助系统的及时帮扶，

1　Bourgois, P. , & Schonberg, J. , *Righteous Dopefiend*, University of California Press, 2009: 81–82.

便会失去学校第二条防线，这也充分说明地方加强对义务教育监督极其关键。换言之，除了真实的、易懂的毒品知识宣讲之外，预防处于叛逆期的青少年过早被迫流落在复杂的社会关系网络之中，误入歧途，就是最大最有效的毒品预防措施。我们有三位女性访谈对象分别从 9 岁、12 岁、14 岁就开始溜冰，其涉毒详情均有深度访谈个案呈现与分析，这些个案极具人生的警示意义。

在我们看来，禁毒宣传教育需要加强具体毒品的药理学与毒理学内容介绍，当然，最为关键的是如何平和地承认初始吸毒可能带来的那些所谓的种种好处和奇效，这对破除毒贩天花乱坠的蛊惑，抵制身边朋友神秘兮兮的诱惑无疑是极为重要的。我们的研究表明，大多数人的第一次吸毒场合都是娱乐场所或亲友聚会，或因自我用药，自然而然地接受了那些被宣传为恶魔般的毒品。另外，需要知情地透析毒品滥用所造成的多层面的社会后果与社会危害，因为许多访谈对象都会追忆起当初吸毒的情形就是不知道某一种毒品明确的、具体的、细分的危害。如，我们的美沙酮维持治疗研究证明，门诊仅仅宣传美沙酮对于戒毒的优点，而完全不告知其副作用。这自然并非是有效的美沙酮维持治疗推广策略，许多参与维持治疗的病人脱失，就是因为担心美沙酮的副作用。又如，在彝族文化中就没有毒品的分类概念，而只有笼统的概括性的"毒"这个概念，至今山区、农村的彝族吸毒者仍然以吸食海洛因为主，而彝族依然保留着比较浓厚的原始共产主义遗风，共享文化特征明显，根据报道人的叙述与田野点的现场观察，的确发现他们有诸多共享表现，分享烟酒，蹭吃毒品，这也解释了为什么强戒所提供的 48 个艾滋病感染者名单中，36 个是彝族的原因，说明共用针头现象还是存在，并没有如实反映他们共用针头的实情，所以针对彝族的毒品宣传，需要根据毒品流行趋势、毒品使用模式以及城乡、男女差异（女性有冰妹），采取不同的宣传策略，必须体现出文化敏感性与适切性。

目前的毒品政策多基于道德、社会治理和意识形态的考虑，对药物滥用潜力与医用效果的审定不见得很有说服力，各国实施的政策也深受美国的毒品政策影响[1]，面对严峻的毒品泛滥形势，实行严酷的毒品政策。必须指出，面对人生困境，许多人以酒解愁，更多的人寻求合法的镇静催眠处方药，巴比妥酸盐、苯二氮卓类安定药，以应对压力、焦虑和烦忧。同样，吸毒人群直面社会苦难或人生不如意之事，追寻药物解脱或安慰，本也情有可原，然而，他们使用的却是非法药物。当然，他们在注射海洛因时常常也使用合法的处方药，如加兑安定、异丙嗪、三唑仑，有的在吸食海洛因的同时，利用公共卫生的减轻危害政策在美沙酮维持治疗门诊喝美沙酮，作为没钱吸毒的替代品，或私自倒卖美沙酮，甚至还有人从医院合法渠道而非法获得杜冷丁。虽说这些违法的药物只是国家药物政策和药物的分类学所规定或界定的，事实上，许多合法药物与非法药物之间，其成分并无本质的区别，如羟考酮就是吗啡的改良品，但吸食海洛因终究是非法的，这就意味着必定要遭受违法使用的后果。

我们的研究发现，在新型毒品的吸食者看来，新型毒品并没有成瘾性，尤其是生物性的、生理性的毒瘾并不难控制，而只有心瘾。就此而论，这就需要提供医学与药物学的权威解释，什么是不同种类新型毒品的成瘾症状，是否真如吸毒者所自我宣称的没有成瘾性，并又衍生出两个需要深入探讨的话题：第一，吸食新型毒品造成的社会危害问题。根据我们多年的调查研究，新型毒品的吸毒者大多能够做到有钱就吸、没钱就暂时克制不吸，且多半在社交场合吸食，呈现的乃是所谓群居性特征。第二，既然新型毒品没有成瘾性，那么是否需要强制戒毒（的政策）显然就成为一个争议性话题。当然，

1　最明显的毒品政策变化反映在芬太尼类物质的管控上，为与美国禁毒合作，对芬太尼类物质实施整类列管，力度空前，作为化工大国，对芬太尼的前体、中间体的监管难度亦大，只得整类列管。整类列管的还有合成大麻素类物质和氟胺酮等18种物质。

从社会公共安全模式的角度看，任何吸食毒品的行为都需要强制戒毒，如，尽管大麻的生物成瘾性较小，但如门槛理论（the gateway theory）所论，有可能成为桥梁毒品，完全禁止对社会公共安全最有利。然而，从社会学的标签理论来分析，仅仅因为吸食没有成瘾性的新型毒品而被强戒，从而留有案底，被贴上吸毒者的身份标签，因身份信息联网而成为敏感身份，这一污名与标签化造成社会隔绝和疏离，难以回归社会。这与戒毒政策的目标和功能设定：一是戒掉毒瘾；二是回归社会——相背离。当然，我们的研究发现，近年来实行严格的两年强制戒毒政策，确实发挥出明显的震慑效果：一是感受到了强制戒毒的威力，许多吸毒者真的不敢吸毒了，而不是戒掉了；二是不管吸食什么毒品都要强制戒毒，从而让吸毒者认识到原来新型毒品也是毒品，也是需要强制戒毒的——并非是因为毒瘾，而是因为吸食毒品的违法行为。这正是强戒所所有的监管者都会提及的一点，那就是强戒所实行的是社会公共安全模式，如一位强戒所所长直言的，"我们这个单位的存在价值，就是在这里面两年不危害社会，就是对社会作贡献了"。其实，2011 年国务院颁布的《戒毒条例》里有明确的规定，"在公安机关的强制隔离戒毒场所执行强制隔离戒毒的时间不得超过 12 个月"，然而，在地方现实情境里，囿于各种现实条件，如与司法戒毒系统没有协调，许多规定难以推行和实施，与中国毒品治理走向良法善治过程相去甚远。这一现实若与国际相关毒品政策与实践进行比较，那么将透视得更加明晰。

当代毒品政策的核心要素是，非法用药与合法用药分离（如美沙酮），就总体趋势而论，全球毒品政策的社会变迁思路在于促进健康和减轻社会危害，对非法药物使用非罪化而采取医学化措施。

面对全球毒品政策的社会变迁，中国的毒品研究理应作出恰当的回应，争取在国际禁毒合作中掌握话语权，而非被动地配合应对，如同中美芬太尼禁毒合作所出现的那样。就毒品滥用的社会学理论而言，尽管运用社会文化理论（Sociocultural theories）、超文化理论（Supracultural theories）、亚文化理论（Subcultural theories）及标签理论（Labeling theories）等理论进行过大量的探讨，但是我们的研究更强调批判医学人类学的视角，聚焦医学人类学的微型层次的主体和行为细节，关切更为广泛的社会场景与社会关系网络，在医学化及生态简化论之外提出批判性观察。就生物成瘾的社会因素而论，辛格倡议运用获得性疾病综合征理论，如物质滥用、暴力与艾滋病综合征进行讨论，深入考察风险行为背后的一系列社会、心理、经济因素，考虑综合征所映衬的社会状况，倡导健康政治经济学转向的研究。

因此，在辛格的思考基础上，我提出毒品社会性成瘾这一原创性的分析性概念，深入探讨药物成瘾的社会文化根源及其成瘾机制。这一概念当然也与凯博文等医学人类学家所探究的躯体化概念有共通之处，均强调社会情境与场景中的复杂面向，而非简单化地进行个体归因与偏离行为的苛责。第一，显然，我们需要整合论（holistic）地看待新型毒品的生物成瘾性，更深入理解个体成瘾的生理和心理机制，尤其是在生物—心理—社会模式的基础上，从主位视角切入理解新型毒品的心瘾问题。第二，毒品危害性方面，新型毒品与黄赌关联，三者构成一体特征，青少年利用新型毒品的警醒与专注，沉溺于网络赌博游戏之中，又因新型毒品的社交属性造成的群居动物特性，或呈现烟酒毒三位一体，或黄赌毒三位一体组合特征。还有一个值得关注的现象是，不仅仅是青少年吸食新型毒品，还有一些中年人在通宵打牌时，为了提神而群体吸食毒品。目前新型毒品滥用有日常生活化的趋势，强调吸毒气氛的这一鼓励个体使用成瘾性物质的环境条件与社会性群体动物特征，无疑需要深入考察与探究。第三，就毒品的流行趋势而言，除了传统毒品海洛因，在地方主要流行冰毒和麻果。这就说明我们需要聚焦考察这两种毒品与公共卫生之间的逻辑关联，探究是毒品使用模式还是吸食毒品后的性行为导致感染艾滋病。然而，目前的公共卫生政策与毒品研究议程，如有学者所批判的，逐渐迷恋于辨识分离变量的数学模型[1]，未能有效利用毒品民族志获得的知识与洞见提出具有人类学质感与力度的建言，所以，必须采纳综合性的策略以应对毒品及艾滋病感染风险。[2] 正如我们在探讨吸毒原因时所论，许多男性吸毒本是将毒品作为性药而使用，就我们访谈后做的证伪与测谎以及吸毒现场的观察来说，因新型毒品如冰毒和麻果所具有的强大的催情效果，溜冰后的确多高危性行为。就新型毒品与公共卫生而言，目前的研究表明，关切点仍然在于高危性行为，我们的田野调查证明，许多静脉注射吸毒小姐并非完全不懂艾滋病防治知识，但在性交易时又往往不戴安全套，除了没有身体的自主性，其逻辑就在于获取毒资的渴求，知识与行为的分离。有的已经感染艾滋病的新型毒品吸食者甚至在确诊感染艾滋病病毒之后，依旧放任自己的不安全行为，存在着实际上恶意传播的事实。显然，这些问题并非仅靠公共卫生对策所能解决的，必须采取综合措施方可应对。如美沙酮维持治疗门诊、强戒所、疾控中心之间就缺乏艾滋病治疗转介机制。

在我们当下特殊的语境中与零容忍的禁毒话语下，面对层出不穷的新型毒品泛滥情势，为减少这些物质滥用的危害后果，实行与全球毒品政策变迁相匹配的减轻危害策略与实践，显然还有许多方面可以深入探索：第一，除了预防教育，预防滥用的非罪化的减轻危害策略，应当考虑实行新型毒品更有可操作性的分类、分级管制。第二，考虑到新型毒品的成瘾性与危害性不同于传统毒品海洛因的特点，从健康与减轻危害的思路出发，可以设想不采取强戒的公共安全模式，而是实施类公社的农场劳动模式。这一戒毒思路采

1　Hunt, G., & Barker, J. C., "Socio-cultural Anthropology and Alcohol and Drug Research: Towards a Unified Theory", *Social Science & Medicine*, 2001, 53（2）: 165-188. Bourgois, P., "Anthropology and Epidemiology on Drugs: The Challenges of Cross-methodological and Theoretical Dialogue", *International Journal of Drug Policy*, 2002（13）: 259-269.

2　Des Jarlais, D. C., & Friedman, S. R., "Shooting Galleries and AIDS: Infection Probabilities and 'Tough' Policies", *American Journal of Public Health*, 1990（80）: 142-144. Sterk, C. E., & Elifson, K. W., "Fluctuating Drug Markets and HIV Risk Taking: Female Drug Users and Their Relationship with Drug Markets", *Medical Anthropology*, 2000（18）: 439-455.

纳的是非罪化的减轻危害策略，吸纳吸毒者主体性思考的建议。其思考逻辑在于，因新型毒品吸食者的社会交往的局限性和戒毒意志力的薄弱，必须得有一些强制性的约束措施，最好是在一个相对封闭的地方戒毒，不妨由民政、司法等部门与有社会担当和社会责任感的企业合作筹办公社式或类劳教所的农场或工厂，实行半军事化的管理和训练，设置相应的医疗配套设施，每周尿检，提供简便的医疗服务，从事低技能要求的工艺或作业，如此戒毒人员在有约束力的管理空间里，既能干活、锻炼身体，又可获得自食其力的一份生活所需的收入。最重要的是，去除了原先劳教或强戒的案底记录。这应该说是具有一定可行性的选项之一，故建议新型毒品的戒毒实施类公社的农场或工厂模式，作为阻止个体开始或持续使用毒品的社会控制政策。第三，以美沙酮对海洛因成瘾进行替代性治疗，从美沙酮维持治疗门诊的非罪化到医学化的实践来看，尽管存在各种不令人满意之处，如可及性不理想、缺乏心理支持等，但从减轻社会危害与卫生经济学的意义上来看却远比戒毒所花费得更少，产出更大。由此引发我们的进一步思考，如何对现有一些违禁药物的潜在滥用可能与药用潜力进行前瞻性研究，如代购代收氯巴占被判决为"贩毒"案件中的氯巴占，原先被列为管制第二类精神药品，而精神药品管制涉及医学、卫生管理、刑法等领域，若要某种医药、司法政策的改变，那么必须有相应的知识储备与国内外法规政策及其实践的研究。就此而言，我们需要加强大麻、海洛因医学用途的许可研究，随着人口老龄化社会的来临，社会中心理精神疾患人群多发，在姑息治疗、精神治疗与病痛管理等方面，这些违禁药物的辅助治疗与治疗潜力值得期待。正如《2020 年世界毒品报告》的数据所表明的，2018 年所有可供医疗消费（用于疼痛管理和姑息治疗）的药用类阿片中，90%以上在高收入国家，而占全球总人口的 88%中低收入国家的人口所消费的药用类阿片不到 10%。其中，2018 年全球可用于医疗消费的吗啡数量的 87%在高收入国家消费，而这些国家的人口仅占全球人

口的 12%。因此，虽说已经取得了一些进展，但要消除立法、行政、财政和
文化上阻碍获得止痛药的障碍，还有很多工作要做。[1]

十二　毒品社会性成瘾的机制分析

通常，成瘾（或心瘾）是重复性、强迫性使用某种药物。尽管这种药物
会对生活、健康产生不良影响，其成瘾机制在于成瘾药物最初会活化某些脑
神经回路，而这些脑神经回路会对物质和性等令人愉悦的事物发生反应，这
些事物构成天然增强剂，能够刺激多巴胺（Dopamine）分泌，而且如果这种
愉快经验的重复次数够多，戒断时便会产生不适感。这种脑神经回路便是将
愉悦经验作为体验的路径，又称为奖赏记忆。成瘾药物就是这样一种增强剂，
其愉悦效果正是由脑神经回路所中介的，并激活奖赏记忆。其中，神经传导
物质多巴胺在药物的成瘾性中起了重要作用，就在于大脑中的一组多巴胺神
经元会直接连通奖赏记忆。一旦成瘾，因大脑发生变化，需要借助药物寻求
快感，如注射可卡因或海洛因寻求可与性高潮相媲美的欣快感，摆脱因药物
戒断导致的不适感等，所以通常会不计后果地去觅药止瘾，极力寻找当初吸
食毒品的感觉，那是一种再也无法达到的兴奋感和愉悦快感，甚至对熟悉的
吸毒场景具有条件反射般的反应，正如吸毒人群十分贴切而传神表达的，"一
见金沙江，心就开始慌"。在某种意义上说，奖赏记忆导致的药物渴望几乎成
为一种习惯，如同多巴胺规划好的学习程序一样。最值得追问和探究的是，
吸毒人群涉毒仅仅是出于社会、心理和生理（药理）需求吗？毒品问题的根
本症结是什么？显然，毒品难以戒掉或毒品依赖不仅仅是生物学或药理学的
问题，心理性的依赖（心瘾）无疑也是很重要的原因。然而，更关键的，还

---

[1]　数据来自联合国毒品和犯罪问题办公室发布的《2020 年世界毒品报告》（*World Drug Report* 2020）。

是社会文化因素对药物成瘾性的影响。

本书在生物性成瘾的理解基础上，提出了原创性的毒品社会性成瘾这一分析性概念。所谓毒品社会性成瘾是指吸毒者因身处不利的社会境遇，或遭遇人生挫折时，倾向地借助毒品作为逃避社会困境的手段，进行社会性自我疗愈，以达到对社会现实自我麻醉的效果，最终使用毒品的习性力量导致吸毒者习惯性依赖毒品来回避社会苦境，使得吸毒行为成为一种日常生活的惯习。应该说，这个概念与躯体化概念颇有异曲同工之妙。

我们的研究聚焦于毒品社会性成瘾及其成瘾机制，通过细致的自然主义白描，以民族志方式呈现社会性成瘾的样貌，藉由深度访谈个案来探测是由哪些社会因素导致成瘾的，为什么是这些社会因素导致成瘾的，这些社会因素又是怎么导致成瘾的，进行毒品社会性成瘾的民族志研究，从而洞察其具体运行方式，即将各种社会因素联系起来而施展作用的运作方式。具体而言，主要透过深度访谈的叙述逻辑线索，尝试发现报道人的毒品社会性成瘾要素之间的结构关系与运行方式，进行毒品社会性成瘾机制的一种解说。在某种意义上说，这乃是透视毒品问题的最为关键的突破口，因为这些因素几乎是环环相扣的。

从社会人口学特征里探索社会文化行走轨迹，在某种程度上来说，与生俱来的社会环境决定了人们的涉毒风险。其实，案例很多，如第三章的一位1996 年出生、12 岁开始溜冰、20 岁感染艾滋病病毒的新型毒品吸食者，因父亲吸毒，她自幼亲眼目睹过父亲静脉注射吸毒的场景，这样的一种成长环境是她毒品社会性成瘾的深层社会根源，最终因吸毒而与其父亲先后在同一个强戒所戒毒，又因多性伴而在人生最美好的年纪就已经确诊感染了艾滋病病毒。当然，在我们的田野场景之中，夫妻或男女朋友一起吸毒，或同时在强戒所戒毒，或抱着小婴儿一同在美沙酮维持治疗门诊喝药，是最常见的悲剧性场面，其毒品社会性成瘾因素也表现出诸多相似之处。

从心理和精神健康层面来看，有些患有忧郁症或某些精神疾病的人，本想追求自我疗愈，因为静脉注射海洛因会产生一种类似性快感的那种快感，然后陷入梦幻般的愉快状态，且不易感觉到疼痛，在人生的困顿中寻求那种昏睡的感觉和状态。一位男性吸毒者一直具有较强的抑郁倾向，生活太压抑，也曾自杀过，显然他的抑郁状态是他寻求毒品解脱的重要原因。另一位女医生医科大学毕业，又在麻醉科工作，也因抑郁和自杀倾向而吸毒。如就新型毒品冰毒不被认可的医学和疗愈功效而言，不仅在喝酒场合经常被用来醒酒，而且通常被当作一种自我用药的解压手段和工具。实际上，心理和精神层面的问题，既是吸毒的因，也是吸毒的果，纠结缠绕，互为因果。然而，却陷入更严重的成瘾—戒毒—复吸—戒毒的恶性循环之中，有的呈现出明显的自杀倾向，这类个案也很多。如一位女毒贩，成瘾后，20岁左右的她曾吃安眠药自杀过，甚至吸食海洛因后，又喝掉一整瓶白酒，毫不在乎组胺效应，颇有一心求死的悔恨想法。可见，戒毒难的根源还是在于心理苦闷，没有恰当的心理干预机制。

戒毒难的社会根源还在于毒品环境。这是多年田野调查感受最为深切之处，也是吸毒者经常提及又反复强调的。就我们长达16年所接触的绝大多数（300多个）访谈对象来说，几乎没有完全脱离毒品的。论及原因，大多指向：一是毒品便宜，太容易获取。这种毒品易得环境无疑是非常关键的诱吸因素，戒毒难的源头之一。二是社会关系网络。因此，吸毒人群很容易陷入吸毒—戒毒—吸毒的恶性循环之中。在某种程度上说，戒毒之难又在于，因吸毒导致身份被污名和标签化，遭遇社会歧视与隔绝，并为家庭所抛弃，失去正当的工作机会，难以回归正常的社会生活。这是吸毒造成的最严重的社会后果之一。

难以否认的是，传统毒品海洛因的生物成瘾性是最明显的，其戒断症状也是最强烈的，尤其是在20世纪90年代初，海洛因的纯度越高，生物成瘾性特征更突出，戒断症状越明显。许多访谈对象反映过这一事实。不过，颇有悲怆意味的是，就毒品亚文化而言，对于弱势、底层、边缘的人群来说，吸食昂贵的高纯度的海洛因却被视为有钱、有身份地位的象征，就像他们自我炫耀的那样，乃是智商高、经济成功的标志。在访谈海洛因成瘾者的时候，我们经常听到这一似是而非的自我解释。不过，这确实对于我们透析毒品的成瘾性与毒品问题具有特别的意义，生物性成瘾固然是一方面，但许多个案都表明，药物成瘾性并没有生物学和药理学所建构的那么严重，医学专家的成瘾解释有时甚至被吸毒者反向利用，作为难以摆脱毒瘾的借口。当然，许多报道人的确都对新型毒品的药理学只有模糊的认知，尽管也有深刻的体验——"海洛因是上瘾之后可怕，冰毒是吸食之后可怕"，"戒毒最难的是在于内心"，但仍然难以挣脱毒瘾的桎梏，心瘾无疑是非常强烈的。我们一再强调戒毒或预防复吸的最根本的两个条件：一是必须离开充满诱惑力的吸毒环境，绝大部分戒毒人员都是每次从看守所或强戒所出来，当天就了了心愿。这说明地方毒品环境的确是导致复吸的重要原因之一。我们听闻最多的一句话就是："一见金沙江，心就开始慌"，非常贴切和精准地描述出戒毒最具挑战的就是这一奖赏记忆。二是一定要彻底脱离原先熟悉的社会关系网络。

吸毒成瘾后，因长期而沉重的毒资需求，吸毒造成个人、家庭与社会多方面伤害。为了止瘾，通常将钱财挥霍一空。然而，常人难以置信，一旦吸毒，便导致倾家荡产、家破人亡。就在于，不同毒品的半衰期、耐受性与成瘾性是不同的，若是海洛因成瘾后，一个月的费用就高达几万元。由此可见毒品危害之一斑。为了筹措高昂的毒资，吸毒成瘾者主要依靠违法犯罪的手段，造成严重的社会治安问题与社会公共安全问题。毒品问题引起的另一个重大的社会危害便是导致严重的公共卫生后果。我们以三角梅下吸毒现场的病痛叙事，呈现了艾滋病感染者的 8 个深度访谈个案，对其艾滋病感染路径进行了深入溯源。

可悲的是，新型毒品的吸食者通常并不认为吸食新型毒品会有什么后果与危害，实际上，他们往往深受其害而不知，会选择性无视外人看来十分明显的那些危害，而只盯着与传统毒品海洛因相比较的外显性伤害，如他们利用冰毒的兴奋、警醒作用，大多长时间执着、专注地通宵熬夜打游戏、打牌、赌博。可见，新型毒品对身体造成的伤害有多么严重。当然，有的女性吸毒者利用溜冰作为自我用药的减肥手段，看似减肥效果立竿见影，实际上都是以残害身体的病态方式取得的效果。同样，有些男性吸食冰毒后，自以为威风无比，其实，也是以自毁长城的方式获得暂时性的成效而已。

就社会学的观点来说，生物学的成瘾性是毋庸置疑的。在某种程度上说海洛因的毒瘾的确是不可逆转的，因为许多报道人在强戒所就毫不犹豫地表达了出去之后肯定还要吸毒，这自然让戒毒民警倍感沮丧，毕竟强戒所号称戒毒率达到95%以上，而我们所有的访谈对象几乎都是出去的当天就了了心愿的，这也得到强戒所医生的确认。

同样，心理学的心瘾固然是难以摆脱毒品的重要原因，从批判医学人类学的意义上说，关键和症结还是因为社会性成瘾，即社会的弱势人群将毒品产生的虚幻效果视为逃避社会苦难的一剂解药。当然，吸毒者自身并非没有意识到这一虚幻的效应，如一位27岁的报道人所言，"其实不是真的忘掉烦恼，而就是所谓的忘掉烦恼，其实痛苦还是忘不掉，只是那会儿暂时不想"。事实上，毒品的成瘾性并非如生物学或生理学所建构的那样严重，而人们之所以还要吸毒，就是因为缺乏合适的社会出口。通过长期跟踪关键报道人的吸毒人生轨迹，并根据她那灵魂之问"我一辈子大部分时间都在吸毒，要是不吸毒，我还能做什么呢？"所进行的分析和判断，我才逐渐体悟出毒品社会性成瘾这一分析性概念，利用这个分析性概念进行探析，便可更加透彻地洞察毒品及毒品问题这一全球性难题的复杂面向与因应之道。

　　自然，要想完全摆脱毒品，无疑是一项严峻的挑战，若不是能够实现吸毒人群所渴望的社会支持与人文关怀，运用社会学、心理学与医学的综合手段进行抱团取暖式的、具有一定约束力而又呈现正态人间生活的、相对隔离的社会融入之对策，即不从生物、心理、社会、环境整合性应对，那么想解决毒品成瘾这样的世界性难题显然是不可能的。

附　录

地方性词汇、行话、术语、药物名称

鸦片

海洛因（海鲜、小海、因妹、海哥、白粉）

吗啡

美沙酮

卡古（卡苦）

安定（地西泮）

三唑仑（海西恩）

异丙嗪

杜冷丁（Pethidine，哌替啶）

曲马多

地芬诺酯片

冰毒（肉、猪肉、猪油、天山雪莲、珍珠、象牙）

神仙水（液体冰，也有指 γ-羟丁酸，GHB）

麻果（麻古、马儿、豆子、果果、车轮、轮胎、大红袍、小红袍、红酒）

摇头丸（ecstasy，MDMA）

K 粉

大麻

草麻（麻草）

发药

二分五

125

125 的一半

小包子（小零包）

点瘾

上路

上头

昏

晕

吃药（海洛因）

打针

IDU（Injection drug users）

HIV

打板子

兵马俑（冰毒与麻果组合）

溜冰

漂麻

飘

闹了（过量了）

偷嘴

包嘴（包药）

下水

硬扳（干戒）

626（戒毒胶囊，一种复方中草药制剂）

了心愿

打回原形

海派、冰派、麻派

堆子

冰妹

解麻（码）器

老彝胞

小鱼（线人）

梅子（线人）

点水

KAP（Knowledge，attitude，and practice）

堂子

鸡头

小姐（妹妹或小妹）

三通小姐

碰电线杆（站街女）

马路天使

打街

打青山（即打野战，又号称"野战部队"）

打手铳

走前门

打背枪

走后门

全套

一拖二（一女两男）

双飞（一男两女）

打排枪

戴套，就像穿袜子洗澡——不舒服

一见金沙江，心就开始慌

找感觉（Euphoria seeking）

有钱吃药（毒品），没钱喝药（美沙酮）

社会大学无理系

社会苦难（Social suffering，social misery）

参考文献

一　中文著作

［1］韩丹：《城市毒瘾——吸毒行为的社会学研究》，东南大学出版社，2008。

［2］韩丹：《吸毒人群调查》，江苏人民出版社，2007。

［3］韩丹：《吸毒与艾滋病问题的社会学研究》，中国社会科学出版社，2011。

［4］刘绍华：《我的凉山兄弟：毒品、爱滋与流动青年》，群学出版有限公司，2013。

［5］沈海梅主编：《医学人类学视野下的毒品、艾滋病与边疆社会》，云南大学出版社，2010。

［6］夏国美：《社会学视野下的新型毒品》，上海社会科学院出版社，2009。

［7］周如南：《折翅的山鹰：西南凉山彝区艾滋病研究》，中国社会科学出版社，2015。

二　中文译著

［1］〔德〕乌尔里希·贝克：《风险社会：新的现代性之路》，张文杰、何博闻译，译林出版社，2018。

[2]〔美〕菲利普·布儒瓦:《生命的尊严:透析哈莱姆东区的快克买卖(第二版)》,焦小婷译,北京大学出版社,2009。

[3]〔英〕理查德·达文波特-海因斯:《搜寻忘却的记忆:全球毒品500年》,蒋平、马广惠译,译林出版社,2008。

[4]〔英〕玛丽·道格拉斯:《洁净与危险》,黄剑波、柳博赟、卢忱译,商务印书馆,2020。

[5]〔美〕苏西耶·凡卡德希:《地下纽约:一个社会学家的性、毒品、底层生活观察记》,黄意雯译,八旗文化,2018。

[6]〔美〕爱丽丝·戈夫曼:《在逃:一个美国城市中的逃亡生活》,赵旭东等译,中国人民大学出版社,2019。

[7]〔英〕迈克尔·格索普:《"毒品"离你有多远?》,冯君雪译,天津人民出版社,2013。

[8]〔瑞士〕阿尔伯特·霍夫曼:《LSD——我那惹是生非的孩子:对致幻药物和神秘主义的科学反思》,沈逾、常青译,北京师范大学出版社,2006。

[9]〔美〕凯博文:《苦痛和疾病的社会根源:现代中国的抑郁、神经衰弱和病痛》,郭金华译,上海三联书店,2008。

[10]〔美〕大卫·柯特莱特:《烟草、咖啡、酒,上瘾五百年》,薛绚译,立绪文化事业有限公司,2012。

[11]〔美〕辛西娅·库恩等:《致命药瘾:让人沉迷的食品和药物》,林慧珍、关莹译,生活·读书·新知三联书店,2016。

[12]〔美〕迈克·米勒:《迷药:4000年的诱惑历程》,离尘翻译社译,江苏人民出版社,2012。

[13]〔美〕詹姆斯·斯科特:《弱者的武器:农民反抗的日常形式》,郑广怀、张敏、何江穗译,译林出版社,2007。

[14]〔英〕保罗·威利斯:《学做工:工人阶级子弟为何继承父业》,秘舒、

凌旻华译，译林出版社，2013。

［15］〔美〕玛乔丽·肖斯塔克：《妮萨：一名昆族女子的生活与心声》，杨志译，中国人民大学出版社，2017。

［16］〔美〕周永明：《20 世纪中国禁毒史》，石琳译，商务印书馆，2016。

三　中文论文

［1］蔡衡衡、刘鑫：《新精神活性物质发展与管制综述》，《中国法医学杂志》2021 年第 1 期。

［2］蔡宏图，李仕强：《金沙江市民族地区遏制毒品犯罪的刑罚对策研究》，《金沙江学院学报》2014 年第 3 期。

［3］常靖等：《3 种哌嗪类药物滥用研究进展》，《中国法医学杂志》2016 年第 4 期。

［4］常颖等：《哌嗪类新精神活性物质综述》，《刑事技术》2016 年第 4 期。

［5］韩丹：《国内吸毒问题的社会学研究述评》，《唯实》2008 年第 5 期。

［6］黄锐、孟文文：《关于对特殊行业人群进行吸毒检测的思考与建议》，《中国药物依赖性杂志》2022 年第 2 期。

［7］蒋涛：《吸毒人群社会支持网研究　对重庆市南岸区戒毒所的调查》，《社会》2006 年第 4 期。

［8］景军：《中国青少年吸毒经历分析》，《青年研究》2009 年第 6 期。

［9］兰林友：《心瘾之战，还是心理—社会之战？美沙酮维持治疗脱失问题的人类学研究》，中国—默沙东艾滋病合作项目研究报告，2009 年。

［10］兰林友：《性行为数据品质与艾滋病行为干预——P 市 T 社区小姐群体性实践的个案研究》，《中国农业大学学报》（社会科学版）2009 年第 4 期。

［11］兰林友：《中国艾滋病防治的人类学研究》，《中国社会科学》（内部文

稿）2010 年第 4 期。

[12] 兰林友：《常在金沙江边走》，《读书》2010 年第 1 期。

[13] 兰林友：《小姐群体特征与艾滋病防治：趋势、挑战及对策》，《中国农业大学学报》（社会科学版）2010 年第 3 期。

[14] 兰林友：《中国艾滋病防治的人类学研究：社会文化行为的分析》，《广西民族大学学报》（哲学社会科学版）2010 年第 6 期。

[15] 兰林友：《毒品社会学的民族志研究：高危行为的知识生产》，《西南民族大学学报》（人文社会科学版）2017 年第 4 期。

[16] 兰林友、王晗冰：《新型毒品与女性吸毒者高危性行为和艾滋病感染及传播的关系》，《医学与社会》2022 年第 6 期。

[17] 李浩泉：《东莞市毒品滥用与犯罪防控对策研究》，《法制博览》2020 年第 11 期。

[18] 李颜行等：《新型毒品的成瘾机制及其危害》，《中国医刊》2021 年第 11 期。

[19] 李艳峰等：《海南吸食新型合成毒品戒毒人员调查研究》，《中国药物滥用防治杂志》2020 年第 6 期。

[20] 林少真：《论吸食新型毒品的管制》，《中国人民公安大学学报》（社会科学版）2011 年第 6 期。

[21] 刘柳、段慧娟：《毒友圈与圈子亚文化：青年女性之吸毒生涯扩张期探析》，《中国青年研究》2018 年第 1 期。

[22] 刘能、宋庆宇：《吸毒人群增量的社会结构因素研究》，《华中科技大学学报》（社会科学版）2015 年第 4 期。

[23] 刘婷：《社会生态系统理论视角下毒品的危害》，《中国药物滥用防治杂志》2020 年第 3 期。

[24] 刘晓梅：《青少年滥用新型毒品和吸食海洛因的比较研究——基于 T 市

的实证调查》，《法治研究》2011 年第 12 期。

［25］刘鑫：《新精神活性物质检验鉴定面临的挑战和对策》，《中国法医学杂志》2021 年第 1 期。

［26］刘艳：《我国毒情监测现状及发展方向研究》，《云南警官学院学报》2020 年第 4 期。

［27］马文等：《2015—2019 年重庆市北碚区吸毒人群艾滋病哨点监测结果分析》，《医学动物防制》2021 年第 4 期。

［28］吴建茹等：《深圳市青少年初次滥用毒品的流行特征及合成毒品滥用影响因素调查研究》，《中国药物警戒》2020 年第 11 期。

［29］吴鹏：《良法善治与合作共治的毒品治理探索——我国 2020 年禁毒研究观察》，《云南警官学院学报》2021 年第 3 期。

［30］吴世友等：《我国青少年药物滥用危害、原因和对策研究进展：基于 1996—2020 中文文献的系统综述》，《中国药物依赖性杂志》2021 年第 2 期。

［31］夏国美：《青少年滥用毒品的成因与禁毒教育模式的转换》，《青少年犯罪问题》2006 年第 2 期。

［32］夏国美：《禁毒社会范式论》，《湖南社会科学》2008 年第 2 期。

［33］夏国美：《时尚文化的可怖陷阱：新型毒品滥用的社会学调查》，《中国社会科学报》2009 年 2 月 3 日。

［34］夏国美等：《新型毒品滥用的成因与后果》，《社会科学》2009 年第 3 期。

［35］谢仁谦等：《兰州市吸毒成瘾者毒品滥用模式及传统毒品与合成毒品流行态势分析》，《中国药物依赖性杂志》2020 年第 1 期。

［36］徐莉：《一路守望风雨兼程——记市第一强制隔离戒毒所》，《金沙江日报》2015 年 4 月 4 日。

［37］张涵卿、陈帅锋：《中美新精神活性物质管制模式比较研究》，《中国药物滥用防治杂志》2021 年第 3 期。

［38］张黎等：《合成毒品滥用引发的公共安全问题研究》，《中国人民公安大学学报》（社会科学版）2014 年第 2 期。

［39］张力：《新精神活性物质与毒品的关系》，《云南警官学院学报》2021年第 1 期。

［40］张宁：《美沙酮维持治疗行动在中国的分析与评估——以甘肃省为例》，《江西警察学院学报》2018 年第 1 期。

［41］张曦月等：《2015—2019 年北京市房山区吸毒人群艾滋病哨点监测结果分析》，《中国艾滋病性病》2021 年第 4 期。

［42］赵雪莲：《失范与回归：青年女性吸毒生涯退出的犯罪社会学分析》，《中国青年研究》2020 年第 10 期。

［43］庄孔韶等：《小凉山彝族"虎日"民间戒毒行动和人类学的应用实践》，《广西民族学院学报》（哲学社会科学版）2005 年第 2 期。

四　外文著作

［1］Agar, M. H., *Ripping and Running：A Formal Ethnography of Urban Heroin addicts*, Seminar Press, 1973.

［2］Bourdieu, P., *Outline of a Theory of Practice*, Translated by Nice, R., Cambridge University Press, 1977.

［3］Bourgois, P., *In Search of Respect：Selling Crack in El Barrio*, Cambridge University Press, 1996.

［4］Bourgois, P., & Schonberg, J., *Righteous Dopefiend*, University of California Press, 2009.

［5］Cavan, S., *Hippies of the Haight*, New Critics Press, 1972.

［6］Douglas, M., *Purity and Danger*：*An Analysis of the Concept of Pollution and Taboo*, Ark Paperbacks, 1984.

［7］Geertz, C., *The Interpretation of Cultures*：*Selected Essays*, Basic Books, 1973.

［8］Gezon, L., *Drug Effects*：*Khat in Biocultural and Socioeconomic Perspective*, Routledge, 2012.

［9］Shostak, M., *Nisa*：*The Life and Words of a Kung Woman*, Harvard University Press, 1981.

［10］Singer, M. & Page, J. B., *The Social Value of Drug Addicts*：*The Use of Useless*, Routledge, 2014.

［11］Waterston, A., *Street Addicts in the Political Economy*, Lexington Books, 1993.

［12］Zhou Yongming, *Anti-drug Crusades in Twentieth-century China*, Rowman & Littlefield Publishers, 1999.

五　外文论文、报告

［1］Agar, M. et al, "Buprenorphine：'Field Trials' of a New Drug", *Qualitative Health Research*, 2001, 11 (1)：69-84.

［2］Alegría, M. et al., "Improving Drug Treatment Services for Hispanics：Research Gaps and Scientific Opportunities", *Drug and Alcohol Dependence*, 2006 (84S)：S76-S84.

［3］Bade, R. et al., "International Snapshot of New Psychoactive Substance Use：Case Study of Eight Countries over the 2019/2020 New Year Period", *Water Research*, 2021 (193)：153-168.

［4］Banta-Green, C. J. et al., Epidemiology of MDMA and Associated Club Drugs in the Seattle Area, *Substance Use & Misuse*, 2005 (40): 1295-1315.

[5] Barnes, K., *Do no Harm: Prescription Drug Abuse and the Paraprofessionalism of Pharmacists*, The University of Wisconsin-Milwaukee, Theses and Dissertations, 2013, 276.

[6] Bartlett, N. A., *Down from the Mountain, Out of Time: Addiction, Reform and China's Heroin Generation*, Dissertation of University of California, San Francisco and Berkeley, 2012.

[7] Bell, J., "Delivering Effective Methadone Treatment", in Ward, J., Mattick, R. P., & Hall, W. (eds.), *Methadone Maintenance Treatment and Other Opioid Replacement Therapies*, Harwood Academic Publishers, 1998: 161-176.

[8] Bourgois, P., "Social Misery and the Sanctions of Substance Abuse: Confronting HIV Risk among Homeless Heroin Addicts in San Francisco", *Social Problems*, Vol. 44, 1997 (2): 155-173.

[9] Bourgois, P., "Anthropology and Epidemiology on Drugs: The Challenges of Cross-methodological and Theoretical Dialogue", *International Journal of Drug Policy*, 2002 (13): 259-269.

[10] Bourgois, P., "Crack and the Political Economy of Social Suffering", *Addiction Research and Theory*, 2003 (11): 31-37.

[11] Buja, A. et al., "Stimulant Substance Use and Gambling Behaviour in Adolescents. Gambling and Stimulant Use", *Adicciones*, 2020, Nov. 17, 32 (4): 273-280.

[12] Carlson, R. G., "The Political Economy of AIDS among Drug Users in the United States: Beyond Blaming the Victim or Powerful Other", *American Anthropologist*, 1996 (98): 266-278.

[13] Catalani, V. et al., "Identifying New/Emerging Psychoactive Substances at

the Time of COVID - 19: A Web-based Approach", *Front Psychiatry*, 2021 (11): 1-12.

[14] Collins, S. E. et al., "Randomized Controlled Trial of Harm Reduction Treatment for Alcohol (HaRT-A) for People Experiencing Homelessness and Alcohol Use Disorder", *International Journal Drug Policy*, 2019 (5), 67: 24-33.

[15] Connors, M. M., "Stories of Pain and the Problem of AIDS Prevention: Injection Drug Withdrawal and Its Effect on Risk Behavior", *Medical Anthropology*, 1994 (8): 47-68.

[16] Coyne, J., & Westendorf, T., "*High Rollers*": *A Study of Criminal Profits along Australia's Heroin and Methamphetamine Supply Chains*, Australian Strategic Policy Institute Publication, 2021.

[17] Cunliffe, J. et al., "Nonmedical Prescription Psychiatric Drug Use and the Darknet: A Cryptomarket Analysis", *The International Journal on Drug Policy*, 2019 (73): 263-272.

[18] Jarlais, D. C., & Friedman, S. R., "Shooting Galleries and AIDS: Infection Probabilities and 'Tough' Policies", *American Journal of Public Health*, 1990 (80): 142-144.

[19] Enghoff, O., & Aldridge, J., "The Value of Unsolicited Online Data in Drug Policy Research", *The International Journal on Drug Policy*, 2019: 210-218.

[20] Feldman, H. W., & Aldrich, M. R., "The Role of Ethnography in Substance Abuse Research and Public Policy: Historical Precedent and Future Prospects", in Lambert, E. Y. (ed.), *The Collection and Interpretation of Data from Hidden Populations*, NIDA (National Institute on Drug Abuse) Research Mono-

graph, 98, National Institutes of Health Publication, 1990: 19-20; 24-25.

[21] Foreman-Mackey, D. et al., "A Python Ensemble Sampling Toolkit for Affine-in-variant MCMC", *Journal of Open Source Software*, 2019, 4 (43), 1864.

[22] Gallois, S. et al., "Alcohol, Drugs and Sexual Abuse in Cameroon's Rainfor-est", *Social Science & Medicine*, 2021, 277, 113929.

[23] Gent, L., & Paul, R., "Air Monitoring for Illegal Drugs Including New Psy-choactive Substances: A Review of Trends, Techniques and Thermal Degradation Products", *Drug Testing and Analysis*, 2021, 13 (6): 1078-1094.

[24] Giorgetti, A. et al., "Molecular Mechanisms of Action of Novel Psychoactive Substances (NPS). A New Threat for Young Drug Users with Forensic-toxicolog-ical Implications", *Life*, 440, 2021 (11): 1-17.

[25] Goldstein, P. J. et al, "Ethnographic Field Stations", in Lambert, E. Y. (ed.), *The Collection and Interpretation of Data from Hidden Populations*, NIDA (National Institute on Drug Abuse) Research Monograph, 98, National Institutes of Health Publication, 1990: 80-95.

[26] Guarita, B. et al., "Monitoring Drug Trends in the Digital Environment-New Methods, Challenges and the Opportunities Provided by Automated Approaches", *International Journal of Drug Policy*, 2021, 10321.

[27] Hall, W., Ward, J., & Mattick, R. P., "Introduction", in Ward, J., Mattick, R. P., & Hall, W. (eds.), *Methadone Maintenance Treatment and Other Opioid Replacement Therapies*, Harwood Academic Publishers, 1998: 1-16.

[28] Hunt, G., & Barker, J. C., "Socio-cultural Anthropology and Alcohol and Drug Research: Towards a Unified Theory", *Social Science & Medicine*, 2001, 53 (2): 165-188.

[29] Kalix, P., "Khat: A Plant with Amphetamine Effects", *Journal of Substance Abuse Treatment*, 1988 (5): 163-169.

[30] Keefer, P. E., & Loayza, N. V., *Innocent Bystanders: Developing Countries and the War on Drugs*, World Bank Publications, 2010.

[31] Kelly, B. C., *"Bridge and Tunnel": Club Drugs, Risk, and Modernity in the Lives of Suburban Youth*, Columbia University, Dissertation, 2007.

[32] Koestor, S. K., "The Context of Risk: Ethnographic Contributions to the Study of Drug Use and HIV", in Battjes, R. J. et al. (eds.), *The Context of HIV Risk among Drug Users and Their Sexual Partners*, NIDA (National Institute on Drug Abuse) Research Monograph, 143, National Institutes of Health Publication, 1994: 202-217.

[33] Kotarba, J. A., "Ethnography and AIDS: Returning to the Streets", *Journal of Contemporary Ethnography*, 1990 (19): 259-270.

[34] Lambert, E. Y. et al., *Qualitative Methods in Drug Abuse and HIV Research*, NIDA (National Institute on Drug Abuse) Research Monograph, 157, National Institutes of Health Publication, 1995.

[35] Lankenau, S. E. et al., "Street Careers: Homelessness, Drug Use, and Sex Work among Young Men Who Have Sex with Men (YMSM)", *International Journal of Drug Policy*, 2005 (16): 10-18.

[36] Lorvick, J. et al., "Sexual Pleasure and Sexual Risk among Women Who Use Methamphetamine: A Mixed Methods Study", *International Journal of Drug Policy*, Volume 23, Issue 5, 2012: 385-392.

[37] Lukic, V. et al., "Overview of the Major Classes of New Psychoactive Substances, Psychoactive Effects, Analytical Determination and Conformational Analysis of Selected Illegal Drugs", *Open Chemistry*, Vol. 19, 2021 (1): 60-106.

[38] MacGregor, S., "The Impact of Research on Policy in the Drugs Field", *Methodological Innovations Online*, 2011, 6 (1): 41-57.

[39] Mangan, F., *Illicit Drug Trafficking and Use in Libya: Highs and Lows*, United States Institute of Peace, NO. 161, May 2020.

[40] Marchei, E., "Ultra-high Performance Liquid Chromatography-high Resolution Mass Spectrometry and High-sensitivity Gas Chromatography-mass Spectrometry Screening of Classic Drugs and New Psychoactive Substances and Metabolites in Urine of Consumers", *International Journal of Molecular Sciences*, 2021, 22 (8): 1-21.

[41] Marset, M., "Programas de Prescripción de Heroína", *Adicciones*, vol. 17, núm. 2, 2005: 235-256.

[42] Mayet, A. et al., "The Gateway Hypothesis, Common Liability to Addictions or the Route of Administration Model? A Modelling Process Linking the Three Theories", *European Addiction Research*, Vol. 22, No. 2, 2016: 107-117.

[43] Mccoy, C. B. et al., "Sex, Drugs, and the Spread of HIV/AIDS in Belle Glade, Florida", *Medical Anthropology*, 1996 (10): 83-93.

[44] Nolan, M. L. et al., "Developing Syndromic Surveillance to Monitor and Respond to Adverse Health Events Related to Psychoactive Substance Use: Methods and Applications", *Public Health Report*, 2017: 65S-72S.

[45] Ordak, M. et al., "Pharmacotherapy of Patients Taking New Psychoactive Substances: A Systematic Review and Analysis of Case Reports", *Frontiers in Psychiatry*, 2021 (12): 1-29.

[46] Pach, A., & Gorman, E. M., "An Ethno-epidemiological Approach for the Multi-site Study of Emerging Drug Abuse Trends: The Spread of Methamphetamine in the United States of America", *Bulletin on Narcotics*, 2002: 87-102.

［47］ Page, J. B. et al. , "Intravenous Drug Use and HIV Infection in Miami", *Medical Anthropology*, 1990 (4): 56-71.

［48］ Pardo, B. et al. , "New Synthetic Drugs Require New Policies", *Addiction*, 2021, 116 (6): 1317-1318.

［49］ Pardo, B. et al. , "The Dawn of a New Synthetic Opioid Era: The Need for Innovative Interventions", *Addiction*, 2021 (16): 1304-1312.

［50］ Peterson, J. A. et al. , "Targeted Sampling in Drug Abuse Research: A Review and Case Study", *Field Methods*, Volume 20, Issue 2, 2008: 155-170.

［51］ Preble, E. , & Casey, J. J. , "Taking Care of Business: The Heroin User's Life on the Street", *The International Journal of Addictions*, 1969 (4): 1-27.

［52］ Proudfoot, J. , "Traumatic Landscapes: Two Geographies of Addiction", *Social Science & Medicine*, 228, 2019: 194-201.

［53］ Quigley, D. R. , *Relieve Me of the Bondage of Self: Addiction Practitioners from Three Treatment Centres in New Zealand Discuss the Use of Community as a Method of Healing the Self*, Massey University, Thesis for the degree of master.

［54］ Reback, C. J. , Larkins, S. , & Shoptaw, S. J. , "Changes in the Meaning of Sexual Risk Behaviors among Gay and Bisexual Male Methamphetamine Abusers before and after Drug Treatment", *AIDS and Behavior*, 2004 (8): 87-98.

［55］ Richeval , C. et al. , "Prevalence of New Psychoactive Substances in Oral Fluid Samples from French Drivers: A Longitudinal Survey (2016–2020)", *Journal of Analytical Toxicology*, 2021 Jul. 10, 45 (6): e20-e21.

［56］ Rio, D. A. et al. , "Increasing Diversion of Prescribed Benzodiazepines and Z-drugs to New Psychoactive Substances", *La Clinica terapeutica*, 2021, 172 (2): 116-118.

［57］ Romero-Daza, N. , Weeks, M. R. , & Singer, M. , "Nobody Gives a Damn

If I Live or Die: Violence, Drugs, and Street-level Prostitution in Inner-city Hartford, Connecticut", *Medical Anthropology*, 2003 (22): 233-259.

[58] Rosenbaum, M., "Ecstasy: America's New 'Reefer Madness'", *Journal of Psychoactive Drugs*, 2002 (34): 137-142.

[59] Rosenbaum, M., & Murphy, S., "Women and Addiction: Process, Treatment, and Outcome", in Lambert, E. Y. (ed.), *The Collection and Interpretation of Data from Hidden Populations*, NIDA (National Institute on Drug Abuse) Research Monograph, 98, National Institutes of Health Publication, 1990: 120-127.

[60] Schensul, J. J. et al., "The High, the Money, and the Fame: The Emergent Social Context of 'New Marijuana' Use among Urban Youth", *Medical Anthropology*, 2000 (18): 389-414.

[61] Shafi, A. et al., "New Psychoactive Substances: A Review and Updates", *Therapeutic Advances in Psychopharmacology*, 2020 (10): 1-21.

[62] Shoptaw, S. J., & Frosch, D. L., "Substance Abuse Treatment as HIV Prevention for Men Who Have Sex with Men", *AIDS and Behavior*, 2000 (4): 193-203.

[63] Sibthorpe, B., "The Social Construction of Sexual Relationships as a Determinant of HIV Risk Perception and Condom Use among Injection Drug Users", *Medical Anthropology Quarterly*, 1992 (6): 255-270.

[64] Singer, M., "The Coming of Age of Critical Medical Anthropology", *Social Science & Medicine*, 1989 (28): 1193-1203.

[65] Singer, M., "AIDS and the Health Crisis of the U. S. Urban Poor: The Perspective of Critical Medical Anthropology", *Social Science & Medicine*, 1994 (39): 931-948.

［66］Singer, M. , "Needle Exchange and AIDS Prevention: Controversies, Policies and Research", *Medical Anthropology*, 1997 (18): 1–12.

［67］Singer, M. , "Drug-use Patterns: An Ever-Whirling Wheel of Change", *Medical Anthropology*, 2000 (18): 299–303.

［68］Singer, M. , "Syndemics, Sex and the City: Understanding Sexually Transmitted Diseases in Social and Cultural Context", *Social Science & Medicine*, 2006 (63): 2010–2021.

［69］Singer, M. , "Drugs and Development: The Global Impact of Drug Use and Trafficking on Social and Economic Development", *International Journal of Drug Policy*, 2008 (19): 467–478.

［70］Singer, M. , "Anthropology and Addiction: An Historical Review", *Addiction*, 2012 (107): 1747–1755.

［71］Singer, M. et al. , "Changing the Environment of AIDS Risk: Findings on Syringe Exchange and Pharmacy Sales of Syringes in Hartford, CT. ", *Medical Anthropology*, 1997 (18): 107–130.

［72］Singer, M. et al. , "The Social Geography of AIDS and Hepatitis Risk: Qualitative Approaches for Assessing Local Differences in Sterile-syringe Access among Injection Drug Users", *American Journal of Public Health*, 2000 (90): 1049–1056.

［73］Sterk, C. E. , & Elifson, K. W. , "Fluctuating Drug Markets and HIV Risk Taking: Female Drug Users and Their Relationship with Drug Markets", *Medical Anthropology*, 2000 (18): 439–455.

［74］Sterk, C. E. et al. , "Women and Drug Treatment Experiences: A Generational Comparison of Mothers and Daughters", *Journal of Drug Issues*, 2000, 30 (4): 839–861.

[75] Stevens, A., "Sociological Approaches to the Study of Drug Use and Drug Policy", *International Journal Drug Policy*, 2011 Nov., 22 (6): 399–403.

[76] Strain, M. L., "Methadone Dose during Maintenance Treatment", in Strain, E. C., & Stitzer, M. L. (eds.), *The Treatment of Opioid Dependence*, The Johns Hopkins University Press, 1999: 89–118.

[77] Suarratt, H. L. et al., "Sex Work and Drug Use in a Subculture of Violence", *Crime & Delinquency*, 2004 (50): 43–59.

[78] Verbraeck, H. T., "The German Bridge: A Street Hookers' Strip in the Amsterdam Red Light District", in Lambert, E. Y. (ed.), *The Collection and Interpretation of Data from Hidden Populations*, NIDA (National Institute on Drug Abuse) Research Monograph, 98, National Institutes of Health Publication, 1990: 146–155.

[79] Ward, J., Mattick, R. P., & Hall, W., "The Effectiveness of Methadone Maintenance Treatment: Heroin Use and Crime", in Ward, J., Mattick, R. P., & Hall, W. (eds.), *Methadone Maintenance Treatment and Other Opioid Replacement Therapies*, Harwood Academic Publishers, 1998: 17–58.

[80] Winkelman, M., "Psychointegrators: Multidisciplinary Perspectives on the Therapeutic Effects of Hallucinogens", *Complementary Health Practice Review*, 2001, 6 (3): 219–237.

六 其他文献

[1] 联合国毒品和犯罪问题办公室：《2018 年世界毒品报告》（*World Drug Report* 2018），2019 年。

[2] 联合国毒品和犯罪问题办公室：《2020 年世界毒品报告》（*World Drug*

Report 2020），2021 年。

［3］国家禁毒委员会办公室：《2015 年中国毒品形势报告》，2016 年。

［4］国家禁毒委员会办公室：《2017 年中国毒品形势报告》，2018 年。

［5］国家禁毒委员会办公室：《2018 年中国毒品形势报告》，2019 年。

［6］国家禁毒委员会办公室：《2019 年中国毒品形势报告》，2020 年。

［7］金沙江市禁毒委员会：金沙江市禁毒委员会 2019 年新闻通气会新闻稿，
    2019 年 6 月 25 日。

［8］加拿大卫生部药物战略办公室：《文献综述：美沙酮维持治疗》
    （*Literature Review-Methadone Maintenance Treatment*），2002 年。

索　引

231，256，349，356，366—371，373—375，377—383，385—387，389—391，393—397，399—402，416，581—585，595

脱失率

36，38，64，65，109，222，225，367，368，371，386，392，560，580，581，585

W

文化创伤

45，165，183，186，333，408，416，418，490，526，549，564

文化建构

10，15，22，32，35—38，41，44，69，102，115，118，119，143，195，208，209，211，213，215，217，219，221，223，225，227—229，231，233，235，237，239，241，243，245，247，249，263，304，310，327，488，491，553，558，559，570，572，573，589

乌尔里希·贝克

260，261

X

吸毒

1—8，10，16，17，21，22，25，26，31—42，44—46，48，59—63，65—67，

69—84，86—89，91，92，94—96，98—124，127—129，133—136，139—144，146，148—156，158—171，173—228，230—242，244—289，291—293，296—302，304，312，318，319，321，322，325，327—330，333—356，361—365，367—410，414，416—424，426—432，436—438，441—451，454，455，457—460，462—488，490—510，512—515，517，519，520，523，524，526—529，532—534，537，538，540，543，546—556，559—569，571—605

吸毒成瘾

5，36，37，45，99，151，168，190，192，197，200，201，246，251，253，255，257，259，261，263，265，267，269，271，273，275，277，279，281，283，285，287，289，291，293，298，327，428，450，506，574，577，578，604

吸毒人群

4，5，7，17，32，33，35—37，39，41，44，48，58，62，64，65，69，71—75，79，82，86，99，105，107，109，118，123，127，135，163，164，167，178，180，183—186，208，211，222，225，239，254，256，325，328—330，344，

235，251，297，304，305，307，329，
394，402，416，438，524，558，563

主位

7，32，35，37，44，69，76，92，102，
115，118，119，135，143，144，153，
185，187，208，209，211，213，215，

217，219，221，223，225，227，229，
231，233，235，237，239，241，243，
245，247，249，327，367，404，408，
420，436，450，488，491，503，520，
553，559，560，563，570，572，581，
591，594，598

后 记

16 年前一个初秋的下午，我意外地接到一个外地打来的陌生电话，一位同龄的 42 岁女子想邀约我在她所在城市一起开展艾滋病防治的干预工作。我一听是公共卫生的艾滋病干预实践，觉得非常具有学术挑战性，带着刚从哈佛—燕京学社访学归来的"明日之星"的学术自信力，未做任何深入思考和周全斟酌，便豪迈而爽快地一口答应了她的合作邀请。

然而，正是这通电话彻底改变了我此后的人生轨迹。显然，我严重低估了这一话题的学术难度，这一接招便是持续心力交瘁的 16 年时间。仿佛在不经意之间，贸然涉险闯进一条漫长而幽暗的隧道，虽说时而能够看到隧道尽头的一丝微弱亮光，但又很难接近前方希望的终点。其实，这一学术冒险实践与研究主题就是一种雪莉·奥特纳（Sherry Ortner）所称的"黑暗人类学"，或是奈吉尔·巴利（Nigel Barley）意义上的天真的人类学家在做露思·贝哈（Ruth Behar）易受伤的观察者的"伤心人类学"，写就人类学家西佩-休斯（Nancy Scheper-Hughes）所倡导的"良善民族志"（good-enough ethnography）。毕竟，世俗的实践性的应用研究与纯粹的学院派的学术研究截然不同，莽撞闯入原先并不熟悉的跨学科研究领域，自然需要恶补许多身体、性学、艾滋病等方面的知识。当然，最需要学习的便是，被简单化、妖魔化、恐吓式禁毒宣传所污名的各种毒品（包括美沙酮）的相关基本药理学和毒理学知识。

应该说，我们的研究对象和干预对象比较特殊，尤其是与官方"火坑论"的意识形态宣传完全不一样，至少我们所研究和干预的那些吸毒的商业性从业者许多是身体自主的。不过，复杂的、特殊的、多疑的吸毒人群又通常存在性格、职业、人格等方面的特殊性。终究，这是世界上公认最难接近和调研的人群。本来，最佳的、有效的、常规的人类学田野调查方法自然是参与观察和观察参与。然而，如若在吸毒人群中简单采用这些调查方法和学术规范，那么如何进入吸毒人群之中收集所需要的个人的、隐私的、敏感的性行为与吸毒行为数据，无疑就是一个极大的挑战和难题。

同样，调研场所与空间并非寻常之地。除了日常生活意义上的居民小区，我们的主要田野点还有医学空间的美沙酮维持治疗门诊，强制空间的强戒所或戒毒所、拘留所等，出于各种可理解的原因，强戒所、拘留所通常不被获准进入，所以我曾被准许短暂入住强戒所进行调研则更是极为难得的机会。正是因为在强制空间和自然吸毒环境所做的田野调查极其困难，获得的所有行为数据来之不易，而这些行为数据对于深入探寻其隐含的深层的社会文化意蕴与公共卫生的内在关联性具有特殊意义，所以撰写文本时根本不愿舍弃任何访谈记录材料。这些访谈材料大多采用自然主义的白描叙事策略，尽可能保持本真的原貌，虽说造成专著的结构显得有些冗长拖沓，但强调以直观的材料呈现，有意不做过多理论性阐释。许多深度访谈个案的白描素材本身读来颇具震撼力，内含无需言说的诠释力。

正因为研究对象和研究场所的特殊性，进行毒品、毒品问题及吸毒人群的田野调查还存在道德的、职业伦理的、法律的种种潜在风险。

多年来，一直断断续续坚持做着"黑暗人类学"与"伤心人类学"，虽说当时中国—默沙东艾滋病合作项目有关美沙酮维持治疗的研究已经写就30多万字的研究报告，若是考虑出版时效性的话，原本是可以及时出版专著的；有关商业性从业者的系列田野调查也积累了大量的深度访谈个案，本也足以撰写一本关于女性、身体与公共卫生的论著，但均任凭束之高阁，即便数载青灯黄卷又如何，也任由付之流水与岁月了。

祸福所依，非同寻常的 2020 年，因为突发的新冠疫情彻底打断了正常的教学等其他所有工作安排，所以反而有利于集中精力撰写毒品滥用民族志，全身心投入毒品滥用社会学研究之中。当然，在这一过程中，过着红泥小火炉的惬意又压抑的自我禁足的生活，于是学习 LSD 之父——阿尔伯特·霍夫曼（Albert Hofmann）所做的 LSD 和裸盖菇（含活性物质赛洛西宾和赛洛欣）自体实验，我也大胆冒险进行了一项酒精成瘾的自体实验，连续 20 多天每天中午和晚上各独酌三两多 52 度酒精度的高度白酒，细心体验酒精的成瘾机制，静心参悟药物成瘾的社会根源——毕竟《塔木德》上有大智慧之论说，三天喝一次的酒是黄金。

当然，这一毒品滥用民族志不仅仅完成了国家社科基金重点项目，而且还是许多项目的汗水结晶，前后得到国家艾滋病防治社会动员经费项目（2006、2008）、第六轮中国全球基金艾滋病项目/国家级配套经费项目（2008）、中国—默沙东艾滋病合作项目（2008）、第六轮中国全球基金艾滋病项目（2009）以及中央民族大学 985 重点学科和双一流建设项目的资助，让我可以任性而暂时不理会工作绩效考核进行相对自由的学术研究。然而，关键的学术促动力源自 2014—2015 学年在哈佛医学院从事中美富布赖特高级访问学者项目的学术探索机遇，充分利用哈佛大学丰富的图书信息资源，搜集了大量有关毒品滥用社会学、生态/环境人类学、医学人类学以及医学伦理方面的文献资料，为最终完成毒品社会性成瘾的民族志研究奠定了坚实的资料基础，特别是菲利普·布儒瓦（Philippe Bourgois）十年磨一剑的毒品滥用民族志《义气毒友》（*Righteous Dopefiend*），自然成为一种我必须对标的学术成果。

应该说，这项研究成果仰仗于所有那些提供了大力支持的合作者与访谈对象。从 2006 年到 2022 年的十多年间，除了在自然生活环境的居民小区或娱乐场所进行田野调查之外，还在医学空间的多处美沙酮维持治疗门诊与强制空间的强戒所（戒毒所）、拘留所、派出所、缉毒支队或大队等场所开展田野工作。必须说明的是，最主要的田野点在金沙江市（学名），不过我们的足迹还遍布成都、桂林、杭州、兰州、太原、三亚等城市以及云南省巍山县东莲花村、甘肃省广河县三甲集镇等地。

起初，进入田野调查极其困难，而最终能够卷入田野场景，开展各项实证研究，顺利获取研究所需的相关数据和资料，自然有赖许多人的真诚帮助和全力配合。其中，跟我合作开展艾滋病干预工作的田姐（一家民间组织机构的负责人）提供了全方位的鼎力支持，她的周全协调显然是非常关键的，我每次返京，均由她的朋友、市公安局领导派专车送我去机场。当然，这一礼遇性送行是在地方做高危调研的一种安全层面的象征主义背书。她还帮我疏通和利用人脉，创造机会让我短暂入住强戒所做调研，并得以此后多年在强戒所接续性做深度访谈、问卷调查与回访，这种强制空间的田野经历无疑是人生最为珍贵的记忆和非同寻常的体验。只是为了避免被对号入座，坚持严格而规范的人类学职业伦理与匿名原则，不便于一一指出强戒所所长和戒毒民警所提供的便利和帮助，对于他们多年的协助和所尽的地主之谊，始终感恩在心。

我还有幸得到叶姐（低档娱乐场所"金碧辉煌按摩店"的老板）的倾力协助。她感佩我多年的特殊田野调查过程中始终坚持最严格的职业伦理、操守以及田野调查工作所表现出来的敬业精神。在妖姬含露、玉树后庭般的低档娱乐场所的田野调查工作，无疑需要经历多方面的严峻考验，她竭尽所能地帮我安排访谈对象，向她们解释我的研究意图和调研意义，消除她们的顾虑，让她们尽量配合我做访谈和数据收集工作。要知道，在低档娱乐场所做田野调查，最大的困难就是场所老板故意制造调研障碍。有时，她还与我一道进行访谈材料的证伪与测谎，如商业性从业者真实的安全套使用率与毒品滥用情况，很大程度上确保了我们所获得数据的信度与效度。这位叶姐，显然像是在金沙江边沙草群鸥中的江田一鹭。在我漫长的孤寂而枯燥的田野调查过程中，她给我所提供的多层面支持和协作，自然是极其宝贵的。事实上，作为拥有大学学历而遭遇婚姻不幸的女人，在灰色违法的营业场所周旋腾挪的过程中，对于社会底层的运行逻辑，阶层固化的翻越困境，人性斑驳的展演剧本，身为女人的艰难人生，她自然拥有极为不同的切身体验与深刻感知。

当然，对我的田野调查工作帮助极大的，还有一位自嘲毕业于"社会大学无理系"的任姐（事实上，她的年龄小我一轮）——一度作为我们项目的同伴工作者。显然，若无她的尽力辅助，充分利用她的社会关系网络，那么在流行圈内信任的吸毒人群——世上所公认最难接近的人群之中进行田野调查工作与毒品研究，几乎是不可想象的。

可悲的是，她的身世是凄惨的，人生遭遇是凄切的，在 5 岁的幼年遭受一生不可逆转的文化创伤——被亲叔叔多次乱伦性侵。曾经乐观、风趣、幽默、机智的任姐，若非走上吸毒这条人生不归之路，以她的智商、情商与机敏，原本可以拥有精彩的人生。然而，嫦娥应悔偷灵药，碧海青天夜夜心，人生没有假设，一切的一切难以回到从前，只有带给我们凄楚心酸的风险警示与人生惨痛的血泪教训。

如同肖斯塔克（Marjorie Shostak）笔下的妮萨（Nisa），任姐代表了所有访谈对象的境况与命运。十多年来，尽管我们至少接触和访谈过 400 多位吸毒者，但只有 160 个左右的访谈对象留下完整的深度访谈个案记述。当然，即使没有留有任何访谈素材，许多受访者都曾泣血倾诉其悲切的人生遭遇与毒瘾苦痛，警示性哭诉他（她）们无法复原正常状态的悔恨与未来没有一抹亮色的绝望。不管他（她）们的最终人生结局怎样，我们至少都曾经共情用心倾听吸毒人群那些不堪回首的人生遭遇、毒品困扰与社会苦难。

每次离开田野返京后，常常想起田野调查过程中的翩翩往事，脑海总会浮现这些留下深刻印象的田野空间或场所：天外天、渡口桥、华山村、五十

四、五十一、单行道（酒吧）、今时乐（KTV）、金碧辉煌（按摩店）、棉沙湾、格里坪、清香坪、二滩（水电站）、红格（温泉）。当然，追忆起这些触及灵魂的特定空间和场所，又往往容易触动内心最柔软的地方。毕竟，在金沙江边，在桂林独秀峰下，在强调男人的气质、力量、力度与气势等元素的场合，也曾数次与戒毒民警、防爆特警和缉毒警察把酒言欢，实力演绎义薄云天、侠肝义胆的壮怀激烈，那些在心中激荡流淌而过的一杯杯烈酒，皆意气风发地幻化为一缕缕空灵的记忆。

需要特别提及的还有，在十多年陆续的田野调查过程中，一些学生先后参与数据收集工作，他（她）们大多经受过与校园极其不同的社会场景所带来的强烈的心灵震撼。前后参与调研的学生主要有：鲁艳、崔迪、岳宏远、王晗冰、王若涵、白振芳等。参与书稿的文字校对、参考文献与索引编排工作的有刘瑶瑶、王斯。

在书稿付梓出版之际，在新年的钟声即将敲响之时，抬头望月，清辉幽映，倏忽之间，16年前的那一个未加深思熟虑的鲁莽决定，已然耗费了我最精壮年龄段的大量血气，白云苍狗，转瞬将要步入夕阳无限好的暮年光景，正所谓江静闻山狄，川长数塞鸿。显然，作为研究人性与文化的人类学家，测评其著作的学术价值，最首要的还是强烈的人文关怀，即使专著尚有诸多不令人满意之处，那也给弱势人群提供了充分的表达空间，回应后殖民研究中"庶民能说话吗"的追问，因为许多访谈素材本身所呈现的用词、语句、语法、口吻、行话等，在民族志的寓言与贝克的风险社会意义上，就足以透视许多人生风险的警示意义。令人感到欣慰的是，如今漫长的药物致瘾的人类学研究之旅，终结正果，这部专著自然是16年来毒品研究一路径行的莓苔屐痕。为此，我要向2018年度国家社会科学基金重点项目立项评审、2021年度国家社会科学基金结项成果鉴定、2022年度《国家哲学社会科学成果文库》入选评审，以及对我的项目立项、成果鉴定、文库入选进行评审的所有专家，感谢他们基于严格的学术标准、独到的专业眼光、中肯的评审建议而作出的课题立项与成果评定。

最后，我想说，漫长的 16 年时间里深入接触毒品、毒品问题与吸毒人群，自然也获得了极为深刻的毒品/药物药理学的跨学科认知。或者说，宽泛意义上的烟酒这类毒品完全被视为一种社会文化的分析切片，若是论及身体和生存意义上的吸毒人群，那么不仅仅是洞察社会与人性的鲜活研究对象，更是当作一份毒品滥用行为及其成瘾状态的社会文化信息之身体铭记。因而，我可以很自豪地宣称，作为人类学者，浑然无意间曾经冒失闯入他（她）们的生活、内心以及致瘾药物的迷幻世界。

兰林友

2022 年 12 月 31 日